科学出版社"十四五"普通高等教育研究生规划教材

人类疾病动物模型

主　　审　李昌煜　　陈民利

主　　编　王德军

副 主 编　赵保胜　李宝龙　张永斌　赵东峰　潘永明

编　　委 （以姓氏笔画为序）

王训立（福建中医药大学）　　　王春田（辽宁中医药大学）

王德军（浙江中医药大学）　　　卞　勇（南京中医药大学）

艾志福（江西中医药大学）　　　吕建敏（浙江中医药大学）

朱　亮（浙江中医药大学）　　　李自发（山东中医药大学）

李伊为（广州中医药大学）　　　李宝龙（黑龙江中医药大学）

吴曙光（贵州中医药大学）　　　张永斌（广州中医药大学）

张延英（甘肃中医药大学）　　　张超超（上海中医药大学）

赵丕文（北京中医药大学）　　　赵东峰（上海中医药大学）

赵保胜（北京中医药大学）　　　徐孝平（浙江中医药大学）

唐耀平（广西中医药大学）　　　凌　云（浙江中医药大学）

章　敏（湖北中医药大学）　　　屠　珏（浙江中医药大学）

蔡兆伟（浙江中医药大学）　　　潘永明（浙江中医药大学）

魏　盛（山东中医药大学）

学术秘书　朱　亮　屠　珏

科 学 出 版 社

北 京

内 容 简 介

本教材为科学出版社"十四五"普通高等教育研究生规划教材之一。人类疾病动物模型是现代医学研究中必不可少的实验方法和手段。研究者通过有意识地改变自然条件下不可能或不易排除的因素,准确地观察动物疾病模型的实验结果,并通过与人类疾病的比较,更方便、有效地认识人类疾病的发生发展规律,进而探究防治策略。本书主要介绍了常用人类疾病动物模型(包括心血管、神经、呼吸、消化、泌尿、生殖、内分泌、免疫、骨骼系统及相关系统的肿瘤动物模型、中医证候动物模型)以及近年来新兴并被广泛使用的基因修饰动物模型、人源化动物模型的原理与方法、模型特点。全书按系统分类介绍,突出重点,引导探索,追踪前沿,具有较高的实用性。

本书可以作为高等院校研究生的教学用书,也可作为实验动物科技人员和动物实验人员的实用参考书。

图书在版编目(CIP)数据

人类疾病动物模型 / 王德军主编. —北京:科学出版社,2023.6
科学出版社"十四五"普通高等教育研究生规划教材
ISBN 978-7-03-075754-8

Ⅰ.①人… Ⅱ.①王… Ⅲ.①医用实验动物-试验模型-研究生-教材 Ⅳ.①R-332

中国国家版本馆 CIP 数据核字(2023)第 102044 号

责任编辑:刘　亚 / 责任校对:刘　芳
责任印制:徐晓晨 / 封面设计:陈　敬

科学出版社 出版
北京东黄城根北街 16 号
邮政编码:100717
http://www.sciencep.com

北京华宇信诺印刷有限公司印刷
科学出版社发行　各地新华书店经销
*

2023 年 6 月第 一 版　开本:787×1092　1/16
2024 年 8 月第二次印刷　印张:18 1/2
字数:439 000

定价:89.00 元
(如有印装质量问题,我社负责调换)

前　　言

　　人类疾病动物模型的研究是利用各种动物的生物学和疾病特点，与人类疾病进行比较研究，有助于更深刻地认识人类疾病的本质、发生发展规律，找到预防、治疗疾病的有效措施。在生物医学、比较医学飞速发展的今天，人类疾病动物模型的重要性日益凸显，是现代医学研究中必不可少的重要研究方法和手段。与此同时，其应用也越来越广泛，已经成为了生命科学相关研究领域的重要支撑条件。

　　我们在近年来的教学工作中发现，越来越多的非医学专业研究生参与到这门课的学习中。其往往对疾病一般情况及病理机制缺乏一定的了解，在人类疾病动物模型的选择和研究方案的设计上也更多是遵循经典与常用，具有一定的盲目性。为此，我们组织了多年从事动物模型具有丰富教学科研经验的人员，共同编写了这本《人类疾病动物模型》。力求系统、全面又重点突出地介绍疾病及其模型研究的最新进展，使学生有的放矢，具有更强的针对性、参考性与实用性。

　　在本书编写过程中，恰逢党的二十大胜利召开，为深入贯彻落实党的二十大精神，我们对本书的编写内容与编排进行了进一步优化。从内容架构上按照人体系统分类，遴选并删除了可能涉及动物福利伦理的疾病动物模型，以体现人文关怀与和谐社会。为培养学生的科技探索意识和创新能力，对造模方法特别是可能存在争议的造模剂量等大多予以简化，引导学生自己查阅文献和预实验。在内容编排方面，为弘扬中华优秀传统文化，本教材将中医证候动物模型列为单独一章，并重点对研究思路进行介绍，贯彻授之以渔的育人理念。同时，为追踪最新的疾病动物模型研究进展，基因修饰动物和人源化动物模型均单独成章，以彰显近年的科技发展成果。此外，为了突出重点，体现教材的小而精，本书没有选取相对小众的疾病动物模型，如口腔、眼科等。

　　人类疾病动物模型涉及学科面广，每个模型要求专业性强。尽管编委们力求将最经典、核心和最新的疾病动物模型介绍给读者，但教材中一定仍有一些内容需要推敲和完善，恳请使用教材的教师和研究生批评指正。

王德军

2022 年 11 月 23 日

目　　录

第一章　人类疾病动物模型概论 ·· 1

　　第一节　人类疾病动物模型的概念和意义 ·· 1

　　第二节　正确评估人类疾病动物模型 ·· 5

　　第三节　人类疾病动物模型的分类 ·· 8

　　第四节　人类疾病动物模型复制的技术要素及动物伦理要求 ······················ 11

第二章　心血管疾病动物模型 ··· 14

　　第一节　高脂血症和动脉粥样硬化动物模型 ··· 14

　　第二节　高血压动物模型 ··· 20

　　第三节　心肌梗死和心肌缺血动物模型 ··· 24

　　第四节　心力衰竭动物模型 ·· 29

　　第五节　心律失常动物模型 ·· 38

　　第六节　休克动物模型 ·· 43

第三章　神经系统疾病动物模型 ··· 48

　　第一节　缺血性脑血管病动物模型 ·· 48

　　第二节　出血性脑血管病动物模型 ·· 53

　　第三节　阿尔茨海默病动物模型 ··· 56

　　第四节　帕金森病动物模型 ·· 61

　　第五节　抑郁症动物模型 ··· 66

　　第六节　癫痫动物模型 ·· 70

第四章　呼吸系统疾病动物模型 ··· 81

　　第一节　咳嗽动物模型 ·· 81

　　第二节　支气管哮喘动物模型 ·· 83

　　第三节　慢性支气管炎动物模型 ··· 84

　　第四节　肺心病动物模型 ··· 87

　　第五节　肺气肿动物模型 ··· 90

　　第六节　肺水肿动物模型 ··· 91

　　第七节　肺纤维化动物模型 ·· 94

　　第八节　肺结核病动物模型 ··· 96

第五章　消化系统疾病动物模型 ··· 99

　　第一节　反流性食管炎动物模型 ··· 99

　　第二节　胃炎动物模型 ··· 102

　　第三节　消化性溃疡动物模型 ·· 105

　　第四节　溃疡性结肠炎动物模型 ·· 106

　　第五节　肝炎动物模型 ··· 108

　　第六节　肝损伤动物模型 ·· 111

　　第七节　肝硬化（肝纤维化）动物模型 ·· 115

　　第八节　脂肪肝动物模型 ·· 117

　　第九节　胰腺炎动物模型 ·· 120

　　第十节　胆石症动物模型 ·· 124

第六章　泌尿系统疾病动物模型 ·· 127

　　第一节　肾小球疾病动物模型 ·· 127

　　第二节　肾盂肾炎动物模型 ··· 130

　　第三节　肾小管间质性肾病动物模型 ··· 132

　　第四节　肾衰竭动物模型 ·· 134

　　第五节　尿路结石动物模型 ··· 140

第七章　生殖系统疾病动物模型 ·· 143

　　第一节　前列腺炎动物模型 ··· 143

　　第二节　围绝经期综合征动物模型 ·· 147

　　第三节　早产、流产动物模型 ·· 148

第八章　内分泌系统疾病动物模型 ·· 151

　　第一节　肥胖症动物模型 ·· 151

　　第二节　糖尿病前期动物模型 ·· 156

　　第三节　1 型糖尿病动物模型 ·· 158

　　第四节　2 型糖尿病动物模型 ·· 163

　　第五节　糖尿病并发症动物模型 ·· 170

　　第六节　甲状腺功能亢进症动物模型 ··· 182

　　第七节　甲状腺功能减退症动物模型 ··· 188

第九章　免疫系统疾病动物模型 ·· 195

　　第一节　高尿酸血症动物模型 ·· 195

　　第二节　系统性红斑狼疮动物模型 ·· 200

　　第三节　类风湿关节炎动物模型 ·· 205

第十章　骨骼系统疾病动物模型 ·· 210

第一节　骨质疏松症动物模型 ··· 210

第二节　炎性骨关节病动物模型 ·· 215

第三节　骨损伤动物模型 ·· 217

第四节　股骨头缺血性坏死动物模型 ·· 218

第五节　脊髓损伤动物模型 ··· 220

第六节　颈椎病动物模型 ·· 220

第七节　腰椎间盘突出症动物模型 ·· 222

第十一章　肿瘤动物模型 ·· 226

第一节　诱发性肿瘤动物模型 ··· 226

第二节　自发性肿瘤动物模型 ··· 238

第三节　移植性肿瘤动物模型 ··· 240

第四节　肿瘤转移动物模型 ··· 243

第五节　基因修饰肿瘤动物模型 ·· 245

第十二章　基因修饰动物模型 ·· 248

第一节　转基因动物模型 ·· 248

第二节　基因打靶动物模型 ··· 252

第三节　基因敲减动物模型 ··· 259

第十三章　人源化动物模型 ··· 262

第一节　细胞（组织）人源化动物模型 ··· 262

第二节　基因人源化动物模型 ··· 268

第十四章　中医证候动物模型 ·· 271

第一节　中医证候动物模型研究思路 ··· 271

第二节　常用中医证候动物模型 ·· 276

第一章　人类疾病动物模型概论

人类疾病的病因、致病机制、预防、诊断和治疗研究，一直是人类健康领域关注的焦点。大量的研究表明，人类疾病几乎可归于遗传因素和环境因素的共同作用，且这些因素影响疾病的发生、发展和转归。直接针对患者开展各方面的临床研究，往往面临同一病症不同病因和治疗效果存在个体差异以及难以重复疾病的发生、发展过程等问题，同时受到临床医学伦理学的限制，难以广泛开展。许多医学和新药新疗法的研究需要进行动物实验。人类疾病动物模型可严格地控制病因、遗传背景和环境因子等，并可跟踪性研究动物模型病症的发生、发展和治疗结果等，因此具有方便、有效认识人类疾病的发生、发展规律，进而研究制订防治策略的重要作用。

第一节　人类疾病动物模型的概念和意义

一、人类疾病动物模型的概念

人类疾病动物模型（animal model of human disease，AMHD）广义是指生物医学研究中建立的、具有人类疾病模拟性表现的动物及其器官、组织、细胞等。狭义则专指具有人类疾病模拟性表现的动物疾病模型，即用生物医学或生物工程手段制作的模拟人类疾病状态的实验动物。它既可以全面系统地反映疾病的发生、发展过程，也可体现某个系统或局部的特征性变化。

人类疾病动物模型是现代生物医学研究中极为重要的实验方法和手段，其最主要的特征是对人类疾病某些代谢、功能、结构、行为、病症等特征的模拟。动物应患有同人类某种疾病有对应关系的疾病，即应是模拟人类疾病的病理模型。这区别于医学动物实验中的健康（生理）动物模型，健康（生理）动物模型也称生物学或生物功能动物模型，指利用健康动物的各种生理特点，来研究它们的生物学功能与特性，借以阐明人与动物的基本生命现象的实验方法和手段。人类疾病动物模型的研究，本质上是比较医学的应用研究。研究人员可有意识地改变那些在自然条件下不可能或不易排除的因素，以便更准确地观察动物疾病模型的实验结果，通过各种动物的生物特征和疾病特点与人类疾病进行比较研究，有助于更方便、更有效地认识人类疾病的发生、发展规律，研究防治措施。

二、人类疾病动物模型与动物实验

（一）动物模型的发展

在古代医学发达的中国、印度、埃及、古希腊、古罗马等都曾有利用动物进行动物实验的记载。如古埃及为保存尸体而制作木乃伊时，首先利用的是猫、蛇和昆虫等制成动物木乃伊；公元前 310～公元前 250 年埃拉吉斯塔特（Erasistatus）通过猪实验确定了气管是呼吸的通道，肺是呼吸空气的器官；哈维（William Harvey）通过对犬、蛙、蛇、鱼等动物的研究发现并证实了机体血液循环的现象。另外，俄国生理学家巴甫洛夫通过大量动物实验，在心脏生理、消化生理、高级神经活动等方面做出了重大贡献。

现代医学的研究历史始于 18 世纪后期，人们发现并全面研究、应用了可以和人类疾病相比较的动物疾病模型，成功地征服了很多人类疾病。1798 年，英国医生詹纳（Edward Jenner）用无毒力牛痘苗给人接种预防天花，让这一令人生畏的传染病的防治获得了重大突破。1876 年，德国细菌学家科赫（Robert Koch）在炭疽病研究中，证实了"细菌说"，发现了炭疽杆菌的生活史，成功地探明了炭疽杆菌通过芽孢形成到芽孢萌芽及形成繁殖细胞的发育过程，接着用炭疽杆菌混悬液给动物注射，在动物上再现了炭疽病，识别了传染病的特有性质，为"科赫法则"奠定了基础。1889 年科学家首次发现摘除胰腺的犬可发生糖尿病而死亡，此后，班廷（Frederick Banting）和贝斯特（Charles Best）在 1921 年通过实验证明了治疗犬糖尿病必须用胰腺抽取物，由此胰岛素的发现及应用为成功治愈糖尿病奠定了基础。1920 年，斯科菲尔德（Schofield）和罗德里克（Roderick）两位兽医病理学家发现饲喂腐败草木樨的牛在体表有大面积的出血，并进一步发现含有无害香豆素的草木樨在采收后产生腐败或发霉时，香豆素分解为双香豆素，双香豆素可阻止肝脏凝血酶的产生。此后，双香豆素作为一种抗凝血剂，被广泛用于治疗冠状动脉血栓或其他血栓。

随着现代医学的发展，动物模型得到了越来越广泛的应用。例如，新西兰黑小鼠可发生与全身性红斑狼疮相似的疾病，利用这些动物模型可找到与疾病有关的遗传因素和环境因素；无胸腺小鼠（裸小鼠）的发现，大大促进了肿瘤医学的发展；利用基因编辑技术构建的各类型基因修饰动物模型，为探索疾病基因功能、生产药用蛋白质提供了重要工具；人源化动物模型的出现，使肿瘤个性化治疗成为可能，并极大地推动了肿瘤免疫学的发展。由此可见，动物模型在人类疾病防治研究的历史发展中做出了重要贡献。

（二）动物模型的作用与意义

长期以来生物医学研究的发展常常依赖于使用动物作为实验或临床假说的基础；加之人类疾病的发展十分复杂，以人本身为实验对象在时间、空间、道义和方法上的局限性，促使了需要利用动物模型来克服这些不足。通过对动物模型的研究，能更有效地认识人类疾病的发生、发展规律，进而研究防治措施。动物模型在动物实验研究中具有双重作用，它既是研究的对象，又是研究的手段，在阐明人类疾病发生机制、预防和治疗等一系列研究中起重要作用。

1. 避免了在人身上进行实验所带来的风险

人类疾病动物模型可在人工设计条件下开展实验,克服在人类研究中常遇到的伦理和社会道德限制,还能采用一些无法应用于人类研究的方法和途径,甚至为了实验目的需要还可能损伤动物组织、器官以致死。通过对人类疾病动物模型研究结果的全面评价和分析,了解和推导疾病因素在人体可能引发的反应。

2. 可研究平时不易见到的疾病

临床上平时很难收集到放射病、毒气中毒、烈性传染病、战伤等病例,根据实验要求复制这些疾病的动物模型,以供研究使用,探讨疾病的病理特征和干预措施。

3. 样品收集方便,结果易分析

人类疾病动物模型作为研究人类疾病的替代品,可便于实验操作人员按时采集所需的各种样品,及时或分批处死动物收集样本,以便更好地了解疾病过程,完成实验,而这点在医学临床研究中是不易办到的。

4. 克服复杂因素,增加方法学上的可比性

临床上许多疾病是十分复杂的,可能患者并不是只患有一种疾病,而是多种疾病同时并存,即使某单一疾病,由于患者的年龄、性别、体质、遗传因素以及社会因素的不同而对疾病的发生、发展都会有不同的影响,产生不同的效果。而用动物复制的疾病模型,就可以选择相同品种、品系、性别、年龄、体重、健康状态以及在相同的环境因素内进行观察研究,排除其他影响因素,使获得的研究结果更加准确,也可单一变换某一因素,使研究的结果更加深入,增加因素的可比性。

5. 有利于更全面地认识疾病的本质

有些病原体不仅引起人类发生疾病,也可引起动物感染,其临床表现各有特点,通过对人畜共患病的比较,可观察到同一病原体在不同的生物引起的损害,更有利于全面地认识疾病的本质。

6. 提供发病率低、潜伏期和病程长的疾病模型

有些在临床上发病率低的疾病,可选用动物种群中发病率高的类似于人的疾病作为动物模型,也可通过不同方法复制这些疾病的动物模型从事研究工作。还有一些疾病如肿瘤、慢性气管炎、动脉粥样硬化、遗传病、肺源性心脏病(肺心病)、类风湿关节炎等发生、发展缓慢,潜伏期长,病程也长,短的几年,长的十几年甚至几十年,有的疾病要隔代或者几代才能显性发病。而动物由于生命周期短,在短时间内进行一代或几代的观察就显得十分容易,故应用动物模型进行研究可克服以上不足。

三、模式动物与动物模型

模式动物是指已完成标准化、模式化,研究较为透彻的实验动物,包括小鼠、大鼠、斑马鱼、果蝇、线虫等。如线虫应用于发育、衰老等遗传和代谢的研究;果蝇应用于发育的基因调控、学习记忆与某些认知行为的研究；小鼠应用于基因修饰和基因功能的研究。这些动物就是相应研究目标的模式动物。

动物模型是用于生物医学研究所采用的某种特定的生理或病理状态的活体动物。简单来说，就是应用动物建立动物模型，如焦虑大鼠模型，就是指利用大鼠建立动物模型研究焦虑症。

四、人类疾病动物模型与比较医学

人类疾病动物模型的特征是以动物的整体和活体为研究对象，这使它有别于医学实验研究中的其他模型（如组织培养的细胞株不是"整体"，而电子计算机中的软件模型则不是"活体"）。以活体犬进行消化生理功能的神经调节研究而荣获 1904 年诺贝尔生理学或医学奖的巴甫洛夫曾这样论述过："没有对活的动物进行实验和观察，人们就无法认识有机界的各种规律，这是无可争辩的。"可见，人类疾病动物模型是医学科学研究中必不可少的重要方法和手段，也是实验研究、比较医学研究的核心内容。

比较医学（comparative medicine，CM）是对不同物种的健康与疾病现象进行类比研究，以探讨和阐明人类疾病本质的一门交叉性、综合性的学科。比较医学不仅要比较动物疾病与人类疾病的异同，还要比较人与动物健康状态的异同。比较医学以动物的自发性和诱发性疾病作为模式，建立各种人类疾病的动物模型和模型系统，研究人类疾病的发生、发展规律以及诊断、防治的奥秘，揭开遗传的谜底和攻克癌症的堡垒，研究各种疾病与衰老机制，以控制人类的疾病与延缓衰老、延长人类寿命，直接为保护和增进人类健康服务。

随着社会经济的发展和进步，世界性人口谱、健康谱、疾病谱发生了根本性的改变，医学模式也发生了变化，人类对自身的生命健康和生活质量的要求也越来越高，疾病已成为严重威胁人类生命健康的最主要因素。对不同物种的同一病原（病因）所导致的疾病发生、发展和转归进行类比，获得此病原（病因）所致疾病的四维立体全息图像，这是比较医学的精髓所在。

五、人类疾病动物模型的特点

人类疾病动物模型是对人类疾病某些特征的模拟和再现，所以人类疾病动物模型应具有以下特点：①以模拟人类疾病表现或机制为目的；②以实验动物为载体；③使用特定的方式进行模型研制；④以方便、实用、有效、可控为前提。随着人们对疾病认识的不断深入和实验技术的更新，造模的思路和方法也会不断发生变化，并逐渐走向完善。

当然，也应该清醒地看到人类疾病动物模型尚有许多的不足。①简单化：尽管单因素的造模方法便于因果分析，但许多疾病的发生、发展受多种因素控制并影响，且往往这些综合的因素（如心理因素、不良嗜好等）不可能在动物身上完全复制出来；②不确定性：一种疾病模型往往存在多种造模方法，但不同造模方法也反映了不同的病理机制；③评价指标的模糊性：同一种疾病采用不同的造模方法，指标的选择也不尽相同，甚至差别很大，但一种疾病的产生应是表现出一定的共性特征的，由于缺乏指标的特异性，使得对疾病表现、药物作用机制的认识产生多样化；④物种差异性：毕竟动物与人种属不同，生物学特征、药物反应均存在很大的差异。需正确认识人类疾病动物模型的不足，理性评估实验结果，不能简单地将其照搬于人类，还要在人体中加以验证。

第二节　正确评估人类疾病动物模型

建立人类疾病动物模型的最终目的是防治人类疾病，其研究结果的可靠程度取决于模型与人类疾病的相似或可比拟的程度。因此，如何正确评估人类疾病动物模型显得尤为重要，这关系到实验研究的成败。

一、人类疾病动物模型的评估要素

1. 相似性和确定性

复制的动物模型应尽可能近似人类疾病，最好能找到与人类疾病相同的自发性疾病。例如自发性高血压大鼠是研究人类原发性高血压的理想动物模型；小型猪自发冠状动脉粥样硬化就是研究人类冠状动脉粥样硬化性心脏病（冠心病）的良好动物模型；犬自发性类风湿关节炎与人类幼年型类风湿关节炎十分相似，同样是理想的动物模型。与人类疾病完全相同的动物自发性疾病不易获得，往往需要研究人员加以复制。为了尽量做到与人类疾病相似应注意以下两个方面：一是要在动物选择上加以注意，如猪的皮肤结构、生理代谢与人类十分相似，适合皮肤烧伤、皮肤疾病等的研究；二是复制动物模型实验方法上不断探索改进，例如，复制阑尾穿孔动物模型，原使用结扎兔阑尾血管的方法，虽然可复制阑尾坏死穿孔并导致腹膜炎，可是与人类急性梗阻性阑尾炎合并穿孔导致的腹膜炎大不相同，改进方法后，结扎兔阑尾基部而保留血液供应所复制的模型就与人类急性梗阻性阑尾炎合并穿孔导致的腹膜炎十分相似。另外在观察指标等方面都应加以周密的设计。

2. 完整性和重复性

完整性是指显示某种疾病从发病到转归的整个变化过程。理想的人类疾病动物模型应是可重复的、可标准化的，不能重复的人类疾病动物模型是无法进行应用研究的。同时，在许多因素上应保证一致性，如选用动物的品种、品系、年龄、性别、体重、健康状况，饲养管理、实验环境及条件、季节、昼夜节律、应激、消毒灭菌、实验方法及步骤，试剂和药品的生产厂家、批号、纯度、规格，仪器等，也包括实验者操作技术、熟练程度等方面的因素。

3. 技术可靠性

复制的动物模型应力求可靠地反映人类疾病，即可特异性地反映该种疾病或某种功能、代谢、结构变化，同时应具备该种疾病的主要特征，并经过一系列检测（如心电图、临床生理生化检验、病理等）得以验证。如果易自发地出现某些相应病变的动物，就不应选用；易产生与复制疾病相混淆的疾病或临床症状者也不宜选用。如铅中毒，选用大鼠复制时，因大鼠自身易患进行性肾病，容易与铅中毒所致的肾病相混淆，而选用长爪沙鼠就比选用大鼠可靠性高，因为长爪沙鼠只有铅中毒时才会出现肾脏病变。

4. 适用性和可控性

设计复制人类疾病动物模型，应考虑可应用于药物测试，对药检或制药有使用价值，或可应用于试验研究，为今后临床应用和便于控制某疾病的发展提供支撑。如雌激素能终止大、小鼠的早期妊娠，但不能终止人类的妊娠，因此选用雌激素复制大鼠和小鼠的终止早期妊娠动物模型是不适用的。

5. 易行性和经济性

复制动物模型设计，应尽量做到方法容易执行和合乎经济原则。众所周知，灵长类动物与人类最近似，复制的人类疾病动物模型相似性高，但其稀少昂贵，除不得已或某些特殊的实验和疾病（如痢疾、脊髓灰质炎等）研究需要外，应尽可能不选择灵长类动物复制。另外，在选择模型复制方法和指标的检测、观察上也要注意这一原则。

6. 安全性与福利性

动物模型应不对实验人员和其他人员的生命安全产生威胁，应严格遵守动物和人员福利权利。任何动物实验的开展，必须在通过动物伦理审查获得批准后开展，并接受实验动物伦理福利委员会的监督和审查。

二、模型评估的基本方法

对人类疾病动物模型的评估就是以人类的某一种疾病为目标，对模型动物的属性和特征进行测定，使测定的数据具有客观的可比性。动物毕竟不是人的真实摹本，没有哪一种动物模型能完全复制人类疾病所有状况。利用动物模型的实验只是一种间接性研究，只可能在局部或几个方面与人类疾病相似。因此，模型实验结论的正确性只是相对的，不可绝对外推到人身上，最终必须在人体上得到验证。复制过程中一旦出现与人类疾病不同的情况，必须分析其分歧范围和程度，找到相平行的共同点，才能正确评估哪些是有价值的。可以说，动物模型制备过程本质上是一个不断优化和适应实验条件的过程，正确地进行事前评估、中间评估、事后评估及跟踪评估，是成功制备动物模型的基础。动物模型评估的基本方法有以下几种。

1. 临床症状与体征

健康动物的被毛整洁、有光泽，若被毛蓬乱而无光泽，常为营养不良的标志。体温、脉搏、呼吸是动物生命活动的重要生理指标，在病理过程中，受各种致病因素的影响，会发生不同程度和形式的变化。此外，动物体高、体长、体重等数值也直接反映了动物的发育状况，常用于营养不良或慢性和遗传性疾病模型的评估。

2. 行为学

正常中枢神经系统的兴奋与抑制两个过程保持着动态平衡，动物表现为静止时较安静，行动时较灵活，对各种刺激较为敏感。当中枢神经功能发生障碍时，兴奋与抑制过程的平衡被破坏，临床上表现为过度兴奋或抑制。共济失调往往多为疾病侵害小脑或遗传性小脑发育障碍的标志。盲目运动可提示为脑膜的充血、出血，炎症或某些影响脑的传染病和寄生虫病。

3. 病理学

在致病因子和机体反应功能的相互作用下，患病机体有关部分的形态结构、代谢和功能都会发生种种改变，表现出特有的形态学变化。因此病理形态学方法是研究和评估疾病动物模型的基本方法和重要手段。常用病理形态学观察方法有以下几种。①组织学观察：将病变组织经不同方法染色后，用显微镜观察其细微病变，是最常用的疾病诊断、观察和研究手段之一；②细胞学观察：运用采集器采集病变部位脱落的细胞，或用空针穿刺吸取病变部位的组织、细胞，或从体腔积液中分离所含病变细胞，制成细胞涂片，进行显微镜检查；③影像学观察：动物活体成像技术是指应用影像学方法，对活体状态下的生物过程进行组织、细胞和分子水平的定性和定量研究的技术，是动物模型研究的重要方法。

4. 血液学、血尿液生化指标

动物是一个有机的整体，当其处于正常状态时，其机体内的各物质代谢维持着动态平衡，当其某一生理功能发生改变时，其内在的动态平衡就会被打破，表现为血液学、血尿液生化指标的升高或降低。血常规检查的是血液的细胞部分，通过观察各种细胞数量及形态分布来判断是否患有相关疾病。而血尿液生化检测存在于血液和尿液中的各种离子、糖类、脂类、蛋白质以及各种酶、激素和机体的多种代谢产物的含量等，可清晰反映实验动物体内各物质的生成与代谢情况，是评估疾病动物模型发生、发展阶段的重要方法之一。

5. 分子生物学

分子生物学的主要研究对象为生物大分子的结构和功能，包括 DNA、RNA 和蛋白质生物合成之间的关系，以及了解它们之间的相互作用是如何被调控的。因此，分子生物学指标能够清晰地反映机体内的蛋白生成和基因转录、表达、突变等过程及基因活性，是监控病情、阐述致病及治疗机制的可靠依据。分子生物学检测同样也是确切诊断病症的主要方法之一，尤其在基因修饰动物模型的复制过程中，运用分子生物学技术进行动物的基因型鉴定是模型复制的基础，更是动物模型遗传质量控制的主要手段。

三、模型评估的现代研究技术

当前，对人类疾病动物模型的评估手段已远远超越了传统、经典的基本方法，而采用了许多新方法、新技术，从而使动物模型的评估和研究更全面、更深入。

1. 转录组学技术

转录组学是指在整体水平上研究细胞中基因转录的情况及转录调控规律的学科。转录物组即一个活细胞所能转录出来的所有 RNA 的总和,是研究细胞表型和功能的一个重要手段。检测的内容包括信使 RNA(mRNA)、微小 RNA(miRNA)、长链非编码 RNA(lncRNA)、环状非编码 RNA(circRNA)。近年来,随着大数据分析的不断完善,通过整合空间转录组学和单细胞转录组学的数据,揭示组织中的细胞空间结构正成为新的研究热点。

2. 蛋白质组学技术

蛋白质组(proteome)的概念最先由 Marc Wilkins 提出,指由一个基因组(genome),或一个细胞、组织表达的所有蛋白质(protein)。蛋白质组的概念与基因组的概念有许多差别,它随着组织甚至环境状态的不同而改变。在转录时,一个基因可以多种 mRNA 形式剪接,一个蛋白质组不是一个基因组的直接产物,蛋白质组中蛋白质的数目有时可以超过基因组的数目。目前较为前沿的蛋白质组学技术主要有组成性蛋白质组学、比较蛋白质组学、"细胞图谱"蛋白质组学、亚细胞蛋白质组学、定量蛋白质组学等。

3. 代谢组学技术

代谢组学(metabonomics)是效仿基因组学和蛋白质组学的研究思想,对生物体内所有代谢物进行定量分析,并寻找代谢物与生理病理变化的相应关系的研究方式,是系统生物学的组成部分。其研究对象大多是分子质量 1000Da 以内的小分子物质。目前主要包括非靶向代谢组、靶向代谢组和脂质代谢组等。

4. 微生物组学技术

微生物代谢组学就是通过对微生物代谢物进行定性和定量分析,来了解微生物的生理状态。主要测序方法有菌群多样性组成谱(rRNA 基因/ITS 全长)测序、宏基因组测序、宏转录组测序等。

5. 多组学整合研究

多组学整合(muti-omics)研究是结合两种或两种以上组学,探究生物系统中多种物质之间相互作用的方法,包括基因组学、转录组学、蛋白质组学、代谢组学、微生物组学等,通过对生物样本进行系统研究,同时将各组学的数据加以整合分析并深入挖掘生物学数据,对生物过程从基因、转录、蛋白和代谢水平进行全面深入阐释,从而更好地对生物系统进行全面了解。

第三节　人类疾病动物模型的分类

人类疾病动物模型可按产生的原因分类、按医学系统范围分类和按中医药体系分类。现将各种分类方法分述如下。

一、按产生的原因分类

（一）诱发性动物模型

诱发性动物模型（induced animal model）是指研究者通过使用物理的、化学的、生物的和复合的致病因素作用于动物，造成动物组织、器官或全身一定的损害，出现某些类似人类疾病时的功能、代谢或形态结构方面的病变，即为人工诱发出特定的疾病动物模型。

1. 物理因素诱发动物模型

常见的物理因素包括机械损伤、放射线损伤、气压、手术等。使用物理方法复制的动物模型包括外科手术方法复制的大鼠急性肝衰竭模型、放射线复制的大鼠萎缩性胃炎模型、手术方法复制的大鼠肺水肿模型，以及放射线复制的大小鼠、犬的放射病模型等。采用物理因素复制的动物模型比较直观、简便，是较常见的方法。

2. 化学因素诱发动物模型

常见的化学因素如化学药致癌、化学毒物中毒、强酸强碱烧伤、某种有机成分的增加或减少导致的营养性疾病等。但不同品种、品系的动物对化学药物耐受量不同，在应用时应引起注意。有些化学药物代谢易造成多组织器官损伤，还可能影响实验观察，应在预实验中摸索好稳定的实验条件。

3. 生物因素诱发动物模型

常见的生物因素有细菌、病毒、寄生虫、生物毒素等。在人类疾病中，由生物因素导致的人畜共患病发生比例很大。

4. 复合因素诱发动物模型

以上 3 种诱发动物模型的因素都是单一的，有些疾病模型应用单一因素诱发难以达到实验的要求，必须使用多种复合因素诱导才能复制成功，这些动物模型的复制往往需要时间较长，方法比较烦琐，但其与人类疾病比较相似。如复制大鼠或豚鼠慢性支气管炎动物模型，可使用细菌加寒冷或香烟加寒冷方法，也可使用细菌加二氧化硫等方法来复制。

（二）突变系疾病动物模型

1. 自发性动物模型

自发性动物模型是指实验动物未经任何人工处置，在自然条件下自发产生或由于基因突变的异常表现通过遗传育种手段保留下来的动物模型。自发性动物模型以肿瘤和遗传疾病居多，可分为代谢性疾病、分子性疾病和特种蛋白合成异常性疾病等。其优点是其完全是在自然条件下发生的疾病，排除了人为因素，疾病的发生、发展与人类相应的疾病很相似，其应用价值很高。如自发性高血压大鼠、自发性糖尿病中国地鼠、各种自发性肿瘤小鼠和大鼠、肥胖症小鼠、脑卒中大鼠、糖尿病大小鼠、癫痫长爪沙鼠、裸大小鼠、联合免疫缺陷动物等，这类疾病的发生更接近于人类疾病，减少了诱发动物模型所不能克服的人为因素的干扰。

2. 人工致突变疾病动物模型

人工致突变疾病动物模型是指用实验导入的方法使外源基因在动物染色体基因组稳定整合，并能遗传给后代的一类动物模型。转基因、基因敲除、基因替换等基因工程小鼠，也称遗传工程小鼠（genetically engineered mouse，GEM），是研究人类基因功能、人类疾病及新药研发中极为重要的模型动物。

（三）抗疾病型动物模型

抗疾病型动物模型是指特定的疾病不会在某种动物身上发生，对该疾病有天然抵抗力的一种动物模型。此种动物模型可用来探讨其对该疾病有天然抵抗力的原因。如哺乳动物均易感染血吸虫病，而东方田鼠能够天然抗日本血吸虫病，因此可将其用于日本血吸虫病的发病和抗病机制的研究。

（四）生物医学动物模型

利用健康动物生物学特征来提供人类疾病相似表象的疾病模型。例如，沙鼠缺少完整的基底动脉环，左右大脑供血相对独立，是研究脑卒中的理想动物模型。再如，兔胸腔的特殊结构用于胸外手术研究比较方便。但这类动物模型与人类疾病存在一定的差异，研究中应加以分析比较。

二、按医学系统范围分类

1. 疾病基本病理过程动物模型

疾病基本病理过程动物模型是指各种疾病共同性的一些病理变化过程的动物模型，即致病因素在一定条件下作用于动物后，所出现的共同性的功能、代谢、形态结构某些改变的动物模型，如发热、炎症、休克、电解质紊乱等。

2. 各系统疾病动物模型

各系统疾病动物模型是指与人类各系统疾病相应的动物模型，如心血管、呼吸、消化、泌尿、生殖、内分泌、神经等系统疾病模型。

三、按中医药体系分类

中医动物模型是根据中医理论，对人类疾病原型的某些特征进行模拟复制，创造出的人类疾病的病和证的实验动物模型。其包含两个方面，即证候和动物模型，证候指外在表现并与内在联系的病症；动物模型则是借助实验动物再现人类的疾病状态中相关形态结构、功能、关系或进程等本质特征的物质形式。中医动物模型在中医药现代化研究中具有重要的战略地位。有学者将中医证候模型的研究进程分为 4 个时期：1960～1976 年为散在发生期；1977～1984 年为方法尝试期；1985～1988 年为初步总结期；1988 年以后为实用期。

1. 模拟中医传统病因复制动物模型

此类动物模型主要依据中医传统理论，以研制开发纯中医病证的动物模型为目的，一般不同于现代医学疾病模型，造模方法有单因素和复合因素两种。

2. 采用西医病因病理复制动物模型

此种模型大多是在特定的化学、生物、机械和物理等致病因素作用下，复制出西医或中医病名的动物模型，或再用中药或中医疗法观察疗效和病理改变，其在造模时重视动物组织、器官或全身的病理性损害，是目前应用最广泛的一种实验形式。

3. 依据中西医结合病因学说复制动物模型

这类模型的造模方法既运用了中医的发病学说，又考虑了西医的致病原理，实际上是综合了上述两种类型的造模特点而塑造的动物模型。

第四节　人类疾病动物模型复制的技术要素及动物伦理要求

开展任何一项人类疾病动物模型的研究工作，研究者必须要充分了解、认识和权衡开展该项研究的必要性、各项技术要求及其影响因素，设计合理的研究计划和操作程序，充分了解并准备"人、机、料、法、环、测"等各环节的条件与要求，尽量减少实验误差，降低不必要的经济损失。同时，必须遵循"3R"原则和有关实验动物福利的相关法律、法规、标准和制度，符合并通过动物伦理要求，保障实验动物福利，确保研究计划的顺利开展。

一、人类疾病动物模型的影响因素

1. 疾病因素对动物模型复制的影响

复制理想动物模型首先应明确研究目的，清楚相应人类疾病的发生、临床症状和发病机制，熟悉致病因素对动物所产生的临床症状和发病情况，以及致病因素的剂量等。

2. 动物因素对动物模型复制的影响

复制动物模型的动物种类繁多，如实验动物、经济动物和野生动物。应尽可能使用标准化实验动物。此外，动物种类、品系、年龄和体重、性别、生理状态和健康因素等均对动物模型质量有不同程度的影响。

3. 实验技术因素对动物模型复制的影响

（1）实验季节　动物对外界的反应情况，同样也受季节的影响，如给大鼠注入一定剂量的巴比妥钠，观察发现春季入睡时间短，而秋季则明显延长。

（2）昼夜不同时间的影响　实验动物的体温、血糖、基础代谢率、内分泌激素的分泌等均随昼夜的不同进行节律性的变化。如给小鼠腹腔注射40%四氯化碳溶液0.2ml，观察同一天不同时间肝细胞的有丝分裂动态，结果证实小鼠肝细胞有丝分裂的昼夜变化十分明显。因此，在采样时应固定时间。

（3）麻醉深度的影响　不同麻醉药物种类和麻醉剂量有不同的药理作用和不良反应，如麻醉过深动物处于深度抑制状态甚至濒死状态，动物各种反应受到抑制，结果的可靠性受影响；麻醉过浅，在动物身上进行动物手术或实施某致模因素时，将造成动物强烈的疼痛刺激，引起全身性功能发生改变，会影响造模及实验结果的准确性。因此，建议同一实验尽量使用同一麻醉药物和批次，使麻醉深度恒定。

（4）手术技巧的影响　在手术造模时应选择最佳的手术方法，减少动物的刺激、创伤和出血，提高模型的成功率，并必须加强操作人员的实验技术熟练程度。

（5）实验给药的影响　造模过程中给药是常规的实验操作，但也对造模产生影响，如给药的途径、剂量、熟练程度等都会带来影响。

（6）对照组对模型的影响　在复制动物模型时常常因忽视或错误应用对照的问题，而造成动物模型的失败或导致错误结论。设置对照的方法很多，如空白对照、实验对照、有效（或标准）对照、配对对照、历史对照、正常值对照等，应根据实验设计需要适当合理地选择对照。

4. 营养因素和环境因素对复制动物模型的影响

营养因素对动物模型复制也会产生明显的影响，特别是长期实验影响显著，应予以重视，如饲料配方的能量、动物摄食嗜好性等。环境因素是影响造模及其实验结果准确性的重要因素，居住条件、饲料、光照、噪声、氨浓度、温湿度、气流速度等任何一项都不容忽视。

二、疾病动物模型复制需要注意的问题

1）在实验前，必须充分查找和阅读相关文献，并咨询动物实验机构实验动物和实验条件是否可行，了解前人所积累的经验，避免低水平的重复或缺乏科学依据的实验造成人力物力的浪费。

2）根据动物品种、品系、年龄、性别、体重等生物学特点，动物、微生物控制级别等条件选取最具可比性的动物，不可认为选择级别越高的动物可比性越高。而是应尽量选用各种敏感动物与人类疾病相应的动物模型。

3）确定实验方案后，研究者应从"人、机、料、法、环、测"6个方面进行分析是否具备相应的条件与资质，同时进行动物伦理的申请和审查，经批准并获得动物伦理批准号后，方可开展动物实验。

4）谨慎使用近交动物。近交系遗传背景清楚、反应均一、个体差异小，可广泛地应用于动物模型复制，但在设计中必须慎重考虑影响因素。例如，近交系的繁殖方法与自然状态不同；近交系形成的亚系不能视为同一品系，要充分了解新品系的特征及有关资料。

5）必须预留必要的动物检疫期或适应恢复期，以确定动物的健康状况。

6）实验前要做充分的准备，如试剂的购买、实验技术、仪器、人员培训和预实验等。

7）应用比较医学进行类比研究，正确分析动物实验结果。动物和人类在进化上具有同源性，在遗传上具有同质性，因此在实验动物上可以复制出具有人类疾病模拟表现的模型，这是比较医学的遗传学分子生物基础。开展比较医学研究的最终目的是将动物实验结果推论及人体，但不可简单地推论或移植，此过程需要经过反复的比较对照和逻辑推理，更不可缺少以患者为中心的临床试验。

三、疾病动物模型复制的伦理要求

任何动物实验的开展均必须进行动物实验伦理审查并获得批准。动物实验伦理审查中，主要依靠研究者和审查者的专业知识以及所参照的法律、法规依据来判断研究是否有违动物伦理准则，审查的内容主要包括研究人员资质，动物的选择，实验目的、方法和条件，动物的处死等方面。

（1）研究人员资质　主要审查是否经过培训，评估开展动物实验的人员接受动物实验专业训练的程度，而学历和技术职称则仅为审查的辅助信息。

（2）实验动物　关键审查该研究是否必须要使用实验动物，有无其他替代的可能性，能否以非生命的方法替代或能否以进化上低等的动物替代高等的动物开展动物实验。在确认不能替代时进一步审查动物来源、品种品系、等级、性别、规格、数量等是否达到研究目的。

（3）实验目的、方法和条件　审查的研究内容包括实验目的的合理性，实验设施与条件的合法性，研究技术方法与途径的科学性、可靠性等，对实验细节的审查具体涉及动物的选择与分组、饲养管理、动物实验操作与处理、观察指标的选择与评价、观察终点的判断等。综合评价该研究是否具有明确的实验目的和深远的科学意义或价值，动物能否得到人道的对待和适宜的照料，能否保证动物的健康和福利。另外，能否通过进一步优化实验方案或程序，提升动物福利。此外，还必须审查评估动物安乐死的必要性和方法。

（4）实施监督　通过动物伦理审查并获批准后，在动物实验研究过程中，动物实验研究机构还需开展动物福利监督，监督动物福利要求是否与研究计划中的要求相一致，各项实验动物福利措施是否落实到位。

（5）终结审查　项目结束时，研究者应向伦理委员会提交该项目伦理回顾性终结报告，接受审查。

参 考 文 献

陈小野. 1993. 实用中医证候动物模型学[M]. 北京：北京医科大学、中国协和医科大学联合出版社.

施新猷，顾为望. 2008. 人类疾病动物模型[M]. 北京：人民卫生出版社.

施新猷，王四旺，顾为望，等. 2003. 比较医学[M]. 西安：陕西科学技术出版社.

周光兴，高诚，徐平，等. 2008. 人类疾病动物模型复制方法学[M]. 上海：上海科学技术文献出版社.

中国国家标准化管理委员会. 2018. 实验动物　福利伦理审查指南[S]. 北京：中国标准出版社.

Migaki G. 1984. 利用动物了解人类疾病的历史[J]. 实验动物科学：（1）4-6.

第二章　心血管疾病动物模型

心血管疾病（cardiovascular diseases，CVD）是一类影响心脏和（或）机体血管系统的疾病，大多数心血管疾病表现为急性或慢性的病程，一般都与动脉硬化有关。心血管疾病的病种包括冠心病、高血脂、高血压、急性心肌梗死、心绞痛、脑卒中等。吸烟、缺乏运动、高血压、高胆固醇血症、高血糖、肥胖等为其易发因素，具有高发病率、高死亡率、高致残率、高复发率和并发症多等特点，且其死亡率和发病率随年龄的增长而升高，心血管疾病已成为一个世界性的健康问题，但迄今为止对其发生机制尚未完全清楚，防治上仍存在困难。因此，建立理想的心血管疾病动物模型对心血管疾病的机制和防治研究尤为重要。

理想的心血管疾病动物模型应具备类似于人体心血管解剖学和病理生理学特点，并且有医学和药物研究的应用潜力，以获得可推论到人类医学上的结果。同时，该模型应必须易于获取，成本合理，易于处理，并与人类的病变相似。因此，本章就几种常用的心血管疾病动物模型进行介绍，主要包括高脂血症和动脉粥样硬化动物模型、高血压动物模型、心肌梗死和心肌缺血动物模型、心力衰竭动物模型、心律失常动物模型和休克动物模型。

第一节　高脂血症和动脉粥样硬化动物模型

高脂血症（hyperlipidemia，HP）是指血脂异常所引起的疾病，临床常见指标包括总胆固醇（total cholesterol，TC）、三酰甘油（triglyceride，TG）、低密度脂蛋白胆固醇（low density lipoprotein-cholesterol，LDL-C）以及高密度脂蛋白胆固醇（high density lipoprotein-cholesterol，HDL-C）等，血中 TC 和（或）TG 过高或 HDL-c 过低，被现代医学称为血脂异常。血脂异常是多种心血管疾病发生的高危因素，也是动脉粥样硬化（atherosclerosis，AS）和冠心病（coronary heart disease，CHD）发病的病理基础。

动脉粥样硬化是动脉硬化的一种，表现为大、中动脉内膜出现含胆固醇、类脂肪等的黄色物质，多由脂肪代谢紊乱、神经血管功能失调引起，常导致血栓形成、供血障碍等。动脉粥样硬化包括两个含义，即粥瘤和硬化，前者指脂质沉积和坏死，形成粥样病灶，后者指胶原纤维增生。因此，动脉粥样硬化的发生机制与动脉内膜的脂质、糖类、血液成分沉积，平滑肌细胞及胶原纤维增生，伴有坏死及钙化有关。目前关于动脉粥样硬化的发病学说主要有脂质浸润学说、炎症反应学说、免疫学说、血栓形成学说、钙超载学说、氧化应激学说、单克隆学说、遗传学说、同型半胱氨酸学说、细胞学说等，由于动脉粥样硬化的成因复杂多样，至今为止仍尚未完全阐明。

高脂血症和动脉粥样硬化疾病动物模型是理解高脂血症和动脉粥样硬化斑块形成和进展的分子机制以及开展治疗药物研发和治疗研究的重要工具，除高脂血症外，加速动脉粥样斑块形成的原因有：①富含胆固醇/西式饮食；②操控与胆固醇有关的基因；③引入动脉粥样硬化的额外危险因素，如糖尿病等。本节就高脂血症和动脉粥样硬化动物模型的复制进行介绍，此类模型涉及的常用动物主要为鹌鹑、鸽、小鼠、大鼠、金黄地鼠、豚鼠、兔、小型猪、猴，常见的复制方法主要有膳食诱导法、免疫学法、药物诱导法、机械损伤法、基因工程法等。

一、膳食诱发高脂血症及动脉粥样硬化动物模型

🎯 **原理与方法** 在膳食中添加过量的胆固醇和脂肪，喂养一定时间后便可引起高脂血症，进而损伤血管内皮，导致动脉内皮通透性升高和血液单核细胞黏附，并在主动脉、冠状动脉处逐渐形成粥样硬化斑块，并出现高血脂。为保证动物模型的形成，可在高胆固醇或高脂饮食中添加少量的胆酸盐，可增加胆固醇的吸收。另外，在膳食中再加入甲状腺抑制药——甲硫氧嘧啶或丙硫氧嘧啶可进一步加速病变形成。相关动物模型介绍如下。鹌鹑：以高脂饲料喂养 6 周可出现血脂异常，且粥样斑块发生率为 100%，11 周时，病变程度加重并有典型的动脉粥样硬化病变。鸽：白卡奴鸽给予含 1%胆固醇和 10%猪油的高脂饲料喂养 6 个月，即可形成动脉粥样硬化。大小鼠：给予高脂饲料饮食 7～10d，若在饲料中再加入 0.3%～0.5%胆盐或 0.2%丙硫氧嘧啶可促进机体胆固醇的吸收形成高脂血症。金黄地鼠：以高脂饲料喂养 15d，即可形成理想的高脂血症。豚鼠：以高脂饲料喂养 6 周后，可见主动脉内中膜厚度增厚、炎症细胞浸润和明显的脂纹脂斑病变。兔：用单纯胆固醇饲料或高脂饲料，连续诱导 8～12 周，即可形成动脉粥样硬化，并且动脉粥样硬化成模时间与胆固醇的含量有一定的联系。小型猪：以含 1%～2%胆固醇的高脂饲料喂养 2 个月，可形成高脂血症，6～8 个月可见腹主动脉和冠状动脉发生动脉粥样硬化。猴：以高脂高糖喂饲 6 个月，即可形成高脂血症。

⚙ **模型特点** 膳食诱发的高脂血症或动脉粥样硬化动物模型是目前比较常用的方法，接近人类饮食习惯，所造模型比较接近人类病变，且模型死亡率低、可长期观察。但不同动物所产生的动脉粥样硬化形成时间和病变可能有所差异，如鹌鹑或鸽可在短期高胆固醇饮食后诱发动脉粥样硬化病变，但因其为非哺乳类动物，其脂蛋白组成和代谢与人类不同，并存在动脉组织学差异，仅供动脉粥样硬化早期研究。大小鼠对动脉粥样硬化具有抗性，主要因为其血浆中缺乏胆固醇酯转移蛋白（cholesterol ester transfer protein，CETP）活性，大多数 TC 通过 HDL-c 颗粒转运；其中大鼠所形成的病理 TC 改变与人早期患者相似，不易形成与人体相似的后期病变，但较易形成血栓。金黄地鼠的胆固醇中很大一部分以 LDL-c 颗粒形式携带，这与人类胆固醇代谢接近，并对高脂饮食敏感，但不会出现动脉粥样硬化晚期病变，需要高度异常的饮食和（或）用细胞毒性化学剂（如链脲佐菌剂）处理才可。豚鼠其血浆脂蛋白成分与构成比例与人类更接近，大部分 TC 以 LDL-c 颗粒的形式运输，是模拟早期动脉粥样硬化适合的动物模型，但需要补充维生素 C（vitamin C，VC），

这可能干扰动脉粥样硬化的形成。兔体型适中，并对外源性胆固醇饮食十分敏感，吸收率可高达 75%～90%，短期内可形成动脉粥样硬化病变，但病变大多为血源性泡沫细胞增多，其病变分布与人类也有差异，仅适用于早期动脉粥样硬化研究，同时长期补充胆固醇后因肝脂肪酶缺乏会导致肝毒性，引起死亡。小型猪的生理解剖结构、心血管系统与人类相似，能自发形成动脉粥样硬化病变，其病变特点及分布与人类近似，用高脂饮食可加速动脉粥样硬化病变的形成，可应用于斑块稳定性和斑块破裂的研究，但存在体型大、实验成本高等不足。猴的基因组、食性均与人类极为相似，同时动脉粥样硬化模型形成的胆固醇代谢、血浆脂蛋白组成及高脂血症与人类极为相似，是较为理想的模型动物，但价格昂贵，再加上供应困难，较难满足实验需要。此类模型的不足之处是膳食配方不一，无统一的标准，成模率较低，造模周期长，无法形成稳定的动脉粥样硬化；另膳食中添加的丙硫氧嘧啶或胆酸钠，因过苦的味道会影响动物的食欲，导致采食量和体重下降，故可适当添加白糖加以改善。

二、免疫因素诱发动脉粥样硬化动物模型

原理与方法　因动脉粥样硬化与免疫介导的炎症有关，免疫因子等对动脉壁有损害作用，如使用牛血清白蛋白、卵清白蛋白、肺炎衣原体（Cpn AR-39）、EB 病毒、幽门螺杆菌、内毒素等进行免疫刺激，均可诱发动脉粥样硬化。方法可采用：①每周兔肌内注射 250mg/kg 胎牛血清白蛋白，并辅以高脂饲料喂养 12 周，可见动脉粥样硬化斑块融合分布，斑块面积比约为 75%，能较好地模拟人类动脉粥样硬化的炎性和内膜脂质沉积、纤维增生等改变。②兔经鼻腔接种肺炎衣原体，再辅以正常饮食或高脂饮食 12 周，可见有明显的血管内膜受损和动脉粥样硬化病变。

模型特点　此类模型特点为成模快，易于制作，为临床上使用疫苗防治动脉粥样硬化提供了新思路，并遵循了动脉粥样硬化的形成是多种机制共同作用结果的规律。但对于特定的病原体需在符合相关生物安全等级的实验室进行操作。

三、药物诱发动脉粥样硬化动物模型

原理与方法　用药物诱导动物血管内皮损伤，产生动脉粥样硬化模型。常见的药物有儿茶酚胺类、维生素 D_3（vitamin D_3，VitD_3）、高甲硫氨酸等。方法可采用：①注射儿茶酚胺类。给兔每天静脉滴注 1mg 去甲肾上腺素，时间为 30min，连续 2 周，可引起主动脉病变，血管壁中层弹性纤维拉长、劈裂或断裂，并有坏死和钙化灶。②VD_3。给大鼠按 7 万 U/kg 的总剂量腹腔注射 VD_3，分 3d 注射，之后每天给予高脂饲料，连续 21d。VD_3可升高血钙含量，高血钙可协同高血脂破坏动脉管壁内皮的完整性，从而有利于血浆脂质对管壁的侵入、损伤和沉积，血钙升高还可促进钙在主动脉中膜沉积，促使平滑肌细胞变性和钙化。③高甲硫氨酸。兔喂饲含 1%甲硫氨酸的饲料，连续 8 周，即可出现明显的高同型半胱氨酸血症和动脉粥样硬化斑块。

模型特点　此类模型造模方法简单、可靠，实验动物易获得、易饲养，但药物的

剂量对模型的稳定性和成模时间存在差异。VD_3 注射可短时间内引起机体血钙升高，诱发动脉管壁损伤和硬化，形成明显的斑块；但 VD_3 可导致动物食欲降低、体质量下降和多器官功能损伤，甚至死亡率增加。另外，高同型半胱氨酸血症是动脉粥样硬化形成的一个独立危险因素，高甲硫氨酸饮食负荷可诱发高同型半胱氨酸血症和动脉粥样硬化，因此，此类模型是研究高同型半胱氨酸血症与动脉粥样硬化关系的适合动物模型。

四、机械损伤致动脉粥样硬化动物模型

动脉粥样硬化的发生与血管内皮损伤有关，目前常用的机械损伤血管的方法包括球囊损伤术、电击损伤术、动脉钳夹术等。其中球囊损伤术损伤血管内皮，损伤部位明确，可加速动脉粥样硬化的形成，且形成的斑块稳定、可靠。电击损伤术是通过一定量的电击刺激使血管内皮损伤，激活血小板并聚集，释放出活性物质促进内皮细胞损伤，导致动脉粥样硬化形成。而动脉钳夹术则采用机械压迫阻断动脉正常供血，致局部血管缺血缺氧，内膜损伤并诱发炎症反应，促进动脉粥样硬化形成。①球囊损伤术：兔高脂喂养 1 周后，实施颈动脉球囊损伤术，将一定直径大小的球囊导管植入颈动脉血管，充盈球囊，通过一定压力下反复拖拉和充盈球囊造成血管内皮细胞损伤。术后继续高脂喂养 8 周。可见血管内膜增厚，平滑肌细胞增殖和移行，脂质沉积，弹力纤维和胶原基质生成，动脉粥样硬化斑块形成等。②电击损伤术：大鼠采用高脂喂养联合腹腔注射 10 万 U/kg VD_3，再加颈动脉电击损伤术（1mA 或 5mA），总共 12 周，可制备动脉粥样硬化模型。③动脉钳夹术：血管钳钳夹大鼠一侧颈动脉 20min，术后高脂喂养 6 周，即可出现动脉内膜明显增厚，大量泡沫细胞聚集的现象，10 周时有典型纤维帽和动脉粥样硬化形成。

模型特点　血管球囊损伤术能直接造成内膜的损伤、剥脱，内弹性板的断裂，极大地加速了脂质及钙盐的沉积、血流中炎症细胞的浸润，具有可靠性强、可重复性高、更符合临床动脉粥样硬化疾病的发生发展过程等优点，与人类球囊血管成形术后再狭窄的病理过程相似。电击损伤术对电流强度与电击时间要求比较严格，若电流过大时易造成血管壁焦灼且容易穿孔，电击造成的损伤能严重破坏血管壁结构，导致死亡率增高；若电流强度过小并增加电击时间也不易使血管壁损伤和形成动脉粥样硬化。而动脉钳夹术虽能人为控制动脉粥样硬化形成或病变的部位，但形成的动脉粥样硬化不稳定因素多，个体差异大。

五、高脂血症和动脉粥样硬化基因修饰动物模型

通过基因修饰动物模型是研究脂蛋白代谢和动脉粥样硬化疾病的重要手段，特别是基因修饰的小鼠、大鼠或兔，为研究人类动脉粥样硬化的发生、发展提供了新的方法。以下介绍常用的几种模型。

1. Apo E$^{-/-}$ 小鼠

载脂蛋白 E（apolipoprotein E，Apo E）是一种分子大小约为 34kDa，主要在肝脏和大脑中合成，是除 LDL-c 外的所有脂蛋白颗粒的结构成分。作为细胞表面脂蛋白受体的配体，

其功能是清除乳糜微粒（chylomicrons，CM）和极低密度脂蛋白（very low density lipoprotein，VLDL）残留物，它由单核细胞和巨噬细胞合成，并参与胆固醇稳态、组织内胆固醇的局部再分配、免疫调节以及胆固醇的饮食吸收和胆汁排泄等。该模型小鼠最早于 1992 年通过 DNA 分子的同源重组技术获得，缺乏 Apo E 会导致 LDL 受体（LDL receptor，LDLr）和低密度脂蛋白受体相关蛋白（low density lipoprotein receptor-related protein，LRP）介导的脂蛋白清除缺陷。喂食西式饮食或正常饮食 8～12 周后，均可形成严重的高脂血症和动脉粥样硬化。Apo E$^{-/-}$ 小鼠已成为重要的基因修饰动物模型。与对照 C$_{57}$BL/6J 小鼠 2mmol/L 相比，Apo E$^{-/-}$ 小鼠血浆胆固醇可高达 11mmol/L。在饮食诱导下能诱发高脂血症和动脉粥样硬化病变，但局限于 Apo E 的功能性研究，其高脂血症伴有 HDL 升高，且血浆 TC 主要以 VLDL 升高为主，而不似人类以 LDL-c 颗粒为主，无自发性斑块破裂或心肌梗死的报道。

2. Apo E*3-Leiden 转基因小鼠

Apo E*3-Leiden（E3L）突变是一种人类罕见的 Apo E3 基因显性失活，并与Ⅲ型高脂蛋白血症有关。E3L 小鼠由内源性 Apo E 蛋白表达，但对含 Apo E 脂蛋白的清除率较低。与野生型小鼠相比，E3L 小鼠正常饮食时 TG 水平升高，并对含糖、脂肪或胆固醇的饮食非常敏感，能加速 TC 水平升高，以 VLDL 和 LDL-c 含量增加为主，并能诱导形成动脉粥样硬化病变。

3. LDLr$^{-/-}$小鼠

LDLr 是一种分子量为 160kDa 的膜受体，介导富含胆固醇的 LDL 的内吞作用，从而维持血浆 LDL 水平，LDL 还可促进细胞摄取含 Apo B 和 Apo E 的脂蛋白。1993 年获得 LDLr$^{-/-}$小鼠，但该小鼠在正常饮食下血浆 TC 水平仅适度升高，并无或仅出现轻度的动脉粥样硬化表现，须经高脂/高胆固醇西式饮食诱导后才出现明显的动脉粥样硬化病变。与野生型相比，LDLr$^{-/-}$小鼠血浆 TC 水平能增加 2 倍，中等密度脂蛋白（intermediate density lipoprotein，IDL）和 LDL 增加了 7～9 倍，而 HDL-c 无变化。其高脂血症虽与人类相似，但需要高脂饮食诱导，且无复杂病变的证据。

4. 清道夫受体 B 类成员 1 基因敲除小鼠

清道夫受体 B 类成员 1（scavenger receptor class B type 1，SR-B1）是一种与清道夫受体 CD36 具有高度同源性的膜糖蛋白，可促进肝脏从 HDL-c 中摄取胆固醇，在决定血浆胆固醇（主要是 HDL-c）水平中起着关键作用。与野生型相比，该模型杂合和纯合突变体的血浆 TC 浓度分别高 31% 和 125%，是研究胆固醇代谢理想的动物模型。

5. 胆固醇酯转移蛋白转基因小鼠

胆固醇酯转移蛋白（cholesterol ester transfer protein，CETP）又称为脂质转运蛋白，是胆固醇代谢过程中的关键酶，将 TC 从 HDL-c 转移到 VLDL 和 LDL-c，从而抑制 HDL-c 介导逆向 TC 转运，促进动脉粥样硬化形成。在正常小鼠中不表达 CETP。该小鼠在高脂饮食下血浆 LDL-c、VLDL-c 和 Apo B 水平异常升高，促进动脉粥样硬化的发展。另外，其与 E3L 交配所产生的子代小鼠，血浆 TC 水平升高，TC 分布从 HDL-c 转向 VLDL/LDL-c，使得脂蛋白谱与人类更为相近，且更易诱发动脉粥样硬化。

6. 高三酰甘油血症基因修饰小鼠

通过基因修饰手段研究基因缺陷导致的家族性高三酰甘油血症（hypertriglyceridemia，HTG），导致 HTG 的基因包括脂蛋白脂肪酶（lipoprotein lipase，LPL）、载脂蛋白 C2（apolipoprotein C2，Apo C2）、载脂蛋白 A5（apolipoprotein A5，Apo A5）、脂肪酶成熟因子 1（lipase maturation factor 1，LMF1）、糖基磷脂酰肌醇锚定的高密度脂蛋白结合蛋白 1（glycosylphosphatidylinositol-anchored high-density lipoprotein binding protein 1，GPIHBP1）和甘油-3-磷酸脱氢酶 1（glycerol 3-phosphate dehydrogenase 1，GPD 1）等。如 LPL 基因敲除小鼠出生后 TG 水平为对照的 3 倍，但在 18～24h 内死亡。Apo C2 基因敲除的斑马鱼具有明显的 HTG 症状，另外在 Apo A5 基因小鼠添加高碳水饮食后，能加速 HTG 的形成。采用基因修饰法可更好地模拟遗传条件下 HTG 的发生、发展，是研究家族性 HTG 理想的模型，但实验成本高、技术难度大且获得较难，推广应用受限。

7. 自发性模型渡边兔

渡边兔（watanabe-heritable hyperlipidemic rabbit，WHHL 兔）是 LDLr 单基因隐性突变纯合子，其血浆 TC、TG 和磷脂自出生即异常升高，一般为普通家兔的 10 倍，且 HDL-c 降低。普通饲料饲喂 WHHL 兔即可形成高胆固醇血症和动脉粥样硬化，TC 主要以 LDL-c 为主，其次为 IDL，其临床特征和病变与人家族性高胆固醇血症相似。另外，也有学者将 WHHL 兔与日本大耳白兔杂交后可产生 HTG 兔模型，在标准饮食下 TG 水平较高。

8. 高脂血症和动脉粥样硬化基因修饰猪模型

猪的心脏血管结构、功能、血流动力学和代谢均与人类相似，是研究人类心血管疾病的理想模型动物。采用基因修饰技术已成功构建了多种与高脂血症和动脉粥样硬化相关的基因修饰猪模型。目前已成功建立了内皮型一氧化氮合酶 3（endothelial nitric oxide synthase 3，eNOS 3）、omega 3 脂肪酸去饱和酶、过氧化氢酶（high catalase，h Cat）等类型转基因猪，这些基因修饰猪会自发产生动脉粥样硬化。另外，载脂蛋白 C3（apolipoprotein C3，Apo C3）转基因猪，可表现出 TG 水平升高，LPL 活性降低。此外，过表达的前蛋白转化酶枯草溶菌素 9（proprotein convertase subtilisin-like/kexin type 9，PCSK 9）和敲除 LDLr、APO E 基因的基因修饰猪均已被用于家族性高胆固醇血症和动脉粥样硬化疾病的研究。通过基因修饰技术获得相应的基因修饰猪，将为高脂血症和动脉粥样硬化疾病治疗提供良好的临床前评估，但成本较高，获取困难，难以在大范围内推广应用。

可见，高脂血症和动脉粥样硬化模型的方法和种类较多，其评价指标一般包括以下方面：①血脂指标，如 TC、TG、HDL-c 和 LDL-c 指标作为模型成功的标准。②载脂蛋白指标，如 Apo A-I、Apo B-100、Apo E 为评价指标。③氧化应激指标，如脂质过氧化物（lipid peroxide，LPO）、丙二醛（malondialdehyde，MDA）和氧化低密度脂蛋白（oxidized low density lipoprotein，ox-LDL）为评价指标。④脂蛋白脂肪酶、肝脂酶（hepatic lipase，HL）活性和 VLDL 指标可作为动脉粥样硬化的评价指标。⑤动脉粥样硬化斑块病变的评价，可用常规苏木精-伊红（HE）染色、苏丹Ⅳ染色以及其他病理特殊染色观察病变的组织形态和斑块程度。

第二节　高血压动物模型

高血压为常见、多发的心脑血管疾病的主要危险因素之一，是一种以动脉血压持续升高为主要表现的慢性疾病，并受遗传与环境因素影响，常引起心、脑、肾等重要器官的病变并出现相应的后果。高血压动物模型是模拟人类高血压的病因学因素而开发的，如盐摄入过多、肾素-血管紧张素-醛固酮系统（renin angiotensin aldosterone system，RAAS）活动亢进和遗传易感性等，但目前一种动物模型尚不足以解释特定药物的抗高血压作用，因为许多途径都与血压失调的发生有关。因此，在一项有效的降压研究中，需要通过几种动物模型综合检查特定的心血管变化。

理想的高血压动物模型制备还需考虑以下几个因素：动物的可行性和体型大小，模型的可重复性，预测药物潜在抗高血压特性的能力，模型与人类疾病的相似性（疾病模式：缓慢发作与急性发作）以及经济性、技术和动物福利方面等。以往犬曾被广泛用于高血压模型的研究，目前优选的模型动物为大鼠，偶尔也用小鼠、猪、猴等，但考虑实际和经济性原则，尚未对这些物种进行广泛的研究。另外，急性高血压模型虽可通过直接影响动物神经和体液因素导致血压迅速升高，但此类模型不适用于长期研究。慢性动物模型可通过改变遗传性状方式而获得，也可经手术和其他干预措施建立，如神经源性、应激性、内分泌性、肾性、饮食性等方式制备高血压动物模型。

一、神经源性高血压动物模型

🎯 **原理与方法**　通过改变动物的神经系统功能和结构，如直接刺激中枢神经系统引发血压升高。方法通常为应用球囊固定血管压迫左侧延髓腹外侧舌咽神经、迷走神经根入脑干区，建立神经源性高血压模型；也可采用注射胶状物质或放置异物以压迫脑膜引起颅内压升高。

⚔ **模型特点**　该模型能最大程度地模拟临床原发性高血压的病因，结果稳定可靠，不足之处是对外科手术技能要求高，存活率和成模率低等，对应用有一定的限制。

二、应激性高血压动物模型

🎯 **原理与方法**　通过电、声波等慢性刺激中枢神经系统，可引起动物高级神经中枢高度紧张，导致血压升高，隶属于环境高血压的一种。方法如采用随机变动的足底电击结合随机噪声信号的复合刺激作为应激源，对大鼠进行刺激，6d 内即可致血压升高，发病率为94%。另也有用冷刺激方法，将大鼠每天置于（4±1）℃的暴露箱中 4h，2 周后可见血压升高，并随暴露时间的延长血压呈持续性升高，6 周时可达最高峰。

⚔ **模型特点**　该类模型与人类应激性高血压过程接近，造模简单、重复性好。但此法所引起的高血压属早期可逆性高血压，大多数动物在应激停止后 4～12d 能恢复血压至正常。

三、内分泌性高血压动物模型

原理与方法 盐的摄入在高血压的形成中起着关键作用。脱氧皮质酮（desoxycortone，DOC）是一种盐皮质激素，具有水钠潴留作用，使细胞外液增加而导致血压升高。方法常为将大鼠的左肾切除后，皮下注射 25mg/kg 醋酸脱氧皮质酮（desoxycorticosterone acetate，DOCA），1 周 2 次或皮下埋入 DOCA 片，同时饮用 1%氯化钠溶液，连续 6 周。可见 1 周后约 50%大鼠血压升高，停药后，70%大鼠可形成持续性高血压，以收缩压超过 21.3kPa 为标准。

模型特点 该模型模拟了盐敏感性高血压的过程，产生的高血压较稳定，并且对降压药物的反应与高血压患者比较接近，适合于水钠代谢、肾素-血管紧张素系统（renin-angiotensin system，RAS）以外的其他可能参与抗高血压发病的病理机制和药物筛选评价。

四、肾性高血压动物模型

原理与方法 通常采用一定的方法使单侧或双侧肾动脉的主干或其分支狭窄，引起肾血流量减少，导致肾缺血并激活 RAS 系统，这是继发性高血压所常见的病因。模型动物可选用犬、兔、大鼠等，以大鼠最为常见。方法有两肾一夹法（2-kidney 1-clip，2K1C）、一肾一夹法（1K1C）和双肾双夹法（2K2C）等。方法为采用内径为 0.3mm 自制的环形银夹，将大鼠双侧肾动脉起始部夹闭，使肾血流量下降 50%～70%，3 周后可见血压超过 20kPa，部分大鼠血压可高于 33kPa，并可长期维持。

模型特点 该模型的高血压峰值高且稳定，随着观察时间的延长，血压水平稳步升高，这与人类高血压的血压演变过程基本一致，并能产生与自发性高血压大鼠相似的血压峰值和心脑血管并发症，能较好地反映临床肾性高血压，也能弥补自发性高血压大鼠模型中某些方面的不足。但与 2K2C、1K1C 模型相比，2K1C 模型具有并发症少、复制方法简单、成模率高且死亡率低等优势，而 2K2C 和 1K1C 模型更适用于高血压严重并发症的研究。

五、妊娠高血压综合征动物模型

原理与方法 妊娠高血压疾病是常见的妊娠特有疾病，可导致母亲及胎儿出现不同程度的损伤，甚至危及生命。临床上妊娠高血压一般在妊娠 20 周后发病，以高血压、蛋白尿及其他全身功能紊乱为特征，发病率为 2.5%～3%。该模型大多采用尾静脉注射超低剂量（1μg/kg）的内毒素法、亚硝基左旋精氨酸甲酯（N'-Nitro-L-arginine-methyl ester hydrochloride，L-NAME）皮下注射法、子宫动脉缩窄法等方法制备，但以注射 L-NAME 最为常用，方法为从孕鼠第 15d 起每日皮下注射 L-NAME 125～250mg/kg，直至分娩。

模型特点 该模型通过皮下注射 L-NAME 可抑制一氧化氮合成，而产生剂量依赖性的高血压，同时出现蛋白尿、胎鼠发育迟缓、死胎等妊娠高血压综合征表征，接近于人类妊娠高血压综合征的病理生理特征,是研究妊娠高血压综合征一个比较理想的动物模型。

六、高嘌呤或高糖致高血压动物模型

原理与方法 饮食因素在高血压发病中起着关键作用,如嘌呤在人体内可最终分解代谢产生尿酸。方法为高嘌呤饲料喂养大鼠后,会导致血尿酸升高并诱发血压升高。另外,高血糖也能诱发高血压,其与胞内钙离子浓度升高、血管平滑肌张力改变、交感神经活性增高有关。方法为给予大鼠高糖饮食后可诱导胰岛素抵抗和高胰岛素血症,继而导致血压升高,这在 2 型糖尿病大鼠中较为常见。

模型特点 高嘌呤饮食法引起的高血压模型可导致动物代谢紊乱,并影响肝肾功能;而高糖致高血压动物模型可用于高血压合并胰岛素抵抗的研究。

七、AngⅡ致高血压动物模型

原理与方法 血管紧张素Ⅱ(angiotensin Ⅱ,AngⅡ)能作用于外周血管阻力,引起血管收缩并导致血压升高。方法通常为采用渗透泵皮下注射 AngⅡ,给药剂量为 10ng/(kg·min),给药 2~4 周后可诱发高血压。

模型特点 该模型可根据 AngⅡ给药时间的长短,确定急性高血压或慢性高血压致靶器官损害的研究,其机制大多与氧自由基增多、脂质过氧化有关,进而损害心血管功能,适用于 RAS 系统、氧化应激、水钠代谢失常等研究。

八、遗传性高血压大鼠模型

原发性高血压是人类最常见的高血压类型,占 95% 的发病率。原发性高血压与遗传影响有关。自发性高血压大鼠(spontaneously hypertensive rats,SHR)是由日本学者 Okamoto 培育的,可产生脑血栓、脑梗死、脑出血、肾硬化、心肌梗死和纤维化等变化,该鼠与人类高血压疾病发生相似,是目前应用最广泛的高血压动物模型,已成为筛选降压药的首选。SHR 在出生后 3 个月形成高血压(一般选择高于 12.28kPa 以上者);通过同系近交多代繁殖后可获得血压高达 26.6kPa 的 SHR。除此以外,国际上常用的原发性高血压模型还有易感型(SHR-SP,京都)、新西兰遗传型(GH,达尼丁)、以色列(SBH,耶路撒冷)、米兰(MHS)、里昂(LH)、Dahl 盐敏感品系、Sabra 品系等。

1. SHR

SHR 为遗传性高血压大鼠,其在钙代谢方面存在多种缺陷,在发病机制、外周血管阻力变化和高血压并发症等方面与人类原发性高血压形成机制比较相似。该品种高血压发病率高,5~7 周龄时血压开始升高(高血压前期),其血管阻力持续增加;4~6 个月(高血压早期)出现心肌肥大,RAS 系统激活,这一过程持续到其生存的晚期(18~24 个月,出现心力衰竭)。

SHR 不仅血压高、遗传稳定，而且能形成典型的高血压并发症，如 SHR 脑出血发生率为 46.2%，其发病因素与总外周阻力增加、交感神经系统参与、血浆前列环素（PGI$_2$）合成减少以及血管代谢性变化所致血管损害等因素有关，适用于高血压水钠潴留的相关研究。虽然 SHR 发病原因与人类高血压发病有一定差距，但其发病过程和心血管病变与人类高血压很相似，是国际上公认的接近人类原发性高血压的动物模型。SHR 的高血压虽是自发的，但它仍受环境的影响，因此，不同遗传性高血压动物的病理生理状态既有相似之处也有不同之处，并在研究时必须使用来自相同祖先的正常对照动物作为参考。

2. SHR-SP

SHR-SP 属于 SHR 的亚系，是研究高血压脑血管病经典的模型动物。SHR-SP 可表现出严重的高血压（一般超过 30.7kPa），且其脑卒中的发生率可达 80%～100%，但其寿命较SHR 短。由于 SHR-SP 自身有较高的 5-脂氧合酶水平和颅内微小动脉瘤发生率，而致自发性脑出血的风险增加。该大鼠主要应用于高血压脑血管意外的研究，但病死率较高。另外，采用高盐或低蛋白饮食可加速脑卒中的发生。

3. Dahl 盐敏感性/JR 大鼠

Dahl 盐敏感性/JR 大鼠是从封闭群 SD 大鼠中选育出来的，具有盐敏感性、钠排泄缺血等遗传特点。用 4%或 8%氯化钠的高盐饲料喂养 Dahl 盐敏感性/JR 大鼠分别在 3～4 个月或 3～4 周的时间，即可形成高血压，并有明显的血管损伤和肾损伤，若以 8%氯化钠的高盐饲料继续喂养至 8 周时会出现死亡增加。该大鼠可出现盐敏感性高血压（如 8%氯化钠高盐饲料喂养血压可超过 18.7kPa）、肾病、结节性动脉周炎、胰岛素抵抗、高脂血症、心肌肥大、心力衰竭、脑卒中、蛋白尿等多种并发症，为揭示盐敏感性高血压及其相关并发症机制及治疗提供新的研究手段。

九、基因修饰高血压动物模型

原理为采用基因敲除或导入手段，使其表达上调或下调的方法，用于研究某个或某些基因与高血压发生的相关机制。如含 I 型血小板结合蛋白基序的解聚蛋白样金属蛋白酶（a disintegrin and metalloproteinase with thrombospondin motifs，ADAMTS）16 基因敲除可致血压下降，而胱硫醚 γ-裂解酶（cystathionine γ-lyase，CSE）基因缺失可致血管收缩和血压升高。另外，α-降钙素基因相关肽（α-calcitonin gene-related peptide，αCGRP）基因与血管功能密切相关，αCGRP 基因敲除小鼠可表现出高血压和血管肥大。通过血管紧张素原（angiotensinogen，AGT）转基因小鼠和肾素（renin，REN）转基因小鼠交配繁殖获得的AGT-REN 双转基因高血压小鼠，10 月龄时可见血压明显升高，血浆和组织中 AngⅡ水平升高显著。通过转入人多巴胺受体 D5 突变基因 D5^{F173L} 的转基因小鼠在 4 月龄开始出现血压升高，该小鼠的血压、心功能与结构符合原发性高血压的特征，可作为原发性高血压动物模型。G 蛋白激酶 GRK4γA142V 转基因小鼠在 3 月龄时可见血压升高，其血压升高与肾脏 D1 受体功能下降有关。该类模型可在基因层面了解人类高血压疾病发生的机制，并为靶向治疗高血压提供了新的研究途径，但仍旧无法完全复制人类高血压多基因遗传的病因。

总之，高血压动物模型的研究仍处于发展阶段，以 SHR 为典型的动物模型，在高血压发病机制和防治策略研究中起着十分重要的作用，其他高血压动物模型虽与人类原发性高血压有一定的临床差异，但对于其他类型高血压的发生和治疗研究起到了补充作用。高血压动物模型的评价指标，主要以血压和心电等指标监测为主，如收缩压、舒张压、平均动脉压、心率，最好 24h 连续监测，其次以检测血管紧张素、肾素、醛固酮、内皮素、内皮型一氧化氮等指标为辅，以探讨高血压的发病机制。

第三节　心肌梗死和心肌缺血动物模型

心肌梗死（myocardial infarction，MI）是由冠状动脉粥样硬化引起血栓形成、冠状动脉的分支堵塞，使其一部分心肌失去血液供应而坏死的病症。本病多发生于中年以后，发病时有剧烈而持久的类似心绞痛的前胸痛、心悸、气喘、脉搏微弱、血压降低等症状，发病后应立即监护救治。心肌梗死的范围取决于阻塞动脉的大小和侧支循环的状况。一般情况下，左冠状动脉阻塞可引起左心室侧壁和近心尖的左心室前壁、心室间隔前部和前外乳头肌的梗死；左回旋支阻塞可引起左心室侧壁和近心底部左心室后壁的梗死；右冠状动脉阻塞可引起左心室后底部、心室间隔后部和房室结的梗死。

心肌梗死的研究模型众多，包括体外试验和体内试验，如心肌细胞的培养、离体心脏、在体心肌缺血动物模型，心肌缺血-再灌注损伤动物模型、心绞痛动物模型等，这些均需要研究者根据研究目的和方向来选择合适的动物模型。

一、心肌梗死动物模型

🎯 **原理与方法**　原理为通过阻断或缩窄冠状动脉的方法，如结扎、电刺激、气囊法、血管内异物法及注入凝血酶或腺苷二磷酸（adenosine diphosphate，ADP）法等，减少或停止供应区的血流，使得心肌因缺血、缺氧而发生代谢紊乱以致心肌坏死。方法如小型猪麻醉后，行冠状动脉造影和左前降支远端球囊损伤术，可建立小型猪心肌梗死模型。可表现出心电图 ST 段抬高和病理性 Q 波形成，心肌梗死部位常位于心尖、左心室前壁、室间隔前部。病理学观察可见梗死区心肌正常结构被破坏，胞质浓缩，染色加深；横纹消失、核浓缩、溶解碎裂，梗死区内有较多的红细胞，周围有较多肉芽组织增生及大量的炎症细胞浸润。用三氯四氮唑（trichlorotetrazole，TTC）法染色可区分心肌梗死部位，常见正常心肌呈砖红色，梗死区心肌颜色暗淡，呈灰白色。

🔩 **模型特点**　该法可克服开胸结扎法所致创伤大、死亡率高的缺陷，并可选择任何一支冠状动脉进行阻塞，定位准确，死亡率小于 10%，术后恢复快。另可根据实验要求进行各种急性或慢性实验，如急性实验可观察药物的即刻作用，慢性实验可通过数日、数周或更久的动态变化过程以评价药物的长期疗效，特别是心肌修复、心肌细胞及心肌小血管再生等作用。气囊堵塞法还可满足缺血再灌注的研究需求。另外，犬和小型猪是建立急性心肌缺血（acute myocardial ischemia，AMI）模型最常用的动物，利用小型猪可建立标准化的 AMI 模型，能准确定量评价疗效，并在冠状动脉降支上选择流量相等点进行冠状动脉结扎，使心肌梗死体积适中并出现心功能显著的变化，该法所致的心肌缺血病理生理过程与人类相似，但需依赖 X 线等介入设备，操作复杂，同时动物自身冠状动脉分支及侧支循环存在差异，分支及侧支变异大的、不合标准的动物应剔除，以确保各组心肌缺血程度和范围接近。

二、心绞痛动物模型

冠状动脉痉挛是导致急性心肌缺血的主要原因之一，可致心绞痛、心肌梗死和猝死。此类模型的造模方法有药物法、饮食药物法和电刺激法等。

（一）药物法

🎯 **原理与方法**　原理为采用垂体后叶素（pituitrin，Pit）诱发动物冠状动脉痉挛性收缩，造成急性心肌供血不足和外周阻力增加，使心脏负荷加重，心电图可见心肌缺血的典型变化。方法为实验前筛选肢体 II 导联心电图反应较敏感的大鼠，然后舌下静脉注射 Pit 1U/kg，观察 10min 内的心电反应，如 ST 段变化、室性心律失常（VA）发生率及心肌缺血阳性率；当心电图出现宽大或畸形的 QRS 波、无 P 波或 P 波倒置逆反、心律不齐等其中一项者即为心律失常。一般注射 Pit 后出现下列指征中一项者即为心肌缺血阳性结果：ST 段升高 1.5mV 以上，T 波降低 50%以上、双向、倒置，ST 水平升高 0.1mV 或下移 0.5mV，心律不齐。

（二）饮食药物法

🎯 **原理与方法**　犬的冠状动脉内安置一个吸附有选择收缩血管物质的离子交换凝胶，该凝胶可持续性释放药物并作用于循环系统和心肌，并通过血钾或血清素诱发持续的冠状动脉痉挛，相反给予硝酸甘油或二氢吡啶类钙离子拮抗剂可逆转。

（三）电刺激法

🎯 **原理与方法**　原理为采用一定强度电刺激下丘脑的方法，通过激活交感神经使冠状动脉收缩，增加心肌活动与耗氧，进而形成缺血性心电变化。

✏️ **模型特点**　此类造模方法均能诱导动物产生较长时间的缺血性心电图变化，与典型的心绞痛发作性心肌缺血心电图相似。该模型制备简单、可靠，可视为冠状动脉痉挛急性发作的模型并可进行干预治疗；另根据剂量大小可造成不同程度的损伤，即从短时间的冠状动脉痉挛直至明显的心肌梗死；剂量不大时，可恢复迅速，故可反复对同一动物进行多次实验。此外，在采用 Pit 造模时所引起动物心电图改变的持续时间不一样，大鼠 10min，兔 15～30min，犬注射后初期变化基本上与兔、大鼠相同，但恢复比兔缓慢，往往需要 1h 左右才能复原。注射 Pit 后心电图的改变可大致分为两期：第一期，注射后 5～20s，T 波高耸，ST 段抬高，甚至可出现单向曲线；第二期，注射后 30s 至数分钟，T 波降低、平坦、双相或倒置，ST 段无明显改变，有时伴有心律不齐，心率减慢，PR 间期和 QT 间期延长，持续数分钟或 10min，其中以 T 波改变最为突出。

三、动脉瘤动物模型

原理与方法 动脉瘤（aneurysm）是多因素导致动脉壁结缔组织破坏的结果，也是自发性出血的病因之一。动脉管壁的平滑肌层和弹性膜层的松解、破坏、缺乏是动脉瘤形成的重要因素。常通过直接手术干预腹主动脉形成腹主动脉瘤（abdominal aortic aneurysm，AAA）模型或采用弹性蛋白酶加压灌注形成动脉瘤模型。但前者模型的病理过程与人体腹主动脉瘤有较大差异，多用于评价腹主动脉瘤腔内隔绝手术，后者主要是弹性蛋白降解作用削弱了腹主动脉的抗压性，导致局部扩张，使主动脉壁严重损伤。相比而言，弹性蛋白酶诱发的动脉瘤模型简单易行，病理上较手术干预法制作的模型更接近临床。方法为大鼠麻醉后，游离腹主动脉 0.5～1.0cm，经左侧髂总动脉插管，加压灌注 50U/ml 弹性蛋白酶 1ml，灌注时间为 30～120min，术后关腹。14d 后观察大鼠腹主动脉直径扩张率及动脉壁组织学变化。

模型特点 该类模型制备成模率高且周期短，与人类动脉瘤病理过程相似。术后 14d，腹主动脉直径平均扩张率均＞100%，符合动脉瘤的诊断标准，并可见腹主动脉中弹性蛋白严重受损，但与游离腹主动脉长度无关。另主动脉阻断时间短，无须全身肝素化，只需按 1mg/kg 局部肝素化即可。

四、心肌缺血-再灌注损伤动物模型

原理与方法 心肌缺血-再灌注损伤（myocardial ischemia reperfusion injury，MI/RI）诱发的心律失常模型是研究缺血性心肌病的常用动物模型，是一种短时间内使心肌供血中断，一定时间内恢复血供的动物模型。方法为大鼠麻醉并气管插管通气，于胸骨左侧第 4 肋间开胸，暴露左心耳与肺动脉圆锥之间的冠状动脉左前降支（left anterior descending，LAD）起始下方 2～3mm 处，用无损伤缝针于左心耳下方进针，将缝线穿过自制的冠状动脉阻断塑料管。拉紧缝线，以塑料管球端压迫结扎 LAD 30min 后，放松结扎线，再灌注 2h。以左心室前壁发绀和同步心电图 II 导联 J 点增高为结扎成功标志，以左心室前壁由发绀逐渐红润和 J 点降低 1/2 为再灌注成功标志。可采用伊文思蓝和 TTC 双重染色测定心肌梗死面积。

模型特点 该造模方法是在心脏表面用塑料管球端压迫形成缺血的方法，可避免对心肌的多重损伤，易控制缺血程度，提高成模率，符合人类缺血再灌注损伤的病理变化过程。若需慢性存活观察，可采用气管插管，开胸用开胸器撑开肋骨，从而使再灌注期间动物快速苏醒并保证存活。

五、心肌缺血心脏血流动力学动物模型

原理与方法 原理为通过动物冠状动脉狭窄或闭塞，致使心肌收缩力下降，血流速度减慢，造成心肌缺血和心肌梗死。心肌缺血后引起心肌细胞结构改变，往往导致心功能变化，并伴随着心脏血流动力学的改变，故心脏血流动力学指标应作为主要研究内容。冠状动脉结扎法是心肌缺血动物模型的常用方法。方法如犬麻醉后，行气管插管并辅助呼吸，于左胸第 4 肋间隙开胸，暴露心脏，采用两步法于左冠状动脉前降支 1/2 处结扎造成心肌缺血。心脏血流动力学检测可通过将压力导管从右颈总动脉穿刺并插至左心室内，经生理信号记录仪获取心室内压曲线。

模型特点 该模型利用无损伤线缩窄冠状动脉左前降支内径，可使心肌坏死面积减少，结扎后心电图 ST 段即刻弓背向上抬高，心率发生变化，心脏处于心律失常状态，心功能受影响。两步结扎法操作易行，选择结扎点冠状动脉左前降支便于识别，结扎可使模型反复使用，并与临床具有较好的相关性，造模速度快，病变明显。

六、急性冠状动脉心肌缺血动物模型

原理与方法 正常人类和动物的心肌血液供给和需求在一定范围内维持平衡，冠状动脉的血供有较大贮备能力，当心肌血液的供需失衡，即可出现心肌缺血或心肌梗死。临床上为研究其发病机制，需人为地在动物体上通过降低或阻断冠状动脉血供或增加外周阻力，使心脏负荷增加，建立急性冠状动脉缺血模型。方法为将大鼠麻醉后，行气管插管并辅助呼吸，于第 4 肋间入胸，暴露心脏并撕开心包膜，从左心耳下方 2～3mm 入针缝扎，缝扎的中点在左心耳与肺动脉圆锥的交界和心尖连线上，进针深度为 1.5mm 左右。结扎后可见心肌表面苍白，室壁运动明显减弱，但又不能力度过大，以防将心肌扎断。如若出现心律失常，可在心脏表面滴少量利多卡因或直接进行心脏按摩，多数心律失常能够恢复，随后关胸缝合。

模型特点 此造模方法简便，可观察到心肌缺血的急性变化，结扎冠状动脉左前降支后心电图 ST 段弓背向上抬高，QRS 波幅升高为结扎成功标志。术后 4 周，可见心脏左心室明显扩大，缺血区的心室壁变薄塌陷，颜色明显比周围心肌要浅，心腔内可见心内膜纤维化。该模型是研究急性心肌缺血发生发展和治疗的重要手段。但大鼠的心肌细胞与人相比有一定差异，用猪所造模型更接近临床，因为猪与人类在解剖结构上相似。不过，结扎法复制的动物模型是造成急性心肌缺血后的慢性病理过程，与心肌反复缺血刺激后的病理过程是不同的。

七、慢性冠状动脉心肌缺血动物模型

原理与方法 慢性冠状动脉心肌缺血模型的制作是研究人类缺血性心脏病的必要工具，根据制作方式不同常采用缩窄环法、压迫法。如小型猪麻醉后，行气管插管并辅助呼吸，沿左侧第 3、4 肋间前外侧切口逐层进胸，剪开心包，分离冠状动脉左前降支近端，用两线平移迁移法将左冠状动脉近端与 Ameroid 缩窄环的缺槽平行对立，立即作相反运动，迅速套入缩窄环内，缝合心包，放置胸腔闭式引流管，逐层闭胸。术后 8 周冠状动脉造影可判定成模情况。

模型特点　在回旋支近心端放置缩窄环法至今仍是相对比较可靠的制作模型方法。除灵长类动物以外，小型猪的心脏与人类最为接近。采用冠状动脉血管造影可见冠状动脉左回旋支均闭塞，成模时间短。但微球法易造成广泛的心肌梗死而不能形成慢性心肌缺血，同样 Ameriod 缩窄法因梗死面积大小与形成的侧支血流量无一定关系而无法进行进一步研究。

八、自发性冠状动脉硬化心肌梗死动物模型

WHHL 兔为自发性动脉粥样硬化模型，采用特殊膳食诱导后可加速动脉粥样硬化的发生，导致心肌梗死。日本神户大学 Watanabe 研制出能产生高冠状动脉硬化倾向的 WHHL-CA 兔和心肌梗死 WHHL-MI 兔，并从 14 周龄开始能产生明显的心肌梗死。该模型属于自发性模型，跟人类冠心病的发生、发展类似，便于冠心病发病基础、临床病理学及药物治疗研究。

由此可见，心肌梗死和心肌缺血模型的造模方法与种类选择众多，在制作时不仅应考虑方法和实验动物种属的差异性，还应考虑评价指标的客观性和准确性。首先，从研究对象来看：①体外模型，如培养的心肌细胞模型，其方法简单，可以细胞活力判断为主要终点指标，以细胞死亡的类型（如凋亡）、线粒体功能和氧自由基产生为潜在次要终点指标。如离体心脏模型中一般以大小鼠或兔的心脏为主，通过 TTC 染色评估梗死面积，并结合左心室功能、冠状动脉血流量和心肌肌钙蛋白（cTn）为心肌损伤的次要终点指标，该模型可消除干预对全身血管的混杂效应。②在体实验模型中，以 TTC 染色评估梗死面积为主要终点指标；可结合左心室功能、有无复流以及肌酸激酶（CK）和 cTn 为心肌损伤的次要终点指标，但小鼠模型可提供多种基因修饰品系，且本身低侧支血流量，无须测量局部区域的血流，但存在体型小，品系间有差异，变异性大，需要较大的统计样本量等问题。在大鼠和兔模型中，其梗死效果可靠，存活率高，并可获得具有并发症的品系，且本身低侧支血流量，无须测量局部区域血流。在犬模型中可显示干预对可变侧支循环有特定影响，可模拟有高侧支循环的人类患者，但实验成本高，因存在侧支灌注的变异性而必须测量局部区域血流，同时有致命性心律失常发生的可能。而猪模型中具有低侧支循环，无须测量局部区域血流，可模拟低侧支循环的人类患者，但存在实验成本高，有致命性心律失常发生的可能。其次，从观测指标来看，主要包括：①梗死面积的测量，可通过 TTC 或氯化硝基四氮唑蓝（Nitrotetra zolium Blue chloride，NBT）染色确定。②血浆生物标志物的测定，包括缺血性指标如肌酸激酶、肌钙蛋白等，炎症指标如细胞因子和趋化因子等，瘢痕形成指标如生长因子和细胞外基质等，新血管生成指标如血管生成因子等。③左心室的生理指标，可通过超声心动图、磁共振成像等技术获得心脏几何形状和功能，如尺寸、心室壁厚度和体积、缩短分数、射血分数和重构指数等；电生理功能如 PR 间期、QRS 间期和 QT 间期，自发性和诱发性心律失常等。④炎症指标，可采用免疫组化或免疫印迹分析细胞数量和炎症因子蛋白的表达，或通过流式细胞仪分析消化后的心肌细胞的个体表型，炎症相关基因的表达等。⑤细胞外基质和瘢痕情况，可通过天狼星红染色观测胶原沉积或采用免疫组化、免疫印迹分析细胞外基因蛋白的表达以及相关细胞外基质基因的表达。⑥新血管形成情况，可通过血管数目、类型和质量来评估。⑦微血管损伤，可观察是否微血管堵塞、高通透性或水肿、

出血等。最后，制作心肌梗死和心肌缺血模型以外科手术为主，实验技术人员应通过加强外科手术训练积累经验，提高动物术后护理与照顾能力，降低动物的死亡率，规范模型制作的标准化，有利于评价的一致性和准确性。

第四节 心力衰竭动物模型

心力衰竭（heart failure，HF）又称"心衰"，是指由于心肌收缩力下降导致心输出量不能满足机体代谢的需要，器官、组织血流灌注不足，同时出现肺循环和（或）体循环淤血表现的一种疾病。心力衰竭是多种心血管疾病预后不良的结果。心力衰竭通常与心脏重塑有关，炎症和纤维化被认为扮演着关键的角色。在心肌炎症过程中，免疫细胞侵入心脏组织并调节组织损伤反应。心肌纤维化的特征是细胞外基质蛋白的数量增加和成分紊乱。有证据表明，心肌炎症和纤维化在实验和临床上是潜在可逆的，是心力衰竭创新性治疗的潜在靶点。动物实验是临床研究的基础，选择合适的心力衰竭动物模型尤为重要，不仅可模拟临床心力衰竭患者，并对抗心力衰竭药物的评价十分关键。

一、压力负荷型心力衰竭动物模型

高血压、肥胖、糖尿病以及吸烟等因素均能促进心肌缺血和心肌病理性重构，导致心脏收缩功能障碍、心肌肥厚和心室重构，最终发展为心力衰竭。心力衰竭 5 年死亡率仍高达 45%。高血压和心室血液流出道受阻是造成心脏压力超负荷的常见原因，如主动脉、肺动脉缩窄均可加重心脏后负荷。

（一）横向主动脉缩窄术致心力衰竭动物模型

原理与方法 横向主动脉缩窄术（transverse aortic coarctation，TAC）可模仿心力衰竭患者左心室后负荷增加，由主动脉瓣狭窄或系统性高血压而引发心力衰竭。TAC 使左心室承受压力超负荷，随后激活神经体液刺激。作为对压力超负荷和神经体液激活的反应，发生心肌肥大和间质纤维化。但在鼠模型中压力超负荷的急性发作与心力衰竭患者的临床过程并不完全相似，在临床上因主动脉瓣狭窄或高血压引发的压力超负荷会在数年或数十年内急剧发展。TAC 常通过收窄头臂干和左颈动脉之间的横向主动脉弓来执行。方法如小鼠麻醉并气管插管通气，通过上部胸骨切开术进入胸部，在主动脉弓上将缝线绑在套管上。套管的大小应确保将主动脉腔缩小到规定的直径。通过移除套管，可使主动脉内径减小至约 0.4mm，即主动脉弓缩窄了约 70%，足够的缩窄可使狭窄处建立超过 40mmHg 的压力梯度，但其死亡率可高达 10%～50%。为了诱发不太严重的主动脉弓缩窄，可将缝线绑在较粗的 26 号针头上，从而建立较低的压力梯度。

模型特点 接受 TAC 的小鼠在两个连续阶段表现出心脏重塑：①向心性肥大的初始阶段，有稳定的收缩期，但舒张功能受损，类似于射血分数（ejection fraction，EF）保留的人类心力衰竭患者。②随着时间的推移，小鼠出现代偿失调，表现出严重的收缩性心力衰竭并伴有偏心肥大，这类似于 EF 降低的人类心力衰竭患者。该模型能显示出从同心肥大早期发展为扩张型充血性心力衰竭，适用于压力超负荷和神经体液激活所导致的心肌重塑不良和肥大相关通路的研究。但 TAC 有较高的变异性，这取决于动物的品系、性别、年龄和狭窄的严重程度。另外，即使在相同的应变条件下，左心室质量增加变化差异也很大，甚至部分小鼠根本不会从 EF 保留转变为 EF 降低，建议通过超声心动图检查心功能加以区分。

（二）腹主动脉缩窄法致心力衰竭动物模型

原理与方法　原理为采用线或特制的动脉夹缩窄心脏血管，以增加其心肌氧耗量，激活心脏神经内分泌细胞因子，引发心脏代谢紊乱和心室重构。方法为大鼠麻醉后，取腹正中线纵向切口，分离腹主动脉，行肾上腹主动脉缩窄术，在双侧肾动脉分支上方 0.5cm 处，选择 6 号针头（直径 0.65mm）紧贴于腹主动脉壁平行放置，用 3-0 号丝线将针头和腹主动脉共同结扎，抽出针头，造成腹主动脉狭窄约 60%。

模型特点　该模型类似于舒张性心力衰竭患者，具有充血性心力衰竭的症状和体征，收缩功能正常，以心室肌舒张功能顺应性减退和僵硬度增高为特点的临床症候群。以大鼠为建模对象，具有经济、实用、与人的病理生理状态更为接近等特点。肾上腹主动脉缩窄术可再现心力衰竭的临床表现，伴有舒张功能损伤，EF 保持正常，可用于人类高血压致心力衰竭的研究。但腹主动脉的缩窄程度不易控制，应不断摸索，避免缩窄过松，导致造模失败；缩窄太多，死亡率升高。

（三）肺动脉狭窄法致心力衰竭动物模型

原理与方法　临床上在左心衰竭的情况下会加重右心室负荷。采用肺动脉狭窄法，引起右心室负荷，增加右心排血障碍，进而右心室肥厚，最终发展为心力衰竭。方法为绵羊麻醉后，行气管插管并辅助呼吸，监测心电图。经股动脉将导管置入左心室，股静脉置入 Swan-Ganz 漂浮导管并接入生理仪监测；经左侧第 3、4 肋间隙进胸，左侧膈神经上方纵行剪开心包，暴露左侧冠状动脉和肺动脉，建立左心衰竭模型。首先静脉注射 2mg/kg 利多卡因，在第一对角支起始部做预阻断实验，5min 后开放阻断的冠状动脉，待血流动力学平稳后，再次阻断上述冠状动脉，同时静脉注射 1mg/kg 利多卡因，30min 后血流动力学平稳后，游离肺动脉，并放置涤纶编织带，逐渐环缩肺动脉使右心收缩压逐渐由 20mmHg 升高至 40mmHg 左右，在压力监测下，结扎涤纶编织带，并缝合加固。彻底止血后关闭心包，逐层关胸。术后 7d 行超声心动图检查。

模型特点　在左心室衰竭状态下，肺动脉环缩可降低左心室充盈压，对左心衰竭能够起一定的保护作用，右心室可以耐受一定的急性压力负荷，并形成代偿性心肌肥厚，但过大的右心室急性压力负荷会导致动物死亡。该模型死亡率高达 46%，需要较高的手术技巧，且冠状动脉结扎和肺动脉狭窄易形成心律失常，在造模过程中应给予利多卡因预防。

（四）盐敏感法心力衰竭动物模型

原理与方法　临床上，高血压和醛固酮水平升高共同促进了高血压性心脏病及其向射血分数保留的心衰转变，这一现象在多达 50%的心衰患者中存在。造模方法主要包括去氧皮质醇-盐法和 Dahl-盐负荷法两种。通过长期接受 DOCA 伴单侧肾切除术联合高盐饮食，可促进高血压和随后心力衰竭的发展。造模以大小鼠为主。①小鼠麻醉：行单侧肾切除术，术后饮用 1%氯化钠饮用水。肾切除术后几天，将以恒定速率释放 DOCA 的小丸置入皮下，但舒张功能障碍的发展取决于高血压的发作程度，仅只接受 DOCA 且未行单侧肾切除术和高盐饮食的小鼠是不会表现出高血压或舒张功能受损的。②大鼠麻醉：行右肾切除术，术后 1 周开始给予 1%氯化钠和 0.2%氯化钾饮用水，同时每 4 天皮下注射 1 次 DOCA，50mg/kg，连续 4 周。术后 28d 有明显的心肌纤维化。

⚙ 模型特点 该模型会表现出轻度高血压和舒张功能受损，并伴有运动不耐症，但未显示收缩功能障碍的迹象，被认为是少数真正类似于人类 EF 保留的心衰特征的鼠类模型之一。该模型中高血压分为两个阶段，即初始的血压峰值及其后持续的高血压。接受 DOCA 第 28d 会出现明显心肌纤维化，其发生与体内盐皮质激素含量增多相关。在盐皮质激素诱导的大鼠心肌纤维化组织中出现明显的炎症反应，而大量炎症细胞的渗出是促发心肌纤维化的关键因素。术后 3 周左右可形成稳定的心力衰竭模型。

二、容量负荷型心力衰竭动物模型

容量超负荷作为机械刺激信号，激活第二信使系统、促分裂原活化的蛋白激酶（MAPK）和细胞外信号调控的蛋白激酶（ERK）信号途径，导致心肌细胞核基因表达和蛋白合成以及各种生长因子的分泌增加，可能是容量超负荷心肌肥大衰竭的机制。

◎ 原理与方法 原理为利用动脉系统的血液向压力低的静脉系统分流，从而增加静脉的回心血量和心脏的前负荷，最终引起心力衰竭。方法为大鼠麻醉后，行腹正中切口，暴露腹主动脉和下腔静脉，用 9-0 无损缝线 U 形缝合腹主动脉表面壁的腹膜；于左肾动脉下局部游离腹主动脉和腔静脉，动脉夹阻断腹主动脉；用弯曲的外径 0.9mm 注射针于 U 形缝合处向上刺入腹主动脉，继续向左上进针刺穿动-静脉联合壁，可见暗红色静脉血立即从穿刺针尾端流出，表明穿刺针尖进入腔静脉，且肉眼透过静脉壁可见穿刺针头位于静脉腔内，回退穿刺针于腹主动脉内，于第一次动-静脉联合壁瘘口下方同法再次穿刺，造成 2 个瘘口，退出针头，立即收紧腹主动脉外膜 U 形缝线并打结，开放动脉阻断夹，可见下腔静脉较前增粗、变红，证明动-静脉造瘘成功，5 个月后即可造模成功。

⚙ 模型特点 采用腹主动脉外膜 U 形缝线针刺 2 口造瘘法，其优点是一个穿刺点可造成 2 个瘘口，增加了动-静脉分流量，更易于形成心力衰竭；不阻断腹腔动静脉远端，当穿刺针刺穿动-静脉联合壁时，暗红色静脉血可经穿刺针的尾端流出，即时证实了动-静脉瘘形成；退出穿刺针后立即打紧 U 形缝线。本法出血少，手术操作简单，时间短，死亡率低。

三、化学物质诱发型心力衰竭动物模型

心力衰竭的主要特征是心脏负荷过重使心肌收缩功能减退，心射血量减少，以致不能满足机体代谢的需要，静脉血流受阻，脏器淤血，从而产生一系列的症状和体征。造模的

主要途径是加重压力负荷，损害心肌。当然部分动物可诱发出自发性心力衰竭，但通常通过给动物长期或大剂量地使用具有心肌抑制作用的药物，抑制其心肌的收缩功能，引发心力衰竭。具有心肌抑制作用的药物主要有 β 受体拮抗剂、钙通道阻滞剂和中枢抑制剂等。

（一）戊巴比妥钠致心力衰竭动物模型

原理与方法　戊巴比妥钠对左心室功能和心肌收缩性能均有抑制作用，大剂量给予可严重抑制左心室心肌收缩功能，导致充血性心力衰竭。方法如犬术前静脉注射戊巴比妥钠 30mg/kg，麻醉后行气管插管并辅助呼吸。分离颈动脉并插管，监测动脉血压。分离右股动脉并插管至左心室，获得心室内压曲线。术后稳定后，用输液泵恒速输入 2%戊巴比妥钠 10.2ml/（kg·min），以左心室最大上升变化速率 lvdp/dt$_{max}$ 下降 80%作为心力衰竭指标。主要表现为左心室收缩功能减退，血流动力学方面表现为平均动脉压、左心室收缩压、左心室最大上升变化速率、心输出量、心脏指数均明显降低等。

模型特点　该模型采用戊巴比妥钠诱发急性心力衰竭，反映左心室功能和血流动力学各项指标的变化明显、稳定，所复制的心衰动物模型确实可信。模型对评价药物及蒽环类化合物毒性的防治效果有重要意义。但戊巴比妥钠用量仅供参考，剂量太大动物易死亡，剂量太小停用后易使血流动力学指标自行恢复，故需选择合适剂量以维持心力衰竭，也可用静脉滴注方式维持心力衰竭。但戊巴比妥钠抑制心肌作用有起效、发展、消失不同阶段。因此，实验抗心力衰竭药物应选择合适的阶段，避免快速增补抑制药物。

（二）多柔比星致心力衰竭动物模型

原理与方法　蒽环类化合物多柔比星是一种有效的蒽环类广谱抗肿瘤化疗药物，除抗肿瘤作用外，对正常的组织器官也有较大的损害，尤其对心脏的毒性作用高于其他组织，可剂量依赖性不可逆地造成慢性心肌损害和慢性心力衰竭，目前认为多柔比星法致心力衰竭的发生与自由基和线粒体功能障碍有关。通常将注射用的多柔比星（2mg/ml），按 4mg/kg 剂量进行大鼠腹腔注射，每周 1 次，共 6 周，累积总量 24mg/kg；于末次注射停药后 2 周，可观察到大鼠收缩压、左心室收缩压、左心室最大上升变化速率均明显减小，左心室舒张末期压明显升高。病理学结果证实其符合心肌病样改变。

模型特点　该模型制备方法可导致血流动力学发生明显的改变，并与心肌炎及某些心肌病的心衰类似。当药物在体内累积增加时，各项指标均会发生显著变化，并达到一定量时可出现心力衰竭，符合心肌病及慢性充血性心力衰竭的改变。多柔比星对动物的心肌组织具有较强的亲和力，可引起心肌组织氧自由基的损伤和生物膜脂质过氧化反应，导致心肌细胞结构和功能改变，最终诱发心力衰竭。另外，多柔比星也可建立兔心力衰竭模型，机制与氧自由基的作用及心肌细胞膜对钙离子通透性增高有关。多柔比星较常见的副作用有骨髓抑制、脱发、消化道反应，使用时应注意。

（三）血管紧张素Ⅱ致心力衰竭动物模型

原理与方法　原理为长期接受 AngⅡ可模仿由于神经体液激活而引起的慢性高血压。神经体液激活包括 RAAS 的激活，导致其主要效应激素 AngⅡ和醛固酮的血浆水平升高。尽管 Ang Ⅱ 诱导的模型经常被视为高血压模型，但由于心脏压力超负荷和 Ang Ⅱ 及醛固酮具有直接心脏效应，故 Ang Ⅱ 慢性输注类似于心肌损伤和随后的心脏重塑。不同的是，在衰竭心脏中观察到的高 Ang Ⅱ 水平不仅是因为全身 RAAS 的激活，还有心内 RAAS 的激活。据推测，心脏局部以糜蛋白酶依赖的方式将 Ang Ⅰ 转化为 Ang Ⅱ 导致 75% 以上的心力衰竭患者 Ang Ⅱ 升高。因此，可采用渗透性微型泵置入皮下的方式，以恒定的速率释放 Ang Ⅱ，连续 2～8 周即可使小鼠成模。

🔹 **模型特点**　该模型简单、方便，便于动态观察，同时能产生明显的心脏重塑和功能障碍。但接受 Ang Ⅱ 输注的小鼠在存在及不存在高血压的情况下均可表现出心脏重塑，表明存在与压力过载无关的重塑路径；这也取决于接受 Ang Ⅱ 的剂量和时间窗，可能会表现出同心肥大并伴有舒张功能障碍，也可能表现出扩张型充血性心力衰竭并伴有 EF 降低，因此，该模型类似于人类 EF 降低的心衰特征。同样，高血压程度也取决于小鼠接受 Ang Ⅱ 的剂量和时间范围。低剂量的 Ang Ⅱ（每天约 0.1mg/kg）不会诱发高血压，中等剂量（每天约 0.5mg/kg）会随时间的延长而血压升高，每天（约 1.4mg/kg）剂量会引起即刻和严重的高血压。另外，应考虑不同小鼠品系可能存在的反应差异。即使在输注剂量 1.4mg/（kg·d）和 Ang Ⅱ 给予 8 周的相同条件下，心脏重塑和功能障碍的程度也依赖于特定的小鼠品系：如 C57BL/6 小鼠在这种情况下表现为同心肥大并保持收缩功能，而 BALB/c 小鼠表现为充血性心力衰竭，其与高血压程度无关，因为这两种品系在 Ang Ⅱ 输注时都显示出可比的高血压，这可能部分归因于 C57BL/6 小鼠中观察到 Th1 介导的免疫反应，而 BALB/c 小鼠主要与表现为 Th2 介导的免疫反应有关。

（四）其他

野百合碱（monocrotaline，MCT）也可引起肺动脉高压和右心室肥厚，MCT 在肝脏中转化为吡咯野百合碱，并循环到肺实质，增加毛细血管通透性，引发间质性水肿和平滑肌肥大，这些改变增加了肺血管阻力，使右心室压力负荷增加，发生右心室衰竭。高同型半胱氨酸水平是未来心力衰竭发病的危险因素。膳食中补充同型半胱氨酸会增加炎症、胶原重塑和氧化应激的发生风险，并在正常血压和自发性高血压大鼠中引起收缩功能障碍。慢性乙醇摄入也会导致啮齿动物模型产生与人类相似的扩张型心肌病，其潜在的机制包括心肌肌纤维 Mg^{2+}-ATP 酶改变和心肌细胞丢失导致心肌收缩力下降。

四、缺血性心肌病型心力衰竭动物模型

在心肌缺血的情况下，激活动物的神经内分泌调节机制和相关细胞内信号的转导通路，可诱发心室重构，使缺血区的心肌细胞坏死，结构纤维化，非缺血区的心肌细胞代偿性肥大、凋亡，导致心脏形态重构和血流动力学障碍，最终诱发心力衰竭。

（一）永久性冠状动脉结扎致心肌梗死导致心力衰竭动物模型

🔹 **原理与方法**　通过结扎动物冠状动脉左前降支（LAD）、左旋支，导致缺血引起的急性心肌损伤，即心肌梗死。在人类中，1 型心肌梗死是由动脉粥样硬化斑块的破坏引起的,并致心肌细胞坏死,通常伴随着心电图 ST 段抬高(myocardial infarction with elevated ST segment,STEMI)。根据欧洲心脏病学会《急性 ST 段抬高型心肌梗死管理指南》建议,对 STEMI 患者进行及时的血运重建以减少梗死面积和死亡率,但仍然有相当多的 STEMI 患者(15%~25%)未接受任何形式的再灌注治疗,同时还指出,如果患者在症状发作后血流动力学稳定 12h 以上,则不建议再灌注。因此,小鼠中的永久性冠状动脉 LAD 结扎仅模拟了一部分患有 1 型心肌梗死且没有及时进行血运重建的患者的临床情况。当然,接受血运重建的患者也可能会形成某种形式的缺血性心肌病,类似于动物模型中的永久性冠状动脉 LAD 结扎。在小鼠中,永久性冠状动脉 LAD 结扎后心力衰竭的发展以梗死壁变薄、左心室扩张以及严重的收缩、舒张功能障碍为特征。这些标志在心肌梗死后患者中也很常见。由于小鼠心肌梗死的主要特征是心室扩张,因此其心力衰竭特征类似于人类 EF 降低,且在心肌梗死后的最初 24h 内可观察到 EF 降低,随着时间的推移进一步加剧。方法:小鼠麻醉后,气管插管并行机械通气,从左侧第 3 肋间隙开胸,将冠状动脉 LAD 与缝线永久结扎,可见远端心肌苍白和梗死型心电图改变,如 ST 段升高或血浆心肌肌钙蛋白水平升高,可证明是由缺血引起的心肌梗死,结扎后的观察期通常为数小时到数周。

模型特点 该小鼠模型类似于人类心力衰竭患者 EF 降低的特征,且成模率高。

(二)冠状动脉堵塞致心力衰竭动物模型

原理与方法 原理为运用导管技术向动物的冠状动脉内注入塑料微球或明胶海绵,使心肌组织发生缺血。冠状动脉微栓塞法在犬的研究中最多。冠状动脉微栓塞剂主要为聚苯乙烯胶乳微球(直径为 77~102μm)和生理盐水配制成悬浮液,也有用明胶海绵作为栓塞剂。通常在使用前用超声振荡搅匀仪使微球混合均匀。犬麻醉后气管插管并辅助呼吸,通过微导管连续多次注入冠状动脉内,当左心室 EF 在 30%~40%时停止注入,1~3 周平均需 7 次注入 12ml 悬浮液,停止栓塞时,左心室功能仍然会继续恶化,一般需 3~6 周形成心力衰竭。

模型特点 该模型不仅能诱发急性冠脉综合征,还能使心脏局部出现缺血、再灌注冠状动脉无复流的现象,从而模拟慢性缺血心力衰竭的整个病理过程。冠状动脉微栓塞所建立的慢性心肌缺血模型所反映的心衰病程自然演变的病理生理变化,以及血流动力学、心功能和神经内分泌的异常均类似于人类心力衰竭。但该模型经济成本较高,还需熟练的心导管介入技术和精密的仪器。

(三)短暂性冠状动脉 LAD 结扎引起的心肌梗死致心力衰竭动物模型

原理与方法 短暂的冠状动脉 LAD 结扎小鼠模型模仿了 1 型心肌梗死患者,然后成功进行血运重建,这反映了大多数 STEMI 患者的临床过程。短暂冠状动脉 LAD 结扎的小鼠模型表现出与永久性结扎相当的心力衰竭症状,如扩张的腔室尺寸,类似于 EF 降低的心衰特征。但短暂的冠状动脉 LAD 结扎引起的心衰严重性在很大程度上取决于缺血时间,且在缺血再灌注模型中,心功能障碍的程度和梗死区域的大小通常不如在永久性结扎模型中明显。缺血再灌注损伤模型中除缺血性损伤外,随后的再灌注使心脏组织暴露在氧化应激状态下,加剧了心肌组织的损伤,这种额外的损伤被称为再灌注损伤。因此,鼠缺血再灌注损伤模型同样适用于再灌注损伤的病理生理研究。方法为小鼠接受短暂冠状动脉 LAD 结扎术后，观察结扎远端的心脏组织是否变白或心电图 ST 段是否抬高来验证是否有足够的闭塞。一般结扎时间保持在 20～60min，但冠状动脉 LAD 结扎少于 30min 可能不会因局部缺血而引起心肌损伤，结扎 60～90min 会导致不可逆的心肌死亡和危险区域完全梗死。故对于短暂的冠状动脉 LAD 结扎，建议缺血时间控制在 45～60min，后续再灌注的观察期可从几分钟到几周不等，具体取决于研究的范围。再灌注结束后可采用伊文思蓝和 TTC 染色判定危险区和心肌梗死的程度。

模型特点 该模型能出现心室扩张、心肌梗死和氧化应激的改变，类似于 EF 降低的心衰患者特征。

五、病毒性心肌炎所致心力衰竭动物模型

心肌炎是一种心肌炎性疾病，主要由传染因子诱发。心肌炎的临床病程预后广泛，在病毒消除的背景下完全恢复到扩张型心肌病或在病毒的持久性背景下涵盖慢性炎症性心肌病。但病毒性心肌炎患者中约 10% 会发生炎症性心肌病，且可能仍然没有症状，这也是出现猝死的重要原因，尤其是在年轻人中。

原理与方法 柯萨奇病毒 B3（Coxsackie virus B3，CVB3）是 Picornaviredae 家族中的一种非包膜、单链、正义 RNA 病毒。通常腹膜内注射心脏传代肠病毒 CVB3 的 10^4～10^7 个噬菌斑形成单位。目前存在几种 CVB3 病毒株，最常用的一种是南希菌株。某些病毒株的效力和功效可能会有所不同，应在实验设置中加以考虑。CVB3 的基因组编码 11 种蛋白，4 种结构蛋白和 7 种非结构蛋白。由于 CVB3 是一种正义 RNA 病毒，其 RNA 基因组在宿主细胞感染后直接翻译成蛋白质，此后起病毒复制模板的作用。通常在腹腔注射后 2～4d 发生。心肌炎急性期为 6～8d 或慢性期为 28d 左右，通过组织采样和血流动力学评估来确定急性或慢性心脏重塑。

模型特点 该模型初期表现出急性心肌炎，其特点是收缩和舒张功能障碍以及间质重塑；后期发展成慢性心肌炎，其特点是心脏炎症、反应性纤维化以及心脏功能恶化。但该模型取决于小鼠对病毒的敏感性，小鼠在感染 CVB3 后会表现出多种结果。所有菌株中 BALB/c 最易感，而 C57BL/6 不易感，最初都患有急性心肌炎，其特点是收缩和舒张功能障碍以及间质重塑。与此相反，由于病毒的持续存在或无法解决的心脏炎症，仅易感的品系会发展成慢性心肌炎，也被称为炎症性心肌病。因此，用易感毒株 CVB3 接种小鼠模型类似于人类炎症性心肌病的特征。

六、射血分数保留的心力衰竭模型

射血分数保留的心力衰竭（heart failure with preserved ejection fraction，HFpEF）是指左心室射血分数（left ventricular ejection fraction，LVEF）≥50%。模型中常用来研究 HFpEF 的经典危险因素包括高血压、肥胖、糖尿病和衰老。重要的是，这些模型也可能存在收缩期收缩功能障碍，这使得它们可以作为 EF 降低的心衰（heart failure with reduced ejection fraction，HFrEF，LVEF＜40%）模型。人类 HFpEF 发展的其他危险因素包括肾功能不全、慢性阻塞性肺疾病和心房颤动，但这些尚未在动物模型中详细研究。

（一）高血压

由近亲繁殖的 SD 大鼠产生的 Dahl 盐敏感大鼠是最常用的 HFpEF 模型之一。当饲喂含 8%氯化钠的高盐饮食时，该模型迅速出现高血压、舒张功能障碍和 HFrEF。另 SHR 大鼠也可自发形成 HFpEF。此外，长期输注 AngⅡ可导致大小鼠高血压和心肌细胞肥大。这些模型的主要优点是高血压和心力衰竭的进展缓慢，这在高血压患者中可观察到，与 TAC 术后左心室负荷立即增加形成对比。

（二）肥胖及糖尿病

已有许多小动物模型用来研究 1 型糖尿病和 2 型糖尿病对心脏的影响，如 Akita 小鼠（ins2Akita$^{+/-}$）是 1 型糖尿病最常用的模型，其胰岛素编码基因发生突变，导致胰岛素蛋白的错误折叠、内质网应激和 β 细胞衰竭。Akita 小鼠的心脏在收缩功能正常的情况下表现出炎症增加和舒张功能障碍。

链脲佐菌素（streptozotocin，STZ）由于对胰腺 β 细胞有毒性作用被用于 1 型糖尿病和 2 型糖尿病的研究。由于 STZ 与葡萄糖的结构相似，STZ 通过葡萄糖转运蛋白 2（glucose transporter 2，GLUT2）进入胰腺 β 细胞导致细胞损伤，并影响胰岛素的产生。STZ 介导的 β 细胞破坏和高血糖的作用是呈剂量依赖性的。大剂量 STZ 治疗可诱导动物产生 1 型糖尿病。相比之下，低剂量 STZ 和联合高热量饮食用于模拟 β 细胞衰竭和晚期 2 型糖尿病。

ob/ob 小鼠和 db/db 小鼠是肥胖及 2 型糖尿病常用的模型，分别基于瘦素抵抗或缺乏。这两种模型均有舒张功能不全的报道。2 型糖尿病和胰岛素抵抗的其他模型包括表达非功能性瘦素受体的 Zucker fatty 大鼠和高血糖的 ZDF 大鼠。另外，采用高脂饮食诱导胰岛素抵抗和 2 型糖尿病动物模型，根据造模时间也会发生收缩功能障碍。

（三）衰老

HFpEF 主要见于老年患者。SAMP 小鼠是通过选择性近亲繁殖具有遗传性衰老的 AKR 小鼠而获得，被用于研究衰老的各种影响。SAMP 小鼠在高盐高脂饮食条件下出现年龄依赖性舒张功能障碍、不良重塑、内皮细胞功能障碍和 HFpEF。这些研究表明，内皮细胞功能障碍是导致患者 HFpEF 年龄依赖性增加的一个潜在机制。

七、基因修饰心力衰竭动物模型

通过基因敲除或转入，导致心脏特异基因表达改变，进而发展为心力衰竭，是研究心力衰竭的发病机制和治疗靶点的重要工具。

1. SHHF/Mcc-/facp 大鼠

SHHF/Mcc-/facp 大鼠是一种可遗传的自发性充血性心力衰竭模型,携带 facp 肥胖基因,且编码一个缺陷的 Leptin 受体（SHHF/Mcc-facp），可导致肥胖和心力衰竭，15 个月时会表现出呼吸困难、发绀、腹水等充血性心力衰竭症状，具有明显的心室扩张和心室壁增厚，其与 RAAS 和钙代谢改变有关。

2. VDR 基因敲除小鼠

维生素 D 受体（vitamin D receptor，VDR）在控制心血管稳态中起着非常重要的作用，VDR$^{-/-}$小鼠可表现出晚期心肌病和心力衰竭。

3. α_{2A}/α_{2C}ARKO 小鼠

α_{2A}/α_{2C}ARKO 小鼠因缺乏 α_{2A}/α_{2C} 肾上腺素受体，导致心脏血管 Ang II 水平和血管紧张素转换酶（ACE）活性增加，并在 5 月龄时出现心室功能不全和纤维化，出现心力衰竭，该模型反映了 RAS 系统对心力衰竭遗传的影响。

4. SIRT1H363Y 转基因小鼠

通过基因显微注射技术构建心脏特异性表达人沉寂信息调节因子 1[SIRT1（SIRT1H363Y）]的显性失活形式的转基因小鼠，其可导致内源性 SIRT1 活性降低，出现心肌细胞凋亡和早发性心力衰竭，该模型适用于研究 SIRT1 在心力衰竭中的作用机制。

5. 肌肉 lim 蛋白基因敲除小鼠

肌肉 lim 蛋白（muscle LIM protein，MLP）调节肌肉分化，敲除 MLP 基因的纯合子小鼠可表现出心肌肥厚、间质细胞增生与纤维化，成年后出现心力衰竭。该小鼠可表现为左心室功能不全和死亡，与人类心力衰竭患者的血流动力学和临床体征接近。

6. 钙调蛋白激酶 II 转基因小鼠

钙调蛋白激酶 II（calmodulin kinase II，CaM II）在心衰患者中的活性和表达均增加。CaM II 转基因小鼠可观察到左心室肥厚与扩张，并逐步进展为心力衰竭。

7. 肌动蛋白基因转基因小鼠

肌动蛋白基因转基因（mActin-Tg）小鼠可表现出左心室逐渐扩张、心功能障碍，最终因心力衰竭致死。

8. Rhau 基因敲除小鼠

G4 结构解离酶（RNA helicase associated with adenylate-and uridylate-rich element，Rhau）是一种具有 G4 分解酶活性的 RNA 结合蛋白，Rhau 缺陷小鼠表现出进行性心室病理重塑，导致心力衰竭和死亡以及新生儿心脏再生受损。

这些基因修饰大小鼠模型对探索心力衰竭和扩张型心肌病的分子机制以及治疗药物提供了新的研究模型，其不足之处是尚不能全面反映心力衰竭的多病因、多基因的情况。可见，虽然心力衰竭的病理生理机制研究和干预治疗措施有了较大的进展，但目前尚无一种模型能完全模拟人类心力衰竭的自然发展进程。每一种心力衰竭动物的造模方法均有一定的优势和局限性，研究人员应根据研究目的和实验条件选择适合的心力衰竭动物模型。

第五节　心律失常动物模型

心律失常（arrhythmia）是临床常见病，是心动频率和节律的异常表现。其类型包括：①缓慢性心律失常（bradyarrhythmia，BA），是指心率小于 60 次/分的生理反应或病理状态，包含窦性缓慢心律失常、传导阻滞（房室、室内）、逸搏或逸搏心律等由窦房结功能障碍和房室传导障碍引起的多种节律障碍。②快速性心律失常，有窦性、异位过速两类，如窦性心动过速、心房期前收缩、心房扑动、心房颤动、心室期前收缩、阵发性心动过速（室上性、室性）、心室颤动等。本节就缓慢性心律失常动物模型、期前收缩动物模型、室性心律失常动物模型以及心房颤动与心房扑动动物模型进行介绍。

一、缓慢性心律失常动物模型

缓慢性心律失常动物模型中，常用的实验动物包括大小鼠、兔、犬、猪等。但病态窦房结综合征模型优选实验兔，因其体型适中，开胸无须呼吸机，且窦房结易于定位。

（一）化学消融法诱发缓慢性心律失常动物模型

原理与方法　化学消融法是指用化学方法直接损伤窦房结，如用化学物质（甲醛或无水乙醇等）向房室交界区注射，造成对心肌的刺激，心肌组织受损导致心脏传导路径的破坏，造成房室传导阻滞，从而导致心律失常的方法。常表现为心率减慢、P 波消失，出现交界性心律、ST 段偏移等心电图改变，类似窦房结疾病的表现。方法：①给大鼠颈内静脉注射 10%氢氧化钠 1.5～2ml，可建立病态窦房结综合征模型。②兔麻醉后，行气管插管并辅助呼吸，经颈静脉插入起搏导管后，从右侧第 4 肋间开胸，打开心包膜，暴露右心房，用自制的金属小圈（环），选准并固定窦房结区，用 0.7cm×0.8cm 的软纸片浸蘸 20%甲醛，外敷于窦房结区 2～10min，即可出现明显的窦性心动过缓、交界性逸搏心律、窦性静止、心房颤动等心律失常表现。

模型特点　目前对实验性病态窦房结综合征的系统性研究尚不多见。个别报道用冷冻、压碎、钳夹、甲醛溶液注射等方法，还有窦房结动脉结扎法等。但这些方法往往因实验技术难度较大，重复性也不理想，同时均需要大动物，价格昂贵，故难以用于大量实用性研究。而甲醛外敷窦房结区法简便实用，易于掌握；模型的发病机制及电生理特点均与临床相似，对损伤程度和范围均可控；但该模型与临床尚有一定距离，重复性较差，同时术中窦房结定位要准确，防止术中、术后的并发症发生，造成不必要的死亡。

（二）射频消融法诱发房室阻滞动物模型

原理与方法　射频消融法指采用电极导管的超高频热效应，引起局部组织损伤，诱发蛋白质变性和血液凝固，导致电生理活动消失，从而阻断窦房结功能的方法。本法需在 X 线引导下，将射频消融仪电极头经大鼠股动脉逆行至房室束点电位行射频消融，即可建立房室阻滞大鼠模型。

模型特点 利用电极导管对特定部位进行射频消融，操作相对简单，手术损伤小，并发症少。

（三）电刺激诱发心律失常动物模型

原理与方法 采用电刺激动物的迷走神经，促进乙酰胆碱物质的释放，导致心率减慢。通常将电极片置入动物皮下，然后电极片刺激动物迷走神经建立缓慢性心律失常模型。

模型特点 该模型的操作性相对简单、难度低、易于控制、重复性好，并具有一定的可逆性，应根据动物的体重、种属对电刺激的强度等参数进行调整，可控制心律失常的程度。

（四）机械刺激诱发心律失常动物模型

原理与方法 通常采用冠状动脉结扎法复制心律失常模型，该模型与细胞内钙超载、氧自由基的损伤有关。方法为大鼠麻醉后，采用冠状动脉结扎法造成心肌缺血 30min，然后松开结扎线，建立缺血再灌注性心律失常模型。也有结扎大鼠窦房结区域，导致大鼠心率减慢，出现窦性停搏或窦房传导阻滞，建立缺血再灌注缓慢性心律失常模型。

模型特点 缺血再灌注中心律失常的发生率很高，特别是在冠状动脉溶栓治疗或放置血管支架再通时诱发心律失常的发生率可达 80%。但此类模型稳定性相对较差，难以保证成功率。

（五）普萘洛尔致心律失常动物模型

原理与方法 普萘洛尔是一种 β 受体阻滞剂，可阻滞腺苷酸环化酶激活，改变 Ca^{2+} 通道开放概率，抑制 Ca^{2+} 内流，进而抑制窦房结、心房、浦肯野纤维的自律性，导致心肌传导减慢和不应期增加，从而减慢心率。方法为大鼠腹腔注射普萘洛尔 5mg/kg，记录注射后 20min 的心率变化。

模型特点 该法可观察到注射普萘洛尔 2min 后心率开始减慢，并随时间的延长而持续降低，其机制与抑制 β 受体或抑制神经末梢释放儿茶酚胺有关。

（六）乙酰胆碱致心律失常动物模型

原理与方法 乙酰胆碱能兴奋心脏上的 M_2 受体，降低窦房结自律性，导致心率变慢和心肌收缩力减低。方法为大鼠尾静脉注射 0.1% 乙酰胆碱 1ml/kg，观察注射后 3min 的心电图变化。

模型特点 该模型造模简单，注射后可引起大鼠心率降低、PR 间期延长等，导致心动过缓。

（七）维拉帕米诱发心律失常动物模型

原理与方法 维拉帕米为 L-钙通道阻滞剂，可直接抑制窦房结、房室结等慢反应细胞，阻滞房室传导，不应期延长，干扰心肌细胞兴奋-收缩偶联，抑制心肌收缩，从而导致心率减慢。方法为大鼠尾静脉或舌下静脉注射 5mg/kg 维拉帕米，可复制出心动过缓和房室阻滞的大鼠模型。

⚑ **模型特点** 该模型能诱导出完全性房室阻滞，造模方法简单，成功率高，但药物作用效果时间短，停药后可恢复。

（八）饮食诱发心律失常动物模型

◎ **原理与方法** 血脂异常也是诱发心律失常的重要因素之一，胆固醇在神经突触形成中十分重要，胆固醇升高可促进周围神经系统的神经重塑，动作电位持续时间延长，使得 QTc 间期延长。通常持续给予大鼠灌胃含 10%胆固醇的脂肪乳 15d，然后行冠状动脉结扎术，可建立缓慢性心律失常模型。

⚑ **模型特点** 该法诱导的模型成功率高，并且心律失常发生率和持续时间增加明显，因此，该模型最接近临床，但造模周期长，稳定性相对较差。

二、期前收缩动物模型

期前收缩（extrasystole），也称早搏，是指异位起搏点发出的过早冲动引起的心脏搏动，为最常见的心律失常。可发生在窦性或异位心律的基础上，偶发或频发，可以不规则或规则地在每一个或数个正常搏动后发生，形成二联律或联律性期前收缩。

（一）毒毛花苷 G 法诱发期前收缩模型

◎ **原理与方法** 强心苷类药物（如毒毛花苷 G、地高辛、毛花苷 C 等）能直接抑制心肌细胞膜钠钾 ATP 酶，使 Na^+外流和 K^+内流减少，心肌细胞内缺 K^+使细胞的静息电位或最大舒张电位降低，导致自律性增加和传导速度减慢而引起心律失常，且可使浦肯野纤维与心室肌接合部位单向传导阻滞，而引起折返。中毒量的强心苷可引起暂时性去极化，导致振荡后电位而引起异位节律出现室性期前收缩。强心苷引起的自律性增高可部分地与 Ca^{2+}内流增加有关。因抑制 Ca^{2+}内流的药物维拉帕米能拮抗强心苷，增强舒张期自动除极坡度和自律性作用。

豚鼠常规麻醉后，记录Ⅱ导联心电图，以 2ml/h 的速度，经微量注射泵恒速颈外静脉注射 300μg/ml 毒毛花苷 G 溶液，记录豚鼠出现期前收缩、室性心动过速、心室颤动、心脏停搏时毒毛花苷 G 的用量。一般期前收缩的剂量为 43~69μg/kg。

⚑ **模型特点** 强心苷类药物（毒毛花苷 G）诱发的心律失常模型，可表现为几种类型，室性期前收缩最常见，发生率约为 85%，房室传导阻滞发生率为 80%，心房颤动发生率为 10%，阵发性窦性心动过速发生率为 4%，室性心动过速发生率为 4%，心室颤动发生率为 2%~4%。该模型容易制作，方法简单。但该模型心律失常的快慢形式与用药剂量和注射速度有关。用量大，注射快，易发生室性心动过速和心室颤动，甚至死亡。因此，药物剂量与注射速度应非常重要。

（二）电刺激诱发兔心室颤动模型

◎ **原理与方法** 兔常规麻醉后，气管插管并辅助呼吸，沿胸骨正中线打开胸腔，心包吊床。将蛙心夹正极夹住左心室心尖部，负极连接于右心底部，两极距离约为 2.5cm，电极的另一端接方波电子刺激器，刺激频率为 64 次/分，波宽为 10ms，持续时间为 30s。用示波器监视心律变化，记录 II 导联心电图，测定诱发心室颤动的阈值电压。

模型特点 电刺激也可诱发房性心律失常和室性心律失常，随刺激强度不同可引起期前收缩、心动过速、心房扑动或颤动，可连续实验 2～4h。电刺激模型能很好地鉴别室性期前收缩是功能性的还是病理性的。

三、室性心律失常动物模型

室性心律失常（ventricular arrhythmia）是指源于心室的心律紊乱，是常见的心律失常，包括室性期前收缩、室性心动过速、心室颤动等。本病多发于老年人群。

（一）室性心动过速动物模型

原理与方法 大剂量的肾上腺素可提高心肌的自律性而导致心律失常（室性期前收缩、室性心动过速甚至心室颤动），而三氯甲烷与肾上腺素合用增加了对心脏的毒性。吸入一定量的三氯甲烷后可诱发心室颤动。心室颤动次数可反映三氯甲烷致动物心律失常的发生率。通常将注入 2ml 三氯甲烷的纱布放入动物麻醉口罩中，给兔吸入致其麻醉后，去除麻醉口罩并仰卧位固定，连接心电图 II 导联线。待心电图稳定后，由兔耳缘静脉快速注入 0.01% 肾上腺素 0.5ml/kg 并及时记录心电图，观察心律失常的潜伏期、持续期及心率变化。

模型特点 当静脉快速注入肾上腺素时可迅速出现一源性或多源性室性期前收缩，阵发性心动过速，甚至出现心室颤动，持续 4～7min，少数可超过 10min。同样，大鼠快速静脉注射肾上腺素 40μg/kg，猫和犬快速注射肾上腺素 100μg/kg 均能引起心律失常，持续 3～5min。这种方法诱发心律失常多样且互相演变，不利于药物间的效应比较。另一种方法是采用开胸模式，将乌头碱-三氯甲烷溶液注入心脏左心室前壁心外膜下 1mm 左右，约数分钟后可出现室性心动过速。该法造成局部异位兴奋灶而诱发室性心动过速，即局部异位自律性亢进的学说，发生心律失常类型严重而单一，不易发生心室颤动，有利于药物间的效价比较。乌头碱、强心苷（毒毛花苷 G）诱发的心律失常也可发生室性心动过速。但造模时应注意注入肾上腺素速度要快，因为心律失常持续时间较短，需要及时观察并精确计算、记录。三氯甲烷的浓度对实验结果影响很大，应注意控制。

（二）室性心动过缓动物模型

原理与方法 尼古丁（烟碱）一般有先兴奋后抑制的双相性作用，作用于循环系统可先表现为心率加快、血压上升等，这是尼古丁兴奋血管运动中枢、交感神经节、肾上腺髓质及颈动脉化学感受器的综合结果，之后对上述组织产生抑制作用，表现为心率减慢、血压下降、窦性停搏等。方法为小鼠麻醉后，尾静脉注射 2μg/g 的尼古丁稀释液（2mg/ml），注射速度为 10μl/s。注射过程中即可引起小鼠呼吸、心率加快。2～3s 即可出现呼吸暂停、心动过缓、窦性停搏。一般如在 30s 内不恢复，可进一步发展为心室颤动、室性期前收缩而死亡。

模型特点 小鼠在不麻醉情况下，按 2μg/g 注射尼古丁后，经 2～3min 的潜伏期，出现二度房室传导阻滞，表现为心动过缓和室性波脱落（即脱拍）。在 5min 内记录最大脱拍数。由于注射过量或过快会引起心动过缓、房室传导阻滞，甚至心脏停搏，病因学上用犬最适合。

（三）心室心动过速和心室颤动性心律失常动物模型

原理与方法 该模型制备大多选用乌头碱、洋地黄及肾上腺素等药物，一般以缓慢静脉注射乌头碱较多。乌头碱能加速心肌细胞钠离子内流，促进细胞膜除极，诱发心脏异位节律，导致心律失常。方法为大鼠麻醉后，用蠕动泵以 1.8μg/min 的速度恒速静脉注射乌头碱溶液，记录给药前后Ⅱ导联心电图的变化，一般表现出室性期前收缩、室性心动过速、室性颤动而死亡。绝大部分动物于 4～5min 出现心律失常。

模型特点 乌头碱诱发心律失常的作用机制复杂，它可以直接兴奋心肌，使心率加快，使用中毒量时，可使支配心脏的自主神经功能紊乱，加重心律失常。该模型造模简单，诱发率高，重复性好，心律失常在几分钟内可自行消失，故可反复多次进行心律失常实验，可观察药物作用的持续时间。但应控制乌头碱的速度和剂量，准确观察到心律失常的心电图，一般兔的剂量为 100～150μg/kg，大鼠剂量为 30～50ng，小鼠剂量为 5ng。

四、心房颤动与心房扑动动物模型

心房颤动与心房扑动（atrial fibrillation and atrial flutter）是指发生于心房内的、冲动频率较房性心动过速更快的心律失常。若心房异位起搏点的频率达到 250～350 次/分，心房收缩快而协调为心房扑动。若频率为 350 次/分且不规则，则为心房颤动。两者均可有阵发性和慢性持续性发生。

原理与方法 该类模型大多选用犬、兔、大鼠等，可采用高频率电刺激心房壁、窦房结动脉内注射乙酰胆碱或甲状腺素以及心房涂抹乌头碱等复制模型。如采用高频率电刺激心房壁，使每次刺激落于心房肌复极时 R 波或 S 波间隔，可诱发心房颤动或扑动。

模型特点 该类模型需要在手术下进行，经麻醉开胸暴露心脏后并在呼吸机辅助下开展，心律失常可反复持续。

可见，心律失常动物模型为研究心律失常的病理生理机制和评估药物疗效提供了新的方法。理想的动物模型不仅应涵盖导致心律失常的因果链的各种因素，还应概括进程中的每一环节。总的来说，由于缺乏确切的心律失常病理生理机制，导致当前的造模因素大多是单一的致病因素，症状反应也较为单一。另外，实验动物种属上的差异也限制模型的应用，如小鼠的心房小，使得一些干预受限，在心房颤动和心室颤动中应用较少；大鼠尽管在心房颤动模型中应用较广，但其在心脏大小、心率和心脏的收缩力等方面均与人类差异较大，使得心脏的电生理中的动作电位、离子通道分布也与人类有所不同，模型应用受到限制；而大动物心律失常模型虽具有研究价值，但价格昂贵，不利于推广应用，这些影响因素至目前为止仍无完善的心律失常动物模型。因此，未来的研究应尽可能地全面模拟人类心律失常发生的临床疾病病理进程，通过现代实验分子技术，改善实验动物生理特性上的不足，并优化模型评价体系，建立与人类心律失常相似的精准动物模型。

第六节　休克动物模型

休克（shock）是各种强烈致病因素作用于机体，使循环功能急剧减退，组织器官微循环灌注减少，以致重要生命器官功能、代谢严重障碍的全身危重病理过程，是一种急性的循环系统功能异常综合征。在这种状态下，全身有效血流量减少，微循环出现障碍，导致重要的生命器官缺血缺氧，即身体器官需氧量与得氧量失调。其类型可分为失血性休克、心源性休克、感染性休克、神经源性休克和过敏性休克等。本节就其类型分别介绍相应的休克动物模型。

一、失血性休克动物模型

失血性休克（hemorrhagic shock）是最常见的休克类型之一。出血是手术和创伤患者发病和死亡的主要因素。由于失血，心室舒张充盈不足，心脏无法为细胞和组织提供最佳血流所致休克。最初，可通过神经体液变化等代偿机制维持血压并重新分配心输出量，有利于大脑和心脏等重要器官，然而代偿机制有限，如无早期有效的治疗，可引发严重的细胞缺氧和器官损伤，是导致休克死亡的主要因素。研究失血性休克模型的动物有大小鼠、犬和小型猪等，在选择适当的物种时，应考虑几个因素，如可用性、成本问题、伦理问题以及与人体解剖学和生理学的相似性。对失血性休克模型进行研究有两个目的，即研究疾病的潜在病理生理学，以及测试潜在的临床前治疗方法。事实上，小动物模型主要用于检查出血的致病机制，而大动物更适合于治疗策略的临床前评估。如小鼠常用于研究失血性休克，其主要优点是便宜、易于获取、繁殖时间和寿命短，以及有易于进行基因改造的可能性，缺点是体积小、总血容量低，这大大增加了手术和采样程序的复杂性。大鼠虽与小鼠相比在手术技术上更易操作，可设计更为复杂的休克模型，但大鼠对出血的某些免疫反应可能与人类不一致，同时大小鼠在遗传上与人类相距甚远，对失血的心血管反应也可能不同。犬是出血性休克研究中最早的模型之一，较大的体型适合创伤和手术的研究，但犬的心血管休克反应可能与人类的心血管休克反应不同。猪也被用于出血性休克的研究，其在血液凝固机制和对出血性休克的心血管及血流动力学反应方面与人类相似。灵长类动物是最接近人类的动物，对应激和低血容量性休克具有相似的生理反应，并且其药物代谢与人类高度同质，但因为价格高昂和伦理问题，使用较少。

失血性休克的研究一般采用 3 种基本模型，即定容性失血性休克（normovolemic hemorrhagic shock）动物模型、定压性失血性休克（constant pressure hemorrhagic shock）动物模型和非控制性失血性休克（uncontrolled hemorrhagic shock）动物模型。

（一）定容性失血性休克动物模型

原理与方法 先估算动物血容量，在既定时间内失血（一般超过40%循环血容量）可诱导休克。方法为大鼠麻醉后，经股动脉插管术进行放血，建立失血性休克模型，不同动物的定容出血量有所差异，如小鼠的估计血容量（estimated blood volume，EBV）为63～80ml/kg，出血量以35%～67%为宜；大鼠EBV为58～70ml/kg，出血量以30%～60%为宜，猪EBV为58～74ml/kg，出血量以30%～65%为宜，犬EBV为79～90ml/kg，出血量以30%～50%为宜。观测指标包括血流动力学改变（如血压、心率、休克指数、心输出量、心脏指数、肺动脉楔压、血容量或血浆容量）、神经内分泌代偿机制（如儿茶酚胺、抗利尿激素、醛固酮等）、休克期中的代谢和酸碱状态（如血糖、血乳酸、实际碳酸氢盐、血pH、剩余碱、氧饱和度、血气、电解质）、细胞因子水平以及其他系统性炎症反应指标。

模型特点 该模型可在特定体积的急性失血后研究生理血流动力学反应和其他自然代偿机制，但因低血压的程度尚无得到适当的定义，故效果不能得到充分的评估，也难以最大限度地提高实验的标准化和可重复性。此外，大鼠的血容量与体重比在100～400g随动物体重线性下降（较大的动物可能脂肪多，相对血液较少），显著影响结果。因此，实验期间控制动物体重十分重要。但在放血时，建议先快后慢更加符合实际出血情况。该模型被广泛用于研究休克诱导的病理生理变化（如糖代谢、血糖和肝糖原水平、厌氧糖酵解和高乳酸血症）等。

（二）定压性失血性休克动物模型

原理与方法 该模型最早由Wiggers创建，通过动物在麻醉下进行导管插管，从而能够控制出血量和所需的低血压休克强度，使动物血压控制在预定范围（30～40mmHg），并维持一定时间，建立定压性失血性休克模型，是目前常用的失血性休克造模方法。通常大鼠常规麻醉后，分离右侧股动脉插管并记录血压和心率，然后右颈动脉插管缓慢放血，直到血压为30mmHg并维持45min，表明造模成功。一般缓慢放血时间超过20min。观测指标包括组织微循环/组织灌注成像、器官损伤或功能紊乱（如组织病理、与器官功能损伤相关指标测试）、血流动力学变化、血液流变学改变、代谢和酸碱状态、细胞因子水平以及其他系统性炎症反应指标。

模型特点 该模型可很好地模拟低血容量性休克，通过监测血压可以精确控制低血压的程度和持续时间。因此，在实验标准化和再现性方面，定压造模方法比定容模型更可靠。因此，该方法可用作发病机制模型，以评估出血性休克后特定中心压下的生理变化和器官组织损伤。然而，定压性失血性休克模型不能充分反映临床情况，是因为动物处于全身麻醉状态，肝素通常用于抑制血栓形成并保护通过导管的血流，这些药物可能对结果有显著影响。

（三）非控制性失血性休克动物模型

原理与方法 非控制性失血性休克模型又称为不可控出血模型。该法采用肝脏或脾脏撕裂、主动脉损伤、剪尾等诱导的不可控出血，能更接近创伤或严重出血患者的临床表现。观测指标包括发生率或平均存活时间、失血量、复苏所需的血液量或液体量、凝血和止血功能、血流动力学改变、细胞因子水平以及其他系统性炎症反应指标。

🔘 **模型特点** 该模型在一定程度上可弥补控制性失血性休克模型在血容量丧失和血压变化上的不足。但在制备模型时必须对低血压程度、持续时间和失血量等变量进行标准化控制，确保实验结果的均一性。

（四）创伤失血性休克动物模型

🎯 **原理与方法** 创伤失血性休克会刺激机体产生并释放内源性活性物质，如炎症介质合成增加、白细胞黏附分子表达上调及多形核粒细胞在损伤组织内聚集，引起应激免疫级联反应，进而出现病理生理改变，甚至多器官功能障碍。根据致病机制可分为头部创伤合并失血性休克模型、胸部创伤合并失血性休克模型、骨折合并失血性休克模型、软组织损伤合并失血性休克模型、多发伤合并失血性休克模型等，目前大多根据上述致病机制联合复制休克模型。如将 C57BL/6 小鼠异氟烷吸入麻醉后，用止血钳钳夹双后肢股骨骨折，随后眼后静脉丛放血 45% 的总血量，建立创伤失血性休克模型，并在创伤性失血后 8h，进行盲肠穿孔术构建"二次打击"模型。

🔘 **模型特点** 该模型能再现创伤失血性休克并发脓毒症休克，即二次休克模型，但死亡率明显增加，并有血压下降和肾功能损害，符合临床创伤性休克并发脓毒症休克的病理生理改变。

二、心源性休克动物模型

心源性休克（cardiogenic shock）是由左心衰竭时心脏排血功能降低、心输出量不足所致。临床上除一般的休克表现外，多伴有心功能不全、循环淤血和周围收缩的表现，同时还伴有静脉压和舒张压的升高。

🎯 **原理与方法** 常用冠状动脉左前降支结扎等使心肌缺血、缺氧，心肌细胞受损，心肌收缩功能及心脏泵血功能明显下降，全身血压下降，重要器官、组织血液灌注不足而处于休克状态。根据左冠状动脉前降支结扎法建立缺血性心源性休克模型。犬常规麻醉后，行气管插管并辅助通气；分离右侧颈总动脉和同侧股动脉，插管连接生理记录仪，同步监测心功能和血流动力学变化；分离同侧股静脉，插管连接三通，以备输液及取血用；在犬的左侧第 4、5 肋间施开胸术，暴露心脏，沿膈神经走向剪开心包，做心包床。于冠状动脉左前降支根部、中部、末梢穿线待扎。术毕先给予利多卡因静脉推注，预防心律失常。稳定 15～30min 后，每隔 10min 顺次结扎冠状动脉左前降支末梢、中段、根部。待血压（13.3kPa 及以上）下降至 9.3kPa 或原血压的 70% 以下，并出现心肌梗死的心电图波形即为心源性休克模型成功。持续观察 10min，若血压不明显回升即给药观察。建模时间约需 120min。

🔘 **模型特点** 该模型成功率高，简单有效。结扎犬冠状动脉造成心肌梗死并发心源性休克，指标稳定，血流动力学改变明显。但结扎时应避免大出血，结扎位置要准确合适，否则影响造模效果；造模时麻醉不能过深，血压不小于 10kPa；结扎冠状动脉部位，次序不能错，先结扎根部易造成死亡。也可利用高浓度戊巴比妥钠对心肌的直接抑制作用，复制麻醉大鼠心源性休克模型。

三、感染性休克动物模型

感染性休克（infections shock）亦称为脓毒症休克（septic shock），是指由微生物及其毒素等产物所引起的脓毒症综合征伴休克，尤其是革兰氏阴性菌感染。

🎯 **原理与方法** 注射内毒素（细菌脂多糖）或内毒素合并半乳糖胺（肝毒性药物）后，动物发生类似人细菌感染性休克。方法为大鼠常规麻醉后，将内毒素按一定浓度缓慢静脉注射。不同动物对内毒素的剂量敏感性不同，应进行预实验。参考剂量：大鼠 10～25mg/kg，兔、猫 5mg/kg，犬 2～5mg/kg。

⚡ **模型特点** 内毒素引起感染性休克的发生与人细菌感染性休克类似，方法简单，成模率高，并出现低血压、低血氧和低血糖等变化。但不同动物对内毒素的剂量敏感性不同，应注意摸索，避免动物死亡。

四、神经源性休克动物模型

神经源性休克（neurogenic shock）是指动脉阻力调节功能发生严重障碍，血管张力功能丧失，引起血管扩张，导致外周血管阻力降低，有效血容量减少性休克。多见于严重创伤、剧烈疼痛（腹腔或心包穿刺等）刺激，以及高位脊髓麻醉或损伤，起病急，及时诊断、治疗预后良好。

🎯 **原理与方法** 利用颈动脉窦压力感受器因外界刺激后可引起反射性心率减慢或房室传导阻滞。因此，采用外力打击兔颈动脉窦压力感受器建立神经源性休克模型。兔常规麻醉后，右后肢股动脉插管监测血压、心率等变化，采用钝性外力作用于右侧颈动脉窦 30s，可表现出血压下降（可降至 30～40mmHg），心率减慢，约 30min 后可恢复。

⚡ **模型特点** 该模型表现出心率减慢、血压降低和休克死亡，病理显示颈动脉窦损伤和心肌缺血性改变，血中儿茶酚胺含量和心房钠尿肽升高，是研究神经源性休克理想的动物模型。

五、过敏性休克动物模型

过敏性休克（anaphylactic shock），亦称变态反应性休克，是指外界某些特异性物质进入已致敏的机体，引发全身性速发型变态反应；以表现急性呼吸和循环衰竭为主，并在短时间内累及多个脏器导致休克、死亡。

（一）牛血清白蛋白抗原引起的过敏反应休克动物模型

🎯 **原理与方法** 用抗原物质（如卵蛋白、人混合血清）致敏动物，2 周后再次激发注入相同抗原，可发生急剧的 Ⅰ 型变态反应，出现过敏性休克。最易致敏、最常用的动物为豚鼠，其次为小鼠。如致敏小鼠腹腔注射牛血清白蛋白加百日咳杆菌 1mg，致敏后 2 周，再次加强静脉注射 2mg 牛血清白蛋白，24h 会诱发过敏性休克。

模型特点 尾静脉注射致敏原诱发过敏性休克，致敏小鼠 100% 发生过敏性休克，死亡率为 22.5%。小鼠尾静脉注射致敏原后立即出现搔抓、活动增多，20～30min 出现趴伏等过敏性休克症状，甚至出现死亡。致敏小鼠无论是临床症状、体征，还是病理学检查，肥大细胞脱颗粒百分数均符合过敏性休克的典型变化过程。

（二）血浆型血小板活化因子（PAF）引起的过敏性休克动物模型

原理与方法 利用血浆型血小板活化因子（platelet activating factor，PAF）的药理作用，可引起血小板活化、气管收缩、血压降低，并使血管通透性增加等。通常用小鼠尾静脉注射 5～40mg/kg PAF，24h 内会诱发过敏性休克。

模型特点 该模型制备方法诱发的过敏性休克动物死亡率与给药剂量相关，通常在给药后 15～60min 动物发生死亡，其死亡率不及牛血清白蛋白，病理观察可见肺部有中性粒细胞聚集，可通过检测髓过氧化物酶证实。

可见，对于不同休克动物模型的制备与选择，应优先考虑动物模型与人类休克的临床症状、组织行为变化是否有一定的相似度。另外，应根据研究目的，选择某种休克发病机制、一些有显著的临床症状或病理生理反应变化的动物模型。当然，随着休克分子机制研究的深入和基因修饰技术的应用发展，与人类休克相似的疾病动物模型必将有较大的发展。

参 考 文 献

Leong XF，Ng CY，Jaarin K. 2015. Animal models in cardiovascular research：hypertension and atherosclerosis[J]. BioMed Research International，2015：528757.

Lindsey ML，Bolli R，Canty JM，et al. 2018. Guidelines for experimental models of myocardial ischemia and infarction[J]. American Journal of Physiology Heart and Circulatory Physiology，314：H812-H838.

第三章 神经系统疾病动物模型

动物实验是开展脑血管病、阿尔茨海默病、帕金森病等神经系统疾病研究的重要手段和途径,而动物模型是其中关键环节。本章将从动物模型原理与方法和模型特点两个方面对相关模型进行介绍。

第一节 缺血性脑血管病动物模型

缺血性脑血管病(ischemic cerebrovascular disease,ICVD),是指在供应脑的血管、血管壁发生病变或血流动力学出现紊乱的基础上发生脑部血液供应障碍,导致相应供血区脑组织因缺血、缺氧而出现脑组织坏死或软化,并引起短暂或持久的局部或弥漫性损害,造成一系列神经功能缺损的症候群。临床上缺血性脑血管病根据缺血的时间和程度,主要分为短暂性脑缺血发作(transient ischemic attack,TIA)、脑血栓形成(cerebral thrombosis)和脑栓塞(cerebral embolism)三类,因此动物模型也主要分为上述三类。

一、短暂性脑缺血发作动物模型

短暂性脑缺血发作又称小中风或一过性脑缺血发作。2009 年,美国心脏协会/美国卒中协会(AHA/ASA)更新短暂性脑缺血发作定义为:脑、脊髓或视网膜局灶性缺血所致的、未伴急性缺血性卒中的短暂性神经功能障碍。其临床特点表现如下。①突发性:急性起病,突然发生。②局灶性:发作时出现局灶性脑、脊髓或视网膜功能障碍的症状。③短暂性:一般持续 10~15min,多在 1h 内消失,最长不超过 24h。④可逆性:症状发生后恢复完全,不遗留神经功能缺损的症状和体征。⑤重复性:反复发作,但并不一定会复发。目前,短暂性脑缺血发作的发病机制尚不十分清楚,主要以微栓子学说及血流动力学异常学说为主,涉及血液黏稠度增高,从而增加血流的阻力,其中微栓子堵塞血管及动脉血管壁病变导致血管狭窄或梗阻是最直接的发病机制,最终导致病变血管远端血流量下降甚至血流中断,从而引起神经功能损伤。

短暂性脑缺血发作模型制作一般选用与人体结构、功能、代谢及疾病特征相似的动物,特别是脑部结构与人相近的动物。如大鼠、小鼠、兔、猫和犬都可被用来制作脑缺血模型。近年来,虽也有用树鼩、猪、猕猴等来制作该模型,但多以啮齿类动物为主,因鼠的脑血管解剖接近人类，血管性损伤部位恒定，存活率高，重复性好，更经济，甚至在伦理学上更容易被接受。其中大鼠、小鼠、沙鼠应用最多，一般选择雄性动物。常用品系有 Wistar 大鼠、Sprague-Dawley 大鼠、Fischer-334 等。此外，沙鼠由于缺乏后交通动脉及基底动脉环，两侧大脑供血相对独立，阻断一侧或两侧颈总动脉即可复制效果明显的同侧或双侧脑缺血模型，近年来使用频率也较高。

（一）短暂性全脑缺血动物模型

原理与方法　该模型根据不同实验动物的脑血管解剖生理学特点，反复短暂性夹闭相应脑动脉造成短暂性全脑缺血。方法包括两血管阻断法（双侧颈总动脉夹闭）、三血管阻断法（基底动脉闭塞，双侧颈总动脉夹闭）、四血管阻断法（双侧椎动脉闭塞，双侧颈总动脉夹闭）、六血管阻断法（双侧椎动脉闭塞，同时可逆性阻断双侧颈内动脉和颈外动脉）以及双侧颈总动脉阻断+全身低血压法等。使用的动物种类比较广泛，包括沙鼠、大鼠、小鼠和兔等。

模型特点　该模型制作方法是通过可逆性夹闭相应血管或结合放血，造成短暂性全脑缺血，并进一步通过反复夹闭的方法造成短暂性全脑缺血反复发作。其特点是缺血暂时广泛地影响各个脑区，病理改变发生在易损区。但是严格来说，这种模型并不是真正意义上的局灶性、短暂性和反复发作性缺血动物模型。

（二）局灶性短暂性脑缺血动物模型

原理与方法　与全脑缺血动物模型相比，局灶性短暂性脑缺血动物模型较为接近人短暂性脑缺血发作的发病情况。由于大脑中动脉（middle cerebral artery，MCA）是人卒中的好发部位，因此阻断 MCA 造成的脑缺血模型被认为是一种理想的局灶性脑缺血动物模型，称为大脑中动脉闭塞（middle cerebral artery occlusion，MCAO）模型。根据手术是否需要开颅，局灶性短暂性脑缺血动物模型又分为开颅动物模型和不开颅动物模型。

（1）开颅动物模型　通过手术开颅后找到 MCA，采用人为夹闭的方法造成大脑局灶性缺血的模型。由于需要进行精细的开颅手术，故开颅模型多采用体形较大的动物，如大鼠、猫、兔、犬和非人类灵长动物等。常用的入颅方法主要包括经颞部入颅法、经眼眶入颅法和血管外气囊阻断血流法。

（2）开颅内皮素刺激动物模型　内皮素-1（endothelin-1，ET-1）是由内皮细胞产生，能持续收缩血管，减少局部血流，致脑缺血损伤。向 MCA 管腔周围灌注微量 ET-1，24h 后产生 MCA 闭塞的缺血性损害特征，从而成功复制出 MCAO 模型。

（3）不开颅线栓动物模型　通过从颈动脉导入线栓，阻断一侧 MCA 的血流供应，造成局灶性缺血。短时间缺血后将线栓拉出恢复供血，以此反复插入和拉出 3～5 次，每次 8～10min，即可制作出短暂性脑缺血发作模型。也可将线栓埋在皮下，根据需要在不同时间段插入或抽出线栓。

（4）不开颅栓塞动物模型　将制成的栓子混悬液注入动物颈内动脉血管形成栓塞的模型。

模型特点　开颅模型因在可视下操作，可靠性强，但有一定技术难度，创伤性大，不能进行再灌注，易因操作不慎而对脑组织或视神经造成一定的损伤，因此，目前较少使用。开颅内皮素刺激模型可在清醒动物身上复制，便于观察缺血即刻出现的神经功能变化，无麻醉剂的影响，但其同时存在开颅带来的弊端，且内皮素可引起动物行为学明显改变，干扰神经行为学观察。而不开颅线栓模型制作方法相对简单，对动物损伤小，短暂性脑缺血发作形成慢，便于较长时间观察，重复性好，线栓反复插入和拉出时间可控。但动物的品系、体重和批次均会影响造模结果，并对手术技巧要求高，极易因操作不当刺破血管或者会在拔线栓时引起出血。该模型实质上是一种栓塞性卒中，与人类常见的血栓形成性卒中仍存在差异。此外，不开颅栓塞模型与临床栓塞性脑卒中病理过程较接近，无须开颅，制作方法简单，缺血效果显著，适用于纤维蛋白原激活系统血栓效应的研究和溶栓治疗的观察，尤其是对人血凝块栓塞更具有实用价值。但由于栓子随机性强，无法预测栓塞部位和大小，而侧支循环的影响使组织缺血程度不一，不利于神经症状观察和组织定量分析。

（三）过氧化物诱导短暂性脑缺血样发作动物模型

🎯 **原理与方法** 　亲脂性过氧化物在动物体内产生过氧基（—OOH），造成血液的高氧化状态，诱发短暂性脑缺血发作。小鼠常用尾静脉注射过氧化氢异丙苯（cumene hydroperoxide，CHP）加缺氧或叔丁基过氧化氢（tert-butyl hydroperoxide，t-BHP）加过氧化氢；大鼠常用尾静脉注射叔丁基过氧化氢制作短暂性脑缺血样发作模型。

⚙️ **模型特点** 　该模型具有非侵入性和易重复等优点，更接近于人类缺血性卒中的病理生理学改变，对研究脑缺血的病因和病理学改变之间的联系具有特殊意义。但许多病理生理学机制目前尚不完全清楚，需进一步研究阐明。

近年来，为了更好地模拟人类短暂性脑缺血发作，动物模型越来越多地采用中老年动物来替代。同时，目前的模型基本都是单一造模因素的影响，而实际上人类的短暂性脑缺血发作因素影响复杂，存在很多因素共同的作用，为了模拟这些因素，今后的模型研究可能更多地倾向于多因素结合造模。

二、脑血栓动物模型

脑血栓是脑动脉由于粥样硬化或血栓形成导致血管壁增厚、管腔狭窄或闭塞，引起脑局部血流减少或供血中断，脑组织缺血缺氧软化坏死，出现局灶性神经功能缺损的症状和体征。脑血栓形成约占全部卒中的 70%。其基本病因包括高血压或动脉粥样硬化引起的血管管壁病变、心脏病以及脑血管痉挛、外伤、夹层动脉瘤、烟雾病（脑底异常血管网病）等。发病机制主要是血栓的形成，大致需经过如下过程：血管内皮损伤，血小板黏附，血小板聚集释放，凝血与血栓形成。脑血栓模型的动物选择与短暂性脑缺血发作模型相似，常用啮齿类动物，主要是大鼠、小鼠和沙鼠。

（一）慢性脑血栓动物模型

🎯 **原理与方法** 　通过分析各种诱导血栓形成的病因如动脉粥样硬化、血管内皮损伤等，模拟人类中这些病因的发病过程，即长期逐渐形成脑血栓的过程。

（1）高脂诱导的脑血栓动物模型　通过高脂饮食摄入大量脂质，进入血液循环后由于肝脏等未能及时处理脂质，导致血液循环内脂质含量显著提高，长期如此，易导致脂质沉积和动脉粥样硬化形成，从而可以建立实验动物的慢性血栓模型。

（2）免疫诱导的脑血栓动物模型　颈动脉局部注射马血清使颈动脉受免疫复合物损伤，以致管腔狭窄或闭塞，形成长期慢性缺血。

模型特点　通过高脂饮食形成慢性血栓，可模拟人类自发饮食的影响，但多为全身多发血栓，并发症多，且饲养成本高，血栓位置无法控制，难以达到确切的栓塞效果。而免疫诱导慢性脑血栓模型激发了变态反应，可了解颈动脉局部发生的免疫损伤对脑血管病的影响，这与人类烟雾病在影像学、病理学和免疫组织化学等方面的结果相似，可用作烟雾病模型，但与临床吻合度一般，因有特异性影响，模型应用有一定的局限性。

（二）物理、化学法诱导脑血栓动物模型

原理与方法　采用物理、化学等方法对局部血管进行刺激，通过损伤局部血管、改变局部血流动力学、促进血小板聚集与黏附、激活凝血过程等建立模型。目前常用的物理、化学血栓模型分别为光化学诱导模型和三氯化铁损伤诱导模型。

（1）光化学诱导模型　其原理是利用玫瑰红 B（四碘四氯荧光素钠）在单色绿光下产生并释放单态氧，使血管内皮细胞膜发生脂质过氧化反应，使细胞膜的通透性改变，Ca^{2+}内流增加，脂质过氧化物增加可破坏前列环素与血栓素 B_2 的平衡，促进血小板聚集与黏附，激活凝血过程，形成血栓导致缺血。同时凝血过程中产生大量血管活性物质及神经毒性物质，破坏脑细胞，尤其是血脑屏障，与人类脑梗死发生过程极为相似。方法通过颈静脉途径注射光化学诱导剂玫瑰红 B 约 3min 后，在造血栓位点给予单色绿光照射持续 10min 以上造模。

（2）三氯化铁损伤诱导模型　利用铁离子侵入血管壁造成血管内膜损伤，血小板黏附聚集，形成血栓造模。其方法为将吸有 50%三氯化铁（$FeCl_3$）溶液 10μl 的小片滤纸敷在暴露的大脑中动脉上 20min，共敷两次后去掉滤纸。再用生理盐水冲洗局部组织，常规手术逐层缝合。

模型特点　光化学诱导脑血栓模型成功率高，稳定可靠，且动物存活率高；也可采用分步照射法，在第二次注射光敏剂时剂量减半，既可避免动物损伤程度过重，又可制备出较实用、可靠的大脑中动脉血栓模型。由于该模型的形成过程与人类脑血栓形成发病机制、血栓形成过程、损害程度较为相近，加之光照或光敏剂对血管本身无机械性的损害，因而可广泛用于脑血管病的基础与临床研究，不足之处是该模型需要开颅，破坏了颅内结构的完整性，影响其实用价值，且此法诱导的血栓富含血小板而缺乏纤维蛋白，难以被溶栓药物溶解，不宜用于溶栓治疗实验。而三氯化铁诱导血栓模型的造模方法简单、可靠、重复性好，形成的动脉血栓成分主要为血小板、红细胞及纤维蛋白等，为混合血栓。此法保留了大脑中动脉，可进行血管观察，较接近于临床，既能反映抗栓药的药效又能反映溶栓药的药效，还可利用 TTC 染色技术直观地观察脑梗死程度。

（三）线栓法致脑血栓动物模型

原理与方法　在动脉内放置异物线栓，造成动脉内膜损伤，使局部血流动力学改变，激活凝血系统，促血小板凝集，释放一系列活性物质，阻塞血管致血栓形成。模型制

作方法与短暂性脑缺血发作不开颅线栓法相似，不同的是单次缺血时间在 60min 以上，不需要反复插入和抽出。

模型特点 该模型符合血栓形成的生理过程，拔线后可实现再灌注。但形成的血栓体积较难控制，对于脑的梗阻范围不确定，同时存在不完全梗阻和恶性梗死并存的情况。且对插线的直径、插入的深度要求较为严格，在不同实验室制作成功率差异很大。此外，动脉粥样硬化模型动物因血管迂曲、僵硬、血管脆性大，插线过程中更易导致血管破裂，故该模型不适合老龄及动脉粥样硬化模型动物脑梗死的研究。

（四）血栓法致脑血栓动物模型

原理与方法 通过人为方法体外制作血栓或类血栓物质，置于动脉血管模拟血栓造成缺血。该类动物模型主要分为血栓动物模型和微球栓子动物模型。

（1）血栓动物模型 在特定的动脉血管内（如 MCA 起始处）放置不易自溶的动脉血栓子，或注入凝血酶类物质，使该段血管内形成血栓的模型。通过不同体积的栓子阻塞不同口径的动脉，从而可得到不同的梗死范围、不同程度的脑缺血损伤模型。

（2）微球栓子动物模型 许多材料（如硅胶、胶原蛋白或二氧化钛）已被用于诱导微球栓子模型。与凝块栓子模型相比，人造微球栓子不会溶解，可造成永久性局部缺血。微球的直径为 20～50μm，可导致注射后 24h 内发生多灶性和非均质性梗死。

模型特点 血栓动物模型因采用介入的方法，无须开颅，操作简便，梗死部位较稳定，缺血效果较可靠。血栓成分和性状比较稳定并具有可控性，最适合溶栓治疗研究。在研究缺血再灌注中，血块溶解和血管再通是逐步发生的，其机制与线栓或钳夹的突然移去阻塞物不同，符合临床特点。但血栓来源、制备方法、大小、实验条件、手术方法、是否必须使用凝血酶、凝血酶的使用剂量等，目前尚无统一定论。而微球栓子模型的梗死面积及严重程度可通过球体来控制，梗死部位和面积类似于中动脉丝线闭塞模型，但下丘脑动脉未被阻塞，不会造成因下丘脑损伤而导致温度升高，同时因毛细血管和小动脉被阻塞，会导致血流重新分布，引起血管源性脑水肿。

（五）自发性脑血栓动物模型

原理与方法 自发性高血压大鼠（spontaneous hypertension rat，SHR）通过选育突变系大鼠，开发出易卒中 SHR、自发血栓形成和心肌缺血性大鼠 3 个亚型，其中易卒中 SHR 是目前常用的自发性脑血栓模型动物。

模型特点 易卒中 SHR 是用死于卒中的 SHR 的子代进行交配产生的。出生后不久便发生严重高血压，10～15 周时超过 200mmHg，卒中率达 90%以上。该模型适用于高血压性脑卒中的研究。但其脑卒中部位及类型无法控制，不适合特定范围脑梗死的研究，且有明显的遗传局限性，饲养困难，价格昂贵，来源困难，有易变种或断种的可能。

三、脑栓塞动物模型

脑栓塞是指多种疾病所产生的栓子进入血液，阻塞脑部血管而诱发的疾病。与脑血栓不同，其存在一个血栓转移的过程，临床上常见的一种是动脉的斑块或者斑块崩裂以后导致血栓脱落，脱落的血栓跑到远端堵塞血管，第二种就是心源性的栓子脱落到脑而导致的栓塞。此外，骨折或外伤后脂肪入血、虫卵或细菌感染、气胸等空气入血、静脉炎形成的栓子栓塞了脑血管也可形成脑栓塞。构建脑栓塞模型常用动物包括大鼠、兔、猪、犬等。常用模型有水凝胶微球致脑栓塞动物模型和腔隙性脑梗死动物模型。

（一）水凝胶微球致脑栓塞动物模型

原理与方法　水凝胶微球是一定范围内不同直径的实心微球，可以模拟脱落的血栓堵塞脑微血管形成栓塞的过程。常以兔为实验动物，采用不同剂量和直径的水凝胶微球经兔右侧颈总动脉栓塞，建立脑栓塞动物模型。

模型特点　该模型手术简单，对动物影响小，术后保持右侧颈总动脉通畅，不影响除栓塞剂以外因素造成的脑血流改变；经导管推注栓塞剂，推注速度可控制，接近于临床实际，可观察脑血管、组织对栓塞剂的反应。缺点是微球数量需要摸索和控制，由于大量栓塞剂堵塞脑血管及其分支，会引起兔侧支循环代偿不全。

（二）腔隙性脑梗死动物模型

原理与方法　月桂酸钠一旦用于血管内会造成末梢小血管内皮细胞损害，引发血小板附壁、聚集，在局部形成血栓。利用月桂酸钠注入大鼠颈内动脉，选择性损伤脑穿支动脉内皮，导致微小动脉内原位血栓形成，通过组织学分析及神经功能缺损评分，建立脑梗死模型。

模型特点　该模型并不是永久性结扎动脉，而是暂时闭阻，避免颈内动脉内血栓形成。实验无须开颅，操作简便，创伤性小，血管内皮损害均选择性发生在 MCA 的小分支。此外，梗死体积和神经功能缺损症状稳定。

第二节　出血性脑血管病动物模型

出血性脑血管病（haemorrhagic cerebrovascular disease）是指引起脑实质内、脑室内或蛛网膜下腔的自发性出血性疾病，主要包括脑出血（intracerebral hemorrhage）和蛛网膜下腔出血（subarachnoid hemorrhage，SAH）。

一、脑出血动物模型

脑出血是指非外伤性脑实质内血管破裂引起的出血，占全部脑卒中的 20%～30%。发生的原因主要与脑血管的病变有关，即与高血脂、糖尿病、高血压、血管的老化、吸烟等因素密切相关。对于脑出血模型的动物选择，根据研究目的的不同而不同：用于治疗和研究时一般选择大脑半球较发达的动物，如犬和猴等；用于组织学和病理生理学过程的研究时则选用小动物，如大鼠和兔等，而以大鼠最为常用。

尾状核是脑内最大核团，属基核，是人类高血压脑出血最好发部位。因此，脑出血模型的构建多定位于尾状核，通过模拟或诱导尾状核血肿建立相关模型。目前常用的实验性脑出血模型有以下 4 种。

（一）自体血注入形成脑出血动物模型

原理与方法 原理是利用外来自体血注入尾状核部位模拟出血过程。方法为通过尾动脉取血（非肝素化的自体血）注入大鼠自体尾状核，造成该部位血肿造模，取血过程需控制在 3min 内完成。分为单次和多次注射，多次可克服单次注射血反流或破入脑室的缺点，但技术要求更高。

模型特点 该模型血肿周围水肿带比较明显，有较多的中性粒细胞和小胶质细胞浸润。脑水肿是脑出血症状加重及死亡的主要原因，因此该模型可用于脑水肿的机制、各种药物疗效以及其作用机制的研究，但不能模拟脑出血动脉破裂和快速血肿形成的过程，也不能模拟出血后血肿的持续扩张。同时由于血肿大小很不稳定，不同的大鼠血肿大小差异也比较大。

（二）胶原酶注入诱导脑出血动物模型

原理与方法 原理为利用胶原酶能够分解细胞间基质和血管基膜上的胶原蛋白，破坏血脑屏障。血管壁受损后引起渗血，血液逐渐积聚，约 4h 后出血区融合成片状出血。出血区的大小由胶原酶注入量的多少决定。常用方法是在大鼠尾状核注入 0.3U 胶原酶造模。

模型特点 该模型操作简单，所产生的出血多少、形态及部位基本一致，重复性好。但是注射胶原酶后，需要一段时间才能产生出血，而且出血区实为弥散性渗血区，并非一个完全的血肿，与临床自发性脑出血发病情况不同。该模型适用于脑出血后神经功能恢复的研究和治疗方法的评价，不宜用于血肿的演变、血肿及其分解产物的作用研究。

（三）微球囊充胀脑出血动物模型

原理与方法 原理为利用立体定向手术向脑内注入一微球囊来模拟血肿对周围脑组织的机械压迫作用，并致颅内压升高。方法为大鼠常规麻醉后，在大鼠颅骨特定部位钻孔，利用脑立体定位仪向大脑尾状核头部注入微球囊，以模拟脑出血占位的状态。

模型特点 主要用于研究脑出血后清除血肿的病理生理过程，局部脑血流改变，颅内压力变化，躯体感觉潜在性激活和对神经功能的影响，可用于评价早期清除血肿后的神经功能改善。但不能模拟血液本身的成分（如凝血酶、血红蛋白及血浆蛋白等）在脑出血后脑水肿形成与发展中所起的重要作用。

（四）自发性脑出血动物模型

原理与方法 自发性脑出血约占非创伤性脑出血的 90%，而高血压是非脑叶出血的主要因素之一。长期高血压会导致小动脉增生硬化，血管壁平滑肌细胞丢失、炎症反应和纤维化，从而引起血管狭窄、扩张、血管壁弹力层断裂和萎缩等。采用卒中型自发性高血压大鼠（spontaneously hypertensive rats-stroke prone strain，SHRSP）在高盐饮食和亚硝基左旋精氨酸甲酯（nitroso *L*-arginine methyl ester，*L*-NAME）的作用下，发展为严重高血压大鼠，大脑皮质出现出血性梗死和脑出血。

🎯 模型特点　该模型是目前研究高血压动脉硬化性卒中较为理想的动物模型，与临床脑出血的病理生理接近。但由于其遗传局限性强，易变种或断种，难以饲养，价格昂贵，来源困难，且遗传性血管损害以及制作模型的不稳定性，所需时间的不确定性，病灶大小的易变性以及模型的不可比性等原因，限制了其广泛应用。

二、蛛网膜下腔出血动物模型

蛛网膜下腔出血是由于脑表面和脑底部的血管破裂出血，血液直接流入蛛网膜下腔所致，是一种严重危害人类健康的出血性脑血管疾病，具有较高的死亡率和致残率。蛛网膜下腔出血由多种病因导致，最常见的是颅内动脉瘤和动静脉畸形破裂，其次为高血压性脑出血。随着现代医疗水平的提升，蛛网膜下腔出血的发病机制和治疗方法取得了一定的进展，但其所造成的多种并发症，如脑损伤、脑血管痉挛（cerebral vasospasm，CVS）、神经功能损伤等一系列病理生理的分子机制仍不明确。因此，深入研究蛛网膜下腔出血的病理机制，对于降低致残率和病死率具有重要意义。目前常用的蛛网膜下腔出血动物模型主要包括脑池注血模型、颅内动脉穿刺模型和动脉周围置血模型 3 种。

（一）脑池注血模型

🎯 原理与方法　通过脑池注血，使脑池内形成的血凝块与脑血管充分接触导致脑血管出现痉挛，在实验中根据蛛网膜下腔出血的观察阶段以及注血次数，分为单次注血模型和二次注血模型。

1. 单次注血模型

将实验大鼠股动脉抽取的自体血注入枕大池造成蛛网膜下腔出血。

2. 二次注血模型

在单次注血基础上间隔 48h 后再次向大鼠枕大池注射自体动脉血。

🔖 模型特点　单次注血模型操作简单，出血量可控制，能够较真实地模拟蛛网膜下腔出血的病理生理机制，多适用于蛛网膜下腔出血后急性脑血管痉挛研究，但不能稳定地诱发脑血管痉挛，这可能与脑池内形成的血凝块与实验动物接触时间过短有关。而二次注血模型则克服了单次注血法的不足，可模拟人蛛网膜下腔出血后的脑血管痉挛的两阶段过程，适用于慢性脑血管痉挛的观察和治疗研究，是目前最常用的方法，其不足之处是操作复杂，会增加颅内感染概率。穿刺可能会损伤脑干，因此动物死亡率高。

（二）颅内动脉穿刺模型

🎯 原理与方法　颅内动脉穿刺模型是指采用人工方法刺破基底动脉，使血液流入蛛网膜下腔，造成蛛网膜下腔出血的动物模型。此模型主要分为开颅和非开颅 2 种。开颅模型手术操作较为复杂，脑组织损伤严重，死亡率偏高，除非模型特异性需要，现在已经很少使用。非开颅模型采用穿刺针由颈外动脉刺入，破坏基膜血管壁成模。

模型特点 该模型避免了开颅对颅内的损伤，能够真实地模拟颅内动脉破裂导致的蛛网膜下腔出血。但结扎颈外动脉可导致局部缺血，同时出血量和血流分布不可控制，死亡率高。

（三）动脉周围置血模型

原理与方法 动脉周围置血法通常适用于猪、犬等大型动物蛛网膜下腔出血模型的建立。主要是通过开颅手术处理，暴露实验所需的动脉，将尾动脉或股动脉抽取的自体血注入实验动脉周围，也可使用缩血管或者致痉挛物质代替，构建蛛网膜下腔出血模型。

模型特点 该模型可动态监测蛛网膜下腔出血后的脑血管痉挛变化。但需要进行复杂的开颅手术，损伤大，应用范围局限，目前仅应用于脑血管痉挛药物治疗的研究。

可见，目前大部分脑血管疾病动物模型还只能模拟人类脑血管发病过程中的部分环节，理想模型的构建仍需进行许多有益的探索。研究者应根据各种动物模型的优缺点，选择适合的动物模型，更好地为研究目标服务。

第三节　阿尔茨海默病动物模型

阿尔茨海默病（Alzheimer's disease，AD）是老年痴呆症的主要类型，是一种以进行性痴呆为临床特征，以大脑皮质和海马区出现老年斑（senile plaque，SP）及神经原纤维缠结（neurofibrillary tangle，NFT）为病理特征的神经变性疾病。主要表现为渐进性记忆障碍、认知功能障碍、人格改变及语言障碍等神经精神症状，严重影响社交、职业与生活功能。阿尔茨海默病发病率较高，在 65 岁以上的老年人中，发病率达到 5%，每增长 5 岁，发病率上升 1 倍。但目前病因及发病机制尚未完全阐明。目前一般认为，出现阿尔茨海默病时，患者迈纳特基底核胆碱能神经元减少、脑内乙酰胆碱转移酶（choline acetyltransferase，ChAT）及乙酰胆碱酯酶（acetylcholinesterase，AchE）活性降低；同时组织病理上在神经元胞外出现 β-淀粉样蛋白（amyloid-beta protein，Aβ）聚集形成的神经炎斑（neuritic plaque，NP），胞内 tau 蛋白异常磷酸化、神经原纤维缠结、神经细胞颗粒空泡变性及平野小体形成。其病因可能有遗传和非遗传两个方面，遗传方面可能与 APP（21 号染色体）、Down syndrome（21 三体综合征）、PS1（14 号染色体）、PS2（1 号染色体）等有关，非遗传方面可能与毒素、病毒、朊病毒、受教育程度、头部创伤、年龄等有关。

由于其病因、机制非常复杂，目前还没有一个完全具备所有特征的理想动物模型，理想的阿尔茨海默病动物模型应具备以下三个方面的特征。

1）具备阿尔茨海默病主要的神经病理学特征即老年斑、神经原纤维缠结和神经元及突触丢失。

2）具备炎症、星形胶质细胞增生等其他阿尔茨海默病病理特征。

3）出现记忆和认知功能障碍。

如果一种模型能同时符合以上三个方面的特征，那将是一种完美的阿尔茨海默病动物模型，然而目前阿尔茨海默病动物模型的种类虽有很多，但大多只模拟出阿尔茨海默病的一部分特征。根据阿尔茨海默病的病因和发生机制，目前主要有以下几种阿尔茨海默病动物模型。

一、以衰老为基础的阿尔茨海默病动物模型

已知阿尔茨海默病与正常衰老有一定的关系，且老龄动物的某些表现与老年人有相似之处，由此产生了以老年动物代替动物模型。此类模型就是以衰老作为阿尔茨海默病的发病基础，通过各种方法促进动物衰老（包括自然衰老）来达到制作阿尔茨海默病动物模型的目的。

（一）D-半乳糖诱导的亚急性衰老动物模型

🎯 **原理与方法**　原理为连续给动物注射 D-半乳糖，可使机体细胞内半乳糖浓度增高，在醛糖还原酶的催化下还原成半乳糖醇，后者不能被细胞进一步代谢而堆积在细胞内，影响正常渗透压，导致细胞肿胀和功能障碍，最终引起衰老。另外，D-半乳糖受半乳糖合成酶的作用，代谢过程中产生自由基，攻击位于线粒体内膜上的脂类、蛋白质和 mtRNA，影响线粒体的功能，导致细胞受损、衰老和疾病的发生。常采用体重 180～200g 的雄性 SD 大鼠，每日背部皮下注射 50～150mg/kg D-半乳糖，连续 6～8 周以建立模型。

🔖 **模型特点**　该模型表现出学习记忆力下降、认知障碍、毛发稀疏、行动迟缓等老化征象。大脑中神经元丢失、神经元中细胞器减少、内质网脱颗粒、蛋白质合成减少、线粒体增大呈现空泡样变性，这些病理变化与自然衰老动物的表现相似。此模型具有价格低廉、结果稳定、成模时间较自然衰老模型短的优点，已被广泛使用。但该模型较自然衰老在某些指标上仍存在一定差异，且在模型的建立方法与评价方面没有统一的标准，因不同的实验室所选用的造模剂量和造模时间有较大差异，影响因素主要包括实验鼠种类、体重、给药方式以及给药时间等。

（二）自然衰老认知障碍动物模型

🎯 **原理与方法**　通过动物本身的自然衰老来获得阿尔茨海默病动物模型。一般老年鼠的年龄为小鼠 12～24 月龄，大鼠衰老早期为 21～26 月龄、晚期为 30～32 月龄。在建立该类模型时，可采用以上年龄的大小鼠，这类模型的认知障碍等改变是自然发生的。

🔖 **模型特点**　动物脑内神经元发生萎缩、胆碱能功能低下，并出现感觉、行为及记忆力等多种认知功能的衰退，较其他动物模型相对更贴近阿尔茨海默病的真实病理生理改变。自然衰老动物模型脑内所形成的神经原纤维缠结及淀粉样蛋白沉积极少，然而此类物质沉积是阿尔茨海默病的典型病理改变，这说明了阿尔茨海默病不同于正常衰老过程，很多病理生理改变也不完全类同，因此自然衰老模型不能完全模拟阿尔茨海默病的病理改变，加之老龄动物难以大量获得，容易死亡，并不能保证每一只老龄动物都具备阿尔茨海默病的特征。

（三）快速老化小鼠模型

原理与方法　快速老化小鼠（senescence accelerated mouse，SAM）在生命早期就出现了本该在老年期才出现的身体各部位功能衰老现象，最初是由日本京都大学在对AKR/J 系小鼠进行常规近交系培育时意外发现的。该品系分为易快速老化系 SAMP（SAM-prone，SAMP）和抗快速老化系 SAMR（SAM-resistance，SAMR）；其中 SAMP有 9 个（SAMP1、SAMP2、SAMP3、SAMP6、SAMP7、SAMP8、SAMP9、SAMP10 和SAMP11）；SAMR 有 3 个（SAMR1、SAMR4、SAMR5）。

模型特点　在 SAM 品系中，SAMP8 是以学习记忆功能衰退为特征的快速老化模型，生后 4 月龄即出现学习记忆功能衰退，8～10 月龄学习记忆功能明显低下，同时伴有机体多系统的衰老现象；同时脑内 Aβ 淀粉样蛋白沉积，脑内出现与氧化应激相关酶的活性及线粒体功能的改变，脑内葡萄糖代谢的三羧酸循环异常以及出现免疫功能障碍，是目前公认的有效研究阿尔茨海默病的动物模型。其主要应用于阐明学习记忆功能障碍的基本机制研究，以及用于评价干预老化关联的疾病和改善学习记忆功能药物的评价。但该模型不能完全反映阿尔茨海默病生化与组织病理的所有特征，且寿命较短。

总的来说，以衰老为基础的阿尔茨海默病的动物模型的优点为可以形态学方式观察老年大鼠的隔区与斜角带核、基底核中 ChAT 阳性神经元萎缩、缺失，同时出现感觉、运动、学习、记忆等多种功能降低，并且这一系列变化均与老年大鼠的胆碱能活性降低有关。缺点为其并未出现 SP 和 NFT，不能真正替代阿尔茨海默病模型，而且老年大鼠不易喂养及生存，并发疾病较多，所以该模型的应用受到一定的限制。

二、以胆碱能学说为基础的阿尔茨海默病动物模型

在哺乳动物脑内，基底前脑是胆碱能神经元存在的主要部位，大脑皮质和海马中的胆碱能投射纤维 70%来自于基底前脑，根据阿尔茨海默病发病的胆碱能损伤学说，参照动物脑立体定位图谱，通过定位注射方法损毁此区域来制备基底前脑胆碱能系统损伤的阿尔茨海默病模型，但物理方法因为损毁范围较大，目前已基本不采用，而化学方法损毁主要采用神经毒素来建立模型。

原理与方法　不同神经毒素有不同的作用模式，不同类型和剂量具有不同特性，可选择性损害不同亚型神经元、神经纤维、神经胶质细胞和血管。常用的神经毒素有兴奋性氨基酸（excitory amino acid，EAA）神经递质[谷氨酸盐及其衍生物，如鹅膏蕈氨酸（ibotenic acid，IBO）、红藻氨酸（kainic acid，KA）、N-甲基-D-天冬氨酸（N-methyl-D-aspartate，NMDA）、使君子氨酸（quisqualic acid，QA）等]、胆碱能神经元特异性神经毒素 AF64A、毒蕈碱受体拮抗剂东莨菪碱、阿托品等。方法是将神经毒素微量定位注射至基底前脑。

模型特点　能通过损毁与学习和记忆有关的特定脑区或回路（如海马、纹状体和皮质）来模拟阿尔茨海默病引起的记忆和认知功能障碍。可用于增加对记忆障碍神经机制的认识，且可作为拟胆碱药物疗效的临床前评价。但该模型缺乏阿尔茨海默病进展过程表现，即不出现 SP 和 NFT 病理改变，且缺乏胆碱能系统与认知功能障碍在疾病进程中的关

联程度表现。

三、以环境因素为发病基础的阿尔茨海默病动物模型

除了家族性阿尔茨海默病（familial Alzheimer's disease，FAD）外，散在性阿尔茨海默病（sporadic Alzheimer's disease，SAD）在晚发性阿尔茨海默病（65 岁后发病）中比例较高，而其中外界环境危险因素在阿尔茨海默病发病中起重要作用。目前只有铝元素与阿尔茨海默病发病的关系研究比较多，并以此建立了铝元素慢性中毒的阿尔茨海默病动物模型。

原理与方法 基于"铝中毒假说"，铝与酸、碱、盐都能够发生化学反应，抑制脑内酶的活性，影响蛋白质合成，损伤中枢神经系统。阿尔茨海默病患者脑组织内铝元素的含量较高，高浓度铝会加速大脑内 NFT 和 Aβ 聚集，使神经元变性或凋亡，对神经系统造成一定损伤。方法可采用：①用 $AlCl_3$ 给大鼠灌胃 3 个月建立阿尔茨海默病大鼠模型；②小鼠侧脑室或腹腔注射 $AlCl_3$。

模型特点 第一种方法制作的模型，其海马结构内各部分均可见较多 Aβ 样免疫反应阳性神经元，但没有 SP 的形成；而第二种方法制作的模型具有明显的空间学习障碍和记忆损伤，部分模型会出现阿尔茨海默病神经病理改变，但其形成的 NFT 不同于阿尔茨海默病患者，中枢胆碱能活性变化小。

四、与代谢紊乱相关的动物模型

有研究发现，阿尔茨海默病患者脑组织胰岛素和胰岛素样生长因子-1 及其受体水平下降且受体分布异常，在此基础上形成糖基化终末产物（AGEs），最终导致老年斑和神经原纤维缠结，出现胰岛素信号转导通路障碍，表现为胰岛素抵抗。因此，阿尔茨海默病也称为"3 型糖尿病"。

原理与方法 胰岛素/胰岛素受体信号级联系统正常运行是维持大脑能量代谢正常进行的关键因素，如果该系统发生故障，会导致阿尔茨海默病的级联样病理过程（即糖和能量等代谢异常，神经元丢失与认知障碍，引起 Aβ 沉积和 tau 蛋白异常磷酸化），是散发性阿尔茨海默病发病的主要因素之一。基于这一理论，可将链脲佐菌素（streptozocin，STZ）注入大鼠侧脑室来建立阿尔茨海默病动物模型。

模型特点 可阻断胰岛素和胰岛素样生长因子-1 及其受体自身磷酸化、抑制内在酪氨酸激酶活性，引起脑组织持久性葡萄糖代谢紊乱，能量代谢障碍，腺苷三磷酸（ATP）和鸟苷三磷酸（GTP）生成减少，突触结构损伤，可塑性降低，脑组织胆碱能信号转导通路受损。能模拟出阿尔茨海默病典型的病理变化，包括 Aβ 沉积、tau 蛋白异常磷酸化、神经元丢失与认知障碍。但目前对这一观点仍存有争议。也有研究显示，胰岛素抵抗可能与阿尔茨海默病无关。

五、以遗传学为发病基础的阿尔茨海默病动物模型

根据阿尔茨海默病的遗传发病学说，与其相关的基因主要有淀粉样前体蛋白基因（APP）、早老素 1 和 2 基因（PS1 和 PS2）、载脂蛋白 E 基因（ApoE）、tau、α_2 巨球蛋白基因（A2M）和 UBQLN1 基因等，这些基因突变可导致 50%～80% 的阿尔茨海默病。以下仅列举几种常用的基因修饰阿尔茨海默病小鼠模型。

1. APP 转基因模型

位于第 21 号染色体上的 APP 基因与早发型阿尔茨海默病相关。APP 经 α、β 和 γ 分泌酶剪切后形成 Aβ 多肽，能够生成大小不同的肽链，其中 $A\beta_{40}$ 占大部分，少数为 $A\beta_{42}$ 和 $A\beta_{43}$。与正常 APP 基因相比，其突变可裂解出更多的 $A\beta_{42}$ 片段，进一步导致 Aβ 沉积，甚至形成老年斑。目前常用模型有 PD-APP 小鼠、Tg2576 小鼠、TgCRND8 小鼠和 APP23 小鼠等。

模型特点 PD-APP 小鼠是一种具有年龄依赖性 $A\beta_{42}$ 沉积的阿尔茨海默病模型，沉积部位以海马和皮质为主，支持 APP/Aβ 在阿尔茨海默病发生中的主要作用，而且存在行为学异常表现。目前尚未在该模型中发现 NFTs 或双螺旋状细丝形成，可将该模型作为研究 Aβ 相关的阿尔茨海默病发病机制以及以其为治疗靶点的药物研究模型。Tg2576 小鼠可作为研究阿尔茨海默病的 Aβ 病理学相关常用动物模型之一，其存在步态功能障碍的早期表现，可利用该模型进行行为测试或步态性能的纵向检测，以评估疾病进展和治疗效果。APP23 转基因小鼠 18 月龄时可见新皮质和海马存在 Aβ 沉积及老年斑形成，但未观察到 NFTs 的形成。

2. PS 转基因模型

第 14 号染色体上的 PS1 以及第 1 号染色体的 PS2 基因在早发型家族性阿尔茨海默病的发病中发挥着重要作用。目前常用模型有 PS-1M146V 小鼠等。

模型特点 在模型小鼠中，能观察到 tau 蛋白过度磷酸化和积累，与年龄相关的神经元和突触缺失，星形胶质细胞增多症，血管病变，对兴奋性毒性神经损伤的易感性增加，2～4 月龄模型鼠可见 $A\beta_{42}$ 显著增加，但该模型鼠未见老年斑形成。

3. tau 转基因模型

定位于第 17 号染色体长臂（17q21）的 tau 基因，含有 16 个外显子。正常情况下，tau 蛋白是一种神经元磷蛋白，参与细胞信号转导及囊泡运输，由 352～441 个氨基酸组成，有促进装配轴突微管、稳定轴突微管的重要作用。当 tau 蛋白与微管的结合能力降低甚至是完全不结合时，tau 蛋白将会过度磷酸化，进一步聚集形成双螺旋状细丝，发展成 NFTs。常用模型目前有 JNPL3 小鼠和 Htau 小鼠等。

模型特点 该模型典型病理改变是 tau 蛋白过度磷酸化和 NFTs 的形成以及行为学改变，无 Aβ 沉积和老年斑形成。该模型是探究与 tau 蛋白相关的病理学研究中常用的动物模型之一，也是以 tau 蛋白的病理改变为治疗靶点进行药物研究的适用模型之一。

4. APP/PS 双转基因模型

利用携带与家族性阿尔茨海默病相关的第 9 个外显子缺失突变的 PS1dE9 基因可构建

APPswe/PS1dE9 双转基因小鼠。

模型特点 该模型鼠于 6 月龄时可见脑部病理改变，但小鼠的认知功能表现与其他基因型小鼠无明显区别，直至 9 月龄出现认知行为显著异常，18 月龄的模型鼠在所有认知任务中的表现均不如其他基因型小鼠，因此该模型鼠脑内病理改变早于行为异常。APP/PS 双转基因模型综合了多种与阿尔茨海默病发病相关的因素，能够同时模拟多种类阿尔茨海默病的病理表现，是目前研究阿尔茨海默病发病机制较为理想的模型，可根据实验目的选择相应月龄的模型鼠。但是在该模型小鼠大脑中未见明显的 tau 蛋白磷酸化及 NFTs 形成，故该模型可能更多地作为淀粉样变性阿尔茨海默病药物研究的主要模型。

5. APP/PS1/Tau 转基因模型（3×Tg-AD）

陈琛等人建立了一种三重阿尔茨海默病转基因模型——3×Tg-AD，该转基因模型包含单纯的 APP 基因、PS1 基因、Tau 基因，综合单个基因突变的特点，加速了老年斑和 NFTs 出现的时间及程度，表现出与人类阿尔茨海默病脑中发育相似的时态和区域特异性特征。

模型特点 该模型是一种能够同时表现老年斑、NFTs 病理改变、学习记忆障碍、行为异常、神经精神症状的阿尔茨海默病模型，可作为临床前干预试验的一个有效工具，特别是用于评估阿尔茨海默病的两个特征性病变所介导的神经退行性改变。

建立阿尔茨海默病的动物模型方法还有很多，如油酸（oleic acid，OA）可以选择性抑制丝氨酸/苏氨酸蛋白磷酸酯酶 1A 和 2A，引起大鼠脑内出现类似阿尔茨海默病双螺旋状细丝样磷酸化 tau 病理改变，因此可以通过双侧海马注入 OA 建立"OA 损害模型"；以 Aβ 为基础的阿尔茨海默病模型，具体方法可采用一次性立体定位将 Aβ 注射入动物脑内，引起神经毒性反应，以产生记忆受损和行为学障碍的"Aβ 损害模型"；根据缺血缺氧影响脑的正常功能，从而出现智力障碍的原理，可通过制作老年动物慢性脑缺血的模型，产生类似阿尔茨海默病的病理生理改变的"脑缺血动物模型"以及根据阿尔茨海默病患者体内乙酰胆碱含量较正常人偏低，胆碱能神经系统功能存在障碍的理论，可经皮下或腹腔注射胆碱能 M 受体阻滞剂，竞争性结合胆碱能结合位点，使动物出现胆碱能神经系统障碍的一系列行为学改变，如记忆力下降、认知障碍等的"胆碱能 M 受体阻断模型"等。但这些模型无一例外地只能模拟阿尔茨海默病的部分特征。

基于以上论述，建立阿尔茨海默病动物模型基本思路：由于阿尔茨海默病病因、机制复杂，单一因素建立模型通常只能模拟阿尔茨海默病的一部分特征，因此无论是基因修饰还是诱发的动物模型，可以多因素造模，如前所述的双重或多重基因导入建立阿尔茨海默病基因修饰模型，也可以结合各诱发阿尔茨海默病模型的方法，如注射 D-半乳糖致动物老化（认知障碍），在此基础上再灌服 $AlCl_3$（Aβ 样沉积），相比单一因素建立模型或许更能接近人类阿尔茨海默病的特征。

第四节 帕金森病动物模型

帕金森病（Parkinson's disease，PD）称为原发性震颤麻痹，又称震颤麻痹，是一种常见的神经系统变性疾病。临床表现主要包括静止性震颤、运动迟缓、肌强直和姿势步态障碍，同时患者可伴有抑郁、便秘和睡眠障碍等非运动症状。帕金森病以老年人多见，平均发病年龄为 60 岁，发病率和患病率均随年龄的增高而增加。我国 65 岁以上人群帕金森病的患病率大约是 1.7%。大部分帕金森病患者为散发病例，仅有不到 10% 的患者有家族史。

有研究表明，因位于中脑部位黑质中的细胞发生病理性改变后，多巴胺（dopamine，DA）的合成减少，抑制乙酰胆碱（acetylcholine，ACh）的功能降低，则 ACh 的兴奋作用相对增强。两者失衡便出现了震颤麻痹。

帕金森病最主要的病理改变是中脑黑质多巴胺能神经元的变性死亡、纹状体 DA 含量显著性减少以及黑质残存神经元胞质内出现嗜酸性包涵体，即路易小体（Lewy body）。导致这些病理改变的确切病因和机制目前仍不清楚，遗传因素、年龄老化、环境因素、氧化应激等均可能参与帕金森病多巴胺能神经元的变性死亡过程。

根据帕金森病的病因和发生机制，目前主要有以下几种帕金森病模型。

一、神经毒素诱导帕金森病动物模型

神经毒素诱导帕金森病动物模型是最早使用在帕金森病研究中的动物模型，也是目前最常用来评价帕金森病治疗效果的手段之一，其具体作用机制主要是通过抑制神经细胞的呼吸复合物 I，从而导致一系列类帕金森病病变。

（一）6-羟多巴胺诱导模型

原理与方法 6-羟多巴胺（6-hydroxydopamine，6-OHDA）是 DA 神经递质的羟基化衍生物，与 DA 结构类似，能竞争性结合 DA 转运体而进入细胞，通过诱发氧化应激反应、抑制线粒体功能等选择性地损害多巴胺能神经元。该物质具有亲水性，无法直接穿透血脑屏障，需要局部定向注射到前脑内侧束、黑质致密部和纹状体。当注射至大鼠纹状体后，可被 DA 神经元末梢通过轴突转运至黑质内的细胞体心；注射至大鼠黑质内时，6-OHDA 与 DA 竞争摄取位点，被摄取到细胞中。胞内的膜转运体转运 6-OHDA 到细胞内，经氧化生成神经毒素物质，破坏 DA 神经元的抗氧化系统，损伤线粒体功能和膜稳定性，导致细胞变性、死亡，黑质-纹状体 DA 系统功能减退，进而产生类帕金森病的症状。判定该模型是否制作成功可用阿扑吗啡旋转测试，通常术后一周给予 0.1～0.5mg/kg 阿扑吗啡即可诱导大鼠向对侧旋转的行为，共记录 30min，若旋转圈数 > 7r/min 或 210r/30min，则视为造模成功。

模型特点 小鼠、大鼠、猫、犬和猴对 6-OHDA 都比较敏感（近年也有人将 6-OHDA 显微注射到斑马鱼腹侧间脑而成功建立帕金森病模型），其中最敏感和常用的是大鼠。多巴胺能神经元损伤程度与注射 6-OHDA 的量、注射部位和所用动物有关。酪氨酸羟化酶（tyrosine hydroxylase，TH）是多巴胺能神经元的标志酶，数量多少可以反映多巴胺能神经元的损伤程度。黑质多巴胺能神经元变性死亡，胶质细胞增生，黑质纹状体 TH 活性和 DA 含量降低等，与人类帕金森病有相似的病理与生化表现。单侧注射因为对另一侧无损伤，所以每个动物都可作为自身对照，有利于行为学分析试验，经济方便。但此模型不产生胞质内涵体（路易小体），注射至黑质致密部造模损伤比较严重。

（二）1-甲基-4-苯基-1，2，3，6-四氢吡啶致帕金森病动物模型

🎯 **原理与方法** 1-甲基-4-苯基-1，2，3，6-四氢吡啶（1-methyl-4-phenyl-1，2，3，6-tetrahydropyridine，MPTP）有高亲脂性，能被单胺氧化酶-B（monoamine oxidase，MAO-B）代谢成为 MPDP，最后自发氧化成为 MPP^+，后者以某种未知机制释放到细胞间隙。MPP^+ 不能自由进入细胞内，它的重摄取依靠质膜载体，在线粒体聚集或停留在胞质与多种胞质酶相互作用，可抑制电子传递链的线粒体复合物而损伤线粒体 I，进一步导致多巴胺能神经元变性坏死。由于 MPTP 可通过血脑屏障，因此造模时，可以多种方式给药，如立体定位注射或皮下、静脉、腹腔等全身给药。

给 C57BL/6 小鼠 1d 内 4 次腹腔注射 MPTP 20mg/kg，间隔时间 1～2h，可建立急性帕金森病模型；给 C57BL/6 小鼠腹腔注射 MPTP 30mg/kg，每天 3 次，连续 5d，可建立亚急性帕金森病模型；给 C57BL/6 小鼠注射 MPTP，同时给予丙磺舒（能抑制肾小管对代谢产物 MPP^+ 的排泄，增加血中 MPP^+ 的浓度），每周给药 2 次，连续 5 周，且注射后 24 周多巴胺神经元减少大于注射后 1 周及 3 周，呈现慢性进行性病变的特点，可建立慢性帕金森病模型。

⚙ **模型特点** MPTP 模型主要使用非人灵长类和小鼠，小鼠主要是 C57BL/6 小鼠（在损伤多巴胺能神经元方面比其他小鼠更具选择性）。在行为学测试方面，啮齿类动物损伤后行为学改变持续时间短且可以完全逆转，而猴损伤后行为学改变时间长且稳定。近年来，也有人对树鼩注射 MPTP 制作帕金森病模型，并且指出树鼩 MPTP 模型与 6-OHDA 模型相比，行为学特征更明显，树鼩的 TH 阳性神经细胞呈双侧性减少。由于 MPTP 在体内代谢非常快，一旦停药，小鼠的行为学和黑质病变就会很快恢复，因此急性和亚急性模型不能完全模拟帕金森病的特征，而慢性帕金森病模型能模拟帕金森病的慢性发病过程。

（三）鱼藤酮致帕金森病动物模型

🎯 **原理与方法** 天然化合物鱼藤酮为一种线粒体复合物 I 抑制剂，与其他神经毒素（如 6-OHDA 和百草枯）不同，是一种亲脂性化合物，易于通过血脑屏障，不需要任何转运体进入多巴胺能神经元，可抑制脑内线粒体复合酶 I，产生氧自由基，对氧化应激具有高度敏感性的黑质纹状体 DA 系统产生变性损伤。常用的动物是大鼠。鱼藤酮一般溶解于有机溶剂（如二甲基亚砜）；给药途径多样，包括灌胃、静脉注射、脑内注射、皮下注射、腹腔注射等，不同实验室的注射剂量不同，但差异不大。给予大鼠 1～5mg/（kg·d）鱼藤酮约 20d（5～60d），一般注射后 1 周可以观察到病理及行为学改变，2～3 周时病理及生化改变最明显。行为学表现为弯曲的不协调姿势，类似于患者弯腰的姿势，一些动物还可发展为严重僵直，极少表现为不自主震颤，谷胱甘肽（GSH）、超氧化物歧化酶（SOD）活性降低，并能观察到路易小体形成。

⚙ **模型特点** 立体定向模型可以很好地模拟人类帕金森病慢性进展病程。鱼藤酮的毒性作用不依赖于 DA 摄取转运体，用鱼藤酮模型可以很好地评价帕金森病治疗药物的神经保护作用；相对于 MPTP 选择性抑制多巴胺能神经元复合酶，鱼藤酮对线粒体复合酶 I 的抑制没有选择性，但是却可选择性损伤黑质纹状体多巴胺通路。不同个体对鱼藤酮的反

应性不同，会出现重复性不好，动物死亡率很高。另外，由于鱼藤酮具有损伤的特异性问题，鱼藤酮在损伤多巴胺神经元时可能会同时损伤基底神经节，这会引起非典型帕金森病症状。

（四）百草枯致帕金森病动物模型

🎯 **原理与方法**　除草剂百草枯（paraquat，PQ）的化学结构与MPP⁺相似，也是线粒体复合物 I 抑制剂，但百草枯作用机制与MPP⁺不同，主要涉及氧自由基的产生、胆碱能神经递质和谷氨酸神经递质的激活。暴露于百草枯可能增加小鼠患帕金森病的危险性。其方法为将 10mg/kg 百枯草给大鼠灌胃，连续 4 个月。其造模时可与代森锰（maneb）合用，具有协同作用，能够降低运动功能和增强 MPTP 毒性。

🛠 **模型特点**　百草枯模型可模拟帕金森病病理和行为学方面的部分改变，在研究环境因素与帕金森病发病机制的关系中有一定价值。但因暴露于除草剂与实际环境因素作用仍有差距，因此该模型的各方面特性尚待进一步研究。

二、神经炎症诱导帕金森病动物模型

脑中固有的免疫细胞-胶质细胞（小胶质细胞和星形胶质细胞）在出现受损细胞的情况下，使小胶质细胞激活，吞噬受损细胞；但过度激活的小胶质细胞产生大量的炎症因子（ILs、TNF-α、蛋白酶、氧自由基等），又对神经元产生大量毒性，毒性又产生大量的神经元受损细胞，从而进一步激活小胶质细胞，形成恶性循环，导致神经元缓慢进行性病变。目前主要为脂多糖（lipopolysaccharide，LPS）诱导建立模型。

🎯 **原理与方法**　脂多糖为革兰氏阴性菌细胞壁的主要成分，是重要的内毒素，能刺激机体产生炎症反应，其结果可导致多巴胺能神经元丢失、TH 表达减少等，可进行多种方式或方法给药，包括向大鼠黑质单次注射微克级 LPS、向大鼠纹状体注射 LPS、用微泵缓慢向大鼠脑内泵入 LPS、向 C57BL/6 小鼠腹腔注射 LPS、将 LPS 立体定位注射到大鼠苍白球或小鼠隔天右侧经鼻滴注 LPS 等。

🛠 **模型特点**　与其他模型相比，LPS 炎症模型是研究小胶质细胞介导的炎症反应对发病机制影响的理想模型，缺点是造模周期较长。

三、帕金森病的基因修饰动物模型

近年来，越来越多与帕金森病相关的遗传因素被发现，研究者通过使用遗传学的相关方法，对特定物种进行帕金森病相关基因修饰，可建立与帕金森病相关的遗传工程动物模型。以下仅列举常用的几种模型。

（一）α-synulein 转基因模型

α-synulein 是第一个被发现与家族性相关的基因，目前发现 3 种突变形式：A30P、A53T、E46K。突变的 α-synulein 容易产生错误折叠，进而可引起细胞损伤。

模型特点　α-synulein 简单的基因复制和三种蛋白表达就足以引起帕金森病的发生。该模型出现多处黑质纹状体系统功能异常，是较好的模拟 α-synulein 引起神经退行性变的模型。但该模型没有进行性的多巴胺能神经元丢失。

（二）LRRK2 转基因模型

大多数 LRRK2 突变的患者脑内有 α-synulein 包涵体，表明 LRRK2 与 α-synulein 引起的帕金森病发病有共同机制，突变可明显增加 α-synuleinA53T 转基因小鼠的神经病理学改变。

模型特点　大多数 LRRK2 转基因小鼠表现出黑质纹状体功能异常，或多巴胺神经传递和行为学障碍；但未表现出其他明显的病理学改变，LRRK2 突变可能只是发病原因的一部分，可能需要其他基因或环境因素共同作用。

（三）UCH-L1 转基因模型

泛肽 C 末端水解酶-L1（UCH-L1）基因突变主要集中在 I93M 和 S18Y。I93M 突变后，突变体二级结构上 α 螺旋结构减少从而降低 UCH-L1 的水解功能，同时在表达这一突变蛋白的 SH-SY5Y 细胞中出现 UCH-L1 阳性小体增多的现象；相反，S18Y 突变型中 UCH-L1 蛋白水解酶活性增强，从而使 α-突触蛋白聚集减少，进而降低帕金森病的发病率。

模型特点　I93M 突变的转基因小鼠表现出一些与帕金森病相似的病理变化；但诸多的帕金森病家系中并没有出现 UCH-L1 基因的这种突变，这也引起了对 I93M 突变和帕金森病相关性关系的质疑。

（四）Parkin 转基因模型

Parkin 是最早发现的隐性遗传性帕金森病的基因。目前为止，在 50%的家族性和 20%早发散发性帕金森病中有 Parkin 基因的突变。

模型特点　Parkin 突变会导致 E3 泛素连接酶功能失常；小鼠过表达 Parkin 突变基因会导致进行性多巴胺能神经元变性；但敲除小鼠 Parkin 基因没有表现出多巴胺能神经元损伤或行为学异常，只有一些小鼠表现出轻微的黑质纹状体环路异常。

（五）PINK1 转基因模型

PINK1 基因突变是仅次于 Parkin 基因突变的常染色体隐性遗传性帕金森病的发病原因之一。PINK1 位于线粒体膜间隙和膜上，对线粒体 Ca^{2+} 有动态调节作用。

模型特点　可导致线粒体中度损伤，也可增加小鼠对氧化应激的敏感性。小鼠表现出随着年龄的增加而出现多巴胺水平降低和运动能力障碍；但该模型多巴胺能神经元数量和巴胺水平没有改变，也未观察到黑质纹状体变性。

（六）DJ-1 基因敲除模型

DJ-1 可通过氧化应激使蛋白酶体降解系统紊乱，并能将胞质内蛋白移至线粒体，致使线粒体功能发生异常或降低。在线粒体复合体 I 活性降低的情况下，会出现 α-synulein 蛋白聚集和阳性包涵体产生，甚至促使神经元死亡，进而诱发帕金森病。

模型特点 已被证明 DJ-1 基因位点突变可引起常染色体隐性帕金森病，DJ-1 基因的缺失可能会导致家族性帕金森病；但 DJ-1 基因敲除小鼠模型没有观察到明显的行为表型。

（七）HtrA2/Omi 基因敲除模型

HtrA2/Omi 基因是一个主要定位于真核生物线粒体的丝氨酸蛋白酶。HtrA2/Omi 基因启动子 958C/G、内含子 5-59A/G 和编码区 11915G/A 的单核苷酸多态性（SNP）以及 HtrA2/Omi 基因 A141S 多态和 G399S 突变均与帕金森病有关。

模型特点 HtrA2/Omi 基因敲除小鼠表现出黑质纹状体通路异常，靶向删除 HtrA2/Omi 小鼠模型中，会出现运动功能障碍和多巴胺能神经元退变；但建立的 G399S 突变果蝇模型显示了线粒体的形态和多巴胺能神经元数量无明显变化。

（八）Nurrl 基因敲除模型

Nurrl 基因定位于 2q22-2q23，是在中脑部位高度表达的转录因子，在黑质多巴胺能神经元生长发育过程中起到了关键的作用。

模型特点 Nurrl 基因缺陷的纯合子（Nurrl$^{-/-}$）小鼠黑质纹状体和中脑腹侧部的 TH 和纹状体 DA 神经递质缺失且行为学异常，新出生的 Nurrl$^{+/-}$小鼠 TH 活性降低，中脑多巴胺能神经元退化，DA 数量减少，凋亡数量增加。

建立帕金森病模型可用拟胆碱制剂、抗 DA 制剂、甲基苯丙胺等，但这些制作成的模型稳定性极差，不具代表性，所以在研究中已基本淘汰或很少使用。

无论阿尔茨海默病还是帕金森病，由于机制、病因复杂，单一种动物模型都无法很好地模拟和再现人类疾病，从模型制作来说，建议用多种因素来建立一种模型，从模型使用来说，建议用多种模型并进行互补性使用。

第五节　抑郁症动物模型

抑郁症（depressive disorde）是一种以情绪低落、兴趣丧失、思维迟缓、意志活动减退、认知功能受损和躯体症状为主要临床表现的精神障碍性疾病。病情较轻者仅出现情绪低落和兴趣丧失表现，而病情较重者不仅会降低自我评价，产生绝望感、无助感和无价值感等自责自卑情绪，还会产生幻觉、妄想、睡眠障碍、疲劳及厌食等认知功能受损和躯体功能障碍表现。更严重者甚至会出现自残、自杀行为。抑郁症的发病率越来越高，而针对抑郁症可用的药物及治疗方法却相对匮乏。

由于抑郁症的临床症状多具有主观性，其没有明显的生物标志和客观的诊断试验，同时对抑郁症的发病机制缺乏基本的了解，以动物模拟人类抑郁症是具有挑战性的。然而，近年来抑郁症动物模型得到不断完善。相对合理的抑郁症动物模型为研究抑郁症发病机制、药物筛选以及指导临床用药提供了很大帮助。根据抑郁症相关表现，现主要采用应激、药物、手术等方法构建合理有效的抑郁症动物模型。

一、应激刺激诱导的模型

（一）不可预期慢性温和应激模型

🎯 **原理与方法**　不可预期慢性温和应激（unpredictable chronic mild stress，UCMS）模型通过诱导啮齿类动物产生类似人类抑郁症核心症状之一的快感缺乏样行为来达到造模目的，同时也能模拟抑郁症的其他临床表现。方法为小鼠适应 1 周后，进行为期 3 周的 1% 蔗糖溶液摄入基线测定，每周 3 次，每次 1h。获得稳定的蔗糖摄入基线后，根据基线值和体重分组。将小鼠暴露于各种不同的应激条件下，常用条件包括脏笼子、水笼子、45°倾斜笼子、昼夜持续光照、逆转光照周期、天敌声音等。这些应激条件应白天/黑夜随机分布。快感缺乏行为的测定通过 1%蔗糖溶液摄入值或偏好值来实现。UCMS 程序应在对照组和实验组小鼠糖水摄入值或偏好值出现显著性差异后停止。

🔷 **模型特点**　蔗糖溶液的摄入量减少反映了抑郁症的核心症状——快感缺乏，即对通常感到愉悦或快感的事物失去兴趣。该模型刺激温和、症状维持时间长，被认为是经典的抑郁症动物模型。其诱导动物发生行为改变将持续 3 个月，且大多数类抑郁行为可以通过抗抑郁药物逆转。但其造模时间长、工作量大，需要密切留意实验流程中每个细节以确保造模成功。蔗糖溶液摄入、偏好测定对环境变化异常敏感，需尽量排除外界干扰。该模型在大小鼠均可复制，但实际效果存在品系的差异，常用来研究抑郁症发病机制及抗抑郁药物作用机制。

（二）行为绝望模型

🎯 **原理与方法**　行为绝望模型是指将动物置于一定环境中，使其出现绝望的状态进而制作抑郁症模型。行为绝望模型的理论基础是人类抑郁症的发生和发展由慢性、低水平的压力源引起，它基本上模拟了人类抑郁症主要症状的发生，而这些症状可以在使用抗抑郁药物后逆转。主要造模方法有大鼠、小鼠强迫游泳实验和小鼠悬尾实验。

🔷 **模型特点**　行为绝望模型一般为急性应激抑郁模型，因其中不动因素复杂，其结果可能受运动疲劳和状态适应等因素的影响，从而降低行为绝望模型的有效性。

（三）习得性无助模型

🎯 **原理与方法**　习得性无助模型是让实验动物处于无法预测和控制的应激环境中，一段时间之后，该动物的学习能力会有所丧失，自发活动越来越少，同时也会出现体重减轻、运动减少、攻击性降低等现象，与人类抑郁症状有一定相似性。而这一系列的行为均可在抗抑郁药物的作用下得到改善，目前已经发现了几种对该模型具有潜在治疗作用的新型化合物。另有研究表明，在习得性无助模型中，动物体内的谷氨酸盐、半胱氨酸、脯氨酸等氨基酸的代谢以及糖代谢、脂代谢均有一定紊乱，这为抑郁症发病机制的研究提供了新依据。对大鼠进行不可逃避的足部电击后，将其放置于可以逃避电击的环境下，大鼠呈现操作行为欠缺，如逃避行为障碍、自发活动减少等，通过适当技术可检测出操作行为欠缺，并用以检测抗抑郁药物的逆转作用。

　　模型特点　习得性无助模型药理学预测性良好、对常用抗抑郁药物均具有选择性和特异性，但习得性无助症状是否为抑郁症患者特有尚未被证实。该模型现常用来进行抗抑郁药物初步筛选、抑郁症发病机制研究。

二、药物诱发的抑郁模型

　　药物诱导模型主要是基于药物之间的相互作用而产生，以抑郁症的单胺假说和炎症因子假说为基础，主要用于筛选专一性靶点的抗抑郁药物。这些模型操作简单，周期较短，但可信度低，与人类抑郁症的发病机制有显著差异，因此不能广泛应用，只能用作抗抑郁药物的初步筛选测定。

（一）利血平诱导模型

　　原理与方法　抑郁可引起多种生化指标的改变，如单胺代谢物缺乏、炎症因子水平升高以及血清脑源性神经营养因子（BDNF）水平降低等。因此，通过改变特定神经递质或因子的水平来建立抑郁症动物模型是可行的。利血平是一种吲哚类生物碱，临床应用中发现其可以导致抑郁状态，是首个用于构建抑郁症模型的药物。该模型中的抑郁症状可以通过预先给予三环类抗抑郁药和单胺氧化酶抑制剂来逆转。动物给予一定剂量的利血平后，可出现眼睑下垂、体温下降以及僵直症状。

　　模型特点　该模型造模时间短、操作简单、动物痛苦较轻，但动物死亡率高、病理过程与个体抑郁不一致。该模型常用来筛选中药有效治疗成分、评价药物疗效。

（二）糖皮质激素诱导模型

　　原理与方法　在正常情况下，压力诱导的下丘脑-垂体-肾上腺轴被激活后，皮质类固醇释放。然而，在糖皮质激素水平升高所反映的病理条件下，可能会发生脑损伤，如海马神经生成减少，CA3 区中树突分支减少等。通过皮下注射外源性皮质酮，持续注射 3 周，可使啮齿类动物产生类抑郁行为。

　　模型特点　糖皮质激素诱导抑郁症动物的活动明显减少，蔗糖偏好程度降低，海马区和前额叶皮质也发生了一定变化，但应用一定的抗抑郁药物可以逆转以上类抑郁行为。然而，外源性皮质酮给药后观察到的皮质酮血浆水平与慢性应激后观察到的皮质酮变化并不完全相同，可能原因为与慢性应激模型相比，糖皮质激素诱导模型可以更稳定地提高动物体内的皮质酮水平，从而引发下丘脑-垂体-肾上腺轴负反馈调节机制失调，体现了该模型良好的实验可控性。此外，该模型还具有简单易行、造模周期短等优点，但存在一定副作用。

三、嗅球切除模型

　　原理与方法　嗅觉系统的功能障碍与类抑郁行为之间存在强烈的联系。嗅球位于端脑的前端，常与边缘系统的相关功能有关，对于情绪、行为以及内分泌均有一定影响。因此大鼠嗅球切除后，会降低被动回避反应并升高血浆类固醇水平，从而导致类抑郁行为，如快感低下、空间学习和记忆障碍、食欲和性欲减退等，应激反应和攻击行为会相应增强。同时，炎症和皮质酮水平升高，5-羟色胺（5-HT）能神经元传递发生改变，这与抑郁症患者的神经生化机制改变相一致。抗抑郁药物治疗可以使嗅球切除模型大鼠的类抑郁行为恢复正常。

🖊 **模型特点**　嗅球切除模型稳定性好、无药物交互影响、实验误差小。该模型不仅可用于抑郁症的神经生物学和抗抑郁作用机制的研究，还常用来进行抗抑郁药物的二次筛选。

四、抑郁症的基因修饰动物模型

抑郁症具有一定的遗传倾向，遗传性抑郁通常与内源性基因遗传突变相关，通过改变抑郁症相关基因的表达可构建抑郁症模型。

（一）单胺类神经递质转运体基因敲除模型

🎯 **原理与方法**　单胺类神经递质（包括去甲肾上腺素、DA、5-HT）能缓解抑郁症状，敲除单胺类神经递质转运体（如 NAT、DAT、SERT）能使单胺类神经递质转运蛋白表达减少，从而增加单胺类神经递质在突触的浓度。

🖊 **模型特点**　与野生型小鼠相比，单胺类神经递质转运体基因敲除小鼠在强迫游泳、悬尾实验以及糖水偏好实验中表现出抗抑郁表型，且被发现抵抗应激诱导的类似抑郁的行为变化。

（二）Tph2 转基因模型

🎯 **原理与方法**　5-HT 的降低在重度抑郁症中起重要作用，色氨酸羟化酶（TPH）是5-HT 生物合成中的限速酶，其主要的两种亚型分别是 TPH1 和 TPH2。TPH2 基因敲除小鼠在悬尾实验中抑郁行为明显。小鼠大脑和外周的 5-HT 水平显著降低。

🖊 **模型特点**　小鼠总体代谢增加，焦虑和类抑郁行为略有减少，但恐惧条件反射反应显著增加。雄性小鼠表现出更强的冲动性和高攻击性，而雌性小鼠对厌恶条件表现出更大的情绪反应。

（三）BDNF 基因敲除模型

🎯 **原理与方法**　抑郁症的神经营养假说已在 BDNF 表达改变的小鼠中得到证实。由于 BDNF 基因敲除小鼠纯合子在出生后不久死亡，大多数行为研究都是用杂合小鼠进行的。

🖊 **模型特点**　杂合子的 BDNF 水平约为野生型的一半。他们在习得性无助测试中表现出类抑郁行为。当暴露于慢性应激时，小鼠出现抑郁样行为，表明应激与 BDNF 缺陷之间存在协同作用。

第六节　癫痫动物模型

癫痫（epilepsy）属于中枢神经系统疾病，与大脑特定部位的神经元异常和过度放电有关，临床表现为突发性和暂时性的意识、运动、感觉、自主神经或精神行为异常，有大发作、小发作、精神运动性发作、局限性发作和混合性发作等类型。癫痫是目前神经科内仅次于脑血管病的第二大疾病，全球有 5000 万的癫痫患者，平均年发病率接近 1‰。世界卫生组织已将癫痫列为重点防治的神经系统疾病之一。癫痫是由多种病因所致的发作性疾病，其发病机制目前仍未解释清楚，现已知其主要与中枢神经系统兴奋/抑制动态性失衡有关。由于伦理等问题，很难用活体人脑进行癫痫机制与抗癫痫新药的研究。因此，建立能模拟人类癫痫发作的实验动物模型对于癫痫的研究至关重要。

直至目前，还没有一种癫痫动物模型能够完全复制人类癫痫。此外，由于癫痫临床发作形式多样，不能仅用一种模型进行癫痫研究。目前常用的癫痫动物模型以大小鼠为主，根据诱发癫痫的时程、遗传背景和药物抵抗性等特点，癫痫动物模型可分为急性癫痫模型、慢性癫痫模型、自发性癫痫模型、癫痫基因修饰模型、耐药性癫痫模型及感染性癫痫模型等。

一、急性癫痫动物模型

急性癫痫模型又称为痫性发作模型，常为单次处理即可诱发癫痫的一次急性发作模型。

（一）最大电休克癫痫模型

原理与方法　在动物两耳或眼球部位放置电极，以强电流通过电极对脑部进行短时间刺激，使动物产生双后肢强直性惊厥。电刺激参数一般设定为小鼠 50mA、60Hz、80～120V，大鼠 150mA、60Hz、180V，刺激时间为 0.2～0.3s，以动物出现后肢强直作为造模成功的标准。

模型特点　该模型是目前使用较多、研究较为透彻的模型之一，常用于模拟人类的全身性强直、阵挛发作（癫痫大发作），并能用于抗癫痫大发作的药物筛选。该模型制备方法简单，成本低廉，对于研究痫性发作的机制及抗癫痫药物初次筛选有着很好的应用价值。但该模型动物容易死亡，只能用于单次发作研究。

（二）戊四氮癫痫模型

原理与方法　戊四氮（Pentylenetetrazol，PTZ）是一种中枢神经系统兴奋剂。PTZ 模型所使用的动物以小鼠为主。小鼠引起阵挛性惊厥的静脉注射 PTZ 剂量为 50mg/kg，强直阵挛发作则为 90mg/kg，皮下给药引起阵挛性惊厥剂量小鼠为 85mg/kg，而大鼠为 70mg/kg。

模型特点　PTZ 模型能够模拟人类的肌阵挛癫痫全身发作。该模型造模方法简单，成本低廉，可表现出失神发作及肌阵挛发作特征。临床上使用的乙琥胺就是通过这个模型筛选出来的。

二、慢性癫痫动物模型

癫痫病的病程进展是一个慢性的过程。慢性癫痫模型与急性癫痫模型最大的不同点在于前者能够反映癫痫发作的发生、发展及其反复发作的脑部病理生理的改变，这为更深入了解癫痫的发生和发展提供了理论基础。根据给予刺激的强度和引起的病情严重程度的不同，可将其分为点燃模型和持续性癫痫模型。

（一）点燃模型

原理与方法　点燃（kindling）模型是对丘脑、海马等区域反复给予电和化学刺激，从而在脑电图上表现为进行性癫痫样活动，在行为学上表现为癫痫样发作的模型。点燃模型可分为电点燃（electrical kindling）模型及化学点燃（chemical kindling）模型。

1. 电点燃模型

大鼠麻醉后，固定于脑立体定向仪，根据大鼠海马 CA1 区坐标，冠状缝后 3.8mm，中线旁 2mm 处，双侧颅骨钻孔，将电极置入双侧海马 CA1 区，并用牙科水泥妥善固定，也可选择双侧杏仁核团固定，术后经 7d 恢复期后，通过所置入的电极每天（12 次，每次间隔 10min）给予电刺激，参数为双向方波，波宽 1mm，频率 50～60Hz，强度 0.2～1.0mA，刺激持续 2～6s。直至出现癫痫 V 级发作，即认为造模成功。

2. 化学点燃模型

腹腔内反复注射低剂量神经毒素引起动物癫痫自发发作的模型即为化学点燃模型。马桑内酯 1.25～1.75mg/kg 肌内或腹腔注射，1 次/84h，平均为 15 次（7～20 次）。第 8 次给药后，动物出现凝视、呼吸急促、外耳静脉扩张，之后发展为运动不协调、面部抽搐、触须抖动、前肢抽动（发作级别 1～3 级），伴有棘波和多棘波。完全点燃大鼠表现为站立伴双上肢抽动（4 级）和失去姿势平衡、摔倒（5 级），最终表现为全身强直阵挛发作，持续 10～20s，脑电图表现为高波幅痫性放电。

模型特点　点燃模型行为规范，可控性和重复性好，易于判断与定量研究，较好地模拟了人类癫痫发生和形成的全过程，被认为是更接近人类癫痫的慢性模型。该模型适用于研究人类癫痫发生机制、药物有效性及抗癫痫药物耐药的分子机制。点燃模型又可分为电点燃模型和化学点燃模型。其中，电点燃模型海马区突触可塑性降低并伴有长时程增强（long-term potentiation，LTP）效应减退，适用于研究癫痫对学习记忆功能的影响，但对于实验设备要求高。化学点燃模型建立简便，点燃效率高，死亡率低，易于推广。

（二）持续性癫痫模型

原理与方法　氯化锂-毛果芸香碱联合诱导持续性癫痫模型是目前应用最多的癫痫持续状态模型及自发模型。毛果芸香碱又名匹罗卡品（Pilocarpine），是一种胆碱受体激动剂。氯化锂可提高机体对毛果芸香碱的敏感性。氯化锂 3mmol/kg 腹腔注射预处理，18～20h

后首剂注射毛果芸香碱 30mg/kg，此后每隔 30min 注射 10mg/kg 追加剂量，极量为 60mg/kg，直至出现癫痫持续状态。由于毛果芸香碱可兴奋胆碱受体，因此在注射毛果芸香碱之前 30min 应腹腔注射甲基莨菪胺 2mg/kg，以拮抗外周胆碱反应。其发生、发展过程可分为急性期、静止期、慢性期。

模型特点　与年龄具有高度相关性，在成年鼠诱导后，100% 出现自发性的癫痫发作，潜伏期为（15±3）d，神经元损害主要位于海马、丘脑、梨状核、新皮质；在 18～24 日龄大鼠诱导后，22% 可出现自发性癫痫发作，潜伏期为（37±25）d，神经病理改变与成年鼠相同，在 7～11 日龄大鼠诱导后，无自发性癫痫发作，无神经损伤。该模型与人类颞叶癫痫极为相似，且临床常用的抗癫痫药物对其治疗效果不明显，常用于难治性颞叶癫痫机制的研究及抗癫痫新药的开发。

三、自发性癫痫动物模型

癫痫的遗传方式多样，包括常染色体显性遗传、常染色体隐性遗传以及性染色体遗传和线粒体遗传等，遗传因素在原发性癫痫的发病中发挥了重要作用。自发性癫痫动物模型为研究人类原发性癫痫和抗癫痫药物提供了基础。

（一）听源性癫痫模型

原理与方法　自发性癫痫发作是指听源发作敏感的啮齿类动物在收到铃声刺激时，产生的一种典型的运动性发作，表现为极其短暂的广泛性肌阵挛，脑电图为两侧同步性多棘波或多棘波慢波综合。国内常用遗传性听源性癫痫大鼠（P77-PMC），连续给予 60s 铃声刺激，每天 1 次，连续 3d。每天应在固定的时间给予动物相同条件刺激，反应恒定者用于实验。发作率达 80% 以上，其特点是出生后 2～3 周开始发作，性成熟时达高峰，以后维持终身，反复发作也不会致死。

模型特点　听源性敏感动物在受到强铃声刺激时，产生的一种典型的运动性发作。其发作可分为 4 种类型：奔跑 I 型（动物在 60s 的铃声刺激期间只奔跑 1 次，不发生惊厥）；奔跑 II 型（具有奔跑期和静止期，直到停止刺激为止，也不发生惊厥）；惊厥 I 型（动物只奔跑 1 次，随后出现阵挛性惊厥）；惊厥 II 型（奔跑 2 次，惊厥 1 次）。给药后，在一定时间内再测其反应强度。

（二）失神癫痫模型

原理与方法　人类遗传失神癫痫的发作特点是突然的意识中断，并伴随反复的非癫痫性惊厥发作，同时伴有脑电图双侧性高度同步化的棘慢复合波（spike and slow wave complex）。目前广受认可和最常用的遗传失神模型为 WAG/Rij 和 GAERS 大鼠模型。成年 WAG/Rij 大鼠在临床征象、脑电图表现以及遗传特性等方面与人类失神癫痫很像，所以 WAG/Rij 大鼠是研究人类失神癫痫可靠的动物模型之一。已经发现大鼠失神发作可能的机制：网状核的活动程度、神经元细胞膜特性和离子通道的状态、蛋白质和酶的活性以及基因和染色体的突变等。

GRERS 大鼠表现为反复出现的全身非抽搐发作，对称的同步棘慢复合波并伴随行为停止、双眼凝视。深部脑电图记录和损伤实验显示 GAERS 大鼠的棘慢复合波可能是由丘脑振荡和丘脑与皮质神经元群的相互联系和作用的结果。

模型特点 本模型适用于研究失神癫痫发作的机制，但常伴随抑郁、焦虑等其他的神经系统疾病的特点。

（三）癫痫样小鼠

原理与方法 癫痫样小鼠（epilepsy like mouse，EL 小鼠）是 1954 年在日本发现的，是 DDY（deutschland，denken and Yoken）小鼠经过 12 代近亲交配繁殖而获得的纯种小鼠。目前国际公认为它是一种遗传性癫痫模型。这种小鼠在前庭受到刺激时引起发作，如将其放在一块小板上，反复向空中投掷数次，即引起强直阵挛性惊厥，同时伴有大量流涎，以上方式引起反复发作 10 多次后，多数小鼠在换窝或将其置于新环境下时，可导致自然发作。

模型特点 癫痫样小鼠发作的始发部位在海马和颞叶深部，随后扩散到脑的其他部位，其发作的表现在很多方面类似于人类的颞叶性癫痫。

（四）蹒跚小鼠

原理与方法 蹒跚小鼠（tottering mouse，tg/tg）是一种自发性癫痫模型，是 1957 年发现的纯合子小鼠。其染色体第 8 位上以符号 tg 为代表的基因发生了突变，故将这种小鼠命名为 tg/tg 小鼠。这种小鼠出生后 2 周左右出现神经系统症状，最显著的外观异常是步态紊乱，后肢外展，行走时向一边倾斜，偶尔翻倒，3 周左右开始发作，4~5 周达高峰，而后维持终生。

模型特点 tg/tg 小鼠症状类似人类的失神性发作和单纯局限性发作。

四、癫痫基因修饰动物模型

癫痫基因修饰动物模型模拟的是临床上因相关基因突变导致癫痫发作的病例，其病变表现多样。模型动物制作主要是敲除或改变动物关键基因，使其成为易发作癫痫。通常改变钙离子通道、钾离子通道等与癫痫密切相关的基因表达。此模型在药物筛选方面的应用较少。然而，随着精准医学的大力推进，后续如果是针对特定类型的遗传性癫痫发作而研发新药的话，构建对应的基因修饰模型是必不可少的。以下列举几种常用的基因修饰模型。

（一）钠离子通道模型

钠离子通道模型现已有 SCN1A（编码 Nav1.1）以及 SCN2A（编码 Nav1.2）基因小鼠等。

模型特点 研究证实 SCN1A 基因突变与许多癫痫综合征有关，主要包括家族性的全面性癫痫伴热性惊厥叠加综合征（generalized epilepsy with febrile seizure plus，GEFS）以及一些严重的儿童癫痫性脑病。SCN2A 突变与运动障碍、共济失调以及癫痫猝死风险增加有关，突变致病的表型谱广泛，从良性家族性婴儿癫痫至严重癫痫性脑病不等。最近，编码钠离子通道 α 亚基 Nav1.6 的 *SCN8A* 突变被证实与癫痫性脑病和智力低下有关。钠离子通道模型适于研究遗传性癫痫伴热性惊厥附加症、遗传性癫痫伴热性惊厥附加症和全身肌阵挛。

（二）钾离子通道基因模型

钾离子通道基因模型现已有 KCNA2（编码 Kv1.2）、KCNC1（编码 Kv3.1）、KCNT1 基因、KCNQ2（位于 20q13.3）和 KCNQ3（位于 8q24）基因小鼠等。

模型特点 KCNQ 系列基因与癫痫关系也较为密切，编码钾离子通道的两个不同亚基 KCNQ2 和 KCNQ3 与良性家族性癫痫有关，其中最具代表性的是良性家族性新生儿惊厥（benign familial neonatal seizures，BFNS）与 KCNQ2 的突变密切相关。KCNA2 与癫痫性脑病相关，KCNC1 与肌阵挛癫痫相关，KCNT1 与部分性发作癫痫（malignant migrating partial seizures of infancy）相关，同时与常染色体显性遗传性夜间额叶癫痫密切相关等。故钾离子通道基因模型适用于研究神经性惊厥、呼吸障碍和学习记忆障碍等。

（三）氯离子通道基因模型

氯离子通道基因模型现已有 CLCN2 基因小鼠等。2003 年，在 3 个表现型不同[包括青少年失神癫痫、青少年肌阵挛性癫痫（juvenile myoclonic epilepsy，JME）以及觉醒时全身强直阵挛性癫痫]的特发性癫痫遗传家系研究中发现 CLCN2 基因存在杂合突变。

模型特点 CLCN2 基因目前被认为是特发性全面性癫痫（idiopathic generalized epilepsy，IGE）的易患基因。

（四）钙离子通道基因模型

钙离子通道基因模型现已有 CACNA1A（编码 Cav2.1）、CACNA1H（编码 Cav3.2）、CACNA2D2（参与离子通道复合体的构成）、CACNB4（编码 Cav2.1）基因小鼠等。

模型特点 CACNA1H 基因突变与儿童失神癫痫和一些全面性癫痫有关，CACNA1A 基因突变与 2 型周期性共济失调伴癫痫综合征（episodic ataxia type 2 with epilepsy，EA2 with E）发生高度相关。

（五）GABA 受体基因模型

GABA 受体基因模型现已有 γ-氨基丁酸受体 GABRA1、GABRB3、GABRD 以及 GABRG2 基因小鼠等。

模型特点 GABRB1 和 GABRB2 的新生突变与癫痫性脑病相关，而 GABRB3 的突变不仅与癫痫性脑病相关，还与 CEA 相关。GABRD 与遗传性癫痫伴热性惊厥附加症有关联。

（六）乙酰胆碱受体基因模型

乙酰胆碱受体基因模型主要包括神经元烟碱乙酰胆碱受体基因 CHRNA2、CHRNA4、

CHRNB2 基因小鼠等。

　　🖱 **模型特点**　CHRNA4 和 CHRNB2 与遗传性癫痫相关，与 ADNFLE 存在关联，该类小鼠模型常与睡眠相关的额叶癫痫发作有关。

（七）谷氨酸受体基因模型

谷氨酸受体基因模型现已有 GRIN2A、GRIN2B、GRIN2D 基因小鼠等。

　　🖱 **模型特点**　GRIN2A 与儿童癫痫性脑病、伦诺克斯-加斯托综合征及 Rolandic 区癫痫的发病相关。同时，GRIN2B 和 GRIN2D 的突变与 West 综合征、癫痫性脑病及颞叶癫痫密切相关。

基因修饰癫痫模型大多适用于研究难治性癫痫的发病机制，此类模型往往为全身癫痫性发作，具备慢性、自发性和复发性的癫痫特征，在药物研发中被广泛地应用。这些模型也证实了遗传因素在局灶性癫痫中和失神发作的发病机制中发挥着重要的作用。

五、耐药性癫痫模型

由于临床癫痫患者存在着一定比例的耐药性患者，因此非常有必要建立耐药性癫痫模型，并利用该模型筛选抗癫痫甚至是耐药性癫痫的新药。

（一）苯妥英钠耐药癫痫模型

　　🎯 **原理与方法**　点燃模型可被用于药物抵抗性癫痫的研究，因为它能够增强癫痫发作的易感性，同时能引起丘脑、海马等边缘系统的结构和电生理的改变，模拟人类的颞叶癫痫发作，为研究难治性癫痫及耐药性癫痫提供了很好的模型。可在 Wistar 大鼠杏仁核电点燃癫痫模型上，筛选出对经典抗癫痫药苯妥英钠耐受的动物。Wistar 大鼠通过立体定位手术在右侧杏仁核置入双股电极。术后休息 7d 后再测定杏仁核的后放电阈值（ADT）。测定 ADT 的刺激参数与后续点燃刺激的参数均为单向方波，60Hz，1ms 波宽，刺激总时长为1s。测定 ADT 的刺激强度从 10μA 开始，间隔 1min 逐次增加 20%，直到某个电流强度刺激可以在杏仁核诱发至少 5s 的后放电棘波。该最小电流强度即定为 ADT，点燃过程的刺激强度为 400μA。第 2d 开始每天 1 次，一周 6d 的杏仁核电点燃刺激，同时记录杏仁核的癫痫发作脑电。完全点燃的大鼠用苯妥英钠进行三轮筛选，三次筛选中给药后 ADT 均大于或等于 144%对照 ADT 即为苯妥英钠无效，被认为该动物对苯妥英钠耐受。

　　🖱 **模型特点**　该耐药癫痫模型是在经典的杏仁核电点燃模型中筛选获得，相比传统电点燃模型，制作周期更长、难度更大。后续研究表明，该方法筛选获得的大鼠对临床常用抗癫痫药卡马西平、拉莫三嗪等也均耐受，提示该模型为多药耐药癫痫模型。

（二）拉莫三嗪耐药癫痫模型

　　🎯 **原理与方法**　在点燃过程中，即给予拉莫三嗪，最终给予拉莫三嗪动物完全点燃后会对拉莫三嗪产生耐受。实验对象常为大鼠、小鼠等。以 SD 大鼠为例简述该模型建模方法如下：SD 大鼠通过立体定位手术在右侧杏仁核置入双股电极，术后休息 7d 后开始后续实验。大鼠首先测定阈值，刺激参数为单向方波，50Hz，持续时间 2s，电流强度从 100μA 开始，每隔 20min 增加 50μA，直到能诱发后放电为止。第 2d 开始每天 1 次的杏仁核电点燃，刺激参数同阈值测定，点燃强度为阈值再加 50μA。将大鼠分为给药组和对照组，给药组大鼠在每天的点燃刺激前 30min 给予 5mg/kg 的拉莫三嗪，对照组大鼠给予等体积的溶剂。完全点燃后的大鼠休息 2d 后，给予 15mg/kg 的拉莫三嗪，30min 后给予电刺激诱发癫痫大发作，15mg/kg 的拉莫三嗪可以有效抑制溶剂组大鼠的癫痫大发作，而对给药组大鼠没有作用。因此给药组杏仁核电点燃大鼠被认为对拉莫三嗪耐受。

🔄 **模型特点** 该模型更类似于临床因为长期服用药物而引起的继发性耐药性癫痫患者。

六、感染性癫痫模型

🎯 **原理与方法** 小鼠脑脊髓炎病毒诱发 C57BL/6 小鼠癫痫发作模型表现出两种类型的癫痫发作，感染后第一周频繁的早期（脑炎相关）癫痫发作和脑炎后几个月发生的较不频繁的晚期癫痫发作。

🔄 **模型特点** 氯硝西泮和乙磺酰亚胺在该模型中无效。加巴喷丁、拉考沙胺、硫加宾、托吡酯、丙戊酸钠和拉莫三嗪可减少累积性癫痫发作。除了评估药物对急性癫痫发作的影响外，该模型还可用于研究疾病机制或抗癫痫药物的效应。

参 考 文 献

陈飞飞,孙海燕,张晓英. 2022. 个性化心理护理对抑郁发作患者情绪及自我接纳的影响分析[J]. 心理月刊，17（6）：52-54.

董博思，邱湘苗，赖婉琳，等. 2021. 癫痫动物模型的研究进展[J]. 中国比较医学杂志，31（3）：128-138.

顾友余，陈文杰，秦炯. 2019. 癫痫研究中常用的体外模型及啮齿类动物模型[J]. 生理科学进展，50（5）：375-380.

郎悦，王小峰，尹剑，等. 2018. 离子通道与癫痫遗传学研究进展[J]. 中华神经科杂志，51（8）：642-648.

冷传芳，郑伟，陈蕊，等. 2017. 预防抑郁症患者自杀问题的研究进展[J]. 中国健康心理学杂志，25（12）：1909-1912.

吴怀宽，刘学伍，苏永鑫，等. 2019. 癫痫遗传学研究进展[J]. 精准医学杂志，34（2）：183-186，188.

薛小燕，吴君伟，郭小华，等. 2014. 阿尔茨海默病动物模型的研究进展[J]. 中国老年学杂志，34（20）：5914-5917.

袁治，王维平，丁永忠. 2001. 美解眠致大鼠点燃性癫痫有效剂量探讨[J]. 兰州大学学报（医学版），27（3）：14-17.

张永宁，肖素希，肖文，等. 2017. 癫痫动物模型的研究进展[J]. 科教导刊，19（7）：157-158.

朱飞，郎森阳，王群. 2015. 啮齿类癫痫动物模型研究进展[J]. 慢性病学杂志，16（6）：661-668.

Ali AE，Mahdy HM，Elsherbiny D，et al. 2018. Rifampicin ameliorates lithium-pilocarpine-induced seizures，consequent hippocampal damage and memory deficit in rats：Impact on oxidative，inflammatory and apoptotic machineries[J]. Biochem Pharmacol，156：431-443.

Arain FM，Boyd KL，Gallagher MJ. 2012. Decreased viability and absence-like epilepsy in mice lacking or deficient in the GABAA receptor α1 subunit[J]. Epilepsia，53（8）：e161-e165.

Arbabi Jahan A，Rad A，Ghanbarabadi M，et al. 2018. The role of serotonin and its receptors on the anticonvulsant effect of curcumin in pentylenetetrazol-induced seizures[J]. Life Sci，211：252-260.

Bearden LJ，Snead OC，Healey CT，et al. 1980. Antagonism of gamma-hydroxybutyric acid-induced frequency shifts in the cortical EEG of rats by dipropylacetate [J]. Electroencephalogr Clin Neurophysiol，49（1~2）：181-183.

Borowicz KK，Banach M，Piskorska B，et al. 2013. Effect of acute and chronic tianeptine on the action of classical antiepileptics in the mouse maximal electroshock model[J]. Pharmacol Rep，65（2）：379-388.

Boumil RM，Letts VA，Roberts MC，et al. 2010. A missense mutation in a highly conserved alternate exon of dynamin-1 causes epilepsy in fitful mice[J]. PLoS Genet，6（8）：e1001046.

Brunkhorst R，Friedlaender F，Ferreirós N，et al. 2015. Alterations of the ceramide metabolism in the peri-infarct cortex are independent of the sphingomyelinase pathway and not influenced by the acid sphingomyelinase inhibitor fluoxetine[J]. Neural Plasticity，2015：1574-1579.

Chang JH，Yang X，Zempel JM，et al. 2004. The unilateral cobalt wire model of neocortical epilepsy：a method of producing subacute focal seizures in rodents[J]. Epilepsy Res，61（1~3）：153-160.

Chi YJ，Wu BL，Guan JW，et al. 2017. Establishment of a rhesus monkey model of chronic temporal lobe epilepsy using repetitive unilateral intra-amygdala kainic acid injections[J]. Brain Res Bull，134：273-282.

Chiavegato A，Zurolo E，Losi G，et al. 2014. The inflammatory molecules IL-1β and HMGB1 can rapidly enhance focal seizure generation in a brain slice model of temporal lobe epilepsy[J]. Front Cell Neurosci，8：155.

Cisbani G，Le Behot A，Plante MM，et al. 2018. Role of the chemokine receptors CCR2 and CX3CR1 in an experimental model of thrombotic stroke[J]. Brain，Behavior and Immunity，70：280-292.

Cooper RM，Legare CE，Campbell Teskey G. 2001. Changes in（14）C-labeled 2-deoxyglucose brain uptake from nickel-induced epileptic activity [J]. Brain Res，923（1~2）：71-81.

Cortez MA，McKerlie C. 2001. A model of atypical absence seizures：EEG，pharmacology，and developmental characterization [J]. Neurology，56（3）：341-349.

Czuczwar SJ，Frey HH，Löscher W. 1985. Antagonism of N-methyl-D，L-aspartic acid-induced convulsions by antiepileptic drugs and other agents[J]. Eur J Pharmacol，108（3）：273-280.

Damasceno S，de Menezes NB，de Souza Rocha C，et al. 2018. Transcriptome of the Wistar audiogenic rat（WAR）strain following audiogenic seizures[J]. Epilepsy Res，147：22-31.

De Sarro G，Russo E，Citraro R，et al. 2017. Genetically epilepsy-prone rats（GEPRs）and DBA/2 mice：Two animal models of audiogenic reflex epilepsy for the evaluation of new generation AEDs[J]. Epilepsy Behav，71：165-173.

Dhir A. 2012. Pentylenetetrazol（PTZ）kindling model of epilepsy[J]. Curr Protoc Neurosci，Chapter 9：Unit9. 37.

Dorofeeva NA，Grigorieva YS，Nikitina LS，et al. 2017. Effects of ERK1/2 kinases inactivation on the nigrostriatal system of Krushinsky-Molodkina rats genetically prone to audiogenic seizures[J]. Neurol Res，39（10）：918-925.

Eugene E，Cluzeaud F，Cifuentes-Diaz C，et al. 2014. An organotypic brain slice preparation from adult patients with temporal lobe epilepsy[J]. J Neurosci Methods，235：234-244.

Fariello RG，Golden GT. 1987. The THIP-induced model of bilateral synchronous spike and wave in rodents[J]. Neuropharmacology，26（2~3）：161-165.

Garcia-Garcia L，Shiha AA，Bascunana P，et al. 2016. Serotonin depletion does not modify the short-term brain hypometabolism and hippocampal neurodegeneration induced by the lithium-pilocarpine model of status epilepticus in rats[J]. Cell Mol Neurobiol，36（4）：513-519.

Ghafouri S，Fathollahi Y，Javan M，et al. 2016. Effect of low frequency stimulation on impaired spontaneous alternation behavior of kindled rats in Y-maze test[J]. Epilepsy Res，126：37-44.

Gunderson VM，Dubach M，Szot P，et al. 1999. Development of a model of status epilepticus in pigtailed macaque infant monkeys[J]. Dev Neurosci，21（3~5）：352-364.

Harte-Hargrove LC，French JA，Pitkönen A，et al. 2017. Common data elements for preclinical epilepsy research：Standards for data collection and reporting. A TASK3 report of the AES/ILAE Translational Task Force of the ILAE[J]. Epilepsia，58：478-486.

Hatch RJ，Reid CA，Petrou S. 2014. Enhanced in vitro CA1 network activity in a sodium channel β1（C121W）subunit model of genetic epilepsy[J]. Epilepsia，55：601-608.

He N，Lin ZJ，Wang J，et al. 2019. Evaluating the pathogenic potential of genes with de novo variants in epileptic encephalopathies[J]. Genet Med，21：17-27.

Hellier JL，Dudek FE. 2005. Chemoconvulsant model of chronic spontaneous seizures[J]. Curr Protoc in Neurosci，31（1）：9-19.

Hong Z，Yang T，Tang M，et al. 2013. A novel kindling model of temporal lobe epilepsy in rhesus monkeys induced by Coriaria lactone [J]. Epilepsy Behav，29（3）：457-465.

Ihara Y，Tomonoh Y，Deshimaru M，et al. 2016. Retigabine, a Kv7. 2/Kv7. 3-channel opener，attenuates drug-induced seizures in knock-in mice harboring kcnq2 mutations[J]. PLoS One，11（2）：e0150095.

Kadam SD，White AM，Staley KJ，et al. 2010. Continuous electroencephalographic monitoring with radio-telemetry in a rat model of perinatal hypoxia-ischemia reveals progressive post-stroke epilepsy [J]. J Neurosci，30（1）：404-415.

Kehrl JM，Sahaya K，Dalton HM，et al. 2014. Gain-of-function mutation in Gnao1：a murine model of epileptiform encephalopathy（EIEE17）? [J]. Mamm Genome，25（5/6）：202-210.

Koyama R，Tao K，Sasaki T，et al. 2012. GABAergic excitation after febrile seizures induces ectopic granule cells and adult epilepsy[J]. Nat Med，18（8）：1271-1278.

Leclercq K，Matagne A，Kaminski RM. 2014. Low potency and limited efficacy of antiepileptic drugs in the mouse 6Hz corneal kindling model [J]. Epilepsy Res，108（4）：675-683.

Lee V，Sarkar J，Maguire J. 2014. Loss of Gabrd in CRH neurons blunts the corticosterone response to stress and diminishes stress-related behaviors[J]. Psychoneuroendocrinology，41：75-88.

Lockard JS，Congdon WC，Ducharme LL，et al. 1976. Prophylaxis with diphenylhydantoin and phenobarbital in alumina-gel monkey model I[J]. Epilepsia，17（1）：37-47.

Loiseau H，Averet N，Arrigoni E，et al. 1987. The early phase of cryogenic lesions：an experimental model of seizures updated[J]. Epilepsia，28（3）：251-258.

Ma J，Wu CF，Wang F，et al. 2016. Neurological mechanism of Xiaochaihutang's antidepressant-like effects to socially isolated adult rats[J]. J Pharm Pharmacol，68（10）：1340-1349.

Moyanova S，De Fusco A，Santolini I，et al. 2018. Abnormal hippocampal melatoninergic system：a potential link between absence epilepsy and depression-like behavior in WAG/rij rats[J]? Int J Mol Sci，19（7）：1973.

Ni H，Chen SH，Li LL，et al. 2019. Alterations in the neurobehavioral phenotype and ZnT3/CB-D28k expression in the cerebral cortex following lithium-pilocarpine-induced status epilepticus：the ameliorative effect of leptin[J]. Biol Trace Elem Res，187（1）：100-106.

Nilsen KE，Walker MC，Cock HR. 2005. Characterization of the tetanus toxin model of refractory focal neocortical epilepsy in the rat [J]. Epilepsia，46（2）：179-187.

Oliva MK，McGarr TC，Beyer BJ，et al. 2014. Physiological and genetic analysis of multiple sodium channel variants in a model of genetic absence epilepsy[J]. Neurobiol Dis，67：180-190.

Pandey R，Gupta S，Tandon S，et al. 2010. Baccoside A suppresses epileptic-like seizure/convulsion in

Caenorhabditis elegans [J]. Seizure，19（7）：439-442.

Park JA，Lee CH. 2018. Effect of Rufinamide on the kainic acid-induced excitotoxic neuronal death in the mouse hippocampus[J]. Arch Pharm Res，41（7）：776-783.

Pause BM，Miranda A，Göder R，et al. 2001. Reduced olfactory performance in patients with major depression[J]. J Psychiatr Res，35（5）：271-277.

Pazini FL，Cunha MP，Azevedo D，et al. 2017. Creatine prevents corticosterone-induced reduction in hippocampal proliferation and differentiation：possible implication for its antidepressant effect[J]. Mol Neurobiol，54（8）：6245-6260.

Perez-Mendes P，Blanco MM，Calcagnotto ME，et al. 2011. Modeling epileptogenesis and temporal lobe epilepsy in a non-human primate [J]. Epilepsy Res，96（1～2）：45-57.

Proft J，Rzhepetskyy Y，Lazniewska J，et al. 2017. The Cacna1h mutation in the GAERS model of absence epilepsy enhances T-type Ca^{2+} currents by altering calnexin-dependent trafficking of Cav3.2 channels[J]. Sci Rep，7：11513.

Puzzo D，Gulisano W，Palmeri A，et al. 2015. Rodent models for Alzheimer's disease drug discovery[J]. Expert Opinion on Drug Discovery，10（7）：703-711.

Rakhade SN，Klein PM，Huynh T，et al. 2011. Development of later life spontaneous seizures in a rodent model of hypoxia-induced neonatal seizures[J]. Epilepsia，52（4）：753-765.

Rami A，Benz A. 2018. Exclusive activation of caspase-3 in mossy fibers and altered dynamics of autophagy markers in the mice hippocampus upon status epilepticus induced by kainic acid[J]. Mol Neurobiol，55（5）：4492-4503.

Ruiz P，Calliari A，Pautassi RM. 2018. Reserpine-induced depression is associated in female，but not in male，adolescent rats with heightened，fluoxetine-sensitive，ethanol consumption[J]. Behav Brain Res，348：160-170.

Saporito MS，Gruner JA，DiCamillo A，et al. 2019. Intravenously administered ganaxolone blocks diazepam-resistant lithium-pilocarpine-induced status epilepticus in rats：comparison with allopregnanolone[J]. J Pharmacol Exp Ther，368（3）：326-337.

Schlitt M，Lakeman AD，Wilson ER，et al. 1986. A rabbit model of focal herpes simplex encephalitis [J]. J Infect Dis，153（4）：732-735.

Shandra AA，Mazarati AM，Godlevsky LS，et al. 1996. Chemical kindling：implications for antiepileptic drugs-sensitive and resistant epilepsy models [J]. Epilepsia，37（3）：269-274.

Simeone KA，Hallgren J，Bockman CS，et al. 2018. Respiratory dysfunction progresses with age in Kcna1-null mice，a model of sudden unexpected death in epilepsy[J]. Epilepsia，59（2）：345-357.

Smith GD，Gao N，Lugo JN. 2016. Kv4. 2 knockout mice display learning and memory deficits in the Lashley maze[J]. F1000Res，5：2456.

Song J，Hu J，Tanouye M. 2007. Seizure suppression by top1 mutations in drosophila [J]. J Neurosci，27（11）：2927-2937.

Stringer JL. 2003. Epileptogenic activity of granulomas associated with murine cysticercosis [J]. Exp Neurol，183（2）：532-536.

Taylor-Courval D，Gloor P. 1984. Behavioral alterations associated with generalized spike and wave discharges in the EEG of the cat[J]. Exp Neurol，83（1）：167-186.

Uhlmann EJ，Wong M，Baldwin RL，et al. 2002. Astrocyte-specific TSC1 conditional knockout mice exhibit abnormal neuronal organization and seizures[J]. Annals of Neurology，52（3）：285-296.

Urasyanandana K，Songsang D，Aurboonyawat T，et al. 2018. Treatment outcomes in cerebral artery dissection and literature review[J]. Interv Neuroradiol, 24（3）: 254-262.

Wada JA, Tsuchimochi H. 1995. Cingulate kindling in Senegalese baboons, papio papio [J]. Epilepsia, 36（11）: 1142-1151.

Walker AE. 1945. Convulsive factor in commercial penicillin[J]. Arch Surg, 50（2）: 69-73.

Wang X, Yin F, Li L, et al. 2018. Intracerebroventricular injection of miR-146a relieves seizures in an immature rat model of lithium-pilocarpine induced status epilepticus[J]. Epilepsy Res, 139: 14-19.

Wilking JA, Hesterberg KG, Crouch EL, et al. 2010. Chrna4 A529 knock-in mice exhibit altered nicotine sensitivity[J]. Pharmacogenet Genomics, 20（2）: 121-130.

Willner P, Belzung C. 2015. Treatment-resistant depression: Are animal models of depression fit for purpose?[J]. Psychopharmacology（Berl）, 232（19）: 3473-3795.

Wong JC, Dutton SB, Collins SD, et al. 2016. Huperzine A provides robust and sustained protection against induced seizures in scn1a mutant mice[J]. Front Pharmacol, 7: 357.

第四章 呼吸系统疾病动物模型

呼吸系统疾病常见且多发，累及所有与呼吸相关的结构和器官，主要病变部位在气管、支气管、肺部及胸腔。导致呼吸系统疾病的原因主要有三个：呼吸系统暴露于环境而被吸入的微生物、灰尘和气体所损伤；心脏输出的血液会经过呼吸系统所占面积巨大的毛细血管网，因此破坏小血管的疾病大概率也会损伤呼吸系统；过敏现象会深刻影响呼吸系统的功能。呼吸系统疾病病变轻者多表现为咳嗽、胸痛，呼吸受影响，重者呼吸困难、缺氧，甚至呼吸衰竭致死。

建立人类呼吸系统疾病动物模型，对于更好地理解疾病的生理病理机制以及评估呼吸系统疾病治疗药物的安全性和有效性具有重要意义。

第一节　咳嗽动物模型

咳嗽是呼吸系统多种疾病的常见症状，是人体的一种保护性呼吸反射动作。为研究咳嗽的发生机制和开发镇咳药物，研究者们复制了一些动物模型作为研究工具。用于建立咳嗽模型的动物主要有豚鼠、大鼠、小鼠。与咳嗽反射各环节相关的各种机械刺激、化学刺激、电刺激及各类炎症介质等均可引起咳嗽反射。

一、机械刺激致咳嗽动物模型

🎯 **原理与方法**　豚鼠对机械刺激很敏感，刺激其喉上神经可引起咳嗽。选择 400～500g 豚鼠，雌雄均可。麻醉，背位固定。做颈正中切口，暴露气管，在距锁骨 1.5cm 的气管前面剪开一个下形切口，沿与气管长轴成 30°倾斜向气管下端插入长 2cm、直径为 1.5cm 的塑料管，将一根猪鬃经塑料管向气管内插入，对气管权黏膜进行机械刺激，致其咳嗽。间隔 10min 连续两次测得稳定的咳嗽反应后可进行给药，可用磷酸可待因（4mg/kg）为阳性对照。

✒ **模型特点**　机械刺激法简便易行，无须特殊的仪器。引起的咳嗽反应灵敏迅速典型，结果可靠。即使反复进行也不会产生"钝化"，适用于止咳药的筛选。机械刺激法的局限性是只能在麻醉状态下进行，刺激强度不能控制，不能定量测定每个刺激的阈值，无法进行定量比较。

二、化学刺激致咳嗽动物模型

（一）氨水吸入致咳嗽动物模型

🎯 **原理与方法** 浓氨水是一种较强的化学刺激物，动物吸入氨水气雾后，呼吸道感受器受到刺激，引起咳嗽。将小鼠置于 500ml 玻璃钟罩内，通过空气压缩机连接玻璃喷雾头，以 400mmHg 恒压将氨水（25%～28%氢氧化铵）均匀地喷入钟罩内，喷雾 5s，然后观察和记录小鼠的咳嗽潜伏期（从喷雾结束到第一次咳嗽）和 2min 内咳嗽次数，也可以观察 50%小鼠咳嗽的喷雾时间（EDT50）。典型咳嗽表现为小鼠腹肌收缩，同时张大口，有咳嗽声。

💠 **模型特点** 氨水诱发小鼠咳嗽反应变异性较大，可在初筛止咳药时应用。

（二）二氧化硫吸入致咳嗽动物模型

🎯 **原理与方法** 二氧化硫是一种强化学刺激物质，其气雾被动物吸入后刺激呼吸道感受器，反射性地引起咳嗽。用一带侧口的三角烧瓶，侧口通过橡皮管与球囊连接，烧瓶内盛有无水亚硫酸钠，烧瓶塞上装一滴定管，内灌硫酸，打开滴定管的活塞使硫酸滴到亚硫酸钠上，将烧瓶内产生 SO_2 气体储存于球囊内，用血管钳夹紧，应用时用注射器吸取 4～10ml，注入放置实验小鼠的广口瓶内，观察小鼠咳嗽潜伏期，按下式计算药物止咳率：

$$药物止咳率（\%）= \frac{给药组咳嗽潜伏期}{模型组咳嗽潜伏期} \times 100\%$$

💠 **模型特点** SO_2 引起咳嗽的个体差异较大，实验时应尽量控制实验条件。

（三）枸橼酸吸入致咳嗽动物模型

🎯 **原理与方法** 豚鼠吸入枸橼酸溶液喷雾后，呼吸道黏膜感受器受到刺激，引起反射性咳嗽。将体重 200～250g 的豚鼠置于玻璃干燥器内，用超声雾化器喷入 17.5%枸橼酸雾化气 5～10s，观察、记录豚鼠咳嗽潜伏期或记录 5min 内豚鼠的咳嗽次数。注意根据具体情况调整喷雾时间；实验前 24h 对豚鼠进行预筛，喷雾潜伏期＞2min 者或 5min 内咳嗽次数少于 10 次者剔除。可用磷酸可待因作为阳性对照。

💠 **模型特点** 豚鼠吸入枸橼酸溶液喷雾后，呼吸道黏膜感受器受到刺激，反射性引起咳嗽。吸入喷雾 10s 可导致豚鼠 5min 内咳嗽（24.31±7.46）次，潜伏期为（46.81±26.12）s。喷雾 20s 可导致豚鼠 5min 内咳嗽（25.83±4.14）次，潜伏期为（50.27±24.21）s。这种方法具有雾化时间和浓度可控，操作简单，豚鼠咳嗽声大、易于辨别等优点。

二氧化硫引咳法、氨水引咳法和枸橼酸引咳法是研究止咳药的三种常用方法，前两者系用于小鼠，费用较低廉，但因大小鼠的咳嗽与喷嚏有时很难分清，故仅适用于研究止咳药效果的初筛，确定效果后，再用豚鼠做进一步研究。

第二节　支气管哮喘动物模型

支气管哮喘（bronchial asthma）简称哮喘，是气道的一种慢性变态反应性炎症性疾病。由嗜酸性粒细胞、肥大细胞和 T 淋巴细胞等多种炎症细胞参与，由此导致患者的气道高反应性（气道对各种刺激因素出现过强或过早的收缩反应），造成气道缩窄，气流受阻。哮喘在临床上表现为反复发作性喘息、呼气性呼吸困难和胸闷等症状。

哮喘是一种常见疾病，也是严重威胁人类健康的疾病之一。据世界卫生组织估计，全世界有 2.35 亿人患有哮喘。它同时也是儿童最为常见的慢性病。

哮喘的发病机制复杂，鉴于人体试验的局限性，有关哮喘发病机制的探索、新药的研究开发和新治疗方法的评价都主要依赖于动物实验。

一、卵白蛋白激发豚鼠过敏性哮喘动物模型

原理与方法　对豚鼠腹腔注射或多点皮下注射卵白蛋白（ovalbumin，OVA），其可溶性抗原成分刺激机体产生特异性 IgE，使机体处于致敏状态。注射 OVA 后 2 周，将豚鼠置于密闭有机玻璃箱内，使其吸入超声雾化的 OVA 生理盐水溶液。此时由 IgE 介导发生抗原抗体反应，使细胞脱颗粒，释放出活性化学物质，如组胺、嗜酸性粒细胞趋化因子等，作用于支气管引起气道高反应性导致哮喘。OVA 常与佐剂氢氧化铝联合使用，氢氧化铝可增强免疫系统的抗原特异性 Th2 免疫应答。豚鼠可出现气喘表现，咳嗽、烦躁、口唇和四肢发绀，呼吸费力挣扎，呼吸频率加快和呼吸加深。病理检查可发现肺毛细血管扩张、嗜酸性粒细胞浸润和腺体分泌亢进。动物每日引喘 1 次，反复 10～14d，可成为哮喘慢性发作模型。

模型特点　豚鼠是观察气道高反应性的最佳动物，接受致敏物质后反应程度与其他动物相比较强，能产生 I 型变态反应，雾化激发后能产生速发相与迟发相哮喘反应。变应原诱发的豚鼠支气管收缩和人类支气管哮喘中的收缩特点相同，包括接触抗原后的支气管收缩反应，气道对介质的高反应性，以及过敏性支气管炎的嗜酸性粒细胞浸润特征。OVA 为蛋清提取物，不会在人体内引起气道炎症，免疫原性强，价格低廉，是一种良好的过敏原。OVA 激发豚鼠哮喘发作是目前国内外常用的方法，操作简单，可重复性强。本模型主要用于哮喘发病机制研究和治疗效果观察。需要注意的是，豚鼠对 OVA 的反应个体差异很大，相同剂量下，少数豚鼠可能不出现哮喘反应，而一些个体则可能发生急性过敏性休克。

二、血小板活性因子激发哮喘动物模型

原理与方法　血小板活性因子（platelet activating factor，PAF）是目前已知的唯一能引起气道高反应性的炎症介质，具有许多影响哮喘病理变化的效应，如引起豚鼠支气管收缩、微血管渗漏、黏液过度分泌、支气管反应性增高、嗜酸性粒细胞募集在模型动物的

气道中。另外，PAF 通过嗜酸性粒细胞的活化趋化、脱颗粒、释放嗜酸性粒细胞蛋白 X（eosinophil protein X，EPX）、嗜酸性粒细胞阳离子蛋白（eosinophil cationic protein，ECP）和碱性蛋白等细胞毒性物质引起气道上皮细胞损伤和脱落。同时，激活的嗜酸性粒细胞本身又合成并释放 PAF，使这一过程加剧，最终引起气道高反应。选用成年雄性豚鼠，将 PAF 稀释于含 0.25%小牛血清白蛋白的生理盐水，雾化吸入可引起豚鼠哮喘发作。

模型特点 该模型主要用于支气管哮喘发病机制研究。PAF 激发豚鼠哮喘发作不需要致敏过程，而是利用其特性直接引发气道高反应性。造模操作需要雾化吸入设备，并严格控制雾化吸入浓度。

三、药物性支气管哮喘动物模型

原理与方法 氯化乙酰胆碱-磷酸组胺吸入后能直接刺激气道平滑肌收缩，同时也刺激胆碱能神经末梢，反射性引起平滑肌细胞收缩，引起咳嗽。选用体重 180～220g 的健康幼年豚鼠，置于玻璃钟罩内，超声波雾化器以 400mmHg 的压力喷入一定浓度氯化乙酰胆碱-磷酸组胺等量混合液 5s，喷雾停止后观察豚鼠的引喘潜伏期。亦可选用 300～500g 豚鼠暴露于氯化乙酰胆碱-磷酸组胺或暴露于乙酰胆碱溴化物气溶胶。

模型特点 组胺和乙酰胆碱等药物以气雾法给予豚鼠可引起支气管痉挛、窒息，从而导致抽搐跌倒。这种动物模型可用于观察支气管平滑肌松弛作用，测定引喘潜伏期。引喘潜伏期指从喷雾开始到哮喘发作、呼吸极度困难，直至抽搐跌倒的时间，一般不超过120s，超过则认定为豚鼠不敏感，不予以选用。测定潜伏期实验每只豚鼠每天只能做 1 次，否则实验结果不可靠。抗组胺药物无直接松弛支气管平滑肌的作用，但在该模型中有平喘效果。在分析实验结果时应注意排除假阳性结果。

四、灭活呼吸道合胞病毒致哮喘动物模型

原理与方法 哮喘是一种免疫介导的气道高反应性的炎症性疾病，病毒已被证明在哮喘的发作和加重过程中起着重要作用。灭活的呼吸道合胞病毒（respiratory syncytial virus，RSV）感染导致气道感染性炎症以及气道高反应性，同时还诱导机体免疫状态发生改变，可诱发或加重哮喘的产生。用紫外线灭活的 RSV 在第 1d 和第 8d 腹腔注射 4～6 周龄雌性 BALB/c 小鼠，第 21d 取 RSV 生理盐水溶液在小鼠鼻腔内缓慢滴入以激发小鼠哮喘。

模型特点 RSV 可引起反复感染，通常伴有相关的中度感冒症状。紫外线灭活的 RSV 致敏与 OVA 致敏相比，激发小鼠哮喘症状明显，气道中浆细胞和嗜酸性粒细胞浸润明显增多，类似临床上支气管哮喘的发作和病理改变。激发后 48h 气道炎症表现最为明显。

第三节 慢性支气管炎动物模型

慢性支气管炎（chronic bronchitis）是指气管、支气管黏膜及其周围组织的慢性非特异

性炎症。临床上以反复发作的咳嗽、咳痰或伴有喘息症状为特征，且症状每年至少持续 3 个月，连续 2 年以上。病情持续多年者常并发肺气肿和慢性肺心病。慢性支气管炎的病因和发病机制较复杂，是由多种因素长期综合作用所致。已确定的致病因素包括细菌和病毒感染、吸烟、空气污染、过敏和机体内在因素等。

通过实施药物干预以减轻慢性支气管炎感染程度进而减轻症状已成为研发相关药物的关键。选用模型动物并选择性排除干扰因素能够更直观地了解其发病因素、病理特征和发病机制，为后期的临床研究及新药的开发提供重要材料。考虑到实验动物的繁殖周期、实验成本、动物基因组研究进程等多种因素，大鼠、小鼠、豚鼠等动物被广泛应用于复制慢性支气管炎模型。

一、烟熏致慢性支气管炎动物模型

原理与方法　烟熏法是模拟人吸烟对呼吸道的刺激，引发慢性支气管炎病理过程的一种造模方法。由于烟草形成的烟雾中含有焦油、氢氰酸、烟碱、尼古丁等多种化学物质，可严重损伤实验动物呼吸道的防御屏障，抑制黏膜上皮细胞的纤毛运动，刺激分泌增加，降低巨噬细胞的吞噬功能，引起气管、支气管黏膜及其周围组织的慢性炎症。将动物置于烟室内，保持烟室内烟雾浓度，一定时间后将动物取出，根据需要进行重复操作，最终获得所需的支气管损伤模型。该方法常用于大鼠、小鼠、地鼠、豚鼠等，还有用犬、猴进行研究报道。不同动物造模方法略有不同。

1. 大鼠烟雾吸入模型

锯末 200g，烟叶 20g，干辣椒 6g，硫黄 1g，混合后在 27m³ 烟室内点燃，烟雾浓度约为 200mg/m³。每天吸入 1h，共 44d。

2. 小鼠香烟烟雾刺激模型

小鼠于 10L 卡口瓶中，瓶盖留有直径 1.5cm 通气孔，下口连接一个三通管，另两端分别连接 50ml 注射器及点燃的香烟，用注射器通过三通管，连续通入香烟烟雾，每次 400ml，（瓶中烟雾浓度约为 4%）烟熏 30min。前 10d 上、下午各烟熏 1 次，后 10d 每天下午烟熏 1 次，连续 30 次，全程约 20d。

模型特点　该方法操作简便，支气管慢性炎症病变确切，合并出现其他疾病少，是最常用的慢性支气管炎造模方法。模型的建立呈现渐进性发展，随着烟雾刺激时间的延长，气管炎症逐渐加重，一般在 21d 后开始出现呼吸道慢性炎症，约至第 7 周可形成慢性支气管炎的典型病理变化。此模型起病较慢，可以反映慢性支气管炎早期炎症形成的系列过程。特别适用于研究慢性支气管炎发生、发展过程中不同阶段的病理变化及相应的炎症细胞浸润、炎性标志物的变化。缺点是致烟剂原料种类单一，其燃烧产生的烟雾浓度难以控制，且实验周期较长，稳定性较差。

二、二氧化硫吸入致慢性支气管炎动物模型

原理与方法　让动物吸入刺激性气体二氧化硫，引起慢性支气管炎，原理与烟熏

动物模型近似。氯气、氨气等也有相似的效果。二氧化硫吸入法多采用小鼠或大鼠作为实验对象。向特制熏箱中充入不同浓度的二氧化硫，将实验动物分批放入进行 10s 至 30min 的吸入，每天 1 次，连续 15~28d。模型组小鼠体质量明显减轻，肺器官组织病变明显，各级支气管都可见黏液栓，咳嗽次数显著增加，黏膜组织杯状细胞增生和淋巴细胞、浆细胞等大量炎症细胞浸润。大鼠出现哮鸣音及呼吸困难，支气管黏膜浸润程度加重且导致上皮细胞明显脱落，肺泡腔出现气肿改变，肺泡壁有间质炎，肺组织匀浆液中 TNF-α 水平显著上调，而 IL-10 和 IL-4 水平则显著下调。

模型特点　小鼠和大鼠吸入二氧化硫后在形成慢性支气管炎病变的过程中，以杯状细胞增多、柱状上皮增生及慢性炎症细胞浸润最为常见。当以上病变出现在支气管及末梢支气管时，就可以作为慢性支气管炎的形态学诊断指标。这种慢性支气管炎动物模型模拟了在人类支气管炎中观察到的黏液分泌过多、气道阻塞和气道反应性增强等表现。本方法快速简易，但对气管及支气管的刺激性较大。造模应选择健康状况良好的动物，以减少长时间实验过程中动物支气管管壁淋巴组织增生对实验结果的影响。

三、内毒素注入致慢性支气管炎动物模型

原理与方法　脂多糖（lipopolysaccharide，LPS）是革兰氏阴性菌细胞壁外壁的组成成分，是蛋白质、类脂质及多糖的复合物，也是重要的致炎因子，可引起气道上皮损伤，激活炎症细胞并释放炎症因子，诱导气道炎症。向大鼠气管滴注小剂量的 LPS，可以刺激大鼠肺部中性粒细胞的游出，增加的中性粒细胞可通过释放蛋白酶、氧自由基、一氧化氮及其他细胞因子造成支气管肺组织损伤，从而模拟慢性支气管炎的病理特征。将无特定病原体（SPF）级雄性 SD 大鼠腹腔注射麻醉后仰卧位固定，拉出舌体，暴露声门，快速将套管穿过声门，插入气管，进行 LPS 气管滴注。饲养 3 周后可观察到大鼠出现倦怠、毛发失泽、进食和饮水均减少的表现。其支气管平滑肌增厚，部分纤毛上皮细胞变性脱落、连接间隙增宽，复合纤毛生成、管壁可见慢性炎症细胞浸润、杯状细胞增生及管腔内充满以中性粒细胞为主的炎症细胞和黏液。肺灌洗液中丙二醛（MDA）、乳酸脱氢酶（LDH）、白蛋白（ALB）、谷胱甘肽（GSH）和碱性磷酸酶（AKP）5 个指标均有上调，巨噬细胞、中性粒细胞和淋巴细胞数量显著增加。

模型特点　除上述原理外，LPS 还可通过与肺泡巨噬细胞膜上的 CD11c/CD18 和 CD14 两种受体结合，导致胞质中游离钙离子浓度升高，进而影响 TNF-α、IL-1、IL-10、TGF-β$_1$ 等细胞因子的合成和分泌，从而引起慢性支气管局部的炎症反应。该方法比较简便、易定量、耗时短且污染较少。其缺点是要做全身麻醉手术和气管插管，操作复杂，对大鼠损伤也大；LPS 过量会导致急性肺损伤改变，不利于慢性支气管炎的阶段性观察，故前期造模条件的摸索尤为重要。

四、气管内注射 LPS 联合烟熏法致大鼠慢性支气管炎模型

原理与方法　该方法结合了 LPS 注入和烟熏法致慢性支气管炎的原理。8 周龄雄

性 Wistar 大鼠，于第 1、8、15、22d 向大鼠气管内缓慢注入 LPS 200μl，完毕后迅速将大鼠直立旋转 10～20s，使 LPS 均匀分布于肺部。第 3～8d、10～15d、17～22d、23～28d，每天在熏烟箱内持续吸入香烟雾 30min，15 支/次，2 次/天。模型大鼠表现为毛发凌乱无光泽及气喘气促，28d 后体质量明显下降、支气管管壁炎症细胞大量浸润、肺泡壁出现明显水肿、支气管平滑肌增厚断裂、杯状细胞增生且部分气道黏膜上皮纤毛粘连及脱落。血清 TNF-α、IL-13 和 IL-8 含量均上调。前炎症因子 TNF-α 受到理化等刺激后持续释放至血液以及组织，激活 p38 MAPK 通路参与中性粒细胞的信号转导，加剧炎症细胞的聚集，从而加重炎症反应以至于呼吸道感染反复发作。

🔷**模型特点**　该模型造模所需时间相对较少，但操作较复杂，实验过程中存在一定死亡率。

五、LPS 联合卡介苗法致大鼠慢性支气管炎模型

🎯**原理与方法**　对大鼠进行尾静脉注射给予 5mg 卡介苗，7d 后向气管内注射 1mg/ml 的 LPS 200μg，观察 3 周。模型大鼠肺组织匀浆液中 TNF-α 和 IL-8 水平显著上调，而 IL-10 水平下调。支气管肺泡灌洗液（BALF）中白细胞计数、中性粒细胞以及肺泡巨噬细胞比例显著升高。同时，肺泡巨噬细胞一氧化氮含量及诱导型一氧化氮合酶（iNOS）的活性均表现出明显的增强。

🔷**模型特点**　本方法造模结果较独用 LPS 更为典型，但很难复制出气管腺体增生的形态学改变，可能是大鼠气管与支气管腺体不发达之故。

第四节　肺心病动物模型

肺源性心脏病简称肺心病，可分为急性和慢性两种，以后者为多见。慢性肺心病（chronic pulmonary heart disease，CPHD），是由支气管-肺组织、胸廓或肺血管的慢性病变，引起肺组织结构和（或）功能异常，产生肺血管阻力增加，肺动脉压力增高，使右心室扩张和（或）肥厚，伴或不伴有心力衰竭的心脏病。肺动脉高压是心力衰竭的主要原因。大约 85% 的慢性肺心病是由慢性阻塞性肺疾病（chronic obstructive pulmonary disease，COPD）所引起的。可以认为，慢性肺心病是慢性阻塞性肺疾病的并发症。本节将分别介绍由肺动脉高压和慢性阻塞性肺疾病导致的肺心病动物模型。

一、肺动脉高压致肺心病动物模型

（一）缺氧性肺动脉高压动物模型

原理和方法　缺氧是通用且有效地建立肺动脉高压模型的手段。缺氧导致肺小动脉中层肥厚、管径变小、肺血管平滑肌张力增大、肺血管收缩反应增强、肺血管阻力增加，从而导致肺动脉高压。造模时将大鼠置于常压低氧舱内，保持氧浓度（10.0±0.5）%，氮气

浓度（10.0±0.5）%，二氧化碳浓度保持在 3%以下。每天低氧 8h，每周 6d，共 30d。可以观察到动物出现低氧性肺血管收缩和肺血管发生形态学的改变。

模型特点 该方法可适当调整后，建立低氧、高二氧化碳型肺动脉高压模型。本法适用于因长期缺氧导致的肺循环高压，继发右心肥大，右心衰竭的肺心病研究。但现有的模型大都仅能重现缺氧性肺动脉高压某些阶段的形态及病理生理改变。

（二）野百合碱诱发肺心病动物模型

原理与方法 野百合碱能损伤肺小动脉内皮细胞，引起动脉壁增厚，管腔缩小，血管阻力增加，使右心负荷加重，导致肺心病。雄性成年大鼠，用乙醇和生理盐水（2：8）混合液把野百合碱配制成 1%溶液，按 50mg/kg 体重腹腔注射 1 次，第 13～21d 即可形成该模型。通常使用 MCT（25～55mg/kg）造模 3 周可见大鼠肺动脉压升高，右心室壁重量增加，肺脏湿重、干重系数均增加，并且右心室肥厚呈剂量依赖性增大，当剂量达到 79mg/kg 时，右心室肥厚不再增加而体重明显受抑制。4 周后病情进一步加重并且死亡达半数。

模型特点 模型动物肺动脉压力显著升高，可达正常值的 3 倍。同时伴右心室肥厚和体重减轻。光镜下可见肺血管明显损伤，内皮细胞变性肿胀，突向管腔，甚至坏死脱落。可见肺血管重塑明显，表现为血管内膜增生，中层增厚，管腔变窄，有的可完全闭塞，可见血管周围炎症。另外，右心肥大指数增加。野百合碱可重复诱导产生严重的进展性肺动脉高压。

（三）三氯化铁法致兔肺心病模型

原理与方法 接触三氯化铁（$FeCl_3$）会造成血管内膜和平滑肌损伤，内膜损伤程度从极小损伤到完全剥脱。内皮细胞基底部有富含铁离子的不透明小囊泡堆积，提示铁离子通过胞吞-胞吐途径进入血管腔，由于高价铁离子的氧化作用，导致内皮损伤，引起血小板激活、黏附、集聚，进而形成血栓。$FeCl_3$具有凝血作用，家兔耳缘静脉注射 $FeCl_3$ 水溶液后，其水溶液很难通过肺毛细血管进入全身循环，弥散性血管内凝血和血栓仅见于肺，肺动脉系统出现广泛的血栓形成、内皮增厚、血管炎等改变，血流受阻，逐渐形成肺动脉高压，右心代偿而发生肥大扩大，逐步发展为肺心病。选用兔子于耳缘静脉注射 1% $FeCl_3$ 溶液每周 3 次，每次 2.0ml，共 4 周，使肺血管持续高压并影响心功能。造模结束后该动物右心房、右心室和肺动脉收缩压、舒张压均明显升高。

模型特点 本方法造模时间较长，肺心病的形成与动物机体的代偿情况有关。

二、慢性阻塞性肺疾病动物模型

慢性阻塞性肺疾病（COPD）是一种具有气流受限特征的以炎症为核心的慢性呼吸系统疾病，是呼吸系统最常见的慢性病，主要表现为气道慢性炎症，气道阻塞、结构重塑，肺泡结构改变和相关并发症。建立标准化且切合临床慢性阻塞性肺疾病特征的动物模型对探究其发生和发展、病理生理、形态功能学改变及新的治疗途径具有重大意义。造模动物主要为小鼠、大鼠、豚鼠。

（一）香烟烟雾致慢性阻塞性肺疾病动物模型

原理与方法 吸烟被公认为是慢性阻塞性肺疾病的最主要病因。香烟中的有害成分可攻击气道上皮，直接削弱呼吸道的净化能力和防御功能，引起气道炎症及继发的肺气肿等。被动吸烟使用烟熏箱（20cm×25cm×30cm），每箱每次点燃市售无过滤嘴香烟（约含焦油 25mg，烟气烟碱量 1.4mg）3 支。熏烟组大鼠于每日上、下午各被动吸烟 1 次，每个烟熏箱置入熏烟组大鼠 3 只，每次持续吸入新鲜的香烟烟雾 1h。烟熏 36 周。

模型特点 采用被动吸烟建立的慢性阻塞性肺疾病动物模型耗时较长，更符合人类慢性阻塞性肺疾病的临床实际情况。烟熏 10 周后，纤毛上皮异常并伴黏液高分泌；12 周后，可见纤毛皮细胞部分脱落；12~24 周后，可见少量肺泡融合形成肺大泡。24~36 周后，上述病变更明显；36 周后，肺泡腔明显扩大，气道管壁明显增厚和纤维化，并可见大量炎症细胞浸润。多种炎症细胞参与了慢性阻塞性肺疾病的发生及发展，气道腔内炎症细胞以中性粒细胞、巨噬细胞、淋巴细胞为主，肺实质以巨噬细胞（CD68$^+$）、T 淋巴细胞浸润为主，表现为气道黏液高分泌、炎症细胞增多、气道壁增厚且以胶原为主的细胞外基质过度沉积。该模型主要用于慢性阻塞性肺疾病病理生理改变及其药物治疗的研究。

（二）吸入有害气体/细颗粒物致慢性阻塞性肺疾病小鼠模型

原理与方法 目前常用的有害气体/细颗粒物为烟雾、PM2.5、二氧化硫、二氧化氮、臭氧等。由于吸烟和空气污染是慢性阻塞性肺疾病发生的重要危险因素，所以烟雾暴露和 PM2.5 在建模中较常使用。C57BL/6J 小鼠，清醒无束缚状态，全身暴露于 PM2.5 浓度为 560μg/m^3 的实验室，每天 6h，每周 5d，连续 48 周。出现肺功能下降，气肿性病变和气道炎症，符合慢性阻塞性肺疾病的疾病特征。

模型特点 吸入有害气体及细颗粒物的效应随暴露的时间长短、频率、次数、类型（局部烟熏，全身暴露，腹腔注射）和烟雾产生方式（吹气或吸气行为产生的主流烟雾，卷烟燃烧产生的侧流烟雾）的不同而差异较大。

（三）气管内注入 LPS 致慢性阻塞性肺疾病动物模型

原理与方法 LPS 是革兰氏阴性菌的细胞壁成分，存在于空气污染和有机粉尘中。LPS 暴露会引起中性粒细胞和巨噬细胞大量聚集，导致肺部炎症的发生，长期暴露会引起肺部结构发生变化，这种变化在 LPS 接触停止后仍会持续。LPS 鼻内滴注的最佳时间为 72h，小鼠经鼻内滴注 10μg LPS，每周 2 次，持续 20 周可诱导小鼠产生气道炎症反应和肺气肿。动物模型存在肺功能下降、肺气肿、小气道重塑、肺部炎症等现象。

模型特点 与其他模型相比，使用 LPS 诱导产生炎症和纤维化模型以实现慢性阻塞性肺疾病的病理学特征所需时间相对较短，且与人类慢性阻塞性肺疾病的临床特点接近。

（四）细菌/病毒感染致慢性阻塞性肺疾病动物模型

原理与方法 感染是慢性阻塞性肺疾病发生急性加重最重要的诱因，可导致病情进展及病死率增加。目前造模常用的细菌或病毒有铜绿假单胞菌、肺炎克雷伯菌、流感嗜血杆菌、肺炎链球菌、大肠埃希菌、流感病毒、鼻病毒、人类免疫缺陷病毒（HIV）等。

🔹 **模型特点** 此模型适用于研究细菌感染导致肺组织损伤的机制，但实践中要注意选取细菌的种类及控制细菌的数量。单纯应用细菌或病毒建立慢性阻塞性肺疾病模型的情况较少，应多与其他因素联合使用通过感染获取慢性阻塞性肺疾病急性加重（acute exacerbation of chronic obstructive pulmonary disease，AECOPD）动物模型。

（五）基因修饰慢性阻塞性肺疾病动物模型

🎯 **原理与方法** 慢性阻塞性肺疾病具有遗传和环境易感性，遗传性 α_1-抗胰蛋白酶缺乏（AATD）尽管只占致病因素的很小一部分，却很好地解释了遗传与环境的相互作用致使个体倾向于发生慢性阻塞性肺疾病，不过尚不明确这些基因究竟是慢性阻塞性肺疾病发病的基因或仅仅是致病基因的标记。目前基因调控模型主要包括自然变异的慢性阻塞性肺疾病模型，如紧皮、苍白、斑点型小鼠。转基因慢性阻塞性肺疾病模型，如将删除肺上皮神经纤毛蛋白 1（Nrp1）的基因缺失小鼠暴露于烟雾中，12 周制备的 Nrp1 基因缺失型慢性阻塞性肺疾病动物模型，可用于研究 *Nrp1* 表达失调在慢性阻塞性肺疾病发展中的作用机制。

此外，基因修饰慢性阻塞性肺疾病模型小鼠还有 IL-6 敲除小鼠、SPC-TNF-α 小鼠、Sox$^{-/-}$小鼠等。

🔹 **模型特点** 慢性阻塞性肺疾病基因改造模型获得的动物模型具有遗传稳定性和重复性，允许从细胞分子易感性水平上来分析特定性的调控作用及其功能，为慢性阻塞性肺疾病的预防和治疗研究提供重要的工具，但其不能产生人类慢性阻塞性肺疾病的几种特定表现，因而限制了其转化的应用价值。

第五节　肺气肿动物模型

阻塞性肺气肿（obstructive pulmonary emphysema）简称肺气肿，是呼吸性细支气管、肺泡管、肺泡囊和肺泡因过度充气呈持久性扩张，并伴有肺泡间隔破坏、肺组织弹性减弱，导致肺体积膨大、功能降低的病理状态。肺气肿常继发于其他肺阻塞性疾病，尤以慢性支气管炎最为常见。

肺气肿成因广泛、病理复杂、病程漫长，动物模型是其研究的重要手段之一。

弹性蛋白酶诱导肺气肿动物模型

🎯 **原理与方法** 肺组织中参与肺泡壁降解的蛋白酶主要是弹性蛋白酶。在正常情况下，弹性蛋白酶和弹性蛋白酶抑制因子（主要为 α_1-抗胰蛋白酶）之间处于平衡状态，维持肺组织正常结构。当弹性蛋白酶活性过强时可造成肺气肿。通过气管内滴注、雾化吸入或静脉内注入，使弹性蛋白酶（如木瓜蛋白酶和猪胰弹性蛋白酶）进入实验动物肺内并穿越肺泡上皮质进入肺间质与弹性蛋白、纤维蛋白和胶原等结合，将其分解而引起肺泡炎和肺泡坏死，使大量含有血黄素的吞噬细胞在病变肺泡处沉积，使肺的弹性回缩力减弱或丧失。由于吞噬细胞中含有丰富的溶菌酶，对基质有溶解作用，故而直接导致肺气肿。

1）新西兰兔局部气管内滴注猪胰弹性蛋白酶诱导肺气肿模型：体重 2.5～3.0kg 雄性新西兰兔麻醉后，仰卧位固定在操作台上，将内径 3.0mm 的气管插管插入新西兰兔气管内。经气管插管缓慢注入猪胰弹性蛋白酶。将兔直立旋转，使药液均匀分布于两肺内。气管内注入胰弹性蛋白酶后 2 周、4 周和 6 周分别处死动物，切取肺组织，在 10%中性缓冲甲醛液中固定后，常规制备石蜡切片，观察肺病变。用图像分析仪进行形态定量分析，每只动物观察 2 张切片，每张切片随机观察测量 8 个视野。测量平均肺泡面积、单位面积肺泡数和平均内衬间隔。

2）新西兰兔雾化吸入木瓜蛋白酶诱导肺气肿模型：体重 3.5～4.5kg 新西兰兔，经雾化箱雾化吸入 5g/L 木瓜蛋白酶 50ml，雾化颗粒直径在 5μm 以下者占 90%以上，雾化过程约4h。每周吸入 1 次，共 3 周。末次吸入 4 周后，动物处死，开胸取肺，做病理切片。

🛡 **模型特点**　通过往实验动物的气管内滴入包括猪胰弹性蛋白酶、木瓜蛋白酶等促弹性蛋白酶，均会导致动物的肺泡融合，肺泡腔扩大，出现肺气肿样改变。该类模型主要基于肺气肿形成的弹性蛋白酶和弹性蛋白酶抑制因子之间的失平衡学说。弹性蛋白酶注入肺内后，穿越肺泡上皮细胞进入肺间质，降解弹性纤维，从而形成肺气肿。

弹性蛋白酶给药途径很多，除了上面介绍的气管插管滴注和雾化吸入外，还有气管切开滴入、气管穿刺滴入和静脉注射等。其中气管插管滴注的方法可以避免气管切开和气管穿刺可能导致的创口感染。气管内滴入酶液直接作用于肺部，较静脉途径直接且避免了血液成分的干扰。酶液定量准确，避免了雾化吸入剂量不准、操作复杂的缺点，特别适用于较大动物的实验研究。

第六节　肺水肿动物模型

肺水肿（pulmonary edema）是指液体在肺泡间质和（或）肺泡内过多聚积所致的综合征。肺水肿是常见的危重急症，可由多种原因引起，大多数是由肺毛细血管壁通透性增加和（或）毛细血管内流体静压升高所致。

一、氯化铵中毒致大鼠肺水肿模型

🎯 **原理与方法**　氯化铵诱发肺水肿的机制尚不清楚，目前有两种常见假说：一种认为氯化铵破坏了体液平衡，使肺泡壁毛细血管通透性增加，破坏肺泡壁气-血屏障、气-液屏障，大量浆液渗向肺间质及肺泡，从而形成肺水肿；另一种认为可能是氯化铵在体内代谢产生的氨导致中枢神经系统中毒，进而导致体循环血管和肺内血管剧烈收缩使心脏前后负荷、肺毛细血管压持续及迅速增加，打破了斯塔林（Starling）定律平衡，引起动力性水肿。方法是大鼠腹腔注射 6%氯化铵，然后观察一般情况和呼吸、存活时间。对照组不做任何处理，对动物实行安乐死。解剖，先结扎气管以免液体外溢，将肺和心脏一起取出，剪除心脏和其他脂肪组织，用滤纸吸去肺表面的液体，用天平称两肺质量，计算肺质量系数，若肺质量系数＞1%，证明肺水肿已形成。

🛡 **模型特点**　动物肺水肿模型普遍出现呼吸困难、频率加快，辅助呼吸肌收缩增强，肌肉无力的症状，最后因呼吸衰竭死亡，严重时从鼻孔与口腔涌出血性泡沫样或清亮液体。氯化铵、肾上腺素、三氯甲烷致肺水肿动物模型均可见广泛肌束震颤、全身抽搐、唇舌发绀等症状，可闻及湿啰音。三氯甲烷致肺水肿动物模型少部分肺泡有水肿和代偿性肺气肿。

二、肾上腺素静脉输注致兔肺水肿模型

⊙ 原理与方法 肾上腺素对 α 受体和 β 受体都有激动作用。动物注入肾上腺素后，同氯化铵中毒一样打破了 Starling 定律平衡，引起动力性水肿。另外，肾上腺素也可直接作用于肺微血管内皮细胞，增强血小板、白细胞的聚集，释放氧自由基，增加肺血管内皮及肺泡上皮的通透性。方法是沿实验兔耳缘静脉注入 1∶5000 肾上腺素 0.4～0.6mg/kg；或在快速输入大量生理盐水后，将 0.1%肾上腺素 0.5mg/kg 用生理盐水稀释 10 倍后加入输液瓶中继续滴注，可造成肺水肿。在注入后 5min 可闻及湿啰音，30min 后即出现粉红色样痰，所测得的肺系数大于正常值 3 倍。

⊿ 模型特点 肾上腺素复制肺水肿模型简单、易操作、临床症状典型，经济易行且重复性好，有关检测指标的变化充分体现了该型肺水肿的许多临床特点。

三、三氯甲烷静脉注射致大鼠肺水肿模型

⊙ 原理与方法 三氯甲烷是一种全身麻醉药，动物注入三氯甲烷后，心率加快，左心室不能把注入的血流充分排出，舒张末期压力递增，可引起左心房的压力增高，从而使肺静脉发生淤血，肺毛细血管流体静压随之增高，一旦超过血浆胶体渗透压，则组织液增多，不能通过淋巴循环充分回流，即产生肺水肿。

大鼠腹腔注射 25%三氯甲烷 12ml/kg，然后观察一般情况和呼吸症状、存活时间。对照组不做任何处理，对动物实行安乐死。解剖，先结扎气管以免液体外溢，将肺和心脏一起取出，剪除心脏和其他脂肪组织，用滤纸吸去肺表面的液体，用天平称两肺质量，计算肺质量系数，若肺质量系数＞1，证明肺水肿已形成。

⊿ 模型特点 三氯甲烷复制肺水肿起效快，症状典型，所测得的肺质量系数大于正常值 1 倍。缺点是三氯甲烷不稳定，见光易分解，不易保存；且三氯甲烷的毒性较大，容易损伤实验动物。

四、油酸静脉注射致兔肺水肿模型

⊙ 原理与方法 油酸是一种毒性较强的脂肪酸，静脉注射可刺激血管收缩，导致肺动脉压升高；损伤血管内皮细胞，导致肺泡-毛细血管膜通透性增高，造成肺间质和肺泡水肿，肺顺应性降低，功能残气量减少，形成肺泡透明膜。研究指出，油酸致肺水肿作用机制与氧化应激反应、促凝血活性增高、内源性内皮素和炎症因子水平升高有关。

实验兔麻醉后固定于手术台上，剪去颈部被毛，分离气管，行气管插管术。沿耳缘静脉注入油酸 0.08ml/kg。观察兔的呼吸及一般情况改变，通过计算机生物信号分析记录系统

描绘呼吸曲线。若呼吸曲线明显变浅变快或气管内涌出粉红色泡沫样液体，则提示肺水肿已形成，记录肺水肿形成的时间。如有死亡，记录死亡时间。放血处死动物，取出气管—支气管—肺：用粗线在气管下方结扎气管，自上而下打开胸腔，将肺和心脏一起取出，剪去心脏，用滤纸吸去肺表面的水分，天平称两肺质量，计算肺质量系数，若肺质量系数>5，证明肺水肿已形成。

模型特点　油酸复制肺水肿模型方法简便、成功率高。但对给药剂量精确性要求高，如果给药剂量偏小，症状不典型；给药剂量偏大，则症状典型，但治疗效果差，且病因与临床差距较大。

五、光气吸入法致小鼠肺水肿模型

原理与方法　碳酰氯又名光气或二氯碳酰，是一种窒息性气体。急性光气中毒主要的靶器官是肺脏，可导致肺水肿，甚至急性呼吸窘迫综合征（ARDS），中毒者常因窒息和心力衰竭而死亡。关于光气中毒机制有多种学说，目前主要有 3 种假说：其一是酰化学说，光气分子中的羰基同肺组织细胞内的蛋白质、酶等发生酰化反应，干扰细胞正常代谢，肺泡上皮和肺毛细血管通透性增强；其二是肺表面活性物质降低学说，肺泡壁上由脂蛋白组成的活性物质遭到破坏，使表面张力增加，肺泡萎陷；其三是活性氧损伤学说，氧化应激损伤、炎症细胞渗出导致酸碱平衡失调、体液外渗至肺泡，影响换气功能。

体质量 20g 小鼠，雌雄各半，光气染毒剂量不低于 46～53mg/L（随着剂量的增加，肺水肿的程度加重），放入动态染毒柜中，光气染毒 5min。染毒后 4h 断头取血，分离血清，测定血清丙二醛（malondialdehyde，MDA）含量。取肺脏，称量肺脏湿重，放入 75℃烤箱中烘烤 24h，直至恒重，称量肺脏干重，计算肺脏湿干比。模型动物肺脏湿干比较正常动物显著上升。光镜下可见动物肺组织呈现弥漫性水肿改变，肺泡腔内有大量水肿液及炎症细胞聚集，肺泡隔明显增宽，可见局部的肺泡充血。

模型特点　光气致肺水肿动物模型，肺水肿症状特别典型，指标稳定可靠，测定方法灵敏，可控性强，适用于进一步研究肺水肿发病机制和防治药物，以应对突发毒气泄漏导致的人员伤亡及国防需要。

六、甲醛致大鼠肺水肿

原理与方法　短时间内大量吸入甲醛可导致急性肺水肿。甲醛能降低肺泡上皮细胞膜上的钠钾泵和水通道蛋白功能，导致水转运受阻，加重肺水肿；甲醛能氧化损伤肺泡Ⅱ型上皮细胞，使得表面活性物质合成减少，分解消耗增加，肺泡表面张力异常增大，吸引大量水分进入肺泡，加剧肺水肿。甲醛进入血液，对红细胞也产生氧化损伤作用，可造成红细胞水肿，携氧功能下降，加重机体呼吸困难。

使用封闭装置，连续通气促进甲醛挥发并结合间歇喷雾，使大鼠持续吸入高浓度甲醛挥发气体制作肺水肿动物模型，观察到大鼠吸入甲醛出现呼吸困难、发绀、泡沫样痰等肺水肿表现，大体病理观察见肺肿胀、边钝圆；组织切片呈肺水肿病理改变，症状明显，肺水肿模型制作成功。

　　模型特点　甲醛吸入致大鼠急性肺水肿动物模型的制作关键在于：控制好甲醛浓度、染毒温度、染毒时间和鼠均吸毒流量以及动物年龄等。若甲醛浓度过低，染毒装置敞开或染毒空间小而鼠密度过大，染毒需要时间延长且效果不理想；相反，如果一次放入大鼠数量过少，导致鼠均吸入毒气流量过大，除非缩短染毒时间，否则动物肺水肿严重，死亡率增高。如果温度过高，如 35℃，则动物易中毒且中毒较深；温度低，如 18～20℃，则中毒较温和。染毒时间则与中毒呈正相关，时间越长染毒越深。成年鼠或许比未成年鼠更能耐受。以上各因素恰当搭配，才能做出理想的动物模型。

七、海水吸入致肺水肿

　　原理与方法　90%溺水由溺水者反应性屏气，不能坚持屏气而被迫深呼吸时吸入大量海水，充塞呼吸道和肺泡所致。海水溺水分为湿性淹溺和干性淹溺（窒息）两种类型。湿性海水淹溺有一般肺水肿的临床表现和病理生理变化。

　　利用可接在气管插管上的 Y 管（一端用于通气，另一端连接储存海水的装置），当通气端堵塞使大鼠屏气 10s 后，开放连接储存海水装置的一端使海水吸入大鼠肺内。大鼠吸入海水后立即出现呼吸困难，气道内有大量的白色泡沫渗出物并出现发绀。大鼠双侧肺充血水肿，肺表面可见广泛片状出血及大片的融合性实变灶。肺间质水肿明显，呈局灶性肺不张，肺泡腔内可见水肿液及大量的炎症细胞浸润。

　　模型特点　该法与实际海水溺水的自然发生、发展过程相似，症状典型，复制成功率较高。

第七节　肺纤维化动物模型

　　肺纤维化（pulmonary fibrosis，PF）是以炎症和细胞外基质沉积为特征，呈进展性和致死性的弥漫性肺间质疾病。肺纤维化是多种原因所致慢性肺疾病的共同结局，是呼吸衰竭的主要病理基础，其病理改变过程是肺部炎症导致肺泡持续性损伤，经反复破坏、修复、重建，最后引起细胞外基质过度沉积。

　　肺纤维化发病机制尚不明确，缺乏有效的治疗手段。由于临床上缺乏治疗肺纤维化的有效药物，迫切需要探讨其发病机制，建立合适的实验型肺纤维化动物模型。目前常用诱导肺纤维化的方法有博来霉素、异硫氰酸荧光素、二氧化硅、石棉、辐射、高浓度氧干预等。

一、物化因素诱导肺纤维化动物模型

（一）博来霉素诱导的肺纤维化动物模型

　　原理与方法　博来霉素是一种多肽类抗肿瘤药物，其主要是通过活性氧的作用导致肺纤维化。造模可选用小鼠、大鼠或兔等动物，犬和灵长类动物，可应用气管给药、腹腔注射、尾静脉注射、鼻腔滴入及雾化吸入等方式，可单次给药也可重复给药。最常用的给药途径是经气管给药，气管灌注单次给药剂量多为 5mg/kg。最常用的实验动物是小鼠和大鼠，常用品系为 C57BL/6 小鼠和 Wistar 大鼠。动物模型在建模后第 7d 时肺组织有明显炎症病变，以单核巨噬细胞浸润为主，呈现出典型的肺纤维化早期病变。建模后第 14d 时炎症状况有所改善，但肺泡开始萎缩且结构消失，建模后第 21~28d 时，肺泡结构基本被完全破坏，大量胶原沉积，肺泡间隔增厚，肺纤维化彻底形成。

模型特点　气管给药诱导的动物肺纤维化能够更好地模拟人类肺纤维化病理变化，有建模时间短、给药剂量小、单次给药的优点，同时也有操作难度大、死亡率高、肺部纤维化分布不均匀等不足之处；腹腔注射给药途径的优势在于实验动物死亡率低、操作简单、肺损伤程度低，但其建模时间长、给药剂量大、需多次给药；尾静脉注射操作简单快捷，但建模时间太长，多次注射易造成尾部溃烂；鼻腔滴入给药途径对实验动物损伤小，动物麻醉时间短、药物可被肺组织充分吸收，但对技术要求较高。

（二）异硫氰酸荧光素诱导的肺纤维化动物模型

原理与方法　异硫氰酸荧光素通过气管注入后，使肺泡和血管通透性增大，因此用来诱导建立肺纤维化模型。异硫氰酸荧光素可产生持续性刺激，致使肺纤维化持续时间长。有研究将异硫氰酸荧光素（溶于 PBS 中的 0.007mg/g）注射于小鼠气管内，观察到其呼吸性细支气管周围有大量中性粒细胞和单核细胞浸润，在第 21d 时肺纤维化最为严重。

模型特点　该模型可以根据绿色荧光识别定位肺纤维化的部位。实验操作时需要注意异硫氰酸荧光素在接种前必须现用现配，在制备时需于锥形瓶中加入 PBS 进行涡流处理，对混合物进行超声处理时应严格管控时间，否则会因降解颗粒大小不同而产生不同的结果。

二、环境因素诱导肺纤维化动物模型

（一）二氧化硅诱导的肺纤维化动物模型

原理与方法　肺尘埃沉着病是由于在工作环境中长时间吸入的无机粉尘，超过了肺组织的自我清除限度，粉尘在肺组织中积聚导致炎症反应，从而引起以肺组织持续性、进行性、结节性纤维化为特征的全身性疾病。二氧化硅（SiO_2）粉尘是诱发硅沉着病的重要因素，故实验室中常以 SiO_2 粉尘诱导动物模型的建立。动物模型以小鼠和大鼠最为多见，给药途径有一次性气管给药、雾化吸入和口喉抽吸等，其中一次性气管给药容易操作、成功率高、诱导的肺纤维化模型病理变化与人类更为相似，建模所需时间较短，大部分为 14~28d，故常被用于肺纤维化中固有免疫调节的研究。

模型特点　SiO_2 诱导的肺纤维化模型易操作、成功率高。但 SiO_2 动物模型有着纤维化种属差异、难以广泛应用、造模所需时间长等缺点。

（二）石棉诱导的肺纤维化动物模型

原理与方法　石棉吸入后沉积在肺组织，产生大量的氧自由基，刺激分泌出各种细胞因子，促使成纤维细胞和间质细胞增生，细胞外基质积聚，造成间质纤维化病变。石棉可通过气管灌注给药和雾化吸入两种方式构建模型。一般气管内单次给药可较快地观察结果，在第 7d 时小鼠出现肺纤维化，并在第 14d 时纤维化程度彻底成熟。小鼠肺部的病变在双肺之间呈不均匀分布，多集中在肺中心而不是胸膜下。

模型特点　石棉诱导的肺纤维化动物模型建模时间短，结果较为明显，但石棉有致癌风险，可诱发间皮瘤，因此在操作时实验人员应注意防护。

（三）辐射诱导的肺纤维化动物模型

原理与方法　辐射引起肺纤维化的机制主要是肺损伤使巨噬细胞产生多种细胞因子，它们促进成纤维细胞生成增加，间质蛋白大量合成，转化生长因子-β 是发挥主要作用的细胞因子。造模多用 C57BL/6 小鼠，有全身照射或局部照射两种方式。全身照射时，剂量控制在 12～15Gy，大约在第 20 周可观察到肺纤维化，而局部照射则在第 24 周时可观察到肺纤维化。

模型特点　外源性辐射可引起组织纤维化损伤，放射性肺损伤造成的肺纤维化是较为普遍的肿瘤放射治疗副作用之一，因此建立肺纤维化模型尤为重要。该模型还可用来观察对比不同品系小鼠对放射线的不同敏感程度而造成的损伤程度差异。其缺点是造模时间长。

（四）高浓度氧诱导的肺纤维化动物模型

原理与方法　持续的高氧会造成多器官的损伤，由于肺是其首要作用部位，故肺损伤最为严重。实验动物以新生小鼠居多，诱导急性肺纤维化常采用的氧浓度为 80%～100%，诱导进行性肺纤维化常采用的氧浓度为 60%～70%。相比而言，前者虽然建模所需时间短，但死亡率高，后者建模耗时长，但动物死亡率低，模型病例变化与临床相似。一般在建模后 21d 时新生小鼠肺纤维化程度最为明显。

模型特点　高浓度氧诱导的肺纤维化模型病理变化与临床相似，但目前的机制研究仍不够全面。

第八节　肺结核病动物模型

结核病（tuberculosis，TB）是由结核分枝杆菌（*Mycobacterium tuberculosis*，MTB）引起的慢性传染病，侵害多脏器，以肺部感染最常见。结核病药物疗效分析、疫苗效果评价等都需要标准化的动物模型。

一、结核分枝杆菌急性感染动物模型

（一）小鼠尾静脉注射致肺结核模型

原理与方法　BALB/c 小鼠尾静脉注射 H37Ra 菌液 $0.2×10^6$ CFU/ml 感染第 4 周及第 8 周分别取小鼠的肝脏、肺脏及肾脏组织，切片 HE 染色，组织匀浆液接种罗氏培养基培养；取小鼠骨髓细胞和脾脏细胞经荧光抗体染色，采用流式细胞仪（FACSCalibur）分析感染早期及晚期小鼠的 B 淋巴细胞表型。模型小鼠肝脏、肺脏及肾脏肿大，培养后均有H37Ra 菌株生长。

模型特点 目前并未见关于 MTB 急性感染小鼠动物模型的统一标准，一般认为使用高剂量（菌量一般≥$1×10^7$CFU/ml）的强毒株对小鼠进行攻毒，即可建立结核病的急性感染模型。一般认为，尾静脉注射法造模效果优于腹腔注射法。

（二）气溶胶感染致肺结核动物模型

原理与方法 使用不同剂量的牛分枝杆菌强毒株气溶胶感染新西兰兔，低剂量（吸入 220～880 个分枝杆菌单位）和高剂量（吸入 3900～5800 个分枝杆菌单位）感染都可使其发展为液化性坏死和肺空洞，肺空洞最早形成于感染后 6 周。将（1.08±0.31）×10^3CFU/ml结核分枝杆菌 CDC1551 感染新西兰兔。模型兔的肺匀浆培养结核分枝杆菌量在感染后第 4周达到峰值（3.0±1.3）×10^5CFU/ml，以后持续下降，至第 24 周时肺匀浆培养全为阴性。

模型特点 使用糖皮质激素可以诱导结核复发，使模型动物肺匀浆培养结核分枝杆菌再次出现阳性并持续升高一段时间。

二、结合分枝杆菌潜伏感染动物模型

结核潜伏感染（latent tuberculosis infection，LTBI）是机体对结核分枝杆菌抗原持续性免疫反应的状态，无活动性结核病临床症状，也无结核病影像学表现。结核潜伏感染者一生中发展为活动性结核病的概率为 5%～10%，是活动性结核病的重要来源。简单易行的标准化结核潜伏感染模型对于准确诊断结核潜伏感染人群，确定有效的干预方案十分重要。

（一）自然形成潜伏感染动物模型

原理与方法 $4×10^4$～$4×10^5$CFU H37Rv 株腹腔注射感染小鼠，感染后 21～52 周小鼠无活动性结核病的临床症状（小鼠体质量减轻、活跃度降低、呼吸浅快等），且肺、脾中能维持稳定的荷菌量，肺脏没有大体形态学改变及病理学改变。53 周开始，每天给予口服类固醇皮质激素（初始剂量为最终剂量 1.07mg 的 25%，按初始剂量服用 10 周后逐渐加倍，13 周达最终剂量），小鼠出现结核急性感染症状，器官荷菌量上升，病理改变逐渐加重，肉眼可见灰色针尖样结节，镜下可见炎症细胞聚集性肉芽肿结构，组织细胞内可见分枝杆菌抗原；而未口服类固醇皮质激素的小鼠存活了 100 周以上，在 107 周左右开始进展为活动性结核病。

模型特点 此模型很好地模拟了自发形成潜伏感染的特点，但其潜伏期较长（可长达 107 周），对于潜伏-复发机制研究，以及利用复发情况来进行药物和疫苗的评价而言，研究周期过长。

（二）干预诱导潜伏感染动物模型

原理与方法 为缩短建模周期，便于研究结核潜伏感染复发机制等，众多研究者利用抗结核药物或疫苗等对结核潜伏感染动物模型进行了改进。此型用 1×10^5CFU Erdman 株经静脉感染小鼠,感染 4 周后用吡嗪酰胺(Pyrazinamide,PZA)(8g/L)和异烟肼(Isoniazid, INH)(0.1g/L)治疗 12 周, 治疗后肺、脾匀浆培养呈阴性, 之后 126d 均未观察到结核潜伏感染的自发激活;而在完成抗生素治疗 11 周后进行 MP6-XT22(鼠 TNF-α 抗体)干预组, 96d 后 60%小鼠肺、脾匀浆培养呈阳性,126d 全部小鼠可见结核潜伏感染重新激活。

模型特点　该方法实现了短时间内无自发激活现象但用免疫抑制剂等干预可诱发结核潜伏感染再激活的目标,达到大量活菌存留的慢性感染状态和细菌清除的疾病治愈状态之间的平衡。

参 考 文 献

贺守第,胡智立,冯斌. 2018. 香菇多糖对卵白蛋白诱导小鼠哮喘模型树突细胞 TIM4 表达及炎症影响[J]. 中国临床药理学与治疗学, 23 (9): 998-1002.

刘中成,张艳芬. 2010. 一种大鼠慢性哮喘模型的建立与评价[J]. 药学学报, 45 (6): 718-723.

向志光,林树柱,董娜,等. 2011. 结核分枝杆菌感染小鼠的脾脏和肺脏组织荷菌量与病理变化[J]. 中国比较医学杂志, 21 (8): 66-68, 82.

许怡,吴丽瑜,陈煜锐,等. 2017. 低剂量卡介苗气溶胶感染小鼠模型的建立[J]. 广东医科大学学报, 35 (1): 26-28.

张青峰,王燕,姬可平,等. 2010. 油酸诱导大鼠肺水肿动物模型的建立[J]. 安徽农业科学, 38 (30): 16962-16963, 16975.

张清玲. 2008. 咳嗽动物模型[M]//赖克方. 慢性咳嗽. 北京: 人民卫生出版社, 36-44.

Anthony T N, Sorif U. 2008. Mouse models of allergic asthma: acute and chronic allergen challenge[J]. Dis Model Mech, 1 (4~5): 213-220.

Hiroki M, Nicole S P, Deborah R, et al. 2013. Differences in respiratory syncytial virus and influenza infection in a house dust mite induced asthma mouse model: consequences for steroid sensitivity[J]. Clin Sci (Lond), 125 (12): 565-574.

第五章　消化系统疾病动物模型

消化系统疾病（digestive system disease）是临床很常见的一类疾病，包括食管、胃、肠道、肝、胆道、胰、腹膜等脏器的疾病，如胃肠炎症、消化性溃疡、肝胆疾病、消化道肿瘤等。据相关数据显示，中国目前约有 1.2 亿胃肠道疾病患者，超过五分之一的人群受到肝脏疾病的困扰，尤其是乙肝、丙肝、肝硬化、肝癌、非酒精性脂肪性肝炎、酒精性肝病和药物性肝损伤，使得肝病成为中国发病率和死亡率的主要影响因素之一。由这些疾病进一步恶化造成胃癌和肝癌的病死率在恶性肿瘤病死率排名中分别位于第二位和第三位。此外，近年来，大肠癌、胰腺癌患病率明显上升，并呈年轻化趋势，而食管鳞癌更是我国的特色病。构建消化系统疾病动物模型是进行疾病发生机制和防治研究的重要环节。目前常用的消化系统疾病动物模型主要涉及食管、胃、肠道、肝、胆囊和胰腺，本章就这些脏器的一些常用疾病动物模型进行介绍。

第一节　反流性食管炎动物模型

反流性食管炎（reflux esophagitis，RE）是最为常见的一种食管疾病，是指由于胃和（或）十二指肠内容物反流入食管导致的反酸、胃灼热、食管炎症等一系列症候群。胃食管的反流可分为生理性和病理性两种。生理性胃食管反流见于正常人，无临床意义。若反流较正常人发生频繁，不能及时清除酸性消化性胃液以及胃蛋白酶、胆汁、胰液，就会引起食管黏膜的炎症、糜烂、溃疡和纤维化等病变，即为病理性反流。根据其发病原因，反流性食管炎动物模型分为酸性反流性食管炎动物模型、碱性反流性食管炎动物模型和酸碱混合反流性食管炎动物模型。

目前已经应用于反流性食管炎模型的动物有大鼠、兔和小型猪等，其中最为常用的是大鼠。

一、酸性反流性食管炎动物模型

（一）破坏食管下括约肌致酸性反流性食管炎动物模型

🕐 **原理与方法**　在引起消化系动力障碍的诸多因素中，一过性食管下括约肌（lower esophageal sphincter，LES）松弛被认为是引起胃食管反流的主要原因（图 5-1）。食管下括约肌是食管下段近贲门处的特异性环形括约肌，通过破坏食管下括约肌，可以导致食管下段压力降低，从而导致食管下段功能失调，引起胃内容物反流，形成酸性反流模型。目前常用的模型制作方法主要包括以下两种。①手术切割食管下括约肌法：通过手术切割食管下括约肌造成反流。②球囊扩张法：通过球囊机械扩张，使部分括约肌肌纤维拉长甚至断裂，造成食管下括约肌松弛。

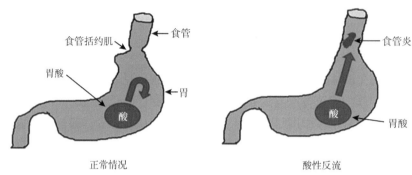

图 5-1　胃食管反流机制：食管下括约肌松弛

模型特点　手术切割食管下括约肌模型对手术要求较高，损伤较大，容易造成穿孔，目前仅适用于食管下括约肌损伤修复的研究。球囊扩张模型不必锐性切开贲门括约肌，降低了手术操作失误引起的食管穿孔及狭窄的风险，安全性较高，同时球囊扩张使食管壁全周受力均匀，建模效果较好；但扩张强度较难把握，强度不够建模效果不理想，若强度过高则导致穿孔。

（二）幽门结扎致酸性反流性食管炎动物模型

原理与方法　幽门结扎术式出发点在于限制胃内容物的排空，胃内压力增高，从而使胃内容物反流入食管而引起食管病变，包括完全幽门结扎模型和部分幽门结扎模型两种。

（1）完全幽门结扎模型　通过手术完全结扎实验动物的幽门。

（2）部分幽门结扎模型　通过在大鼠幽门部位放置一个内拉通氏导管（软导管），并以丝线结扎前胃，通过模拟胃排空障碍伴幽门狭窄，从而导致胃酸反流入食管。

模型特点　完全幽门结扎模型的手术伤害较大，此种方法造模的大鼠难以持续喂养，多在术后很快死亡；故只能反映急性的食管损害，并不能很好地反映食管长期的慢性损害的发展过程。部分幽门结扎模型较完全结扎法其动物存活率大大提高，但是目前对幽门管径限制没有统一标准，具体操作时有待于更细致的模型评价。

（三）破坏食管下括约肌联合幽门结扎致酸性反流性食管炎动物模型

原理与方法　上述两种模型的原理相结合，即部分松弛食管下括约肌联合部分结扎幽门，使得胃酸在两种作用下在胃内过度滞留并反流，采用的方法是部分切开贲门肌的同时，将一金属棒纵行放置胃幽门处外侧，将金属棒连同幽门一并结扎，之后将金属棒抽出，从而大大减缓胃酸从幽门流出造成胃酸滞留。

模型特点　该模型手术创伤小，简单易行，保留的幽门内径统一，降低了术中损伤、术后粘连、出血、穿孔、感染等风险，既符合胃食管反流病理、生理机制，又可保证实验动物长期存活。但该方法仍有一定的创伤和粘连。

（四）食管胃底吻合术致酸性反流性食管炎动物模型

原理与方法　通过将食管连接到胃底部，直接将分泌的胃酸引入到食管造成胃酸对食管的损伤。方法为将大鼠食管下段距胃食管交接部位 0.5cm 处与胃大弯侧和胃底近食管下段处做食管胃侧侧吻合术，得到单酸性反流的大鼠食管炎模型。

模型特点　该模型可模拟单纯胃酸反流。但是与酸碱混合反流术比较，食管黏膜上皮凋亡的改变不如混合反流术明显。

（五）单纯胆汁反流致酸性反流性食管炎动物模型

原理与方法　胆汁是一种弱碱性物质，而经过胆囊内储存后的胆汁呈现出弱酸性。由于胆总管开口位于十二指肠，处于胃的下游，为了排除胃酸的干扰，单纯胆汁反流模型通常需要结扎或切除全胃。在此基础上，将食管下段与十二指肠的胆总管开口下端吻合，从而将胆总管流出的胆汁直接引入食管造成黏膜损伤。也可直接制备胆汁或胆汁酸，麻醉状态下灌入动物食管内破坏食管黏膜。

模型特点　该反流性食管炎模型是有创手术，大鼠易出现术后感染，成活率不高，且考虑到单纯造成胆汁反流入食管的手术难度较大，所以单纯胆汁反流的大鼠食管炎模型制备的方法较少用。

二、碱性反流性食管炎动物模型

（一）单纯十二指肠液碱性反流性食管炎动物模型

原理与方法　胰腺从十二指肠开口分泌胰液，后者包含了大量碳酸氢盐，因此具有碱性，尽管十二指肠液中除了胰液仍有胆汁存在，但整体处于碱性。因此，十二指肠液反流属于碱性反流。该模型造模方法通过切除全胃排除胃酸干扰，将食管与十二指肠进行端侧吻合，使十二指肠内容物直接进入食管，从而使得单纯碱性反流物进入食管。

模型特点　该模型可以观察到十二指肠食管反流引起的食管增生损害，主要用于研究十二指肠内容物对食管黏膜的作用。但造模过程对动物的损害较大，一般动物手术后不能长期观察，因此适合短期急性的炎症研究。

（二）单纯胰液碱性反流性食管炎动物模型

原理与方法　胰液由于具有消化酶和碱性的碳酸氢盐，因此较酸性对于食管黏膜具有更强的破坏作用。该模型在全胃切除联合食管十二指肠端侧吻合术动物模型的基础上，再把胆管与空肠吻合，将胆汁引向回肠，从而排除胆汁的干扰，使得单纯的胰液成为反流入食管的消化液。

模型特点　该模型避免了其他消化液对食管的影响，反流物主要以胰液为主，适用于胰液反流的研究。但是造模手术对动物损伤较大，不适合长期造模观察的研究，适合急性损伤的研究。

三、酸碱混合反流性食管炎动物模型

（一）食管十二指肠吻合术致反流性食管炎动物模型

🎯 **原理与方法** 食物通过胃到达十二指肠时包含了胃酸、胆汁和胰液 3 种消化液，该酸碱混合物通过手术将其引流重新进入食管，可造成酸碱混合反流，模拟十二指肠反流。方法即在保留胃的基础上，将食管与十二指肠进行端侧吻合。

⚙ **模型特点** 该模型是常用的混合反流模型，手术相对简单，与人类的反流原理类似，主要反流物为胃酸和胆汁，术中保留了迷走神经和幽门，避免了十二指肠液反流入胃引发胃炎而影响胃酸分泌，保证了胃酸的持久分泌。

（二）半或全空肠结扎致反流性食管炎模型

🎯 **原理与方法** 空肠在结扎状态下，由于消化液不能顺利流入小肠使得消化液不断堆积，刺激肠壁引起肠壁收缩反应导致消化液上溢，诱发反流。该模型造模通过结扎十二指肠悬韧带远端 1cm 的空肠并结合贲门肌切开术造模。

⚙ **模型特点** 该模型手术创伤小，方法相对简单，与人类酸碱反流的过程有一定的相似性，可进行药物作用或机制等相关研究。但是模型手术有一定的损伤，造模动物不适用于长期观察研究，此外，反流液的反流程度不易控制。

第二节 胃炎动物模型

胃炎是最为常见的胃部疾病，是指由各种因素引起胃黏膜发生的炎症性改变。胃炎在饮食不规律、作息不规律的人群尤为高发。根据病程，胃炎可分为急性和慢性两种，两种炎症进一步损伤机体，可导致消化性溃疡的发生。本节将介绍慢性胃炎动物模型和急性胃炎动物模型。

一、慢性胃炎动物模型

慢性胃炎是一种常见病、多发病，占胃部疾病的 40% 左右。慢性胃炎是指不同病因引起的胃黏膜的慢性炎症。胃黏膜上皮遭受反复损害后，由于黏膜特异的再生能力，以致黏膜发生改建，最终可导致不可逆的胃黏膜固有腺体萎缩和肠化生。胃炎的发病，一般认为与周围环境的有害因素及易感体质有关。物理的、化学的、生物学的有害因素长期反复作用于易感人体即可引起该病，其中幽门螺杆菌感染与慢性胃炎密切相关。因此，慢性胃炎动物模型造模多采用物理的、化学的、生物的损伤手段。根据有害因素对胃实体的损伤程度，慢性胃炎动物模型主要分为慢性非萎缩性胃炎动物模型、慢性萎缩性胃炎动物模型和混合型胃炎动物模型。

（一）慢性非萎缩性胃炎动物模型

🕐 **原理与方法**　慢性非萎缩性胃炎（chronic non-atrophic gastritis，CNAG）是指胃黏膜不伴有萎缩性改变，胃黏膜层出现以淋巴细胞和浆细胞为主的慢性炎症细胞浸润的慢性胃炎。胃镜检查时，内镜下可见黏膜红斑、黏膜出血点或斑块、黏膜粗糙伴或不伴水肿、充血渗出等。慢性非萎缩性胃炎动物模型的制作方法有以下几种。

（1）乙醇和脱氧胆酸钠灌胃法　包括乙醇灌胃和脱氧胆酸钠灌胃两种。乙醇每周 2 次灌胃；脱氧胆酸钠每日灌胃。

（2）自由饮用氨水法　氨水配成两个浓度，在不同时间段分别给予，即在第 1～6 周给予 0.05%氨水，第 7～12 周给予 0.1%氨水。

（3）饥饱失常法　单日禁食，双日足量喂食。12 周后可成功建立 SD 大鼠慢性非萎缩性胃炎模型，且稳定性良好。

也可采用自由饮用氨水合并饥饱失常法，即方法 2 和方法 3 联用，16 周后也可以成功建立大鼠慢性非萎缩性胃炎模型。

✒ **模型特点**　该模型的非萎缩性胃炎病理特点较为典型，可根据研究目标选择合适的模型，但不同动物的造模时间有差异，需要预实验摸索或文献支持。

（二）慢性萎缩性胃炎动物模型

🕐 **原理与方法**　慢性萎缩性胃炎（chronic atrophic gastritis，CAG）是慢性胃炎的一种类型，以胃黏膜萎缩变薄，黏膜腺体减少或消失并伴有肠上皮化生，黏膜肌层增厚，固有层内有多量淋巴细胞、浆细胞浸润等为主要病变。慢性萎缩性胃炎的病因较为复杂，部分可能与吸烟、酗酒、用药不当、饮食习惯不良、幽门螺杆菌感染等因素有关；还有部分属于自身免疫性疾病。慢性萎缩性胃炎模型动物多选用雄性 Wistar 或 SD 大鼠。常用模型如下。

（1）幽门螺杆菌（helicobacter pylori，Hp）感染模型　幽门螺杆菌感染和高盐饮食作用 37 周。

（2）N-甲基-N'-硝基-亚硝基胍（N-methyl-N-nitro-nitrosoguanidine，MNNG）模型　MNNG 溶液自由饮用或灌胃。

（3）氨水法与脱氧胆酸钠模型　以每天新鲜配制的 0.1%氨水代水自由饮用，连续造模 180d。或采用主动免疫+去氧胆酸钠和 30%～60%乙醇联合刺激复制慢性萎缩性胃炎大鼠模型，连续 3 个月。

（4）水杨酸钠模型　使用 2%水杨酸钠与 30%乙醇的混合溶液灌胃，并结合不规律禁食以及强迫运动的方法诱导。

（5）复合模型　氨水+脱氧胆酸钠；脱氧胆酸钠+水杨酸钠；氨水+水杨酸钠+去氧胆酸钠；去氧胆酸钠+氨水+吲哚美辛。

（6）免疫模型　采用大鼠胃抗原加弗氏完全佐剂皮下注射。

单纯幽门螺杆菌感染模型虽然在病因上比较符合人类胃炎，但造模所需时间较长，且造模时间及其病理改变等存在很大差距，模型不稳定，故大多用于药物根除细菌的效应研究。MNNG 法是目前公认的慢性萎缩性胃炎造模方法，黏膜萎缩特点明显，模型稳定，但是 MNNG 的使用剂量及灌胃时间等尚没有统一标准,有待进一步摸索。正常胃黏膜处于 pH 2.0 的强酸环境,给予氨水或脱氧胆酸钠造模后,可模拟碱性环境对胃黏膜的损害,适合模拟其临床常见病因。水杨酸钠模型适合模拟非甾体类药物诱导胃黏膜萎缩过程的研究。而复合模型结合了水杨酸钠法、氨水法和脱氧胆酸法各自的优势,相对简化了造模难度,提高了模型的成功率和稳定性。

🔖 **模型特点** 免疫模型适合模拟自身免疫性胃炎患者血液中出现的自身抗体造成胃壁细胞损伤,从而导致胃酸和内因子分泌降低或消失的过程。但是该模型对技术水平要求较高,而稳定性较差。

(三)混合型胃炎动物模型

🎯 **原理与方法** 混合型胃炎是指造模后动物胃部局部的表现,既有萎缩性特点又有非萎缩性的特点。其常用的模型如下。

(1)胆汁或牛磺胆酸灌胃法慢性胃炎模型 用人胆汁与甘油(v/v,1:1)的混合液给大鼠灌胃。

(2)同种或自身免疫法慢性胃炎模型 用同种或自身的胃液或取胃黏膜的生理盐水匀浆与弗氏佐剂以 1:1 的比例制成乳剂,皮下注射进行免疫。隔 15~30d 再注射 1 次,可诱发胃黏膜炎症细胞浸润和萎缩性病变。

胆汁或牛磺胆酸灌胃法方法简单,胃部炎症反应较为典型,与人类胃炎发病机制有一定的相似性,但造模稳定性较差。

🔖 **模型特点** 免疫法操作简单,模型成功率较高,与人类免疫性胃炎发病机制相似。免疫反应取决于动物个体免疫差异,因此模型稳定性不够。

慢性胃炎模型采用了许多与人类近似的病因、发病机制以及病证结合的方法进行复制,但与人类的实际发病因素比较还是有一定的差距,每一种模型都具有各自的特点,反映了不同致病因子的作用特点,因此如何选择合适的模型复制方法,应根据研究的具体内容进行设计。但是目前慢性胃炎实验研究还处于探索阶段,造模时间长,耗费大量人力、物力和时间,在机制研究上也未见重大突破,病理检测目前是其唯一的"金标准"。

二、急性胃炎动物模型

急性胃炎模型是由急性应激、化学性损伤(如药物、乙醇、胆汁、胰液)和急性细菌感染等诱导实验动物胃黏膜的急性、弥漫性炎症的模型。常用模型包括以下几种。

(一)酸制剂诱发急性胃炎动物模型

🎯 **原理与方法** 酸制剂包括水杨酸、乙酸、盐酸、动物胆汁、牛磺胆酸或者乙醇,可直接刺激或间接加重胃部酸性,引起胃黏膜炎症。方法为大鼠禁食 24h,在清醒状态下,用酸制剂灌胃。

🔖 **模型特点** 该模型操作方法简单,与人类急性胃炎较为接近,胃部炎症反应比较典型,但损伤程度不容易控制。

（二）胆汁反流性胃炎动物模型

原理与方法 碱性肠液倒流入胃，刺激胃黏膜可引起炎症，即胆汁反流性胃炎。本病常见于原发性或继发性幽门功能紊乱或胃切除术后。模型构建时，取大鼠上部小肠的碱性肠液注入已结扎幽门的同种大鼠胃内，使之对胃黏膜产生持续刺激，形成胃炎。

模型特点 该模型操作方法简单，模拟人类胆汁反流胃炎，适合进行机制研究。不足之处在于稳定性和成功率不够高。

目前，随着西医和中医对急性胃炎认识的逐渐清晰，其造模方法也随之发生了改变，但是近年来国内外主流方法还是以化学诱导为主，主要的改变是在一些诱导剂的配比和使用上进行了一定的微调，对于实验动物研究者，同样也需要参考最新的文献，一方面有利于更好地模拟该模型，另一方面也能让数据更为准确。中医证候动物模型在该领域也有很多有益的尝试，但是目前还没有达成统一的共识或者行业内规范。

第三节 消化性溃疡动物模型

消化性溃疡包括胃溃疡和十二指肠溃疡。消化性溃疡发病机制较为复杂，主要由胃、十二指肠局部黏膜损害因素（幽门螺杆菌、胃酸、胃蛋白酶、非甾体类药物等）和黏膜保护因素（黏膜屏障包括遗传体质、环境、饮食、生活习惯、精神因素等）之间失去平衡所致（图 5-2），当损害因素增强和（或）保护因素削弱时，即可出现溃疡。因此，动物模型构建针对其损害因素和保护因素，主要分为物理性、化学性和机械性诱发消化性溃疡动物模型。

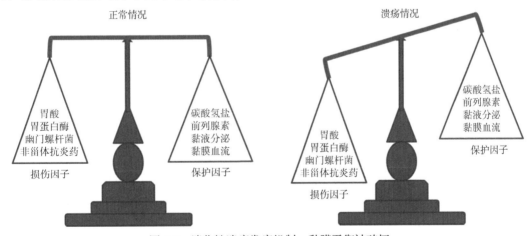

图 5-2 消化性溃疡发病机制：黏膜平衡被破坏

一、物理因素诱发消化性溃疡动物模型

原理与方法 其原理主要是通过各种物理因素破坏黏膜屏障。目前常用的物理诱导方法有以下几种。①缺血再灌注引起胃损伤：腹主动脉夹闭 30min 后松开动脉夹再灌流 1h 即建立起动物胃损伤模型。②噪声引起胃损伤：大鼠禁食 24h 后，给予 110dB 以上强爆

破噪声连续声刺激 24h，即可迅速建立起胃损伤模型。③冷刺激引起胃损伤：禁食不禁水 24h 后，将动物束缚，置于 4℃冰箱 4h 后制成胃损伤模型。

    🔧 **模型特点**   缺血再灌注可造成胃黏膜明显损伤，由于其产生胃损伤的原因一般认为与胃黏膜血流减少、组织代谢活动减弱导致的处理反流 H^+ 能力降低以及再灌注过程中生成的大量氧自由基有关，常常导致黏膜组织 SOD 增加、羟自由基抑制、MDA 能力降低。噪声刺激引起胃急性黏膜损伤大部分不显著，显微镜下可见胃黏膜腺体损伤，红细胞聚集或血栓，可见显著炎症细胞浸润，促胃液素分泌降低，适合辅助造模，加重胃黏膜损伤，致溃疡不愈。冷刺激模型方法简单，与人类应激性胃损伤十分相似，成模后在腺胃部可见咖啡色的血点及局灶性黏膜缺损。病变小，直径仅 1mm 左右，深部不超过肌层。同时可引起血清一氧化氮水平和黏膜表皮生长因子水平的改变。与化学诱导剂联合，适合抗溃疡药物的研究。

二、化学因素诱发消化性溃疡动物模型

    🎯 **原理与方法**   其原理主要是通过各种化学因素，增强致溃疡作用。化学诱导因素有如下几种。①非甾体抗炎药引起胃损伤：如阿司匹林、吲哚美辛等具有抗炎、解热、镇痛的药物。用阿司匹林 32mg/kg 对小鼠灌胃，每天 1 次，连续 5～7d，即可建立胃损伤模型。②尼古丁引起胃损伤：通常以 25μg/ml 尼古丁含量的饮用水喂实验动物 10d，即可建立胃损伤模型。③乙酸烧灼法：在大鼠胃浆膜面浸渍或在浆膜下注射一定量的乙酸（50μl），由于乙酸的腐蚀作用使胃黏膜损伤而造成溃疡。④幽门螺杆菌灌胃法：禁食 12～14h 后，灌胃菌液 $10^{9~10}$CFU，30min 后给予饮食，每周 1 次，共 6 次。⑤乙醇灌胃法：禁食 24h 后以无水乙醇灌胃每只 0.6ml，1h 后观察，可发现典型乙醇灼烧性胃损伤表现。⑥水杨酸灌胃法：禁食 24h 后灌入水杨酸（20mg/kg），4h 以后模型完成。⑦组胺注射法：禁食 24h 后腹部皮下注射磷酸组胺 10mg/kg，2h 后重复注射 1 次，3h 后制成模型。

    🔧 **模型特点**   化学因素诱导的消化性溃疡动物模型的方法简单，成功率高，可根据研究需要选择性模拟，但溃疡部位不可控。

三、机械因素诱发消化性溃疡动物模型

    🎯 **原理与方法**   幽门结扎后，可刺激胃液分泌并使高酸度胃液在胃中潴留，损伤胃黏膜造成胃溃疡。其模型制作通过手术在胃幽门与十二指肠连接处用结扎线将幽门结扎造模。可配合口服阿司匹林等因素协同造模。

    🔧 **模型特点**   该模型方法简单，溃疡发生快，发生率达 97%，主要用于观察药物对溃疡形成的预防作用。

第四节　溃疡性结肠炎动物模型

溃疡性结肠炎（ulcerative colitis，UC）是一种由肠道菌群、遗传、免疫和环境因素共

同作用下所致的直肠和结肠炎症，主要局限于大肠黏膜和黏膜下层的慢性非特异性炎症性疾病，呈反复发作，临床表现主要为腹痛、腹泻、黏液脓血便。其可能发病机制为：在肠腔内抗原诱导下，遗传易感患者免疫反应过度激活引起肠损伤。依据溃疡性结肠炎的发病原因，溃疡性结肠炎动物模型的制作方法主要有化学损伤诱发溃疡性结肠炎动物模型和免疫诱发溃疡性结肠炎动物模型等。

一、化学损伤诱发溃疡性结肠炎动物模型

（一）乙酸诱发动物模型

原理与方法 利用乙酸的化学刺激造成结肠上皮细胞凋亡、黏膜屏障结构破坏，使肠黏膜通透性增加，诱导炎症细胞浸润和炎症介质的表达。模型制作采用灌肠器从动物肛门灌注一定浓度的乙酸造模。

模型特点 该模型简单易行、成本低、稳定可靠、周期短、成功率高、重复性好，适用于新药的开发和疗效评估。然而，乙酸直接刺激造成结肠灼伤，不能反映人溃疡性结肠炎的免疫和遗传机制，且病变进展和愈合迅速，不适合观察时间较长的药物疗效。

（二）三硝基苯磺酸诱发动物模型

原理与方法 三硝基苯磺酸（trinitrobenzene sulfonic acid，TNBS）是一种半抗原性物质，与组织蛋白结合后，使 T 淋巴细胞致敏，溶解与半抗原结合的动物自身细胞，使结肠黏膜发生炎症反应。此外，TNBS 代谢产生的活性氧自由基也可损伤肠黏膜。模型制作采用生理盐水洗肠后，将 TNBS 乙醇溶液灌肠造模。

模型特点 该模型造模方法简单，模型稳定。但剂量过多时，肠黏膜损伤过重，难以用药物恢复。造成的模型只能维持 2 周左右，而人溃疡性结肠炎特点为慢性反复发作，尽管存在自发性缓解或治疗性缓解的可能，但具有高度复发性。

（三）葡聚糖硫酸钠诱发动物模型

原理与方法 由于胃肠道并不吸收葡聚糖硫酸钠（dextran sulfate sodium，DSS），有人推测结肠局部的巨噬细胞吞噬 DSS 后被激活，并释放胞质内溶酶体酶，从而导致肠黏膜损伤；也有人认为 DSS 可直接造成结肠黏膜及血管的损伤而引起炎症。模型制作通过动物自由饮用 3% DSS 水溶液造模。

模型特点 该模型制作方法简单，适用于可重复性结肠炎，对刚出生小鼠的基因易感性、经口耐受性以及进行药物筛选和了解与结肠炎症有关的不典型增生和癌症的发生机制，探讨肠道菌群失调、巨噬细胞功能与溃疡性结肠炎的关系均有重要作用。但对其造模具体机制尚未研究清楚。

二、免疫诱发溃疡性结肠炎动物模型

原理与方法 利用抗原致敏实验动物，引起机体免疫反应。模型制作通过取同种或

异种动物的结肠黏膜制备抗原，匀浆后与弗氏完全佐剂制成 1∶1 乳剂接种免疫动物造模。

模型特点 该模型成功率高、重复性好、病变持续时间长。以溃疡性结肠炎病因为基础，临床表现和病理变化与人类溃疡性结肠炎基本符合。但造模时间较长；日龄<21d 或月龄>9 个月的大鼠不易诱发本模型。

溃疡性结肠炎动物模型的制作除上述常用方法外，还有自发性结肠炎动物模型，中医证候动物模型等，但由于目前技术所限，并且溃疡性结肠炎的病因及发病机制尚不清楚，因此，无法完全模拟出人类溃疡性结肠炎的模型。在今后的模型研究中，建立一个价格低廉、操作简单、重复性好且又与人类溃疡性结肠炎极度相似的溃疡性结肠炎动物模型，是最理想的目标，如建模成功将为溃疡性结肠炎的治疗提供研究基础。

第五节　肝炎动物模型

肝炎是肝脏炎症的统称，通常是指由多种致病因素（包括病毒、细菌、寄生虫、化学毒物、药物、乙醇、自身免疫因素等）使肝脏细胞受到破坏，肝脏的功能受到损害，引起身体一系列不适症状，以及肝功能指标的异常。本节主要介绍肝炎病毒和免疫因素导致的肝炎模型。

一、病毒性肝炎动物模型

病毒性肝炎分为甲型、乙型、丙型、丁型和戊型 5 种，各型之间无交叉免疫，可出现同时感染或先后感染。本节主要介绍甲型、乙型和丙型肝炎的相关模型。

（一）甲型肝炎动物模型

原理与方法 狨猴属于非人灵长类动物，对甲型肝炎病毒（hepatitis A virus，HAV）较为易感，常用于制作甲型肝炎动物模型。其他动物如树鼩、豚鼠、猪及基因敲除小鼠等可在实验条件下感染 HAV，但感染概率不高。对狨猴静脉注射甲肝患者血清，2～3 周后可在血清中检测出病毒。

模型特点 狨猴是国际上应用比较广泛的甲型肝炎动物模型的动物。病毒感染后的各项生化指标、病理检查及电镜都显示出狨猴体内甲肝病毒感染的免疫过程，可用于甲肝致病机制的研究。但是，狨猴价格昂贵，来源困难，饲养条件严格，实验操作复杂，因此用于医学及生物学研究中具有一定的局限性。

（二）乙型肝炎动物模型

乙型肝炎病毒（hepatitis B virus，HBV）是常见的一种肝炎病毒。根据其病原学特点，HBV 动物模型建立包括以下几种方法：直接感染 HBV 动物模型，HBV 类似病毒的动物模型和 HBV DNA 转染小鼠模型。

1. 小鼠乙型肝炎病毒模型

原理与方法 小鼠不能感染人 HBV，但是通过基因修饰方法将 HBV 基因转入小鼠胚胎，可以成功构建小鼠 HBV 模型。

模型特点 能够使人 HBV 在小鼠肝脏和肾脏中进行有效复制并分泌 HBV 病毒颗粒，该病毒颗粒在形态学上与人血清 HBV 颗粒没有区别。HBV 感染具有严格的种属特异性，但是复制无种属特异性，仅具有组织特异性。同时，基因修饰小鼠对 HBV 抗原处于免疫耐受状态，借此可以研究机体免疫机制对 HBV 抗原的反应过程及耐受机制。基因修饰小鼠并非感染 HBV，因此无法研究病毒侵入途径及传播过程，基因修饰小鼠肝细胞中没有发现 HBV 正常复制所需的 cDNA，因此这种模型不能用于抗病毒药物对 cDNA 抑制的研究，没有炎症反应。

2. 鸭乙肝病毒模型

原理与方法 近年来发现，某些鸭肝炎病毒的特征与人乙型肝炎病毒十分相似，故鸭成为研究 HBV 复制及调控的重要动物模型。一般通过鸭乙型肝炎病毒（duck hepatitis B virus，DHBV）体内感染雏鸭构建模型。

模型特点 鸭模型 DHBV 感染率高，易喂养，是一种评估临床前期抗病毒药物治疗效果的良好模型。DHBV 属禽类嗜肝病毒，与人 HBV 在结构上有较大差别，慢性 DHBV 感染的鸭肝脏病变较轻微，因此不能很好地再现人 HBV 感染。

3. 水动力法构建 HBV 转染小鼠模型

原理与方法 高压水动力注射是指在短时间内（4~8s）把含大量目的基因质粒的溶液通过尾静脉快速注射到小鼠体内。基于病毒的肝脏高亲嗜性特点，制备并纯化 HBV 基因组的重组质粒经尾静脉注射到具有正常免疫功能的小鼠体内，将所携带的 HBV 基因组高效导入肝细胞中，以期获得 HBV 持续感染的小动物模型。方法是从小鼠尾静脉短时间内注射大量含 HBV 基因组质粒 DNA 的生理盐水溶液，在肝细胞中可检测到转入的报告基因表达产物。

模型特点 高压下短时间大剂量于小鼠静脉中注射含质粒 DNA 的生理盐水，目的基因就会在小鼠体内得到表达。目的基因表达水平与小鼠体重、注射溶液的体积、注射持续时间和 DNA 的绝对量等因素密切相关。实验发现，最佳溶液剂量为小鼠体重的 8%~12%，注射持续时间小于 5s 最佳。但质粒报告基因在体内的表达时间较短，最多维持 6d。

此外，还有基因修饰动物模型，到目前为止，已建立多种与 HBV 相关的基因修饰小鼠模型，有些小鼠转入的是 HBV 部分基因片段，也有转入 HBV 全长基因的基因修饰小鼠。应用较为广泛的有 Tg（Alb1HBV）44Bri、M-TgHBV 基因修饰小鼠。

（三）丙型肝炎动物模型

与甲型肝炎病毒的粪口传播不同，丙型肝炎病毒（hepatitis C virus，HCV）通过血液传播。尽管如此，目前其感染人群仍然很大，且仍无有效的疫苗用于防疫。因此，迫切需要建立经济有效的 HCV 实验感染动物模型，以深入研究 HCV 的生物学特性，为疫苗的研制提供基础。目前，常用的丙型肝炎动物模型的动物主要是树鼩、人源化小鼠、大鼠以及基因修饰动物。

1. 树鼩丙型肝炎模型

🎯 **原理与方法** 树鼩对多种人类病毒易感，用含 HCV（1b）HCR6 患者血清和细胞培养得到的 HCV 感染树鼩，发现 2 种接种物均能感染树鼩，且阳性树鼩的血浆同样可以感染新树鼩。

🔧 **模型特点** 感染 HCV 后肝组织病理改变过程与人类丙型肝炎的进展一致，即由慢性肝炎、肝脂肪变、肝硬化进展到肝癌，且血清谷丙转氨酶（GPT）变化亦与人类丙型肝炎的改变相似。

2. 人源化丙型肝炎小鼠模型

🎯 **原理与方法** 在严重联合免疫缺陷型（severe combined immunodeficiency，SCID）小鼠中，引入白蛋白启动子控制尿激酶型纤溶酶原激活基因（urokinase type plasminogen activator gene，uPA）的表达（uPA-SCID 小鼠），其肝脏特异表达的 uPA 将造成持续性的小鼠肝损伤，将人的肝细胞移植到小鼠中，即可建立人源化丙型肝炎小鼠模型。

🔧 **模型特点** 该模型可用于 IFN-α、抗 NS3 和抗 NS5B 蛋白酶药物的筛选，不足之处在于缺乏完整的免疫系统，不能用于 HCV 致病机制的研究。

3. 大鼠感染模型

🎯 **原理与方法** 将人原代肝细胞或人肝癌细胞 Huh7 腹腔注射到孕龄在 15～17d 的胎鼠中，并在出生 24h 内向其移植人原代肝细胞或 Huh7，使胎鼠的免疫系统在发育过程获得对这些细胞的免疫耐受。向大鼠接种从患者血清分离到的 HCV，感染 4 周后在血清中可检测到 HCV 的 RNA。

🔧 **模型特点** 获得的动物是免疫功能正常的大鼠，可用于研究 HCV 的入侵、复制、免疫介导所致的肝损伤和作为药物筛查的工具，但由于体内移植的人肝癌细胞数量有限，HCV 感染后病毒载量低，也限制了其应用。

4. 表达人源 HCV 受体的基因修饰小鼠模型

🎯 **原理与方法** 将表达人 HCV 的 CD81、occludin、SCARB-1 和 CLDN1 受体的重组腺病毒载体，转染到免疫功能正常的 Rosa26-Fluc 小鼠中并表达，转染这些受体的小鼠都能被 HCV-CRE 感染。

🔧 **模型特点** 该模型注射抗 CD81 抗体和抗 E2 抗体时，其对 HCV 的感染率下降。此模型可用于研究体内 HCV 受体的生物学和被动免疫或主动免疫以有利于暴露于 HCV 时的治疗或预防 HCV 感染。但此模型不支持 HCV 复制和包装，使其应用受限。

二、自身免疫性肝炎动物模型

自身免疫性肝炎（autoimmune hepatitis，AIH）是免疫介导的以肝细胞损伤为特点的慢性进展性疾病，主要表现为血清转氨酶升高、球蛋白升高、自身抗体阳性，各个年龄都可以出现并发症。其临床表现有时候与病毒性肝炎相似，但没有传染性。慢性或迁延性自身免疫性肝炎患者体内存在抗肝细胞成分抗体。国外有人用肝组织悬液加弗氏佐剂免疫豚鼠，成功地诱发了肝细胞变性及坏死等病变。也有人报道，肝膜蛋白加佐剂分次注射制备自身免疫性肝炎动物模型。近年来，基因修饰技术的发展使自身免疫性肝炎动物模型得到了进一步的发展。

（一）肝抗原诱导的肝炎动物模型

原理与方法　通常采用同种或异种的肝脏匀浆液作为抗原，与弗氏完全佐剂混合后免疫易感动物造模。在此基础上以肺炎克雷伯菌多糖为佐剂，应用同种肝脏匀浆或肝特异性脂蛋白免疫 SMA 小鼠，每月 1 次，至少 8 次，可成功构建实验性自身免疫性肝炎模型。

模型特点　肝匀浆与弗氏完全佐剂混合免疫虽然可见肝内炎症反应和抗体产生，但大多只能生产一过性轻中度肝实质损害，模拟人类肝炎需要反复、高强度的抗原刺激。

（二）刀豆蛋白诱导的肝炎动物模型

原理与方法　刀豆蛋白（concanavalin A，Con A）可引起 T 细胞活化和增殖。在 Con A 诱导的肝炎模型中，Th1 细胞因子发挥主要作用，血清白细胞介素-2（interleukin-2，IL-2）、肿瘤坏死因子-α（tumor necrosis factor-α，TNF-α）、干扰素-γ（interferon-γ，IFN-γ）表达增加，高水平的 TNF-α、IFN-γ 导致肝内炎症、肝细胞凋亡，甚至急性肝衰竭，巨噬细胞引起 $CD4^+$ T 细胞活化在其中起到了关键作用。造模方法通过一次性尾静脉注射 Con A，若干小时后即可见肝功能指标、细胞因子水平及组织学不同程度改变的特异性肝损伤，而且呈剂量依赖性。

模型特点　该模型制备过程简单、快速，且损伤具有肝脏特异性，但是诱导肝炎需要自然杀伤 T 细胞的辅助。

（三）基因修饰诱导的自身免疫性肝炎动物模型

原理与方法　通过基因修饰表达具有肝脏特异性的靶抗原，再以病原体感染或过继输入特异性淋巴细胞，促发肝内免疫反应。

模型特点　该模型不需反复高强度抗原刺激，可见肝内炎症反应和抗体产生。缺点是容易免疫耐受，诱导的免疫性肝损伤持续时间和强度不够。

第六节　肝损伤动物模型

肝脏具有物质代谢、生物转化、解毒等重要生理功能，对维持机体的生命活动发挥着重要作用。肝损伤轻则可引发脂肪肝，重则导致肝纤维化和肝硬化，甚至发展为肝癌。引起肝脏损伤的原因非常多，根据诱发因素的不同，肝损伤动物模型主要分为酒精性肝损伤动物模型、化学类试剂诱导的肝损伤动物模型。

一、酒精性肝损伤动物模型

🎯 **原理与方法**　酒精性肝损伤（alcoholic liver disease，ALD）是指长期大量饮酒所致的肝脏疾病。根据损伤的发病缓急，酒精性肝损伤可分为急性肝损伤和慢性肝损伤两大类。酒精性肝损伤是在乙醇作用下脂肪在肝细胞过度蓄积所致，长期饮酒或短期内大量酗酒可以导致不同程度肝损伤，其损伤机制与氧化应激炎症反应以及线粒体功能障碍密切相关。目前，用于制备酒精性肝损伤模型的动物有大鼠、小鼠、豚鼠、地鼠、雪貂、兔、食蟹猴、小型猪、猴等，大鼠和小鼠最为常用。一般选用成年动物，雌雄各半或单一雄性。根据乙醇摄入方式的不同，主要分为乙醇灌胃模型和 Lieber-DeCarli 液体饮食模型。

（一）乙醇灌胃模型

一般选用乙醇浓度为 50%～60% 的白酒进行灌胃处理。可按照 10～15ml/kg 的固定剂量或以梯度乙醇的方式（随时间的增加，乙醇灌胃的量也相应增加，一般以 7ml/kg 为基础，直至增加到 12～15ml/kg）灌胃 2～8 周，或一次性给予 10～15ml/kg 的剂量。

（二）Lieber-DeCarli 液体饮食模型

动物单笼饲养，通过自制负压饲料瓶给大鼠定量自动饮服含乙醇的 Lieber-DeCarli 液体饮料。造模第 1～2d 饮用 Lieber-DeCarli 无乙醇液体饮料；第 3～4d 饮用 1/2 乙醇液体饮料、1/2 无乙醇液体饮料；第 5d 开始饮用全量乙醇饮料。服用液体饮料的大鼠，每日提供的液体饮料量以饮用量少者为基准，以控制各大鼠饮用量保持一致。饮用 8 周，可制备大鼠酒精性肝损伤模型。

⚡ **模型特点**　乙醇灌胃模型简单易行，成本低，成模率高，但灌胃操作不当或乙醇剂量过大易导致动物死亡。此外，大鼠对乙醇的敏感度有个体差异，易发生意外死亡。Lieber-DeCarli 液体饮食模型可模拟酒精性肝损伤早期的病理学改变。但乙醇和其他配方物质的用量对模型有影响。

二、化学类试剂诱导的肝损伤动物模型

（一）四氯化碳诱导的急性肝损伤动物模型

🎯 **原理与方法**　四氯化碳（carbon tetrachloride，CCl_4）经肝微粒体细胞色素 P450 激活生成三氯甲基自由基 CCl_3 攻击肝细胞膜的磷脂，引起脂质过氧化，破坏膜结构，造成肝细胞损伤坏死；CCl_3 自由基还与蛋白质形成共价键，损害线粒体，使烟酰胺腺嘌呤二核苷酸与 ATP 在肝内生成减少，脂肪酸氧化受到抑制，影响三羧酸循环，致肝细胞"窒息"死亡；内质网受损则脂蛋白合成障碍，三酰甘油和脂肪酸在肝细胞内蓄积。反复应用 CCl_4 损害肝脏，肝脏发生"损害—修复—损害"，最终形成肝硬化。CCl_4 通过皮下给药、腹腔注射或灌胃均可（如表 5-1）。

表 5-1　常用实验动物 CCl₄ 致肝损伤所需剂量及用法

动物	CCl₄ 剂量	用法	造模时间及效果
小鼠	0.5%，10ml/kg	皮下注射 1 次	约 24h
	0.1%，10ml/kg	腹腔注射 1 次	约 24h
	40%，0.4ml	一次性口服	诱发肝小叶中央坏死
大鼠	30%，2ml/kg	腹腔注射，每周 2 次	7 周形成肝硬化
	25%，0.5ml/100g	皮下注射 1 次	1～8d，诱发脂肪肝
	0.2ml/100g	皮下注射，每周 2 次	诱发肝细胞水疱样变性、缺氧，肝小叶中央坏死
兔	0.5～1ml/kg	一次性灌胃	诱发急性中毒性肝坏死
	1.2ml/kg	一次性口服	诱发肝小叶中央坏死
	1ml/kg	一次性口服	诱发急性中毒性肝坏死

模型特点　可根据所用 CCl₄ 剂量和时间的不同，控制肝脏的损伤；一般在给予 CCl₄ 后 16～24h，血清 ALT 和丙氨酸氨基转移酶（AST）活性升高，其变化程度可一定程度上反映肝损伤的程度；形态学上表现为肝小叶中央区坏死和脂肪变性。缺点是不同动物肝损伤的程度个体差异较大。小鼠接受 CCl₄ 后肝脏病理学改变与血清 ALT 等生化指标改变的相关性不如大鼠好。CCl₄ 对人体有毒性，可从呼吸道、皮肤吸收。

（二）D-半乳糖胺诱导的急性肝损伤动物模型

原理与方法　D-半乳糖胺是肝细胞磷酸尿嘧啶核苷的干扰剂，进入体内后与磷酸尿苷结合，形成磷酸尿苷-半乳糖胺复合物，致使磷酸尿苷耗竭，从而使依赖其生物合成的核酸、糖蛋白、脂糖等物质的合成受抑制，限制细胞器及酶的生成和补充，细胞器、生物膜受损，钙离子内流，从而造成肝细胞损伤。D-半乳糖胺引起细胞膜损伤可能与细胞膜中糖成分的改变有关，即己糖代替了中性糖介入细胞膜，导致膜分子结构发生变化。方法为一次性腹腔注射 D-半乳糖胺，2～24h 即可出现不同程度的肝损伤。

模型特点　D-半乳糖胺引起的损伤呈弥漫性、多发性片状坏死，细胞内有大量骨髓细胞糖原染色阳性颗粒，嗜酸性小体较多见，与人类病毒性肝炎的肝损伤类似。该造模方法简便，成功率高，重复性好，肝脏病变具有特异性，是目前公认的模拟病毒性肝炎导致损伤的发病机制和药物治疗效果的较好模型。但脂肪变性不如 CCl₄ 明显。

（三）α-萘基异硫氰酸酯诱导的肝损伤动物模型

原理与方法　胆汁淤积是肝损伤的特征之一，α-萘基硫化异氰酸酯（α-naphthyl isothiocyanate，ANIT）通过破坏胆汁酸的稳态诱导胆管上皮坏死，引起胆汁淤积，致使能量代谢异常和肝细胞极性的改变，从而造成肝毒性损伤。造模方法为将 ANIT 溶解于玉米油、花生油或橄榄油中，按照 50～100mg/kg 的剂量对大小鼠进行一次性或多次空腹灌胃或腹腔注射。

模型特点　该模型造模方法简单易行、重现性好，是一种广泛应用于模拟大鼠和小鼠肝内胆汁淤积的模型，有利于研究和筛选保肝药物及利胆药物。

（四）硫代乙酰胺诱导的肝损伤动物模型

🎯 **原理与方法** 硫代乙酰胺（thioacetamide，TAA）是一种经典的具有肝细胞毒性的化合物，可通过干扰 mRNA 从细胞核转移到细胞质，影响蛋白质的合成和肝细胞膜的完整性，进而诱导氧化应激和炎症反应导致肝损伤。造模方法为将 TAA 溶解于水中，按照 $100\sim400mg/kg$ 的剂量对大小鼠进行一次性腹腔注射。

⚙️ **模型特点** 该模型成模率高，但动物死亡率也较高。另外，由于 TAA 毒性大，且易挥发，操作人员使用时需注意采取安全措施。

三、药物性肝损伤动物模型

药物性肝损伤（drug-induced liver injury，DILI）又称为药物性肝病，是指在药物使用过程中，由于药物本身或其代谢产物或由于特殊体质对药物的超敏性及低耐受性导致的肝脏损伤。这里主要介绍对乙酰氨基酚诱导的肝损伤动物模型、异烟肼联合利福平诱导的肝损伤动物模型和免疫性肝损伤动物模型。

（一）对乙酰氨基酚诱导的肝损伤动物模型

🎯 **原理与方法** 对乙酰氨基酚过量使用会导致肝细胞色素 P4502E1（CYP2E1）将其代谢后产生过量的乙酰基苯醌与谷胱甘肽竞争性结合，引起细胞内谷胱甘肽含量减少，导致线粒体功能障碍和脂质过氧化，致使肝细胞坏死，从而造成肝损伤。造模方法为将对乙酰氨基酚溶解于温生理盐水（$60\sim70℃$）中，对大小鼠进行一次性灌胃或腹腔注射、皮下注射（小鼠 $60\sim500mg/kg$，大鼠 $200\sim1000mg/kg$）。

⚙️ **模型特点** 本模型较为经济、简便，目前广泛应用于研究药物性肝损伤，但对乙酰氨基酚难溶于水的特点限制了其成模率。成年雄性小鼠比成年雌性小鼠对对乙酰氨基酚更为敏感，同样剂量下肝脏损伤更为明显。

（二）异烟肼联合利福平诱导的肝损伤动物模型

🎯 **原理与方法** 异烟肼（INH）联合利福平（rifampicin，RIF）是治疗结核病的一线化疗药物组合，其联合使用所致的肝损伤是一种常见的并发症。INH 在 CYP2E1 的作用下可被代谢为乙酰化异烟肼，进一步产生大量自由基，破坏肝细胞线粒体功能。RIF 可增强 CYP2E1 的活性，提供乙酰基，进一步增强 INH 的毒性，干扰胆红素的代谢和排出，使血中胆红素积累过多，从而导致胆汁淤积性肝损伤。造模方法为将 INH 和 RIF 溶解于生理盐水中，各按 $50\sim100mg/kg$ 剂量对大小鼠、兔空腹灌胃造模。

⚙️ **模型特点** 该模型稳定性强，可复制率高。

（三）免疫性肝损伤动物模型

🎯 **原理与方法** 免疫性肝损伤是指外来的异体抗原（嗜肝病毒、大量的内毒素、食物或药物性抗原等）持续存在或在一定条件下自身"抗原"暴露形成，导致不同程度的肝脏免疫应答介导的炎症反应及其引起的肝实质损伤。免疫性肝损伤相关研究多选用免疫反应强烈或免疫功能缺陷的近交系或突变系小鼠作为模型动物，如 BALB/c、C57BL、C3H/He、SCID 等品系。与此同时，随着基因工程技术的发展与应用，以上述品系为遗传背景经基因工程改造的小鼠，也为相关免疫性肝损伤提供了全新的动物模型。

（1）卡介苗联合脂多糖（LPS）诱导的肝损伤动物模型　首先由尾静脉注射卡介苗（约含 5×10^7CPU 的生理盐水溶液）致敏，10～12d 后再次注射 5～10μg/kg 的 LPS，6～12h 可见肝功能指标（GPT、GOT）明显升高及肝内炎症细胞浸润、小叶坏死伴肉芽肿形成。

（2）异种血清诱导的肝损伤动物模型　选择猪血清、牛血清、人血清白蛋白等异种血清或血清制品，通过对小鼠或大鼠进行腹腔、皮下或尾静脉多次注射制备该模型。

（3）基因工程改造的肝损伤动物模型　将 HBV 基因修饰小鼠与不含 T、B 淋巴细胞的 Rag-1 基因突变小鼠杂交，筛选获得 HBV/Rag-1$^{-/-}$基因修饰小鼠，给其输入未经免疫、同遗传背景的野生型小鼠脾脏淋巴细胞（T、B 淋巴细胞）可重建其免疫系统，诱发急性肝炎，进而模拟人类 HBV 感染后的免疫病理过程。

模型特点　卡介苗联合 LPS 诱导的肝损伤动物模型稳定，重现性良好，与人体病毒性肝炎的发病机制具有一定相似性。该模型属于急性肝损伤模型，个体免疫差异决定模型质量。异种血清诱导的肝损伤动物模型制备简单、经济，模型稳定，为慢性免疫性肝损伤的相关研究提供了较好的实验研究动物模型。但是需反复注射，且持续时间周期较长。基因工程改造的肝损伤模型适用于当前各种肝病的发病机制研究及药物筛选与评价研究，缺点是动物基因修饰后表型不能确定其对肝损伤的额外影响。

第七节　肝硬化（肝纤维化）动物模型

肝硬化是各种慢性肝病发展的晚期阶段。目前认为，任何可引起肝损伤的因素长期、反复作用于肝脏，均可引起肝细胞变性、坏死，继而出现纤维组织增生和肝细胞结节状再生，这三种病变反复交错进行，结果肝小叶结构和血液循环被破坏改建，使肝脏变形、变硬而形成肝硬化。人类的肝硬化发展大多与有毒物质的摄入、乙醇、自身免疫系统攻击以及胆管阻塞等因素相关，因此，肝硬化动物模型也以这几个方面较为常见。

一、化学性损伤致肝硬化动物模型

化学物质可通过胃肠道门静脉进入肝脏进行转化，因此肝脏容易受到化学物中的毒性物质损害。常见亲肝毒物包括以下几种。①剧毒类：磷、三硝基甲苯、CCl₄ 等；②高毒类：砷、汞、锑、苯胺、三氯甲烷等；③低毒类：乙醇、乙醛、有机磷、铅等。本部分介绍几种目前常用的肝硬化动物模型。

（一）CCl₄诱导的肝硬化动物模型

原理与方法　在肝细胞内质网中，CCl₄通过肝微粒体细胞色素 P450 氧化酶激活后，

产生自由基 CCl_3 及 Cl。CCl_3 自由基与肝细胞内大分子发生共价结合，破坏肝细胞功能。此外，CCl_3 自由基还可攻击膜不饱和脂质，引发活性氧自由基的产生和脂质过氧化，损伤肝细胞，从而导致窦周隙内原本静止的贮脂细胞活化，释放IV型胶原酶，降解IV型胶原，肝细胞从合成分泌III型胶原变为合成分泌II型胶原，取代IV型胶原，促使肝纤维化。造模通过灌胃、皮下注射及腹腔注射 CCl_4 完成，造模时间依给药途径和剂量而不同。常用 40%～60%CCl_4 橄榄油溶液皮下注射，0.3ml/100g 体重，首剂加倍，每周 2 次，共 8～12 周形成肝纤维化。所用动物包括大鼠、小鼠、兔、犬、猴等，其中以大小鼠最为常用。

模型特点　该模型在形态学、病理生理学某些方面与人类肝硬化类似，两者均有肝细胞坏死后的再生，晚期的纤维浸润几乎不可逆。该方法造模简便，费用低，稳定可靠。大小鼠对 CCl_4 的反应性存在个体差异，与小鼠相比，大鼠的反应性与人较为一致，形成的肝硬化模型更具有稳定性和重现性。

（二）酒精性肝硬化动物模型

原理与方法　酒精性肝硬化是以过量或长期乙醇作用，导致肝细胞变性，坏死和纤维化增生为特征的变化。当乙醇进入肝细胞线粒体的三羧酸循环时，脂肪酸氧化减少而合成增加，三酰甘油和脂肪酸在肝内过度蓄积导致肝细胞脂肪变。肝脏持续的炎症反应激活肝巨噬细胞，同时乙醇还可以直接损伤血管内皮，导致血小板聚集，释放大量细胞因子，激活贮脂细胞转化为成纤维细胞，合成分泌大量胶原，引起肝纤维化甚至发展为肝硬化。常选用 40%～60%的乙醇，按照 10～18ml/（kg·d）的剂量对大小鼠连续 8～12 周灌胃。

模型特点　肝纤维化出现率高，造模方便，且模型稳定，可广泛用于酒精性肝病的研究。依其处于不同的时期，可分别用于酒精性脂肪肝及肝纤维化的研究。大鼠对乙醇天生反感且耐受性高，其对乙醇的代谢速度较人类快。

（三）CCl_4 联合苯巴比妥诱导的肝硬化动物模型

原理与方法　肝药酶诱导剂苯巴比妥能提高细胞色素 P450 的活性，从而增加肝细胞对 CCl_4 的敏感性。造模通过在饮水中加入苯巴比妥 0.3g/L，CCl_4 蒸气吸入，每周 2 次，4 个月后形成肝硬化。常用的实验动物有大鼠、小鼠和兔。

模型特点　该模型是唯一采用饮用水的方法来建立肝硬化模型的。缺点是剂量不好控制，动物容易死亡。

（四）致癌物诱导的肝硬化动物模型

原理与方法　长期应用低剂量致癌物可以引起肝硬化，常用的有二甲基亚硝胺（dimethylnitrosamine，DMNA）、硫代乙酰胺（TAA）等。DMNA 是常见的致肝癌剂，它通过肝微粒体代谢，其中间产物与核酸、蛋白质等结合致肝细胞损伤，同时产生的活性甲基化产物使核酸、蛋白质甲基化导致肝坏死。TAA 在肝内代谢成硫氢化合物，与肝大分子物质结合，引起肝损伤，同时还能激活磷脂酶 A，引起肝细胞膜损害，肝细胞坏死。造模方法为通过腹腔注射 DMNA 或 TAA 溶液，每周前 3d 给药，每天 1 次，持续 3 周，第 4 周仅在周一给药 1 次，4 周后大鼠肝硬化形成。

模型特点 该模型适用于肝硬化向肝癌转化的机制研究。但是 DMNA、TAA 的毒性大，易挥发，排泄物在 24h 内含有毒性，且易污染环境，故应用此法时要特别慎重，同时采取隔离措施。

二、免疫异种血清诱导的肝硬化动物模型

原理与方法 免疫异种血清诱导的肝硬化是免疫复合物所致的Ⅲ型变态反应的结果。抗原抗体复合物在汇管区和中央静脉周围沉积引起炎症反应，激发静止的贮脂细胞增生，并向肌成纤维细胞转化，分泌胶原纤维，形成肝纤维化。常用的异种血清有人血清、牛血清、猪血清、血吸虫血清等。不同血清给予的剂量和成模时间均有所不同，造模一般采用皮下多点注射的方式进行。

模型特点 免疫性肝纤维化模型病变较单纯，更有利于原位观察和分析。其肝细胞受损轻，肝组织纤维化明显，尤其是猪血清诱导的肝硬化模型造模周期较短，动物死亡率低，成模率较高，结果稳定。

三、胆管阻塞致肝硬化动物模型

原理与方法 切断胆管或注入硬化剂等方法可造成肝外胆道梗阻，引起梗阻以及胆汁淤积，肝内血管受压，肝细胞缺血、坏死，纤维组织增生向胆管伸展，包绕肝小叶，形成肝纤维化。造模通过大鼠胆管结扎后切断或逆行性注入血管栓塞剂。

模型特点 该模型操作简单，安全无毒，实验指标稳定，还能发生明显的内脏血流动力学异常，是门静脉高压症血流动力学研究时较为理想的模型。缺点是胆管再通时能发生组织学逆转，而胆汁过度淤积时动物死亡率高。

第八节 脂肪肝动物模型

脂肪肝是仅次于病毒性肝炎的第二大肝病，其发生常与肥胖、饮酒、糖尿病、药物、妊娠等因素密切相关。目前普遍认为，长期过量摄入乙醇引起的代谢紊乱和肝细胞损伤是导致酒精性脂肪肝产生的重要原因。因此，根据是否具有长期过量饮酒史，可将脂肪肝划分为非酒精性脂肪肝病和酒精性脂肪肝。本节仅就这两种模型进行介绍。脂肪肝建模一般采用大鼠、小鼠、沙鼠、豚鼠、兔、小型猪等实验动物，其中大小鼠是最常用的动物，主要是 C57BL/6 小鼠、Wistar 大鼠和 SD 大鼠。

一、非酒精性脂肪肝动物模型

非酒精性脂肪肝病（non-alcoholic fatty liver disease，NAFLD）是指在非乙醇作用下，肝细胞发生脂质代谢异常，导致肝脏脂质堆积，进而对肝功能造成影响。肝脏是脂质代谢

的重要器官，非酒精性脂肪肝是一种代谢综合征在肝脏的表现，与肥胖、胰岛素抵抗、糖尿病、高脂血症等代谢异常具有密切的联系。由于其主要是与肝脏对脂质及其相关产物的代谢异常有关，故动物模型构建也主要模拟糖脂摄取及其相关代谢功能异常等，包括以下几种。

（一）高脂饮食诱导的脂肪肝动物模型

原理与方法　通过在饲料中添加高脂肪含量物质，增加体内游离脂肪酸摄入和合成，使总胆固醇（total cholesterol，TC）和三酰甘油（total glyceride，TG）不断积累，产生过量活性氧；同时促进过氧化反应发生，产生自由基和醛类物质，抑制抗氧化酶的活性，进一步促进脂肪肝形成。造模方法为对雄性 Lewis、Wistar 和 SD 大鼠给予高脂饲料喂养4～15 周。

模型特点　该模型与人类非酒精性脂肪肝病发病机制及肝组织病理学特征相似。该法还可用于建立代谢障碍综合征、血脂异常、肥胖及胰岛素抵抗等动物模型。但是实验周期较长，成本高，由于实验动物种系、喂养饲料成分、性别及饲养时间等因素的不同，模型的肝组织病变程度及病理类型也不同。

（二）胆碱-甲硫氨酸缺乏饮食诱导的脂肪肝动物模型

原理与方法　胆碱、甲硫氨酸均缺乏时，卵磷脂合成受阻，引起极低密度脂蛋白（very low density lipoprotein，VLDL）合成及分泌障碍，导致肝脏脂肪堆积，进一步诱导肝细胞损伤和氧化应激反应，导致炎症和纤维化的发展。方法为通过将大小鼠饮食中剥夺胆碱和甲硫氨酸造模。

模型特点　胆碱-甲硫氨酸缺乏饮食饲养鼠造模方法简便易行。缺点是不能反映人类的非酒精性脂肪肝病的病因学机制及其他特征。与人类相比，经胆碱-甲硫氨酸缺乏饮食诱导的大鼠体重减轻，血清 TG、TC 含量降低，虽然存在肝脏胰岛素抵抗，但无外周胰岛素抵抗现象，不能反映非酒精性脂肪肝病患者的代谢情况。

（三）高糖饮食诱导的脂肪肝动物模型

原理与方法　果糖或蔗糖摄入过多容易导致血糖升高，还原型烟酰胺腺嘌呤二核苷酸磷酸（reduced nicotinamide adenine dinucleotide phosphate，NADPH）生成增加，促进乙酰辅酶 A 转变成的胆固醇积累于肝细胞中以及促进活性氧生成，进一步形成非酒精性脂肪肝病。造模方法为对实验动物给予含糖量 10%～70% 的饲料喂养 2～8 周，或于饮用水中加入 10% 糖量饲养。

模型特点　该模型操作简便，价格低廉，造模周期短，动物死亡率低，成模率高。

（四）全胃肠外营养诱导的脂肪肝动物模型

原理与方法　脂肪变性是临床上全胃肠外营养（total parenteral nutrition，TPN）支持疗法常见的并发症。该模型主要是于实验动物静脉中外置一导管，通过电脑输液泵 24h 输注营养液来模拟全胃肠外营养。引发脂肪肝的主要原因是营养液中的某些营养成分过量或缺乏导致的。有研究表明，当非蛋白质能量达到 33% 以上或总摄入量占总热量的 83% 以上时，输注 1 周后实验动物即可出现脂肪变性。

模型特点 该模型造模时间短，成模率高，但操作复杂，需要较高的技术水平。

（五）药物诱导的脂肪肝动物模型

原理与方法 该模型主要是通过给予相应的药物或化合物诱导脂质过氧化反应增强，破坏肝细胞结构和功能，导致肝细胞线粒体 β 氧化受阻，促进肝细胞内脂肪沉积，进一步形成脂肪肝。常用的药物主要有链脲佐菌素、CCl_4、N-亚硝基-乙胺、乙硫氨酸、地塞米松等。

模型特点 该模型操作简便，造模周期短，但造模药物毒性过强易致动物死亡，其诱导的发病机制、病理特征与人类脂肪肝也存在较大差异。

（六）基因修饰脂肪肝动物模型

原理与方法 该模型主要是通过基因工程人为地操控参与脂肪肝形成的重要基因的表达和缺失，如瘦素受体基因突变等。Zucker 大鼠（fa/fa 大鼠）和 ob/ob 小鼠是瘦素受体基因突变鼠，也是目前国内外最常用的非酒精性脂肪肝病基因修饰模型。

模型特点 Zucker 大鼠高脂血症主要以 VLDL、高密度脂蛋白（high density lipoprotein，HDL）增加为主，低密度脂蛋白（low density lipoprotein，LDL）不增加且肝组织中 LDL 受体表达水平降低；肝组织中主要为大泡性和微孔状脂肪变，脂肪聚集于门静脉周围区域。Zucker 大鼠与 ob/ob 小鼠均不能自发地由单纯性脂肪肝发展至非酒精性脂肪肝病，只有在给予胆碱-甲硫氨酸缺乏饮食或高脂饮食或在内毒素、乙醇、缺血/再灌注损伤等损肝因素的二次作用下，才能演变为显著的非酒精性脂肪肝病。

其他基因修饰动物模型还包括 FLS 小鼠模型、脂肪酸转位酶 FAT/CD36 缺失小鼠模型、乙酰辅酶 A 氧化酶（AOX）缺乏小鼠模型、线粒体三功能蛋白酶（MTP）缺失小鼠模型和芳香酶基因 Cyp9 敲除小鼠模型等。

二、酒精性脂肪肝动物模型

酒精性脂肪肝（alcoholic fatty liver disease，AFLD）是指长期大量饮酒导致肝脏脂肪堆积的病变。其发病机制较为明确，涉及多种机制：①乙醇的代谢产物乙醛与蛋白质结合形成复合物，可直接损伤肝细胞或引发机体的免疫反应，进一步导致肝细胞损伤；②乙醇代谢导致肝细胞缺氧；③乙醇氧化途径中产生的活性氧损伤肝细胞等。

（一）急性酒精性脂肪肝动物模型

原理与方法 短时间内通过给予大量乙醇灌胃，可明显损害肝细胞线粒体的功能，诱导氧化应激和炎症反应，最终导致急性酒精性脂肪肝的发生。一般选用 52% 或 56% 乙醇，按照 15ml/（kg·d）的剂量对实验动物连续灌胃 4 周；或选用 25% 乙醇，按照 20ml/kg 每 12h 1 次的剂量连续灌胃 3 次；或采用乙醇灌胃并腹腔注射的方式进行。

⬥ **模型特点** 该模型符合人类的饮酒习惯,构建模型方法简单易行,建模周期短,成本低。但该模型只能引起 GOT 和 GPT 轻度升高,不能完全反映人急性酒精性脂肪肝的表现。

(二)慢性酒精性脂肪肝动物模型

⬥ **原理与方法** 造模方法包括单纯乙醇灌胃、乙醇灌胃结合高脂饮食、乙醇混合脂肪乳灌胃等,常用大鼠造模。

⬥ **模型特点** 符合人类慢性酒精性脂肪肝发病过程,操作简单。缺点是动物死亡率高。

第九节 胰腺炎动物模型

胰腺炎是发生在胰腺部位,因胰蛋白酶的自身消化作用而引起的一种非感染性炎症,可导致胰腺水肿、充血、出血或坏死。临床上表现为发热、腹痛、腹胀、恶性、呕吐等症状,血液和尿液中淀粉酶含量显著升高。长期过量饮酒或胆道梗阻是诱发胰腺炎的主要因素。根据病因及病情轻重缓急程度的不同,胰腺炎可分为急性胰腺炎和慢性胰腺炎两类,动物模型也主要分为这两类。

一、急性胰腺炎动物模型

急性胰腺炎(acute pancreatitis,AP)是以多种病因引起胰酶激活,继以胰腺局部炎症反应为主要特征,临床以急性上腹痛、恶心、呕吐、发热和血胰酶增高等为特点,病情较重者可发生全身性炎症反应综合征并伴有器官功能障碍,是临床常见的急腹症之一。其发病机制尚未完全阐明,目前"胰腺自身消化学说"占主导地位,胰腺分泌的胰蛋白酶都是无活性的酶原,正常情况下,胰液进入十二指肠后,在胆汁和肠激酶的作用下,胰蛋白酶原被激活为有生物活性的胰蛋白酶,对食物进行消化。任何造成胰蛋白酶原被提前激活的因素都是发生急性胰腺炎的始动因素。急性胰腺炎动物模型的制备方法较多,用于模型制作的动物以大鼠、小鼠居多,仓鼠、豚鼠、犬、猫、猪、猴等也有使用。品系也是影响模型成功的重要因素,如 BALB/c、ICR 品系小鼠对急性胰腺炎始动因素较为敏感,C57BL/6 小鼠敏感性较差。急性胰腺炎模型根据造模是否侵入胰腺分为非侵入性急性胰腺炎动物模型和侵入性急性胰腺炎动物模型。

(一)非侵入性急性胰腺炎动物模型

1.无胆盐乙硫氨酸诱发的急性胰腺炎动物模型

⬥ **原理与方法** 目前认为,无胆盐乙硫氨酸(choline deficient ethionine supplemental,CDE)模型原理为胆碱缺乏及辅加乙硫氨酸干扰,使溶酶体和胰蛋白酶原颗粒间发生膜融合,腺泡细胞内胰蛋白酶原被激活,漏入循环系统,引起血中胰蛋白酶活性升高,促进胰腺的自我消化。雌性激素在 CDE 模型发病过程中起着重要作用,因此,多数研究者选用 4~

6 周雌性小鼠制作动物模型，禁食 12h 后饲喂 CDE 饲料 3g/d，持续 48～72h。已报道的实验动物主要为小鼠，较多采用 BALB/c 品系，而较少使用 C57BL/6 品系。饲料配方：蔗糖 55.8%，猪油 20%，大豆蛋白 10%，配以各种维生素和无机盐，再加 3%乙硫氨酸。

🔘**模型特点**　该模型易并发高血糖和低血钙等内分泌紊乱症状，可控性较差，不适宜对新诊疗技术价值进行评估和成批复制，但成模稳定，复制简便，能良好地模拟人体急性重症胰腺炎病理生理变化，适用于急性重症胰腺炎发病机制的探讨和药物效果的研究。

该模型其胰腺及胰腺周围组织炎症反应与临床相关性较好，腹水、酸中毒、缺氧、低血容量等症状与人类急性胰腺炎相似度较高，但发病机制与人类疾病存在差异。CDE 食物诱导法操作简单，创伤小，重复性好，通过控制饲喂时间和饲喂量可控制预期死亡率。此外，CDE 食物诱导法仅能诱导雌性小鼠出现急性胰腺炎，对实验动物的性别选择有限制。

2. 雨蛙素诱发的急性胰腺炎动物模型

🎯**原理与方法**　雨蛙素（caerulein，CAE）是一种含有 14 个氨基酸残基的十肽胆囊收缩素（cholecystokinin，CCK）类似物，具有较强的刺激胆囊收缩和胰酶分泌的作用，促进消化器官的激素分泌，能刺激胰腺腺泡，从而激活溶酶体酶水解组织蛋白 B，导致胰腺组织中的胰蛋白酶原被激活，成为胰蛋白酶，导致胰腺的"自我消化"，通常用于诱导轻度急性胰腺炎模型。方法为采用腹腔注射 CAE，剂量为 50μg/kg，每次注射间隔为 1h，注射 6～7 次后可见胰腺组织明显水肿，大量炎症细胞浸润。可联合 LPS 造模，在最后一次 CAE 注射后追加 1 次腹腔注射 LPS，剂量为 10mg/kg。已报道的实验动物有大鼠、小鼠、仓鼠、犬等。

🔘**模型特点**　该模型是目前最为常用的急性胰腺炎诱发模型，复制迅速，模型中胰腺腺泡细胞内膜结构的改变与人体相似，单用 CAE 时仅能诱导水肿型急性胰腺炎动物模型。

3. L-精氨酸诱发的急性胰腺炎动物模型

🎯**原理与方法**　L-精氨酸（L-arginine，L-Arg）诱发急性胰腺炎的机制仍未明了，许多研究显示可能与一氧化氮、细胞因子、氧自由基等介导组织细胞损伤有关。对大鼠采用 250mg/100g 的 L-Arg 间隔 1h 两次注射，用于研究胰腺炎的病理机制；对大鼠采用小剂量 L-Arg（200mg/100g）间隔 1h 两次注射，用于再生进程研究。

🔘**模型特点**　L-Arg 诱导急性胰腺炎的有效剂量和致死剂量非常接近，重复给药或剂量过高可促使胰腺组织坏死，甚至引起实验动物死亡，而剂量过低则会延缓急性胰腺炎的发病时间，不同品系的小鼠或大鼠对 L-精氨酸的敏感性存在差异。该模型构建方法简单，过程可控，可通过调节 L-Arg 剂量选择性控制胰腺腺泡细胞的坏死程度，稳定性良好，具有较好的重复性和适用性。胰腺损害呈剂量和时间依赖性，可用于研究急性胰腺炎各个病变阶段。缺点是其临床相关性较低，与临床急性胰腺炎的实际发病情况具有较大差异。

（二）侵入性急性胰腺炎动物模型

1. 牛磺胆酸钠胆胰管逆行注射诱发的急性胰腺炎动物模型

🎯**原理与方法**　牛磺胆酸钠（sodium taurocholate，ST）是体内两种胆汁酸的主要成分之一，低浓度的胆汁酸能够保护腺泡细胞，而高浓度的胆汁酸则会损害腺泡细胞，进一步的损害可能是胆盐激活胰酶，如胰蛋白酶、磷脂酶等，引起腺泡自身消化。因此，通过胆胰管逆行注射 ST 可模拟胆总管下段梗阻时胆汁反流引起的胆源性急性胰腺炎。方法为通过手术由十二指肠壶腹部向胰管内逆行注射 ST，24h 内即可成功诱导急性胰腺炎动物模型，可观察到胰腺组织水肿、出血、腺泡坏死和炎症细胞浸润。有研究者对胆胰管穿刺进行改进，设计了胰腺被膜下注射法。已报道的实验动物主要为大鼠，ST 的常用浓度为 3%～5%，剂量为 1～2ml/kg。

模型特点 本模型是最常用的急性胰腺炎动物模型之一，其很好地模拟了胆总管下段梗阻，与胆源性急性胰腺炎的发病过程类似，临床相关性高，可广泛应用于胆源性急性胰腺炎病因学及临床疗效研究。此外，该模型多伴有多器官功能衰竭，适用于研究急性胰腺炎的局部和全身并发症，可作为重症急性胰腺炎靶向治疗的研究工具。该模型的胰腺病理变化对 ST 灌注的浓度、剂量、压力呈现明显依赖性，病程进展可控，且具有较好的重复性和可比性。但是该模型属于创伤性模型，手术操作有一定的难度，可能引起出血、感染等并发症，动物死亡率较高，且无法评估注射液引起的胰胆管压力变化对急性胰腺炎的影响。

2. 电针刺激诱发的急性胰腺炎动物模型

原理与方法 电针刺激诱发平滑肌剧烈收缩/舒张，导致神经体液变化及胃肠肽激素及受体表达平衡失调，也可使胆总管内压力升高，胆汁逆流入胰管。方法为通过手术暴露胆胰管末端，用电针持续刺激，1h 后可见胰腺轻微肿胀及充血，饲养 24h 后，血淀粉酶和尿淀粉酶明显升高，胰腺肿胀充血明显。造模使用的动物主要为大鼠。

模型特点 该模型方法简单，病理生理更符合于临床急性胆源性胰腺炎的发生过程，但该法开腹对动物刺激损伤较大，操作中易损伤其他脏器，刺激的位置不同损伤亦不同，难以保证同批动物模型的病变严重程度处于同一水平上。

3. 十二指肠结扎诱发的急性胰腺炎动物模型

原理与方法 十二指肠内压力增高，胆汁反流入胰管，破坏胰管上皮黏膜屏障，也可使胰管内压力增高，腺泡破裂，胰液外溢引起急性胰腺炎。方法为通过开腹分离胆总管，用丝线分别夹住胆总管开口远近各 1cm 的十二指肠，模拟人体胆汁反流性急性胰腺炎。使用的动物主要有大鼠、犬等。

模型特点 该模型可引起胃扩张、胃内液体潴留、有效循环血量锐减和血液的高凝状态，这些因素都会影响实验性急性胰腺炎的可靠性和稳定性。

二、慢性胰腺炎动物模型

慢性胰腺炎（chronic pancreatitis，CP）是一种进行性的胰腺纤维化炎症综合征，是一种慢性消化系统疾病，可造成胰腺实质损伤或产生持久的应激反应，主要病理表现为胰腺的慢性炎症，最终以纤维化替代胰腺的正常组织，导致胰腺的内、外分泌功能损伤。慢性胰腺炎发病机制复杂，目前尚未阐明。近年来，为了深入研究慢性胰腺炎的发病机制，研究人员通过模拟人类慢性胰腺炎的病因、病理生理变化，构建了多种慢性胰腺炎动物模型，开展了大量动物实验研究。慢性胰腺炎动物模型的制备方法有多种，主要归纳为非侵入性和侵入性两大类。

（一）非侵入性慢性胰腺炎动物模型

非侵入性慢性胰腺炎动物模型是指不需要对动物实施手术，操作过程相对简单，主要采用腹腔注射、静脉注射、饮食喂饲等方法将造模剂注入动物体内以诱导疾病模型的一种造模方法。

1. 雨蛙素诱发的慢性胰腺炎动物模型

原理与方法 注射 CAE 诱导慢性胰腺炎反复发作，促进胰腺的损伤。模型制作可采用腹腔注射 CAE，剂量为 50μg/kg，每次注射间隔为 1h，每天注射 6 次，每周 3d，持续给药 6～10 周，可见胰腺组织中炎症细胞浸润和胶原沉积增加，α-平滑肌肌动蛋白、纤维连接蛋白等纤维化标志物表达增加。CAE 联合乙醇、环孢素等可增加慢性胰腺炎的严重程度并缩短造模时间。

模型特点 本模型操作简单，成模率稳定，模型的病理改变与人类慢性胰腺炎相似，但是造模成本较高。

2. L-精氨酸诱发的慢性胰腺炎动物模型

原理与方法 L-Arg 常用于复制急性胰腺炎模型，反复多次腹腔注射也可以导致慢性胰腺炎的发生。慢性胰腺炎造模的成功率与 L-Arg 注射浓度、注射容积和注射次数密切相关，常选用雄性小鼠腹腔注射 L-Arg，浓度为 8%～20%，剂量为 3.5～4g/kg，每周 1 次，每次 2 轮，间隔 1h，持续 2～6 周。使用的实验动物主要为小鼠。

模型特点 本模型操作简单，造模成本不高，模型的病理改变与人类慢性胰腺炎相似。

3. 二丁基二氯化锡诱发的慢性胰腺炎动物模型

原理与方法 二丁基二氯化锡（dibutyl tin dichloride，DBTC）可以导致胆管上皮损伤和胆管堵塞而引发胆汁淤积，造成胆源性胰腺炎和胰腺坏死，同时影响胰腺的血液供应，导致腺泡细胞损伤。给予 Wistar 大鼠尾静脉注射 DBTC，剂量为 7mg/kg，大鼠 4 周后出现胰腺腺体萎缩及纤维化、炎症细胞浸润。也有人对小鼠一次性尾静脉注射 DBTC 并给予乙醇饮水，小鼠先表现为急性胰腺炎，后进展为慢性胰腺炎。

模型特点 本模型造模时间相对较短，且能观察到胰腺从急性到慢性的损伤变化过程。DBTC 对肝胆有毒性损伤，且需溶于有机溶剂，如尾静脉注射速度过快，易导致肺栓塞，可引起动物大量死亡。

4. CDE 诱发的慢性胰腺炎动物模型

原理与方法 给予 100%胆碱缺乏并添加乙硫氨酸（choline deficient ethionine-supplemented，CDE）的补充饲料诱发慢性胰腺炎。乙硫氨酸可抑制甲硫氨酸代谢，降低细胞膜磷脂的合成效率，引起胰腺腺泡细胞损伤，胆碱缺乏可进一步加强乙硫氨酸对甲硫氨酸的抑制作用。对小鼠禁食 24h 后给予 CDE 饲料，喂养 72h 后改喂常规饲料 72h，7d 为 1

个周期，24 个周期后，小鼠出现腺泡细胞萎缩、腺泡导管化生和纤维化形成等慢性胰腺炎样病理变化。

模型特点　本模型操作简单，但是 CDE 喂养成本较高且模型的均一性不高。

（二）侵入性慢性胰腺炎动物模型

侵入性模型是指需要对动物实施手术，操作过程相对复杂的一种造模方法。诱导慢性胰腺炎动物模型的侵入性造模方法主要包括胰腺导管结扎法和胰腺导管逆行注射法。其主要原理是基于胰腺导管堵塞，引起胰液排泄障碍、胰管高压、胰液溢出，致使胰酶在胰腺异常活化，从而诱导慢性胰腺炎的发生。

1. 胰腺导管结扎诱发的慢性胰腺炎动物模型

原理与方法　胰腺导管结扎法在大小鼠中均可诱导慢性胰腺炎动物模型，通过模拟胰腺导管阻塞，引起胰液排泄障碍，进而激活胰酶，诱导慢性胰腺炎的发生。造模通过手术分离胰腺导管并结扎。该法诱导的慢性胰腺炎动物模型因啮齿类动物胰腺解剖结构的差异而在病变范围及病变程度上存在一定差异。如小鼠胰腺由三叶组成，每叶均有单独的导管排泄胰液，结扎胰腺导管后可能只影响胰腺的一部分，而剩余部分保留正常功能；而大鼠只有一条主胰管，主胰管发生阻塞后可直接造成整个胰腺的损伤。

模型特点　本模型在短时间内即可诱导出明显的慢性胰腺炎改变，引起严重的胰腺损伤。但是该模型为有创操作，胰腺导管较细，对手术操作要求高，动物死亡率较高。

2. 胰腺导管逆行注射诱发的慢性胰腺炎动物模型

原理与方法　胰腺导管逆行注射 2%三硝基苯磺酸（trinitrobenzene sulfonic acid，TNBS）致导管阻塞，引起胰液排泄障碍，进而激活胰酶介导慢性胰腺炎的发生。方法为通过手术方法探及胰腺导管开口处，顺行推入针头，逆行缓慢注射 2% TNBS，注射完成后保持压力一段时间（10～30min），3～4 周后可见胰腺出现进行性纤维化损伤、导管狭窄、腺体萎缩等慢性胰腺炎样病理改变。使用的实验动物主要为大鼠。

模型特点　本模型能较好地模拟胰腺导管梗阻引起的慢性胰腺炎发病过程，临床相关性较高。但是该模型的造模过程是有创操作，动物死亡率较高，对手术操作的要求较高。

第十节　胆石症动物模型

胆石症是指胆道系统（包括胆囊与胆道）的任何部位发生结石的疾病。胆道结石的成因及机制尚未明确，但关于胆石成因机制的研究已经逐步深入。目前认为其机制可能包括胆汁热力学平衡体系、胆道运动体系、成核体系、胆石形成的细菌学说及基因学说等。胆石病的结石分为色素类结石（主要成分为胆红素）、胆固醇结石（主要成分为胆固醇）及混合类结石（前两者混合）。在实验动物中，猪、犬、豚鼠和大鼠较易产生胆色素结石，而仓鼠、小鼠较多会产生胆固醇类结石。在品系方面，C57BL/6J、A 系和 SW 系小鼠较易诱发致石。目前，胆石症模型常用的实验动物主要为小鼠、豚鼠、兔和犬。

一、食饵性胆色素结石动物模型

🎯 **原理与方法** 胆色素结石易发生于低蛋白高糖类膳食的人群，与正常人相比，患者胆汁的磷脂明显增高。其机制可能为低蛋白饲养造成肝脏及胆汁中 β-葡糖醛酸糖苷酶活性增高，促使结合胆红素水解为游离胆红素，与钙离子结合形成不溶于水的胆红素钙盐，形成结石。但单一低蛋白饮食因素的致石率不高，周期长。如加入石胆酸，通过影响肝功能，使胆酸代谢产物增加，可加速胆红素沉淀。造模方法可用豚鼠每日喂饲含 2%酪蛋白、2%猪油、2%纤维素、3%蔗糖、0.04%胆酸及 0.1%胆固醇饲料，喂养 1.5～3 个月，胆囊内形成团块或凝块状结石。胆石呈黄褐色或淡黄色，胆汁混浊且色深。

⚜ **模型特点** 是最常用的胆色素结石模型，低蛋白饮食符合我国和日本的饮食习惯，可避免手术创伤，致石效果好，方法简便，可更好地模拟胆道结石成石过程，但造模周期较长。

二、感染性胆色素结石动物模型

🎯 **原理与方法** 感染性胆色素结石的发病与胆道感染及胆汁淤积有明显关系。感染是致石的首要因素，淤积是致石的必要条件。用一定量大肠埃希菌注入胆总管引起感染时，大肠埃希菌产生 β-葡糖醛酸糖苷酶，可使水溶性的结合胆红素水解为游离胆红素，后者与钙结合形成不溶性胆红素钙，在黏液物质的凝聚下形成胆色素结石而析出，加之胆总管被结扎，胆道阻塞，导致细菌繁殖加快并促使感染加重，可加速胆色素结石的形成。方法：将豚鼠在近肝门处结扎胆总管，向胆总管内注射 0.1ml 大肠埃希菌菌液（浓度为 1.5×10^6CFU/ml）。

⚜ **模型特点** 用胆道感染致石构建动物模型有利于对胆石形成细菌学说机制的进一步研究。胆道感染联合梗阻同时进行，致石迅速，部位明确，可用于研究抗菌药物在胆道结石治疗中的效果评价。但是，该模型动物死亡率高，手术操作难度大，失败率高，实验成本高，诱发的结石成分比较一致，大多为胆色素结石。

三、异物植入性胆色素结石动物模型

🎯 **原理与方法** 在实验动物胆道内埋入无菌性异物，如人结石、蛔虫、肝组织、线结等作为胆石核心，2～3 个月后可诱发胆色素结石。使用的实验动物有犬、兔等。

⚜ **模型特点** 该模型对异物核心致石的研究有一定意义，但是操作比较复杂。

四、胆固醇结石动物模型

🎯 **原理与方法** 豚鼠通过低密度脂蛋白运输大部分血浆胆固醇，是研究肝脏胆固醇与脂蛋白代谢及胆石病的独特动物模型。长期高胆固醇饲喂使胆固醇在肝脏堆积，破坏胆固醇代谢平衡，使其在胆管内积聚。由于胆汁酸在胆固醇结石形成过程中的重要作用，在此基础上加入胆盐或石胆酸，升高胆汁酸水平，促进结石形成。方法可用含 1.25%胆固醇、3.75%动物脂肪、6.25%蔗糖和 15%酪蛋白的致石饮食喂养豚鼠 2 个月，可诱发豚鼠胆固醇结石动物模型，此动物模型胆石中胆固醇含量为 80%左右。也可加入 0.5%胆盐，1 个月内可诱发结石。

模型特点 高胆固醇结石模型喂饲食物的特点是高糖、高胆固醇、不含非饱和脂肪酸，可模拟胆汁内脂质代谢紊乱的结石过程，但周期较长。而高胆固醇联合胆盐模型，可加快致石，但形成的结石较小。

近年来，动物模型在胆石症研究领域的应用日益增多，由最初的药物或饮食诱发模型，到手术置入模型，再到遗传改造动物模型，越来越多的新动物模型得以建立。但是，与人类生理解剖相近、能够满足各种实验设计要求、成本相对较低的自发胆石病动物模型尚未建立。

参 考 文 献

方春秋，张文军，张景洲，等. 2022. 常见肝损伤动物模型构建和应用的研究状况[J]. 中国临床药理学杂志，38（3）：276-280.

胡昇庠，武正山，吴晓峰. 2013. 联合低剂量口服和腹腔注射硫代乙酰胺诱导大鼠肝硬化及二十二碳六烯酸的抑制作用[J]. 南京医科大学学报（自然科学版），33（9）：1243-1246.

黄利，宁楠，张媛，等. 2022. 刀豆蛋白 A、D-氨基半乳糖、四氯化碳致小鼠急性肝损伤病理比较[J]. 中药药理与临床，DOI：10.13412/j.cnki.zyyl.20220403.001.

李松，倪德生. 2020. 动物肝硬化模型构建的研究进展[J]. 药学研究，39（10）：593-596.

李紫元，龙小铃，陈彩萍，等. 2021. 多指标综合评分结合正交试验法优选大鼠对乙酰氨基酚肝损伤模型[J]. 中国兽医杂志，57（3）：89-92，97，128.

王振，杨涛，李世朋，等. 2016. 脂肪肝动物模型研究进展[J]. 实用器官移植电子杂志，4（2）：105-108.

魏圆圆，许小凡，段丽芳，等. 2020. 慢性胰腺炎动物模型的比较与选择[J]. 生命科学，32（6）：641-648.

杨晶晶，张丹，陈嘉屿. 2019. 急性胰腺炎动物模型研究进展[J]. 解放军医学杂志，44（11）：984-990.

周恒，李俊，王华. 2016. 酒精性肝病动物模型研究进展[J]. 中国药理学通报，32（4）：468-472.

Karatzas T, Neri AA, Baibaki ME, et al. 2014. Rodent models of hepatic ischemia-reperfusion injury: time and percentage-related pathophysiological mechanisms[J]. J Surg Res, 191（2）：399-412.

Van Herck MA, Vonghia L, Francque S. 2017. Animal Models of Nonalcoholic Fatty Liver Disease-A Starter's Guide[J]. Nutrients, 9（10）：1072.

第六章　泌尿系统疾病动物模型

第一节　肾小球疾病动物模型

肾小球疾病主要累及双肾肾小球，多数是免疫介导性炎症疾病。一般认为，免疫机制是肾小球病的始发机制，在此基础上炎症介质（如补体、细胞因子、活性氧等）参与下，最后导致肾小球损伤和产生临床症状。目前，肾小球疾病模型已在多种动物中诱导成功，为更深入地研究肾脏病变的动态发展变化和相关机制提供可能。

一、系膜增殖性肾小球肾炎动物模型

系膜增殖性肾小球肾炎（mesangioproliferative glomerulonephritis，MsPCN）是一种肾小球疾病，其主要特征是弥漫性肾小球系膜细胞增生和不同程度系膜基质增多，临床上主要表现为血尿、蛋白尿、水肿等。

🎯原理与方法　牛血清白蛋白（bovine serum albumin，BSA）葡萄球菌肠毒素 B（staphylococcal enterotoxin B，SEB）等抗原结合不完全或弗氏完全佐剂引起胃肠黏膜免疫，导致大量的免疫复合物沉积，从而诱发以肾小球系膜增生为主要病理改变的肾病模型。造模时常用实验动物包括大小鼠、兔、犬等，均可用于模型的构建，以选用 6 周龄雄性 SD 大鼠为例。从实验的第 1d 起以含 20mg 的 BSA 水溶液，隔日灌胃，共 14 周。其中，第 1d 皮下注射弗氏完全佐剂 0.2ml（含 BSA 2mg），第 8d 经皮下注射弗氏不完全佐剂 0.2ml（含 BSA 2mg），同时静脉注射 SEB（0.4mg/kg），第 15d 静脉注射 SEB（0.4mg/kg）。分别在第 10 周、12 周、14 周进行尿红细胞镜检、尿蛋白定性及 24h 尿蛋白定量。实验前及处死时分别检测血清尿素氮（blood urea nitrogen，BUN）、肌酐（creatinine，Cr）、总胆固醇、总蛋白及循环免疫复合物水平。同时对肾脏病理切片进行 HE 染色、PAS 染色、PASM 染色及 Masson 染色，光镜观察肾小球的病理变化，并进行肾小球系膜细胞计数和肾小球系膜增生程度评价。可见系膜细胞及系膜基质增生明显，部分肾小球与球囊壁层发生粘连，肾小球细胞数轻度增多，肾小管间质无明显变化，肾小球系膜区有大量 IgA 荧光沉积。实验 10 周大鼠出现蛋白尿，24h 尿蛋白随着时间的延长而增加，伴有血清肌酐的明显升高。

⬦模型特点　MsPGN 是人类原发性肾小球疾病的最常见病理类型，晚期可发展为肾

衰竭，严重威胁了人类的健康。该模型综合应用 BSA 灌胃、弗氏佐剂皮下注射、SEB 静脉注射，建立了一种病变稳定的大鼠系膜增殖型肾小球肾炎模型，可用于研究系膜增殖型肾小球肾炎的发病机制以及胃肠道黏膜免疫在发病过程中的作用。

二、Thy1 系膜增生性肾炎动物模型

Thy1 系膜增生性肾炎动物模型为大鼠胸腺细胞抗体诱发的系膜增生性肾炎模型，是目前广泛应用并公认为比较典型的肾炎模型。

◎ 原理与方法 Thy1 抗原为鼠类胸腺细胞表面的糖蛋白，同样存在于大鼠系膜细胞表面。抗 Thy1 抗体诱发的系膜增殖性肾炎动物模型以系膜细胞表面 Thy1 为抗原，选择性引起系膜病变。方法为取低龄 SD 大鼠，制备大鼠胸腺细胞悬液；卡介苗预致敏新西兰兔，14d 后见两侧腘窝淋巴结肿大，注射大鼠胸腺细胞与弗氏完全佐剂，制备兔抗大鼠胸腺细胞抗血清；3 周后同样途径再次免疫，再 2 周后第 3 次免疫。取大鼠（6～8 周）尾静脉注射家兔抗血清（0.6ml/100g），分别于 1d、3d、5d、7d、2 周、3 周、4 周和 5 周处死动物，取肾脏做相应检查。处死前隔日观察其尿量、饮水量、24h 尿蛋白定量，将肾脏病理切片进行 HE 染色，光镜观察肾小球的病理变化，同时对细胞核增殖抗原（PCNA）、α-平滑肌肌动蛋白（α-SMA）进行免疫染色观察，并计数肾小球系膜有核细胞。

⚡ 模型特点 连续 4 次注射家兔抗血清，4 周即可成功地建立 Thy1 系膜增生性肾炎动物模型。该模型病变明显，系膜基质增多显著，病变肾小球体积增大，第 1d 系膜溶解，肾小球数明显减少，第 3d 细胞开始增生，第 7d 显著增加并可维持到第 5 周。诱导 28d、35d 时，PCNA、α-SMA 阳性细胞增多且病变持续时间较长。Thy1 抗体诱发的系膜增生性肾炎动物模型临床上多表现为蛋白尿和血尿，病理上多表现为系膜细胞增生、细胞外基质增加，后期发生肾小球硬化，这与人类系膜增殖性肾炎相似。该模型利用弗氏完全佐剂增强免疫，缩短了造模时间，症状典型，是目前国内外公认的研究系膜增殖性肾炎发病机制和防治措施的理想模型。

三、微小病变型肾病动物模型

微小病变型肾病（minimal change nephrosis，MCN）是肾病综合征（nephrotic syndrome，NS）中常见的病理类型之一，临床表现为原发性肾病综合征。MCN 占儿童 NS 中的 80%～90%、成人 NS 中的 20%～30%。因此，研究急性肾病动物模型在儿童肾病研究中显得尤为重要。

◎ 原理与方法 含醌的多柔比星在肾脏内被代谢还原为半醌型自由基，后者与氧反应产生活性氧，诱发肾小球上皮细胞脂质过氧化反应，改变肾小球上皮细胞糖蛋白代谢，破坏肾小球滤过膜的结构和功能，最终导致膜滤过屏障的选择性变化而引起蛋白尿。阿柔比星为新型蒽环类抗生素类抗肿瘤药，能抑制生物大分子合成，特别对 RNA 合成有很强的抑制作用。常用实验动物包括大小鼠、犬等，目前多采用大鼠。可选用雄性 170～200g SD 大鼠。分两次经尾静脉注射阿柔比星，第 1 次注射 4mg/kg，间隔 1 周，再注射 3mg/kg。从

第 1 次给药起,于第 1、2、3、4 周末留取 24h 尿,其间给予高蛋白饮食。第 4 周末处死动物,取血标本和肾脏,测定尿蛋白定量、血浆清蛋白、总蛋白、血清胆固醇、血肌酐,肾脏病理切片进行 HE 和 PAS 染色,透射电镜观察肾脏的超微结构。

🔷 **模型特点**　透射电镜可见肾脏组织内肾小球上皮细胞足突广泛融合,基膜增厚,符合微小病变型肾小球肾病病理变化。模型血生化、尿蛋白、病理变化均指示阿柔比星模型符合微小病变型肾病动物模型。造模成功率较高,腹泻程度较轻,死亡率低。该模型建模方便、可靠,与人类 MCN 病变具有较好的相似性,为人类 MCN 的研究提供了良好的实验基础。但是药物诱导的模型在发病机制、临床表现和对治疗的反应上均与人类 MCN 存在一些差异,难以作为人类原发 MCN 免疫学病因研究模型。进一步探讨用免疫学方法来建立与人类 MCN 相似病理变化的动物模型,才会从真正意义上揭示人类 MCN 的发病规律,从而推动治疗学的发展。

四、IgA 肾病动物模型

IgA 肾病(IgA nephropathy,IgAN)是原发性肾小球疾病,国内外发病率较高。IgAN 以含有 IgA1 的免疫复合物在系膜沉积为特征。然而,自从 IgAN 被描述以来,50 余年过去了,其发病机制尚未完全阐明。动物模型可以重建复杂的免疫环境,促进自身免疫和肾炎,并提供在患者身上不易检查的肾脏组织。

🎯 **原理与方法**　BSA 能诱导体内产生过多 IgA 分子,LPS 可以破坏肝脏内质网、CCl_4 可诱导肝纤维化,减少 IgA 的清除。BSA、LPS 和 CCl_4 联合应用能够造成胃肠道黏膜免疫功能紊乱,引起机体对血液和肾小球中的过量 IgA 清除障碍,导致肾小球系膜区以 IgA 为主的免疫复合物沉积,以及系膜细胞增生、基质增多等病理改变,最终出现尿蛋白和尿血等 IgA 肾病的典型症状。常选用雄性 220~260g SD 大鼠,隔日灌胃 BSA 400mg/kg,连续 6 周,于第 6 周和第 8 周时尾静脉注射 LPS 0.05mg,蓖麻油 0.5ml 和 CCl_4 0.1ml 皮下注射,每周 1 次连续 9 周,于第 10 周末测定血清白蛋白、血清总蛋白、BUN、Cr、谷丙转氨酶和谷草转氨酶。另外,每隔 3 周检测 1 次 24h 尿蛋白和尿常规。肾脏病理切片进行 HE 和 PAS 染色,计数肾小球个数并计算肾小球系膜区占整个肾脏毛细血管丛面积的百分比,并对肾脏进行 IgA 免疫荧光强度分级。

🔷 **模型特点**　该模型建立的方法是目前国内学者普遍采用的一种成功建立 IgAN 动物模型的方法。模型大鼠出现血尿早、蛋白尿多、系膜区 IgA 多,动物存活率高,实验重复性好,抗病能力强,方便组织学观察,症状与人类更加相似,可以对 IgAN 的药物实验提供精准反应。但是,此类实验对于鼠的种类,诱导剂的用量及造模时间未达成一致的意见,不易获取实验经验。

五、肾小球硬化性肾病动物模型

临床上肾小球硬化是绝大多数肾脏疾病进入慢性肾衰竭所具有的共同病理途径。建立与临床疾病相似的肾小球硬化动物模型,对研究人类肾小球硬化的发病机制和防治措施十分重要。

🎯 **原理与方法** 多柔比星可使肾小球毛细血管内皮细胞和足细胞肿胀，足突融合消失，基膜增厚，动物表现为蛋白尿、高脂血症、低蛋白血症、氮质血症、肾功能低下，有发展成类似人类慢性硬化性肾病的趋势。采用单侧肾切除能直接减少肾单位，增加肾脏血流量，使残余肾脏组织的肾小球滤过率升高，肾小球囊内压升高，肾实质内细胞浸润以及尿蛋白和血压升高，最终导致肾小球硬化。常选用雄性 180～220g SD 大鼠，麻醉后无菌手术摘除左肾。分别于术后第 8d 经动物尾静脉按 5mg/kg 的剂量注射多柔比星，第 35d 经动物尾静脉按 3mg/kg 的剂量注射多柔比星。动物处死时采血做血清生化指标测定，并立即摘除大鼠肾脏，测其长度、质量后，取标本固定后做常规组织切片及电镜标本，进行光镜和透射电镜的病理学观察。

🐀 **模型特点** 肾小球硬化动物模型以肾小球脏层上皮细胞病变为主，并逐渐发展成节段性肾小球硬化。模型动物早期出现水肿、大量蛋白尿、低蛋白血症及高胆固醇血症，部分动物还可出现血尿；后期动物则出现氮质血症、代谢物潴留、厌食、消瘦等尿毒症表现，类似人类肾小球疾病的节段性肾小球硬化的组织学及临床特点。该模型采用大鼠一侧肾切除加重复注射多柔比星的方法，获得的大鼠肾小球硬化动物病理类型均一。动物一侧肾切除后可使其残肾造成高灌注、高滤过、高跨膜压状态。这样原分布于双肾的多柔比星集中于一侧肾脏，既减少了用量，又降低了不良反应，加速了肾脏病变的发展，促使病变趋向一致。采用重复分次注射多柔比星，既能使血药浓度在较长时间内维持在一个较高的水平，又能降低因多柔比星一次性使用剂量偏大而引起的动物死亡及不良反应。该模型无论从组织学的改变还是从临床症状上均与人类相同疾病类似，是一种较为理想的病变稳定、有实用价值的非免疫机制介导的加速型肾小球硬化模型。

第二节 肾盂肾炎动物模型

肾盂肾炎是临床肾脏疾病中最常见的感染性疾病，大多由细菌感染引起。根据病程可分为急性肾盂肾炎（acute pyelonephritis，APN）和慢性肾盂肾炎（chronic pyelonephritis，CPN）。临床上给予抗生素治疗对肾盂肾炎的发病率、复发率和转慢率并未见明显影响，复制与人类肾盂肾炎相似的动物模型，对探讨研究本病的发病机制及治疗方法具有重要意义。

一、急性肾盂肾炎动物模型

急性肾盂肾炎是细菌侵犯肾盂、肾盏及肾实质所引起的急性化脓性炎症，一般病程较短。

（一）轻型急性肾盂肾炎动物模型

🎯 **原理与方法** 肾盂肾炎大多由大肠埃希菌感染引起，膀胱注射大肠埃希菌可逆行侵犯至肾盂，较少量的大肠埃希菌可以造成轻型急性肾盂肾炎。常用的实验动物有大小鼠、兔、猪、犬。以大鼠造模为例，选择雄性约 200g 大鼠，术前禁止饮水 24h，在异氟烷吸入麻醉下，用细线结扎大鼠阴茎，常规消毒腹部皮肤并去毛，沿动物下腹部做正中剪开，充分暴露膀胱，用注射器直接向膀胱内一次性注射适量大肠埃希菌（O111B4）菌液，手术缝合切口，关闭腹腔。术后 1h 松开扎阴茎细线，恢复动物正常饮水与进食。术后于预期时间处死动物，取其肾脏，去除肾包膜；然后纵向切开肾脏，一部分匀浆后行细菌培养，另一部分置于固定液中固定，做常规组织切片，HE 染色，光镜下观察。同期膀胱穿刺做尿液细菌培养。

　　模型特点　　该模型采用较小剂量细菌直接膀胱内注射、不结扎输尿管的方法制备。细菌可逆行侵犯至肾盂，肾组织内可见典型的炎症过程（粒细胞浸润—淋巴细胞浸润—肉芽组织形成），但炎症急性期维持时间较短，病变程度相对较轻，无明显的化脓灶形成，并具有一定的自我修复趋势，类似于临床上常见的轻型急性肾盂肾炎。

（二）重型急性肾盂肾炎动物模型

　　原理与方法　　与轻型急性肾盂肾炎动物模型造模机制相似，区别于重型急性肾盂肾炎动物模型制备时需要适度结扎输尿管，同时注菌量适当增加可形成重型急性肾盂肾炎动物模型。常用的实验动物有大小鼠、猪、犬等。以大鼠造模为例，选择雄性约 200g 大鼠，术前禁止饮水 24h，在异氟烷吸入麻醉下，用细线结扎大鼠阴茎，常规消毒腹部皮肤并去毛，沿动物下腹部做长约 2cm 正中切口，充分暴露一侧输尿管及膀胱；用 4 号缝合丝线从中段输尿管两旁分别向侧腹部穿针并引出缝合线，两针尽量保持相近，暂不结扎，用 TB 针向膀胱内缓慢注入适量 O111B4 菌液。然后拉紧腹壁外面的缝合线两端，以适当松紧度结扎输尿管。逐层缝合腹壁切口，术后 1h 松开阴茎结扎细线，动物恢复常规饲养，自由饮水和进食。手术后 20h，拆去腹壁外面输尿管结扎线，使输尿管重新开放。于预期时间点细线结扎大鼠阴茎后，异氟烷麻醉仰卧于手术台上，无菌条件下开胸、开腹，抽出心血和尿液，切取肾脏和脾脏等器官，做肉眼检查、细菌培养及病理组织学检查等。

　　模型特点　　该模型肾脏病变较重，模型动物结扎侧肾脏明显大于对侧，肾表面苍白，包膜紧张，表面可见微小脓肿，偶见较大脓肿；肾盂肾盏黏膜充血肿胀，可见黏膜表面有局灶性脓性分泌物，黏膜下可见大量中性粒细胞浸润。肾间质血管充血，多数肾脏可见脓肿，在一些肾乳头部尚可见大小不一的锥形炎症灶；肾小管不同程度扩张，以远曲小管为重；小管周围有较多中性粒细胞浸润，部分肾小管上皮细胞坏死、脱落，管腔内可见脓细胞及少量管型。该模型通过适度结扎单侧输尿管，膀胱注射致病菌制备该重症模型，在致病菌、传染途径和病理学改变等方面均与人类急性肾盂肾炎相似，且模型制作方法简单，重复性好，是研究人重型急性肾盂肾炎理想的动物模型。

二、慢性肾盂肾炎动物模型

　　临床上急性肾盂肾炎大多可使用抗生素治愈，但如果治疗不当也可发展为慢性肾盂肾炎。CPN 是导致慢性肾功能不全的重要原因。理想的慢性肾盂肾炎动物模型必须具有特征性肾盂、肾盏系统受累表现，即肾脏有局灶性粗糙的皮质瘢痕，并有相关肾乳头收缩和肾盏的扩张变钝。

原理与方法　在急性肾盂肾炎的基础上，通过肾内注射增毒大肠埃希菌菌液进行造模或者反复多次进行膀胱大肠埃希菌菌液灌注，经长时间的疾病进展，即可发展为慢性肾盂肾炎动物模型。同急性肾盂肾炎动物模型相似，常用实验动物都可进行肾盂肾炎动物模型制备。以雄性 20～25g C57BL/6J 小鼠为例。将 O111B4 菌液接种至小鼠肾脏进行增毒，24h 取感染肾脏分离增毒细菌并溶于生理盐水中，制备成适宜浓度的增毒菌液。术前禁水24h，在异氟烷麻醉下，用细线扎住小鼠阴茎。常规消毒腹部皮肤并去毛，沿下腹部正中切开，充分暴露一侧输尿管及膀胱，挤出膀胱残留尿液。用 4 号缝合丝线从中段输尿管两旁分别向侧腹部穿针并引出缝合线，两针尽量保持相近，暂不结扎，用 TB 针向膀胱内缓慢注入适量增毒菌液，以适当松紧结扎输尿管。逐层缝合腹壁切口，术后 1h 松开阴茎结扎细线，动物恢复常规饲养，自由饮水和进食。手术后 20h，拆去腹壁外面输尿管结扎线，使输尿管重新开放。于预期时间点异氟烷麻醉小鼠仰卧于手术台上，细线结扎小鼠阴茎后，无菌条件下开胸、开腹，抽出心血和尿液，切取肾脏和脾脏等器官，做肉眼检查、细菌培养、血清检测及病理学组织检查。

模型特点　该模型重现急性感染到慢性感染全过程，可观察到从急性肾盂肾炎到慢性肾盂肾炎的整个变化过程，尿液细菌培养阳性一般维持 30d 以上。患病肾脏 2d 内肾盂黏膜就出现广泛性化脓灶，髓质内出现不同程度中性粒细胞浸润，并有化脓灶形成；7d 后肾脏病变面积更加广泛并出现化脓灶和坏死灶；30d 后转为慢性炎症细胞弥漫性浸润；60d 后转为局灶性；90d 后患病肾脏极度萎缩，肾组织破坏严重。采用该造模方法，可造成结扎侧肾脏外观有粗糙皮质瘢痕、相关肾乳头收缩及肾盏扩张；镜下肾组织内可见慢性间质性肾炎病理改变及肾盂、肾盏炎症，纤维化，与临床慢性肾盂肾炎特征性病理改变类似，对慢性肾盂肾炎发病机制及药物治疗方面的研究具有一定的应用价值。

第三节　肾小管间质性肾病动物模型

肾小管间质性肾病是一大类肾脏疾病综合征，是临床-病理诊断的总称，其主要病理特点为小管-间质的炎症性或退行性损伤。肾小管间质损伤的病理表现包括肾小管上皮细胞变性、坏死，肾小管管型、扩张、萎缩或消失，肾间质炎症细胞浸润，肾间质增生或纤维化等。肾间质改变的程度决定了肾小管间质纤维化的程度，预示着慢性肾病进入终末期肾病的进展速度。

一、自身免疫性肾小管间质性肾炎动物模型

原理与方法　采用肾小管基膜（tubular basement membrane，TBM）皮下免疫大鼠，可造成间质大量单核细胞浸润，皮质和部分髓质线状 IgG 和 C3 沉积，诱导体液和细胞免疫反应。取兔或牛的 TBM 加入弗氏完全佐剂乳化，在大鼠足掌和腹腔各注射 1ml（含 TBM 8mg），同时再于足掌部注射 0.1ml 的百白破疫苗。

模型特点　用 TBM、弗氏完全佐剂和百白破疫苗构建的肾小管间质性肾炎，其病理变化与主动免疫引起的肾小管间质性肾炎相似，可见肾间质水肿，肾间质、肾小管存在炎症细胞浸润。

二、糖蛋白诱导肾小管间质性肾炎动物模型

🎯 **原理与方法**　糖蛋白（tamm-horsfall，THP）是由肾小管髓袢升支粗段细胞及远曲小管上皮细胞合成和分泌的一种大分子糖蛋白。溶酶体 TH 蛋白的聚集和 TH 蛋白免疫复合物在间质的沉积可引起局部炎症细胞浸润，TH 蛋白与中性粒细胞上唾液酸特异性受体结合或通过中性粒细胞整合素与之结合，导致局部中性粒细胞的增多，通过其活性氧族和蛋白酶的释放引起组织损伤、纤维化及瘢痕形成。方法为大鼠麻醉后，暴露右肾，将 0.1ml THP 溶液（100g/ml）在肾上下极多点注射，局部压迫止血后缝合。

🔬 **模型特点**　给实验动物肾内注射 THP 可引起以单核细胞浸润为主要表现的肾小管间质性肾炎。

三、马兜铃酸致肾小管间质性肾病动物模型

🎯 **原理与方法**　马兜铃酸（aristolochic acid，AA）肾病，又称关木通中毒性肾病，是一类由关木通及相关的药物所造成的急性或慢性肾小管间质性疾病。大剂量 AA 直接引起急性肾小管上皮细胞坏死，并进而发生肾间质纤维化。长期小剂量摄入 AA（累积剂量大）则通过诱导上皮细胞分化及 AA 代谢产物马兜铃酰胺与细胞 DNA 形成 AA-DNA 加合物等机制导致肾小管损伤和肾间质纤维化。方法可用腹腔注射 AA 或长期灌胃含马兜铃酸中草药或中成药制剂。

🔬 **模型特点**　本模型制作方法简便易行，模型稳定可靠，成功率高，可通过控制给药剂量时间来制作急性或慢性肾小管间质性肾病动物模型。该模型可应用于 AA 肾损伤的机制研究以及治疗药物的研发。

四、药物致肾小管间质纤维化动物模型

🎯 **原理与方法**　药物及其代谢产物可以通过以下免疫反应诱导肾小管间质纤维化：①作为半抗原和肾小管基膜的正常组分结合介导免疫反应；②模拟内源性抗原诱导免疫反应；③作为置入性抗原沉积在肾小管或间质中；④诱导机体产生抗体形成循环免疫复合物沉积在肾间质。此外，间质中激活的巨噬细胞可以通过非抗原特异性的免疫反应释放蛋白溶解酶、活性氧、活性氮物质及诱生型一氧化氮合酶损伤肾小管基膜。环孢素、氨基糖苷类抗生素、腺嘌呤、两性霉素 B、止痛剂、非类固醇类抗炎药、顺铂等药物可以引起急性间质性肾炎。给药方式包括灌胃、腹腔注射、静脉注射。

🔬 **模型特点**　操作简单、可控性好，成功率高，病变典型，适用于研究肾小管间质纤维化肾病的发生、发展规律和发病机制，以及研究肾小管间质纤维化过程中肾小管上皮

细胞是否发生表型转化。

五、单侧输尿管梗阻法肾小管间质纤维化动物模型

🎯 **原理与方法**　输尿管梗阻会引起肾血流动力学和代谢的明显改变，肾小管损伤，细胞凋亡或坏死，间质巨噬细胞浸润并发展为肾间质纤维化。单侧输尿管梗阻后肾功能有一个急性失代偿到逐渐通过对侧肾脏代偿，最后对侧肾脏亦失代偿的变化过程，与人类自发的病理过程接近。方法为大鼠麻醉后游离肾脏和输尿管，止血钳夹住左侧输尿管中段部位，在两端分两次结扎左侧输尿管近肾盂段，剪断输尿管，然后常规缝合肌肉和皮肤。

⚡ **模型特点**　该模型以肾小管间质中细胞成分积聚、成纤维细胞分化/增殖、细胞外基质（extracellular matrix，ECM）沉积增加和肾小管萎缩为特征，与临床肾脏疾病的发生发展过程相似，且造模方法简便，成模率高且方法简便，纤维化病变发生迅速，有较好的重复性，对于研究临床上肾纤维化发生机制及药物治疗等方面具有较好的实用价值。

第四节　肾衰竭动物模型

肾衰竭是各种慢性肾脏疾病发展到后期引起的肾功能部分或者全部丧失的一种病理状态。根据发病的急缓和病程长短，肾衰竭可分为急性肾衰竭（acute renal failure，ARF）与慢性肾衰竭（chronic renal failure，CRF）。急性肾衰竭的病情进展快速，通常是因肾脏血流供应不足（如外伤或烧伤）、肾脏因某种因素阻塞造成功能受损或是受到毒物的伤害。慢性肾衰竭是指各种肾脏疾病引起的缓慢进行性肾功能损害，最后导致尿毒症和肾功能完全丧失，引起一系列临床症状和生化内分泌等代谢紊乱的临床综合征。

一、急性肾衰竭动物模型

急性肾衰竭是指由各种原因引起的双肾泌尿功能在短期内急剧障碍，导致代谢产物在体内迅速积聚、水电解质紊乱和酸碱失衡，出现氮质血症和代谢性酸中毒，并由此发生的机体环境严重紊乱的临床综合征。目前使用的实验动物模型种类很多，从机制上可分为缺血性急性肾衰竭动物模型和中毒性急性肾衰竭动物模型。

（一）缺血性急性肾衰竭动物模型

缺血为急性肾衰竭最常见病因之一，是急性肾衰竭造模的首选因素。肾脏分布有丰富的微血管网，其血容量不足是引起肾脏循环障碍、组织损伤的病理基础。肾缺血时氧气不足线粒体功能障碍，ATP 不能被利用，产生大量次黄嘌呤。次黄嘌呤因在缺氧条件下不能代谢为嘌呤而大量堆积，血液再灌流后，在有氧情况下，次黄嘌呤被黄嘌呤氧化酶代谢为嘌呤，再进一步生成尿酸。在此过程中，会产生大量超氧阴离子，超氧阴离子再进一步生

成羟自由基和 H_2O_2，这些自由基会通过膜的脂质过氧化对肾组织造成损害，导致细胞坏死和脏器功能减退。缺血性急性肾衰竭动物模型造模法主要分为手术方法与药物方法。手术方法主要通过切除肾组织、阻断肾血流等方法使肾脏缺血，最终引起肾小管上皮细胞损伤，从而使动物发生急性肾衰竭临床症状，有一侧肾缺血/再灌注加对侧肾切除模型、部分结扎腹主动脉模型。药物方法主要通过使用甘油、去甲肾上腺素、油酸等可使肾脏血流量快速减少的常规药物，从而构建急性肾衰竭动物模型。

1. 一侧肾缺血/再灌注加对侧肾切除急性肾衰竭动物模型

🎯 **原理与方法**　肾脏的急性缺血/再灌注损伤，可导致机体内大量氧自由基的产生和堆积，氧自由基可以通过过氧化作用对生物膜（如细胞膜）中含有的大量不饱和脂肪酸进行降解，产生有细胞毒性的脂质过氧化物，造成细胞坏死和脏器功能减退。动物麻醉后做腹部正中切口，暴露双侧肾脏，游离肾蒂，结扎右肾蒂后切除取下右肾，用无创伤性动脉夹夹闭左肾蒂 45min，松夹恢复肾灌注，待左肾充血后，逐层缝合关闭腹腔。

🛡 **模型特点**　该模型具有简便有效，成功率高的优点，而且肾功能和肾小管等形态学病理改变典型、稳定，主要用于研究急性肾衰竭发病机制和氧自由基清除剂对急性肾衰竭的防治作用。

2. 部分结扎腹主动脉急性肾衰竭动物模型

🎯 **原理与方法**　通过部分结扎腹主动脉的方法，压迫腹主动脉，使肾脏持续低灌注、缺血，导致肾小管上皮细胞损伤，诱导产生急性肾衰竭动物模型。

🛡 **模型特点**　临床上急性肾衰竭多继发于肾脏的持续低灌注，而采用传统肾动脉夹闭方法复制的急性肾衰竭，与持续低灌注导致的急性肾衰竭在发病机制上存在差异。本方法建立的低灌注急性肾衰竭模型与肾动脉夹闭模型相比，与临床上急性肾衰竭患者的实际情况更为相似。

3. 甘油诱导急性肾衰竭动物模型

🎯 **原理与方法**　甘油作为高渗性物质，局部肌内注射后，可造成肌肉溶解和溶血，释放大量的肌红蛋白和血红蛋白，虽经肾小球滤过但不能被肾小管重吸收而聚集为管型，堵塞肾小管，导致肾小管和间质损伤；两者也可使肾血管收缩，肾小球出入球小动脉均发生收缩，导致肾血流量和肾小球滤过率下降，引起肾脏缺血进而损伤肾小管。同时，肌红蛋白和血红蛋白可分解为高铁血红素，对肾小管产生直接的毒性作用。以 50%甘油按 10ml/kg 在大鼠两侧后肢肌内注射，注射后大鼠自由进食和饮水，一般在 2h 后出现血红蛋白尿，48h 形成稳定模型（以尿蛋白试纸检测阳性为模型成功）。

🛡 **模型特点**　甘油诱导的急性肾衰竭动物模型，兼有肾缺血及内源性毒性物质对肾脏损伤的双重作用，且该模型经济成本低，制备简单易操作，模型稳定，动物存活率高。对临床上人类创伤性急性肾衰竭发病机制及药物防治效果、药物筛选、新药评价方面的研究，具有较好的应用价值。

4. 去甲肾上腺素诱导急性肾衰竭动物模型

🎯 **原理与方法**　去甲肾上腺素可引起肾血管收缩而致肾小球的血流量减少，肾小球滤过率降低；肾组织缺血缺氧，加重对肾组织损害从而产生急性肾衰竭。Beagle 犬麻醉后，经肾动脉按每分钟 0.75μg/kg 的剂量滴注去甲肾上腺素，连续滴注 40min。

模型特点 本模型疾病特征及病程稳定，造模成功率高，且取血方便，可连续取血检测，动态观察了解药物作用的时间和特点，可用于临床上对急性肾衰竭的药物治疗及药物筛选方面的实验研究。

5. 油酸诱导急性肾衰竭动物模型

原理与方法 油酸是一种具有较强毒性作用的脂肪酸，左肾动脉注射缺血，肾微循环严重障碍，肾脏排泄功能衰竭，形成急性肾衰竭。按 0.15ml/kg 剂量经肾动脉注射油酸。

模型特点 此动物模型适合于肾微循环的研究。注射油酸后，会出现严重的肾微循环障碍，同时合并肾间质及实质的损伤。肾小球及肾小管周围毛细血管内皮细胞出现肿胀、坏死，肾小管坏死，BUN 明显升高，而且肾组织结构的病变损害程度可随油酸剂量的加大而加重。该模型可用于模拟人类起源于肾微循环障碍的缺血性急性肾衰竭方面的研究，为了解急性肾衰竭时肾微循环的改变提供了有效载体。

（二）中毒性急性肾衰竭动物模型

通过肌内、静脉或者腹腔注射的方式，将具有肾毒性的试剂注入实验动物体内，在体内经过一系列代谢最终蓄积于肾小管上皮细胞。由于其细胞毒性效应，最终导致肾小管上皮细胞损伤及坏死，诱导产生急性肾衰竭。制备中毒性肾衰竭动物模型的方法包括氨基糖苷类抗生素诱导法、顺铂诱导法、内毒素诱导法、氯化汞诱导法。

1. 氨基糖苷类抗生素诱导急性肾衰竭动物模型

原理与方法 大剂量氨基糖苷类抗生素在动物体内大部分以原形从尿中排出，小部分被近端小管重吸收，导致药物在肾皮质蓄积。氨基糖苷类抗生素抑制肾皮质细胞溶酶体内的磷脂酶 A 和 C 活性，导致磷脂、磷脂酰肌醇在溶酶体内蓄积，溶酶体由于磷脂的沉积，最后破裂而致细胞损伤。此外，氨基糖苷类抗生素还作用于线粒体氧化磷酸化，造成肾小管损伤。连续 7d 肌内注射庆大霉素 100mg/kg，即可完成庆大霉素肾毒性急性肾衰竭动物模型。

模型特点 此模型能够很好地模拟肾小管坏死造成的急性肾衰竭，但制作周期相对较长，实验动物死亡率较高，适用于急性肾小管坏死机制、防治肾小管坏死以及氨基糖苷类抗生素致急性肾衰竭的药物防治方面的实验研究。

2. 顺铂诱导急性肾衰竭动物模型

原理与方法 顺铂进入机体经代谢产生铂离子，而铂作为一种重金属元素易在肾中蓄积，与肾小管上皮细胞蛋白质分子上的巯基特异性结合引起肾小球、肾小管功能及形态学的改变，从而失去正常生物学功能，继而引起肾损伤。经尾静脉或者腹腔一次性注射顺铂，构建顺铂诱导急性肾衰竭动物模型。

模型特点 该模型制作方法简便，可行性高，可用于探索顺铂类药物的肾毒性作用机制、药物代谢及相关防治措施的研究。

3. 内毒素诱导急性肾衰竭动物模型

🎯 **原理与方法** 内毒素是革兰氏阴性菌细胞壁外膜的一种大分子结构成分，在细菌死亡裂解后释放出来，可导致人和动物发热、休克、弥散性血管内凝血和多器官功能衰竭。内毒素可引发弥散性血管内凝血，而肾小球毛细血管内广泛形成的微血栓阻断了肾小球毛细血管血流，从而导致肾小球滤过率降低，这是内毒素介导急性肾衰竭的首要机制。兔静脉注射大肠埃希菌内毒素生理盐水溶液、小鼠腹腔注射大肠埃希菌内毒素脂多糖、大鼠静脉注射内毒素脂多糖均可制备内毒素诱导急性肾衰竭动物模型。

💾 **模型特点** 该模型可应用于内毒素诱导急性肾衰竭机制的研究和治疗药物的研发。

4. 氯化汞诱导急性肾衰竭动物模型

🎯 **原理与方法** 汞离子经肾小球滤过后，被肾小管上皮细胞重吸收，并在细胞内累积，与细胞膜和细胞内巯基和二硫基等结合，影响细胞和细胞内的酶活性。受累细胞由于汞-硫反应而损害细胞及其膜的功能与结构，细胞呼吸功能丧失，变性坏死，并部分脱落于管腔中阻塞肾小管，使原尿通过受阻。受损的肾小管通透性增高，原尿漏出并返回肾小管，因而产生少尿、无尿。原尿漏至肾间质，形成间质水肿，压迫肾小管。氯化汞中毒还可以引起肾血流重新分布，肾皮质缺血，髓质淤血，肾小管滤过减少，也是引起急性肾衰竭的原因之一。经兔耳缘静脉注射或者连续 2d 后肢肌内注射氯化汞即可构建氯化汞诱导急性肾衰竭动物模型。本方法也可采用大鼠和小鼠作为模型动物。

💾 **模型特点** 该模型操作简单易行，创伤小，病变稳定，是重金属致急性肾小管坏死病变的典型模型。但是氯化汞属于强肾毒性物质，剂量掌握不当就会造成实验动物的死亡。

二、慢性肾衰竭动物模型

慢性肾衰竭又称慢性肾功能不全，是指各种原因造成的慢性进行性肾实质损害，致使肾脏明显萎缩，不能维持其基本功能，临床出现以代谢产物潴留，水电解质紊乱、酸碱失衡，全身各系统受累为主要表现的临床综合征，也称为尿毒症。慢性肾衰竭是肾功能不全的严重阶段。目前使用的实验动物模型主要可分为肾切除法慢性肾衰竭动物模型和肾毒性法慢性肾衰竭动物模型。

（一）肾切除法慢性肾衰竭动物模型

🎯 **原理与方法** 实验动物进行肾脏部分切除手术后，残存的肾单位出现高灌注、高滤过和高压力，进而导致肾小球硬化和剩余肾单位的进一步破坏，最终发展为慢性肾衰竭。

1. 肾部分切除法慢性肾衰竭动物模型

肾大部分切除后残余在肾单位中有血流动力学改变，早期出现残余肾的代偿性肥大，肾小球高灌注、高滤过和高压力，尿蛋白排泄增加，继之出现肾小球硬化、肾小球毛细血管塌陷、肾小管萎缩、间质炎症细胞浸润和纤维化，最终发展为进行性肾衰竭。

大鼠麻醉后，暴露左侧肾脏，弧形切除 2/3 肾组织，用明胶海绵压迫止血，复位剩余左肾，缝合手术切口。1周后切除整个右肾，两次手术共切除肾脏约 80% 左右。术后 6 周模型动物进入肾功能代偿期，机体出现电解质紊乱、贫血及血压显著升高，8 周后造模成功。

2. 肾动脉分支结扎加切除法慢性肾衰竭动物模型

本模型制作方法与肾部分切除法相似，结扎后残余肾脏多为 1/6、1/12、1/16，即相当于切除 5/6、11/12、15/16 肾脏。

3. 冷冻加切除法慢性肾衰竭动物模型

大鼠麻醉后，暴露左肾，将预先浸入液氮瓶内的冷刀依次在动物左肾的上、下极及外侧前、后四个部位冷冻，每处冷冻 40s，复位肾脏，缝合手术切口。2 周后按同样方法麻醉，作二期手术，结扎肾蒂，切除右肾。术后 6~12 周即可制备成稳定的慢性肾衰竭模型。

4. 电凝加切除法慢性肾衰竭动物模型

采用电烧灼方法可导致模型动物肾脏的肾皮质坏死，造成大部分肾小球、肾小管组织结构破坏，引发残余肾单位的功能代偿性增强，最终形成以肾小球硬化，肾间质组织纤维化为主要特点的慢性肾衰竭。小鼠麻醉后，暴露右肾，剥离其周围脂肪组织及肾包膜，用针形电烧灼器电凝除肾门周围 2mm 组织外的整个右肾表面，深度约 1mm，将烧灼后的肾脏放回腹腔，常规手术缝合肌层与皮肤，手术过程控制在 10min 左右。于 12~15d 后行第 2 次手术，进腹后用丝线结扎左肾肾门，切除左肾，手术关闭腹腔。模型成模过程约需 18 周。

模型特点 5/6 肾切除慢性肾衰竭模型符合肾小球高度滤过致肾衰竭学说。此外，采用 3/4、4/5、7/8 肾切除法均可制备慢性肾衰竭模型。该模型以肾小球肥大、硬化为主要特点，表现出与人类肾脏纤维化一致的过程，较为接近临床实际，且制备方法简便易行，稳定性及重复性好，应用范围广，对研究减轻肾组织灌注、高滤过及抑制系膜细胞增殖的药物及降压药物干预时机的选择有实用价值。但本模型制备时间长，需要做二期手术，手术操作复杂，不易标准化，易引起动物发生出血等不良反应，甚至死亡。肾动脉分支结扎加切除法慢性肾衰竭动物模型出血较肾部分切除法慢性肾衰竭动物模型轻，但制备方法需要显微外科技术，手术复杂且难掌握，模型动物死亡率高、术后高血压显著，肾脏病理损伤严重。可制作不同病变程度的慢性肾衰竭动物模型，与临床病变表现相似，适用于药物治疗不同程度慢性肾衰竭时对药物剂量和疗效的评价。冷冻加切除法慢性肾衰竭动物模型是针对肾部分切除法模型对切除技术要求高和易出血、易感染的缺点而设计的，该模型可通过控制冷冻时间来制备不同病变程度的慢性肾衰竭模型，但有研究表明，肾冷冻后有自身抗体产生，其引起的自身免疫反应亦会导致肾脏病变，冷冻时间、冷刀放置位置及接触面积大小亦可影响病变，造成差异，因而，需寻求一个统一标准，减少病变差异。电凝加切除法慢性肾衰竭动物模型制作方法简便，模型特征稳定可靠。可一次大批量制作；模型成功率高，可达中、重度慢性肾衰竭模型程度；且手术方法不易出血、感染，可出现甲状旁腺功能亢进，如高血压、低血钙、碱性磷酸酶升高等临床表现。采用本方法可制备出同样的大鼠慢性肾衰竭动物模型，且能获得较小鼠更多的采血量用于指标检测，适用于临床上慢性肾衰竭动物模型药物治疗、筛选及评价方面的研究。

（二）肾毒性法慢性肾衰竭动物模型

通过肌内、静脉或者腹腔注射的方式，将具有肾毒性的试剂注入实验动物体内，在体内经过一系列代谢最终蓄积于肾脏不同部位制成肾毒性法慢性肾衰竭模型。其细胞毒性效应，可引起肾组织的病理改变。肾脏的实质损害，随着病程的进展，逐步诱导产生慢性肾衰竭。肾毒性慢性肾衰竭模型主要包括腺嘌呤诱导慢性肾衰竭动物模型、嘌呤霉素诱导慢性肾衰竭动物模型、多柔比星诱导慢性肾衰竭动物模型以及氯化镉诱导慢性肾衰竭动物模型、消痔灵诱导慢性肾衰竭动物模型。

1. 腺嘌呤诱导慢性肾衰竭动物模型

原理与方法　高浓度的腺嘌呤通过酶促反应形成 2, 8-二羟基嘌呤，沉积于肾小球和肾间质部位，并堵塞肾小管腔，引起相应的肾小管腔呈囊状扩张，抑制了机体氮质化合物的排泄，造成机体出现氮质血症、毒素蓄积和电解质、氨基酸代谢紊乱，最终诱发慢性肾衰竭。给药方式包括腺嘌呤饲料、灌胃和腹腔注射。

模型特点　该模型制作方法简便，病程稳定，表现典型，适用于一些恢复肾小管功能药物疗效的观察与评价。

2. 嘌呤霉素诱导慢性肾衰竭动物模型

原理与方法　嘌呤霉素氨基核苷对肾脏足细胞具有特异性损害，可以引起足细胞的损伤和凋亡，并损害肾小球滤过膜的负电荷屏障，导致肾小球滤过屏障受损，产生大量蛋白尿。形成微小病变性肾病和局灶节段性肾小球硬化样病变，最终诱发慢性肾衰竭模型的形成。给药方式包括皮下注射、腹腔注射、尾静脉注射和颈静脉注射 4 种。

模型特点　该模型造模方法简单，临床及病理表现特异，是研究微小病变性肾病和局灶节段性肾小球硬化样病变病理损害、发生机制及药物干预等的理想实验动物模型。

3. 多柔比星诱导慢性肾衰竭动物模型

原理与方法　多柔比星是临床上常用的一种蒽环类抗肿瘤药，它能对肾小球和肾小管上皮产生直接毒性作用，使肾近曲小管上皮细胞膜屏障和吸收功能受损，细胞核崩解；脱落的小管上皮细胞与管腔内的蛋白质及其他细胞成分构成管型，堵塞管腔，导致肾小管内压升高，加重肾损伤，最终形成慢性肾衰竭。目前多采用静脉注射多柔比星和单侧肾摘除加术后尾静脉注射多柔比星的方法制备慢性肾衰竭模型。

模型特点　该模型病理改变为进展性肾小球肾病，可用于药物的开发及药效学研究，研究降低肾小管压力，改善蛋白尿、低蛋白血症以及减轻肾小管上皮细胞损伤等机制以及相关药物的疗效观察与筛选。二次尾静脉注射法动物死亡率低，简便，能够动态观察从微小病变肾病到局灶阶段性肾小球硬化的进展过程，单侧肾摘除加术后重复尾静脉注射法可以进一步减少多柔比星的毒副作用，但可能会因手术意外增加病死率。

4. 氯化镉诱导慢性肾衰竭动物模型

原理与方法　镉主要经肾脏排泄，慢性镉中毒时，镉滞留于肾脏，损伤肾小管及肾小球，而成慢性肾衰竭。使用含氯化镉饲料混合喂养小鼠可建立慢性肾衰竭动物模型。

模型特点 本模型以肾小管损伤为主要病理特征，耗费低廉，制作方法简单，干扰因素少，与临床上中毒性肾病所致的慢性肾衰竭极其相似，可用于临床上镉中毒引起的慢性肾衰竭药物治疗、筛选方面的研究。

5. 消痔灵诱导慢性肾衰竭动物模型

原理与方法 消痔灵主要由中药五倍子和明矾等有效成分组成。五倍子的主要成分鞣酸对机体组织有较强的收敛性，能使蛋白凝固，血管收缩。明矾的主要成分硫酸钾铝则对机体局部有较强的致炎作用，并可使组织纤维化。消痔灵制剂可引起机体发生血管炎、动静脉血栓形成及增生性动脉内膜炎，并可促进血管腔狭窄，减少或阻断局部血流。采用适量的消痔灵注入大鼠肾脏的方法，可使大部分肾单位破坏，最终导致大鼠出现慢性肾衰竭的病理表现。

模型特点 本模型制作方法简便易行，创伤小且无感染，模型稳定可靠，成功率高，可严格控制剂量来制作轻、中、重不同病变程度的慢性肾衰竭动物模型。术后16周时可见普遍的肾小球纤维化、间质纤维化，残存肾小球相互靠拢特点，与临床上人类慢性肾衰竭固缩肾相似，适用于同类疾病药物治疗及筛选方面的研究。

第五节 尿路结石动物模型

尿路结石（urinary calculi）是泌尿系统各部位结石病的总称，是泌尿系统的常见病。根据结石所在部位的不同，分为肾结石、输尿管结石、膀胱结石、尿道结石。尿路结石的形成与环境因素、全身性病变及泌尿系统疾病有密切关系。

一、药物诱导结石动物模型

草酸钙结石占尿路结石的 80% 左右，草酸钙结石动物模型是最常用、也是研究最为广泛的动物结石模型，药物诱导是构建草酸钙结石动物模型的主要方式。通常在动物饮食、饮水中或者灌胃给予草酸或草酸前体，并辅以其他一些诱因，如高钙饮食、维生素 D 饮食、大剂量抗生素等，诱导一水草酸钙（calcium oxalate monohydrate，COM）或二水草酸钙（calcium oxalate dihydrate，COD）晶体尿或草酸钙晶体在肾脏沉积，以促使肾结石形成，来模拟研究人类尿路结石的发病原因及评价晶体生长、聚集等促进或抑制因子在尿路结石形成中的作用。

（一）乙二醇法

原理与方法 其原理是在草酸代谢通路上加大中间代谢产物乙二醇的量，导致动物体内草酸含量增加，形成草酸钙结石。乙二醇进入体内后转化成羟乙酸，可以在羟乙酸氧化酶的作用下转化成草酸，也可以通过乳酸脱氢酶的催化转化成乙醛酸，然后在非酶促作用下转化成草酸，促进了草酸钙结石形成。给药方式包括灌胃、饮食、饮水给予乙二醇。

乙二醇法肾结石动物模型造模法还包括单纯乙二醇法、乙二醇+氯化铵法、乙二醇+维生素D法、乙二醇+庆大霉素法。

模型特点 乙二醇+氯化铵法较单纯乙二醇法效果更好，更常用。该模型结果稳定，重复性好，形成的结石大多分布在肾乳头、髓质及皮质等部位，且为慢性成石，适用于防结石药物的筛选、疗效观察及成石过程中的病理学研究。

（二）乙二酰胺法

原理与方法 乙二酰胺是草酸钙的前体物质，在动物体内代谢为草酸，从而促进草酸钙结石的形成。可通过饲喂含不同含量的乙二酰胺的饲料建立模型。

模型特点 本方法复制肾结石动物模型，方法简便，实验时间短，容易控制，模型成功率与饲料中乙二酰胺的含量及造模时间有关。

（三）乙醛酸法

原理与方法 乙醛酸为草酸的前体物质，可在细胞液中被迅速氧化为草酸，引起草酸钙结石形成。乙醛酸溶液 25mg/kg 连续注射 15d 可诱发结石。

模型特点 该模型可用于防石药物的筛选。

（四）对苯二甲酸法

原理与方法 对苯二甲酸（terephthalic acid，TPA）为泌尿系统的毒性剂，大鼠经口摄入 TPA 后，以肾脏含量最高，可达 49.35%，且易富集于大鼠肾脏皮质外层。TPA 和尿钙离子结合而形成结石。结石主要以 Ca^{2+}-TPA 和 $CaHPO_4$ 化合物形式存在。可用含 5%TPA 饲料喂养大鼠 14d 建模。

模型特点 该模型采用苯二甲酸作为致石剂来饲养大鼠，可在短时间内诱导大鼠出现膀胱结石，且模型动物病理特征稳定，模型动物膀胱结石特征与人类尿石症相似。本模型对临床上研究尿石症的发病机制和药物治疗、药物筛选具有较好的实用价值。

二、植入性结石动物模型

原理与方法 将泌尿系结石、合金、锌块等异物通过手术埋植于动物膀胱内，直接复制膀胱结石模型。何种情况下切开腹腔与膀胱顶部，植入已消毒的结石圆形碎块或者灭菌合金光滑颗粒，缝合膀胱切口与腹部切口。

模型特点 该模型比较常用，易形成结石，且不干扰动物代谢，但需要手术所使用的结石等异物也要求打磨至圆形并消毒，注意术后感染，造模时间较长。

三、感染性膀胱结石动物模型

原理与方法 感染性结石又称鸟粪石（struvite calculus），是指由可产生脲酶的微生物感染所引起的结石，主要由磷酸镁铵和碳磷灰石组成，约占尿路结石总体的 15%，在复杂性肾结石中比例更高，达 38%～47%。感染性结石生长速度快，常迅速填满肾盂和肾脏各个大盏。感染性结石最常见的致病性解脲酶菌为奇异变形杆菌。造模方法主要将含菌异物放入膀胱中，根据是否打开膀胱分为传统法与改良法。

1. 传统法

传统法是指完全打开大鼠膀胱，将污染异物放入膀胱，或者将解脲酶细菌经尿道注入膀胱的方法。

2. 改良法

改良法是指不打开膀胱使用穿刺针将含菌异物推入膀胱的方法。

模型特点 传统法建立模型成石率高，结石生长迅速，但是动物死亡率也高，且常因合并梗阻、感染等致肾功能损害。而改良法建立模型方法简便，创伤小，动物死亡率低，成石周期短，结石率高。

参 考 文 献

何鹏飞，高敏，张娅，等. 2017. 急慢性肾功能衰竭动物模型研究进展[J]. 云南中医中药杂志，38（12）：80-84.

黄国钧，黄勤挽. 2008. 医药实验动物模型：制作与应用[M]. 北京：化学工业出版社.

陶琦，姚源璋. 2013. 慢性肾功能衰竭动物模型研究进展[J]. 中国医药导报，10（16）：31-33.

章倩莹，陈楠. 2006. 急性间质性肾炎的病因发病机制及其诊治进展[J]. 中国实用内科杂志，（6）：476-478.

Tzou DT，Taguchi K，Chi T，et al. 2016. Animal models of urinary stone disease[J]. International Journal of Surgery，36：596-606.

第七章 生殖系统疾病动物模型

疾病动物模型是开展乳腺癌、宫颈癌、前列腺炎等生殖系统疾病研究的重要手段和途径。本章将从动物模型构建的原理与方法、模型特点两个方面对生殖系统疾病动物模型进行介绍。

第一节 前列腺炎动物模型

前列腺炎（prostatitis）是男性常见疾病，也是一种复杂的临床综合征。国际上广泛采用的分型标准：Ⅰ型为急性细菌性前列腺炎；Ⅱ型为慢性细菌性前列腺炎；Ⅲ型为慢性前列腺炎/慢性骨盆疼痛综合征；Ⅳ型为无症状前列腺炎。其中Ⅲ型前列腺炎临床上最为常见。前列腺炎动物模型，归纳起来主要分为细菌性前列腺炎动物模型和非细菌性前列腺炎动物模型。

一、细菌性前列腺炎动物模型

原理与方法 细菌是前列腺炎的常见感染源，临床上革兰氏阴性菌较多，尤其是大肠埃希菌、奇异变形杆菌、铜绿假单胞菌等。结核分枝杆菌和真菌也可致病。模型制作方法有前列腺内注射法、经尿道滴入法等。

1. 前列腺内注射法

将体重 250～300g 的 SD 大鼠，经麻醉后沿腹壁中线切开皮肤和肌肉，打开腹腔，暴露前列腺，从前列腺背叶进针，注入 0.05ml 大肠埃希菌（ATCC25922）×10^{10}CFU/L，然后缝合腹壁肌肉和皮肤。分别在造模后第 1d、3d、5d 和 7d 解剖大鼠，观察动物前列腺大小、硬度和色泽、是否有粘连等，镜下观察组织细胞的改变，然后对造模的结果进行统计学分析和评价。若发现造模 3d 后炎症反应非常严重，可改用低浓度的大肠埃希菌液。

2. 经尿道滴入法

（1）兔　采用经培养及配制后的大肠埃希菌（ATCC25922）1.5×10^8CFU/ml 浓度菌液。背位固定家兔，使其臀部抬高，在无菌条件下，将 10Fr（人用）三腔双囊尿管插入膀胱，引流尿液后给膀胱气囊注水 5ml，并向外牵拉气囊堵住膀胱出口，尿道气囊注水 2ml，每次灌注菌液 2.5ml。兔感染 72h 后，可形成急性细菌性前列腺炎模型。

（2）大鼠　实验前 3d 每日 1 次，以后分别于第 10d、20d、30d、40d、55d 灌注，末次灌注后 72d 处死动物，进行细菌培养鉴定和病理学观察。对于单次灌注菌液，前 3d 表现为急性炎症，随后 7 周约有 50%的大鼠会自发清除前列腺内细菌而不会发展为慢性细菌性前列腺炎。反复灌注菌液 2 周内前列腺呈急性炎症反应，8 周后前列腺表现为慢性炎症病变。急性炎症表现为前列腺充血水肿，慢性炎症病理学观察表现为腺上皮呈扁平、立方与高柱状混杂，腺腔分泌物减少，间质内可见大量的淋巴细胞浸润和成纤维细胞增生。前列腺液中白细胞数与卵磷脂小体数均超出正常范围。

模型特点　细菌侵入前列腺的途径主要是由下尿道炎症、水肿或梗阻引起尿道压力增高，导致含菌尿液反流入前列腺导管和腺泡。慢性细菌性前列腺炎大多从急性炎症发展而来。采用前列腺内注射标准致病大肠埃希菌的方法建立实验性前列腺炎动物模型，成功率高，方法较简单，对其他器官组织无影响。而尿道灌注法更接近于临床发病模式，可明显见到前列腺组织充血、水肿，前列腺液呈脓液样、黏稠等。但细菌性前列腺炎模型受不同品系动物的影响，如出生第 5d 经尿道接种大肠埃希菌的雄性 BALB/c、C57BL/6J 和（BALB/c×C3H/HeJ）F_1 小鼠，在 13 周时没有表现出前列腺感染的症状。而用同样方法，C3H/HeJ 和 C3H/HeOuJ 小鼠则出现较高的急性前列腺炎发生率。对 C3H/HeOuJ 小鼠在 12 周时经尿道接种 2 鼠在 10^6 菌落大肠埃希菌，5d 后出现急性化脓性细菌性前列腺炎，12~26 周后表现为慢性前列腺炎，并在组织学上得到证实。当然，除了动物品种品系，不同细菌或者同一细菌的不同分型也会影响细菌性前列腺炎动物模型的制作。

二、非细菌性前列腺炎动物模型

（一）化学制剂诱导动物模型

原理与方法　直接在动物前列腺内注射化学制剂，可造成无菌性的前列腺炎症。常用的化学制剂主要有消痔灵注射液、角叉菜胶、2%琼脂、甲醛+巴豆油等。

1）消痔灵注射液是含硫酸铝钾、五倍子鞣质等成分的一种中药制剂。在雄性 Wistar 大鼠前列腺腹叶两侧各注入 25%消痔灵生理盐水 0.2ml 并予以缝合，术后 30d 处死。与正常对照组相比，消痔灵组呈现慢性前列腺炎，表现为前列腺指数增加、白细胞增多、腺泡上皮细胞萎缩扁平、腺腔炎症细胞浸润、间质水肿、纤维细胞增生等。

2）角叉菜胶是从植物中提取的致炎剂，主要是增加局部前列腺素合成，并与血管活性肽类和激肽类一起诱发水肿。从 SD 大鼠前列腺背叶注入角叉菜胶，术后 1d 处死，可观察到急性前列腺炎；4 周后模型组显示局部免疫功能遭到破坏。

3）甲醛、巴豆油为非特异性致炎剂，两者比例为 8：2 时，注射到 Wistar 大鼠前列腺中，10d 后前列腺间质水肿、炎症细胞浸润、前列腺脏器指数显著增加。20d 时，上述表现仍持续。

模型特点　化学制剂诱导动物模型，造模方法简单，实用性较强，建模成本低，成功率高，重复性好，其疾病发展过程与人类前列腺良性增生相似。各制剂造模致炎程度相似，模型持续时间不一。化学刺激较容易造成前列腺组织的大面积损伤。模型制作必须严格无菌手术操作，防止手术继发感染。同时模型大鼠体重建议在 200g 以上，以免因动物本身的前列腺过小及前列腺包膜薄嫩而影响造模。

（二）去势结合雌激素诱导动物模型

🎯 **原理与方法**　采用摘除动物双侧睾丸后，皮下注射雌激素，使动物体内激素水平失调，雌、雄激素平衡被破坏，进而诱导产生慢性非细菌性炎症前列腺炎。

1）选择 10 月龄 Wistar 大鼠，麻醉下进行去势手术。手术后第 1d 开始给大鼠背部皮下注射 17β 雌二醇 0.25mg/（2ml·kg），经芝麻油稀释，连续 30d 注射诱导大鼠前列腺炎症反应。

2）对 SD 大鼠进行去势手术，术后第 2d 开始多点皮下注射不同剂量苯甲酸雌二醇，连续 30d。发现雌二醇浓度范围存在一定量效关系，雌二醇诱导大鼠慢性非细菌性前列腺炎模型的最佳浓度为 0.30mg/kg。注射雌二醇 15d 后仅有轻度炎症表现，而注射 45d 后则会严重破坏腺体结构，导致组织坏死、增生部分过多等现象。因此，通常选择连续注射 30d，可保证在模型复制成功的基础上，不致因病理损伤太过严重而偏离临床病理表现。该模型多数为造模后给药，也有相当一部分研究选择边造模边给药的方法。

🛡 **模型特点**　去势结合雌激素诱导，主要使用苯甲酸雌二醇，造模试剂易得，建模成本低，病理特异性较好。该法诱导的大鼠前列腺炎的组织病理学改变与自发性非细菌性前列腺炎非常相似，但对无菌技术和复杂手术有较高要求。有激素水平评估或性功能检测要求时，该类动物模型不适合。

（三）自身免疫反应诱导动物模型

🎯 **原理与方法**　自身免疫因素在慢性前列腺炎的发病中起着重要作用。该类模型主要是应用纯化的大鼠或小鼠的前列腺蛋白，辅以免疫佐剂。前列腺蛋白不仅可以被体液免疫应答所识别，还可被细胞免疫所识别，被认为是自身免疫应答的靶向目标。

1）一般采用 Wistar、SD、Lewis 大鼠作为实验动物，其中使用最多的是 Wistar 大鼠。采用 Wistar 雄性大鼠附属性腺组织匀浆液，辅以相同剂量的弗氏完全佐剂对 Wistar 大鼠在当天、第 15d 进行皮下注射。通过一系列反应诱导特异性的细胞介导免疫反应。经研究证实，除雄性大鼠附属性腺外，大鼠前列腺组织、前列腺酸性磷酸酶、前列腺类固醇蛋白等都可作为抗原辅以弗氏完全佐剂皮下注射建立该模型。

2）选取 SD 雄性成年大鼠，无菌条件下剥取前列腺组织，冷水中与 0.5% Triton X-100 生理盐水混匀后匀浆、离心，取上清液制备前列腺蛋白提纯液，与弗氏完全佐剂混合，多次多点皮下注射于同源大鼠，同时予以腹腔内注射百白破疫苗。首次注射 45d 后显示，动物前列腺体明显水肿，与周围粘连。显微镜观察发现，组织结构、部分基膜破坏，间质、腺体及腺体周围均可见大量淋巴、单核细胞弥漫性浸润。

3）小鼠一般选用 NOD、C57BL/6、POET-3，用纯化的 SD 大鼠前列腺蛋白结合弗氏完全佐剂的方法建立慢性前列腺炎的小鼠模型。该模型小鼠的胸腺、颌下腺和脾脏没有类似于前列腺的病理改变，说明具有较好的特异性，前列腺的病理改变较接近于临床，基本上符合慢性前列腺炎的动物模型要求。抗原制备：取 240～260g 的 SD 雄性大鼠，无菌条件下取前列腺组织，经清洗、匀浆，取上清液，蛋白定量。选择 6～8 周龄 C57BL/6 小鼠，皮下或腹腔内注射，造模后 6 周和 8 周解剖取小鼠前列腺。结果显示，造模 6 周的小鼠仅有高剂量组产生急性炎症表现，造模 8 周的小鼠高剂量组产生不同程度的慢性炎症和增生的病理表现，出现血管扩张充血、间质疏松水肿、大量淋巴细胞浸润和腺泡上皮细胞呈乳头状增生等情况。NOD 小鼠被同种前列腺匀浆辅以弗氏完全佐剂造模，能产生强烈的免疫反应，发病早于 Wistar 大鼠，成模率高达 100%，且不需要免疫增强。通过将前列腺抗原特异性 $CD8^+T$ 细胞继承性转移到 POET-3 小鼠上建立模型，检测预激活的 $CD8^+T$ 细胞诱导慢性前列腺炎的能力，证实 $CD8^+T$ 细胞在发病过程中起着重要作用。

4）很多模型具有人类慢性前列腺炎的特点，但较少表现出慢性盆腔疼痛症状，需要一种包含慢性细菌性前列腺炎——慢性盆腔疼痛综合征的模型，且含有尿频、尿急和骨盆疼痛的特征。采用 8 周龄小鼠进行皮下免疫注射前列腺特异性肽，小鼠经免疫 10d 后行安乐死。将淋巴结细胞分离扩散到每个肽中，P2599-118 是免疫原性肽。9 周后评估 T 细胞、B 细胞、血清 C 反应蛋白和硝酸盐的水平。结果证实，由 P2599-118 免疫的小鼠前列腺 TNF-α、IL-17A、IFN-ŗ 和 IL-1β 基因表达水平高于对照小鼠，在排尿和盆腔疼痛方面也高于对照组。这种自身免疫性前列腺炎模型是探索病理生理学和治疗方法的有效途径。

模型特点　自身免疫反应诱导的动物模型方法简单高效，成本低且成模率高，动物死亡率低。模型稳定可靠，重复性好，有较好的病理特异性，病理变化与临床表现相似，是较理想的动物模型。但目前对抗原液浓度和注射时间的选择，还未达成统一共识。

（四）自发性动物模型

原理与方法　啮齿类动物在无任何干预条件下，可自发形成前列腺炎。老龄大鼠存在与遗传因子相关的自发性前列腺炎，老龄大鼠的自发性前列腺炎比年轻成年大鼠更为普遍和严重。

不同种类大鼠有不同的慢性非细菌性前列腺炎的发生进程。Lewis 大鼠自发性前列腺炎发生率较高（老龄大鼠 72%，幼龄大鼠 30%）。Wistar 大鼠自发性前列腺炎发生率相对较低（老龄大鼠 27%，幼龄大鼠 0%）。88% 的 Copenhagen 大鼠在 20 周龄时会产生自发性侧叶前列腺炎。而 SD 大鼠在 22～24 周龄时，前列腺腹部和侧部的炎症发生率较低。表明发病与遗传背景及增龄等因素有关。有自发性慢性前列腺炎倾向的老龄 Wistar、Lewis、Copenhagen 大鼠可作为前列腺炎的动物模型。

小鼠发生自发性前列腺炎的可能性较小。但老年 NOD 小鼠不仅在胰腺、甲状腺、甲状旁腺和肾上腺中自发发生自身免疫，而且在前列腺中也会发生自身免疫。在 20 周龄左右时能发生自发性自身免疫性前列腺炎，并保持稳定。昆明种小鼠在长时间的被动性禁欲刺激后，可发展成自发性前列腺炎。自身免疫调节基因表达不足的小鼠，胸腺的自体抗原和中心耐受表达有所缺陷，能够针对前列腺抗原（精囊分泌蛋 2）自发产生 B 细胞和 T 细胞的免疫反应，发展为自发性前列腺炎。有自发性倾向的非肥胖糖尿病小鼠也较适合作为研究慢性非细菌性前列腺炎的动物模型。

模型特点　以上自发性模型稳定性较好，其发病率与动物种系及年龄有关。病理特异性上具有优势，其病理表现与临床表现相似，适用于作为研究人类慢性前列腺炎的治疗药物。但成模时间长，均达到 3 个月以上，建模成本高，重复性也不理想。

前列腺炎的病因及发病机制尚不明确，病原体经常发生耐药性变异，药物难以渗透前列腺包膜形成有效的药物浓度，因而前列腺炎的临床治疗也是世界性难题。前列腺炎的发生是综合因素作用的结果，有效复制动物模型是探讨其病因及发病机制、疾病进展、验证药物有效性的重要前提。随着研究不断深入，前列腺炎动物模型研究取得了较好的发展，也有多种动物模型可供选择，且造模后的观察评价指标较为全面。但各种方法之间仍需要进一步优化和完善，探索更加符合前列腺炎的理想模型。

第二节　围绝经期综合征动物模型

围绝经期（perimenopausal period）是指从临近绝经出现与绝经有关的内分泌、生物学和临床特征起至绝经一年内的期间，即绝经过渡期至绝经后一年。围绝经期综合征是指由卵巢功能减退导致雌激素分泌减少，引起机体内分泌失调、免疫力低下和自主神经功能紊乱的综合征。临床上常见潮热盗汗、月经紊乱、精神状态变化、心血管与生殖泌尿系统病变及骨质疏松等表现。常用的围绝经期综合征动物模型有卵巢摘除动物模型、自然老化动物模型、X 线损伤卵巢动物模型等。

一、卵巢摘除动物模型

原理与方法　卵巢摘除动物模型又称去势模型，摘除卵巢，切断雌激素来源，可人为造成雌激素突然降低，模拟围绝经期综合征。常用 3～6 月龄雌性 SD 大鼠或 Wistar 大鼠，经麻醉后于最末肋骨下、腋中线和距脊柱外侧约 2cm 交叉处，剪毛备皮，消毒手术野，切开皮肤和背肌 1.5～2.0cm，卵巢位于肾脏外下方，将卵巢下输卵管用丝线结扎，摘除卵巢，同法摘除另一侧卵巢。验证卵巢的完整性及确认切口无出血后，将子宫放回原处，关腹，缝皮。缝合的伤口上涂抹 0.5% 碘伏并撒适量青霉素钠粉末，并继续在术后第 1～3d 给每只大鼠腹腔注射 1.5ml 青霉素生理盐水（4 万 U/ml）常规抗感染治疗。去卵巢术后 1 周后，每天进行阴道脱落细胞涂片检查，每天 1 次，连续 5d，以不出现动情期反应为造模成功。

模型特点　模型大鼠去势 6 周后，肝细胞轻度肿胀，边界模糊，细胞中可见大量脂滴，个别细胞被脂滴充满；肝窦较混乱、纤细、轻度充血。肝组织匀浆中胆固醇和三酰甘油含量明显增加，大鼠肝脏出现脂类蓄积改变，可作为围绝经期脂质代谢紊乱的模型。去势 3 个月后，相继出现血清降钙素浓度下降，骨吸收增加，骨形成速率变慢，骨皮质变薄，骨髓腔变大，骨小梁数目减少、缺失或断裂，骨髓腔中细胞数目减少，表现出围绝经期骨质疏松的病理特征，是围绝经期骨质疏松较理想的动物模型。

二、自然老化动物模型

原理与方法　大鼠 12 月龄左右开始出现动情周期紊乱，血清学及卵巢相应的生化指标等均显示，该阶段大鼠卵巢的生殖功能呈进行性衰退的改变，与女性围绝经期表现极为相似，可作为围绝经期卵巢衰老研究的动物模型。

模型特点 卵巢组织光镜观察结果显示，卵巢萎缩，发育较差，髓质增多，原始卵泡和生长卵泡均明显减少，颗粒细胞排列不规整，可见颗粒细胞的崩解，未见典型的成熟卵泡，闭锁卵泡数量增加；成熟黄体数量也较少，而退化黄体数目增多，间质腺少而疏松，可见纤维组织增生或崩解，血管数量减少，小动脉管腔狭窄、堵塞。卵巢组织电镜观察结果显示，卵巢颗粒细胞中有较多空泡，分泌颗粒减少，其中可见致密物，滑面内质网不丰富，细胞间的窦状间隙增大；间质可见纤维、基质溶解。模型组血清促卵泡激素（follicle-stimulating hormone，FSH）、促黄体生成素（luteinizing hormone，LH）、促性腺激素释放激素（gonadotrophin releasing hormone，GnRH）水平升高，血清雌激素水平降低。模型组较青年对照组卵巢指数与子宫指数显著降低。

三、X 线损伤卵巢动物模型

原理与方法 X 线损伤卵巢动物模型（animal model of ovary hurt by X-ray）是用 X 线照射破坏卵巢所致症状来反映围绝经期的主要临床表现。Wistar 大鼠，150～180g，将大鼠固定于平板上，暴露下腹部"卵巢区"，置于电子直线加速器 2100C 照射野下，野宽距 <4cm，剂量率 4Gy/min，以高能 X 线（6MeV）照射 2.5min，总剂量 9Gy。

模型特点 X 线照射后 21d 大鼠子宫、卵巢重量显著降低，垂体重量明显升高，提示卵巢受到损伤后，垂体反馈性增殖，自主活动显著增多，三酰甘油和胆固醇含量明显升高等。

第三节　早产、流产动物模型

妊娠在 28 足周至不满 37 足周之间终止者，称为早产（premature birth），此阶段娩出的新生儿称早产儿，体重小于 2500g，发育尚不够成熟。常用的早产模型有大肠埃希菌致宫内感染早产模型等。妊娠不足 28 周、胎儿体重不足 1000g 而终止者称为流产。流产发生于妊娠 12 周前者称为早期流产，发生在妊娠 12 周至不足 28 周者称为晚期流产。常用的流产动物模型有药物性流产动物模型、肾虚流产动物模型及反复自然流产动物模型等。

一、早产动物模型

宫内感染是导致早产及早产儿疾病的主要原因之一。研究发现，发生早产者中 74% 有宫内感染的组织学证据，有 30% 与宫内细菌感染有关。将病菌或相关的致病因子接种于子宫内或全身可引起早产。常用的早产动物模型有大肠埃希菌致宫内感染早产动物模型和脂多糖宫内感染早产动物模型。

细菌宫内感染早产动物模型

🎯 **原理与方法** 大肠埃希菌是宫内感染最常见的致病菌之一，大肠埃希菌菌液子宫角接种或腹腔注射引起羊膜腔感染，妊娠组织发生炎症改变，伴随其过程产生一系列促宫缩物质，从而引发早产。妊娠 15d 的 SD 大鼠通过无菌手术注射大肠埃希菌悬浮液，浓度为（1.5～2）×10^8CFU/ml（1 浊度）通过左右子宫角大鼠两个胎囊之间，接种后缝合腹膜关闭腹腔，间断缝合皮肤。术后置于清洁笼内，常规饲养。子宫壁及胎盘内血管充血、水肿，并见大量中性粒细胞浸润，判断为宫内感染；接种后 6d 内（孕 21d 之前）分娩为早产。

⚔ **模型特点** 模型组宫内感染明显，子宫黏膜层及黏膜下层、胎盘内均可见大量中性粒细胞浸润，提示为宫内感染；早产发生率高达 70%，其早产孕鼠数、产仔鼠数、死产数、平均活胎数与正常组比较差异无统计学意义。

二、流产动物模型

流产为妇科常见疾病，其病因较为复杂。常用的流产动物模型有药物性流产动物模型、肾虚流产动物模型及反复自然流产动物模型等。

（一）药物性流产动物模型

🎯 **原理与方法** 药物流产是指在怀孕早期采用药物终止妊娠的方法。目前效果肯定的药物为米非司酮配伍米索前列醇，完全流产率可达 95%～98%。米非司酮具有与孕激素受体极强的亲和力，导致蜕膜变性，坏死出血，抗着床，阻止胚胎发育，终止早孕的作用。米索前列醇能促使子宫收缩，绒毛球在逐步收缩过程中排出，终止妊娠。造模时可选用雌性 SD 大鼠，体重 220～250g，妊娠鉴定第 7d，米非司酮和米索前列醇间隔 10h 给药 1 次；大鼠完全流产分别用 1.66mg/100g（体重）+10μg/100g；不完全流产用 8.3mg/kg+100μg/kg。并于阴道内置入 85～90mg 的定量棉球，棉球用塑料薄膜包裹半侧，以防血液漏出和尿液反流。次日定时取出，塑料袋密闭冷藏保存，同时置换一个新棉球于阴道内，观察阴道出血情况，连续至第 14d，处死动物，观察子宫病理形态学变化，将收集的阴道棉球进行出血量测定。

⚔ **模型特点** 该模型造模方法简便可靠，药效评价指标客观准确，在观察子宫出血量的变化方面，本模型具有一定的优越性。

（二）肾虚流产动物模型

🎯 **原理与方法** 羟基脲（Hydroxycarbamide）可使动物出现体重增加缓慢、被毛蓬松、拱背少动等类似肾虚证候，米非司酮可拮抗黄体酮受体而终止早孕、抗着床而发生流产。选用羟基脲加米非司酮可成功地制备大鼠肾虚流产模型。选取 SD 大鼠，体重（220±20）g，妊娠鉴定第 3d 开始至第 12d 灌服 20mg/100g 羟基脲水溶液，妊娠第 12 天灌服 3.75mg/100g 米非司酮 1 次。观察大鼠的一般情况，于妊娠第 15d 处死，观察活胎数、流产数、流产率的变化以及对血清抗滋养细胞抗体和 IL-2 的作用等。流产胚胎宫内胚胎呈黑褐色，或曾出现阴道出血，解剖时子宫呈"竹节状"，宫腔内未见淤血或坏死胚胎。

⚔ **模型特点** 模型大鼠出现体重增加缓慢、被毛蓬松、拱背少动等类似肾虚证候；

流产率可达 80%，大鼠蜕膜重量降低，流产子宫肉眼观察为暗黑色，光镜下或见羊膜囊内出血、胎盘出血，或见蜕膜细胞部分出血坏死。妊娠黄体可见较多黄体细胞中有脂滴，或伴血管充血、核固缩及局灶性坏死。造模组孕鼠黄体酮、孕激素受体 mRNA 均低于同期正常妊娠大鼠，提示米非司酮终止妊娠是模仿了黄体功能不全自然流产的过程。

（三）反复自然流产动物模型

🎯 **原理与方法**　CBA/J 和 DBA/2 是较常用的两个小鼠近交品系。CBA/J（♀）×DBA/2（♂）交配组合具有易患反复自然流产（recurrent spontaneous abortion，RSA）的特点。CBA/J 雌鼠与 DBA/2 雄鼠交配组合（实验动物学命名为 CBA/J×DBA/2）作为反复自然流产的动物模型，已经在国际上受到广泛关注。

🎯 **模型特点**　模型孕鼠黄体酮、孕激素受体 mRNA 均低于同期正常妊娠大鼠；流产子宫肉眼观察为暗黑色，光镜下或见羊膜囊内出血、胎盘出血，或见蜕膜细胞部分出血坏死。妊娠黄体可见较多黄体细胞中有脂滴，或伴血管充血、核固缩及局灶性坏死。

参 考 文 献

李晖，陈建设. 2011. 清宫胶囊对药物流产后大鼠血清 E2 及子宫 NO、NOS 水平的影响[J]. 中国实验方剂学杂志，17（14）：237-239.

刘明珠，许丽绵. 2012. 补肾健脾复方对流产大鼠蜕膜 Fas/FasL 表达干预的实验研究[J]. 中医研究，25（8）：62-64.

潘巍巍. 2006. 人乳头瘤病毒 16（HPV-16）E6/E7 基因原核表达、不同启动子的载体构建及其动物模型的研究[D]. 重庆：重庆医科大学研究生学位论文.

曲显俊，崔淑香，李凤琴，等. 1998. 谷维素注射液对 X 线致大鼠更年期综合症模型的治疗作用观察[J]. 山东医药工业，（4）：1-3.

孙静汾，赵烨，吴素慧. 2007. 围绝经期综合征实验动物模型的比较分析[J]. 山西医科大学学报，38（1）：43-45.

王华富，许惠琴，陈敏敏，等. 2010. 百合知母汤不同配比对去势围绝经期综合征肾阴虚证大鼠子宫系数及血清性激素的影响[J]. 中华中医药杂志，25（4）：531-535.

杨永诗，赵维明，修有成. 2016. 慢性非细菌性前列腺炎动物模型研究进展[J]. 医学综述，22（16）：3196-3198.

袁天明，俞惠民，李建平. 2004. 细菌性宫内感染致早产大鼠模型的建立[J]. 浙江医学，26（4）：275-276.

张新玥，张静文，卫昊. 2021. 慢性非细菌性前列腺炎大鼠模型的研究现状与评价[J]. 中国临床药理学杂志，37（10）：1282-1286.

周丹妮，卫若楠，康梦娇，等. 2021. 围绝经期综合征动物模型研究进展[J]. 中国实验方剂学杂志，27（18）：243-250.

Beilino FL，Wise PM. 2003. Nonhuman primate models of menopause workshop1[J]. Biol Reprod，68（1）：10-18.

Clark DA，Chaouat G，Arck PC，et al. 1998. Cutting edge：cytokine-dependent abortion in CBA×DBA/2mice is mediated by the procoa-gulant fgl2 prothombinase[J]. J Immunol，160（2）：545-549.

Ledoux D，Hamma-Kourbali Y，Di Benedetto M，et al. 2006. A new dimethyl ester bisphosphonate inhibits angiogenesis and growth of human epidermoid carcinoma xenograft in nude mice[J]. Anticancer Drugs，17（4）：479-485.

Mayer LP，Dyer CA，Eastgard RL，et al. 2005. Atherosclerotic lesion development in a novel ovary-intact mouse model of peri menopause[J]. Arterioscler Thromb Vase Biol，25（9）：1910-1916.

第八章　内分泌系统疾病动物模型

内分泌系统疾病包括糖尿病、肥胖、甲状腺功能亢进或减退等以体内脂类、蛋白质和糖类、激素代谢障碍等为特征的生理紊乱性疾病，是危害人类健康、降低生活质量的重要疾病之一。其中肥胖、遗传易感性、病毒感染以及免疫功能异常等多种因素均可导致内分泌疾病的发生，但其病因病机以及治疗靶点均仍不明确，特别是糖尿病已成为继心血管疾病和肿瘤之后的第三大非传染性疾病。因此，制备适宜的动物模型是开展内分泌系统疾病研究的重要基础。

本章就肥胖症动物模型、糖尿病前期动物模型、1型糖尿病动物模型、2型糖尿病动物模型、糖尿病并发症动物模型以及甲状腺功能亢进症动物模型和甲状腺功能减退症动物模型进行介绍，以期了解内分泌系统疾病的发病病因和发病机制。

第一节　肥胖症动物模型

肥胖症（obesity）主要是指体内能量摄入超过能量消耗，导致体内脂肪沉积过多（或分布异常）和体重增加的一种状态。目前认为，遗传因素、中枢神经系统异常、内分泌功能紊乱和营养不平衡等均是引发肥胖的重要原因。虽然世界卫生组织（World Health Organization，WHO）早在1999年就将肥胖列为代谢综合征的核心因素之一，但并未将其列为一种独立性疾病范畴。直到2013年，美国医学会（American Medical Association，AMA）等研究机构正式通过提案，确认了肥胖症的"疾病身份"，并明确表示肥胖是一种真实的涉及多种病理生理学因素的疾病状态。

近年来，肥胖的患病率呈明显上升趋势，已成为威胁人类健康的全球性重大公共卫生问题。深入研究肥胖发病的因素及其调控机制对防治肥胖及其继发症具有重要意义。动物实验是开展肥胖及其病理机制研究的一个重要手段和途径，而动物模型是其中关键环节。目前肥胖研究使用的动物种类较为广泛，包括哺乳动物和非哺乳动物。大小鼠是国内外肥胖研究领域使用最多的啮齿类哺乳动物，但它们与人类之间存在明显的代谢和生理学差异；虽然以猪和非人灵长类为代表的大型哺乳动物是开展肥胖相关研究的理想材料，但它们价格昂贵、饲养成本高。斑马鱼是近年来用于肥胖研究的新兴模式生物，主要被用来模拟儿童和青少年肥胖研究，但不足之处是国内外目前没有统一的斑马鱼肥胖模型的评价标准。由此可见，每一种实验动物用于肥胖模型研究都有其优缺点。目前，肥胖动物模型复制按照病因可分为营养性肥胖动物模型、下丘脑性肥胖动物模型、内分泌性肥胖动物模型以及遗传性肥胖动物模型等。

一、营养性肥胖动物模型

营养性肥胖动物模型（即饮食诱导的肥胖动物模型），主要是通过改变动物饲料组成，在基础饲料中添加脂肪、胆固醇或糖类等成分来诱发动物肥胖。在众多肥胖动物模型中，高脂饮食诱导的营养性肥胖与人类肥胖具有很好的可比性，因为它最接近人类肥胖的自然发病过程，故而被广泛应用于研究饮食、基因等因素与肥胖及其相关疾病进程之间的关系。

原理与方法　该类模型主要通过给实验动物饲喂高营养饲料，导致其能量摄入过量或对能量利用率提高进而引发肥胖。常用的高营养饲料配方主要包括单纯高脂饲料、高脂高胆固醇饲料和高脂高糖高胆固醇饲料等，配方成分及其配比在于添加的脂肪、胆固醇和糖（主要是蔗糖和果糖）的比例高低而有所不同。模型多选择大小鼠等啮齿类动物，采用高脂饲料饲喂 8～16 周时间便可诱导形成，通常以高脂组动物体重超过正常饲料组动物平均体重的 20%来判定模型成功。复制方法如下。

1）5～6 周龄雄性 C57BL6/J 小鼠，给予含 45%或 60%脂肪供能比的高脂饲料饲喂 8 周即可建立肥胖模型。若在含 45%脂肪高脂饲料基础上添加蔗糖（一般 17%～20%）和延长饲喂时间，可产生更加严重的代谢紊乱，如胰岛素抵抗和非酒精性脂肪肝等。若单纯饲喂 60%高脂饲料时，延长饲喂时间至 12 周，也可诱导糖耐量受损和胰岛素抵抗发生。

2）6～8 周龄雄性 SD 大鼠饲喂含 45%脂肪高脂高糖饲料 8～12 周，即可诱导肥胖大鼠模型。与小鼠类似，在高脂饲料中添加糖类也可诱导更加严重的代谢紊乱。

3）啮齿类动物性成熟时间较短（大鼠断乳后 50d 左右），如果要模拟儿童或幼年营养性肥胖，则一般选择刚断乳的 SD 雌性大鼠（体重 60～80g），高脂喂养 6～8 周后可保证动物成模后仍处于幼年期。

4）小型猪饮食特性与人类相似，所以在营养性肥胖及相关代谢性疾病研究中的应用越来越广泛。6～7 月龄雄性五指山小型猪，给予含 15%起酥油和 1.5%胆固醇的高脂饲料连续诱导 24 周便可成功建立肥胖模型，同时伴有胰岛素抵抗和动脉粥样硬化。

5）斑马鱼作为一种新兴的脊椎模式动物，拥有许多与人类相似的结构，其基因组与人类同源性高达 87%，近年来被应用于肥胖相关疾病研究。选择发育正常的受精后 7d 的雄性幼年斑马鱼，高脂组每天给予 180mg 卤虫，对照组饲喂 30mg 卤虫，喂养 22d 后可建立幼年营养性肥胖斑马鱼模型。如果复制成年斑马鱼肥胖模型，一般选择受精后 3～6 月龄雄性斑马鱼，每鱼每天一次给予 60mg 卤虫或 5mg 卤虫加 30mg 蛋黄粉，对照组每天饲喂 5mg 卤虫，连续喂养 8 周可建立成年营养性肥胖斑马鱼模型。

模型特点　该类模型造模方法简单，成功率高，但造模需要高脂饲料，若模拟肥胖相关并发症则需要较长实验周期，导致实验成本较高。制作饮食诱导的营养性肥胖动物模型时，根据实验要求选择相应年龄的动物，如制作幼年营养性肥胖动物模型时，可选择刚断乳的大鼠。在复制该类模型时还要充分考虑动物对高脂饮食易感性的差异，即使同一品系的大鼠（或小鼠）饲用相同的高脂饲料，其中一部分动物会出现明显肥胖表型，称为饮食诱导的肥胖（diet-induced obesity，DIO），而另一部分动物却呈现轻度肥胖或不发生肥胖，称为饮食诱导的肥胖抵抗（diet-induced obesity resistance，DIO-R）。对于 DIO 和 DIO-R 动物的判定，通常按照饮食诱导后的动物体重排序后，体重增长位于前 1/3 的动物即为 DIO 动物，而体重增长位于后 1/3 的则为 DIO-R 动物，介于两者之间的一般不纳入实验。除考虑到同品系动物对饮食诱导的肥胖易感性的差异外，还要考虑动物遗传背景对该类模型建立的影响。如饲喂同配方的含 45% 脂肪的高脂饲料 8 周后，C57BL/6J、129X1、DBA/2 和 FVB/N 4 种品系小鼠的体重和脂肪率均显著增加，而 BALB/c 小鼠体重却无明显改变，尽管其脂肪率增加也达到了统计学差异。A/J 小鼠和 SWR/J 小鼠也被报道具有饮食诱导的肥胖抵抗特性。同样，大鼠对饮食诱导肥胖的敏感性也存在品系或种属差异。例如，Osborne-Mendel（OM）大鼠对饮食诱导较为敏感，是肥胖易感品系，而 SS5B/Pl（S5B）大鼠则属于肥胖抵抗性品系。

二、下丘脑性肥胖动物模型

近年来，许多研究显示中枢神经系统，尤其是下丘脑，在机体能量稳态调节中发挥着重要作用。下丘脑可接受外周激素和营养素传入信号，与中枢其他部位协同对信号进行整合，通过调节摄食行为和能量消耗，保持机体能量平衡。如果下丘脑能量调节通路结构或功能异常可出现食欲亢进和能量代谢紊乱，即可引起下丘脑性肥胖。下丘脑性肥胖动物模型应用的针对性较强，主要应用于中枢性肥胖发生机制的研究，该类模型与人类的重度肥胖症有一定的相似性。目前，下丘脑性肥胖动物模型的复制主要是通过电损毁腹中核、腹腔注射金硫葡萄糖（gold thioglucose，GTG）和皮下注射谷氨酸钠（monosodium glutamate，MSG）等方法来获得。

（一）电损毁腹中核法

原理与方法　下丘脑下部的弓状核及腹内侧区域与饱感、摄食活动有关，电损毁该区域神经元或与之有关的联系，可造成动物丧失饱感、摄食过度，并且能量消耗下降，最终导致体内脂肪蓄积。方法为常规麻醉大鼠后，俯卧位固定大鼠，术区消毒，小心分离暴露颅骨，参照动物脑立体定位图谱，用电灼伤的方法损毁腹中核。

模型特点　该法制作的下丘脑性肥胖动物模型表现为多食，采食量可增加 50%～60%，甚至更多，常伴有高胰岛素血症、高三酰甘油血症以及攻击行为、性行为异常等特点。该法造成的肥胖模型稳定。

（二）腹腔注射金硫葡萄糖法

原理与方法　GTG 可作用于下丘脑腹内侧核区与毛细血管相邻接的神经成分，造成下丘脑腹内侧核神经细胞和血管损伤，增加食欲引起肥胖。方法是采用 0.4～0.8g/kg 剂量的 GTG 一次注入雄性小鼠腹腔，对照组给予等体积的生理盐水，注射 4～6 周后，GTG 处理组小鼠表现出明显肥胖和体重增加。

模型特点　该模型可表现出肥胖多食，血胰岛素和三酰甘油水平显著升高，小肠对葡萄糖吸收率明显增高，多个部位脂肪细胞变大。GTG 法小鼠成模率为 40%～80%，并受小鼠品系影响，且 GTG 的价格昂贵，造模时间长并且腹腔注射后死亡率高。

（三）皮下注射谷氨酸钠法

⊙ **原理与方法**　皮下或腹腔注射 MSG 可引起下丘脑损伤而导致肥胖。方法常选用新生大鼠或小鼠，每天皮下注射 4g/kg MSG，连续 5～10d，对照组动物给予等体积的生理盐水。8 周后可观察到注射 MSG 的动物生长发育受阻，但体内脂肪含量却显著增加。

✔ **模型特点**　MSG 损毁大鼠或小鼠下丘脑弓状核，动物活动量和代谢率降低，摄食量和体重并不显著增加，但脂肪大量积累，表现出明显肥胖表型，氧耗量减少，并且对低温应激反应的能力降低。该模型动物一般特征包括血管较细、尾巴短，同时伴有性腺发育障碍，如 MSG 诱导的雄性小鼠睾丸重量明显降低，雌性小鼠的子宫萎缩近乎消失；并能引起小鼠生长发育抑制，导致骨骼发育迟缓，因此是用于研究代谢综合征和侏儒病体型的理想模型。

三、内分泌性肥胖动物模型

绝经后女性作为一种特殊群体，其与肥胖等疾病的关系颇受关注。绝经期妇女卵巢功能减退，性激素分泌会减少，导致下丘脑-垂体-卵巢轴功能失调，进食增多，进而引起肥胖，即临床上所说的"绝经后肥胖"，这是临床上更年期妇女的一组常见症状。另外，环境内分泌干扰物（environmental endocrine disrupor，EED），又称环境类激素，可以干扰生物或人体分泌的其他激素的合成、运输和结合等过程，激活或抑制内分泌系统的功能，从而引起代谢相关功能异常。三丁基锡（tributyl tin，TBT）、双酚 A（bisphenol A，BPA）和己烯雌酚（diethylstilbestrol，DES）是最常见和最具代表性的几种 EED，被称为环境致肥因子，即高暴露可增加肥胖及相关代谢紊乱的患病风险。

（一）双侧卵巢切除肥胖雌鼠模型

⊙ **原理与方法**　利用外科手术方法将雌鼠的双侧卵巢切除，导致激素分泌紊乱而引起肥胖。方法为选取成年雌性 SD 大鼠，常规麻醉后，在背部两侧各行 0.5cm 手术切口，于深部脂肪层中寻找与输卵管连接的粉红色卵巢，在子宫角处结扎并切除卵巢，并缝合手术创口。

✔ **模型特点**　该模型能模拟人体激素水平变化的过程，方法简单，成功率高，肥胖成模率可达到 50%，较好地模拟女性更年期体内雌激素水平缺乏的状况。

（二）EED 诱导的肥胖动物模型

为研究环境内分泌干扰物对肥胖发病的影响，一般通过饮水、饮食或者注射等感染方式或者直接暴露于富含 EED 的环境中，便会引起动物本身及其后代体重、体脂的改变和肥胖发生。为模拟绝经后（更年期）肥胖动物模型，一般采用手术的方法将雌性动物的双侧卵巢切除，使得动物体内雌激素水平迅速下降而导致肥胖。

⊙ **原理与方法**　EED 主要通过干扰体内激素合成、分泌和代谢，影响脂肪生成关键核受体表达和脂肪细胞的分化，导致三酰甘油积累和肥胖发生。不过由于种类不同，EED暴露导致肥胖的作用机制可能也不完全相同。以 BPA 为例介绍如下。

1）4 周龄雄性 C57BL/6 小鼠，每天给予添加 50μg/kg BPA 的低脂饮食，喂养 16 周，可诱导脂肪细胞肥大，脂肪重量和体重增加。

2）斑马鱼也常用来研究 EED 诱导的肥胖。受精后 7d（7dpf）的幼鱼，每组 100 尾饲养于 1.5L 水中，BPA 溶解于二甲基亚砜（DMSO），50～100μg/L 浓度加入到饲养水中，每天换水 2 次至 30dpf，BPA 暴露组幼鱼体质量指数和三酰甘油含量升高。

🔧 **模型特点**　BPA 暴露导致的肥胖不是由摄食量的不同引起的，动物体重、葡萄糖耐受和胰岛素抵抗等其他表型结果可能会受到 BPA 剂量、暴露时间长短以及小鼠品系的影响。作为影响肥胖的环境因素之一，EED 暴露也通常与饮食诱导的肥胖以及去卵巢诱导的更年期肥胖联合使用，用于研究环境致肥因子对上述肥胖模型的促进作用。

除更年期肥胖和 EEDs 诱导的肥胖外，也有把注射胰岛素、去除垂体引起的肥胖和多囊卵巢综合征肥胖也纳入内分泌型肥胖模型中。另外，前面提到的采用 MSG 法建立的下丘脑肥胖模型动物，不仅肥胖且可使性腺发育出现障碍，导致性激素紊乱，也有人把它纳入内分泌型肥胖范畴。

四、遗传性肥胖动物模型

遗传性肥胖是指动物以显性遗传、隐性遗传和多基因遗传等方式将肥胖特征传递给子代的一种疾病。多数遗传性肥胖动物与肥胖特征有关的染色体定位已经明确，并且由于遗传性肥胖鼠容易获得，是目前肥胖研究中使用较多的一类动物模型。

（一）ob/ob 小鼠

1966 年 Hummel 等用 C57BL/6J 小鼠突变获得遗传性肥胖小鼠品系。ob/ob 小鼠肥胖的发生与 6 号染色体异常有关，其纯合子小鼠为肥胖型，杂合子小鼠为正常瘦型，其肥胖特征以常染色体隐性方式遗传。ob/ob 出生后 10～18d 就可观察到耗氧量低于正常组小鼠，因此在寒冷刺激下产热反应差，主要是由棕色脂肪组织线粒体功能缺陷所致。

（二）db/db 小鼠

该小鼠是美国 Jackson 实验室于 1966 年发现的位于 4 号染色体的 leptin receptor 基因缺陷导致的自发性 2 型糖尿病小鼠，从 4 周龄即出现贪食、肥胖，随周龄增加而出现明显的代谢紊乱等特征。db/db 小鼠表型上与 ob/ob 小鼠非常相似，不同之处在于它由自发性 leptin receptor 缺失导致的瘦素抵抗。ob/ob 小鼠、db/db 小鼠、Zucker 大鼠（fa/fa）是目前用于研发治疗 2 型糖尿病药物常用的 3 种遗传性肥胖动物模型，这些肥胖模型的共同特点是具有胰岛素抵抗、高胰岛素和高血糖等代谢紊乱，这和人类 2 型糖尿病病理特点很近似。

（三）Zucker 大鼠

Zucker 大鼠也称 fa/fa 大鼠，起初是在美国马萨诸塞州的 Zucker LM 和 Zucker TF 实验室的一个 13M 杂交品系大鼠（Sherman×Meck stock M）中发现的突变大鼠。该大鼠自发肥胖，并且突变基因属于常染色体隐性基因，符合孟德尔单基因性状遗传，他们将该隐性基因以肥胖（fatty）的前两个字母命名为 fa 基因。由于这是首次在大鼠中发现基因，所以这个品系以上述两位学者的姓氏 Zucker 命名，称为 "Zucker fatty rat" ——Zucker 肥胖大鼠。后来进一步研究发现，隐性突变基因 fa 基因是瘦素受体（leptin receptor）。该模型鼠纯合子（fa/fa）为肥胖鼠，另一种为杂合子（Fa/Fa 或 Fa/fa）是正常瘦型鼠。

可见，由于肥胖的成因复杂，在进行减肥药物筛选实验时，应根据药物的作用特点选择适宜的肥胖动物模型进行研究。另外，在肥胖研究中建立规范化的肥胖动物模型评价体系尤为重要。目前对肥胖动物模型评价常见的方法主要有：①体重和 Lee's 指数的变化，通过测量体长（从鼻至肛门的长度）及尾长，计算 Lee's 指数 $= \dfrac{\sqrt[3]{\text{体重 (g)} \times 10^3}}{\text{体长(cm)}}$。②子宫及睾丸周围脂肪湿重测定。③组织病理学染色观察脂肪细胞形态变化和空肠绒毛表面积大小。④利用双能 X 射线吸收法（dual energy X-ray absorptiometry，DEXA）、电子计算断层扫描（computed tomography，CT）和磁共振成像（magnetic resonance imaging，MRI）等辅助技术和设备观察脂肪分布并进行定量。⑤总胆固醇、三酰甘油等血脂成分测定。

第二节　糖尿病前期动物模型

糖尿病的发展分为三个阶段，第一个阶段为"高危人群"，第二个阶段为"糖尿病前期"，第三个阶段为"糖尿病"。糖尿病前期人群是糖尿病的高危群体，5～10 年约有 40%的糖耐量减低人群会发展成糖尿病。流行病学显示，糖尿病前期患者短期内罹患糖尿病的绝对风险增加 3～10 倍，明显高于普通人群。糖尿病前期是指血糖高于正常但达不到糖尿病诊断标准的一种异常状态，包括糖耐量减低（impaired glucose tolerance，IGT）和（或）空腹血糖受损（impaired fasting glycaemia，IFG）。胰岛素抵抗（insulin resistance，IR）先于 IGT 和 2 型糖尿病的发展，是治疗糖尿病前期的关键阶段，常伴有糖脂代谢紊乱和体质量增加。

从正常血糖（空腹血糖<5.6mmol/L，餐后 2h 血糖<7.8mmol/L）到诊断糖尿病（空腹血糖≥7.0mmol/L，餐后 2h 血糖≥11.1mmol/L）之间是一个连续变化的血糖谱。但目前尚没有统一的糖尿病前期诊断标准。根据 1999 年 WHO 的诊断标准和 2021 年美国糖尿病协会糖尿病指南，依据口服葡萄糖耐量试验（oral glucose tolerance test，OGTT）对糖尿病前期做出诊断：①IFG 患者：空腹血糖 5.6～6.9mmol/L，负荷后 2h 血糖<7.8mmol/L。②IGT 患者负荷后 2h 血糖 7.8～11.0mmoL/L 或 HbA1c 5.7%～6.4%。因此，IGT 发生糖尿病的风险要高于 IFG。早期识别和治疗糖尿病前期患者，对于减少或延缓糖尿病及其并发症的进展有潜在益处。而胰岛素抵抗是糖尿病前期和糖尿病的病理生理学基础，对胰岛素抵抗进行早期干预是预防糖尿病发生、发展的关键。本节对诱发性和自发性糖尿病前期动物模型进行介绍。

一、诱发性糖尿病前期动物模型

（一）高脂饮食诱发 C57BL/6J 小鼠肥胖模型

原理与方法 肥胖是一种社会性慢性疾病，如高血脂、高血压和糖尿病一样，在很大程度上是依照环境变化的，其中饮食诱导的 C57BL/6J 小鼠肥胖模型与人类肥胖有许多共同特征，如高胰岛素血症、高呼吸商、胰岛素抵抗和脂质代谢紊乱等，适用减肥药物和糖尿病前期的临床前药效学评价研究，常用高脂喂养 C57BL/6J 小鼠 12 周后，模型小鼠体重增加，有约 80% 的小鼠发育为肥胖，且肥胖小鼠的摄食量、血糖和胰岛素明显增加，并伴有糖耐量减低和高脂血症。

模型特点 该模型具有明显的肥胖、高血糖、高胰岛素和糖耐量减低，与临床肥胖症病理接近，具有稳定性好、操作简单、费用低等优点，适用于糖尿病前期研究。

（二）高能饮食诱发胰岛素抵抗动物模型

原理与方法 胰岛素抵抗的发生涉及遗传与环境相互作用的诸多因素，高能饮食可作为独立的因素诱发胰岛素抵抗，但不同高能饮食类型（如高脂、高糖、高果糖等）对胰岛素抵抗动物模型可能有不同的影响。

1）大鼠分别用高猪油日粮（高脂）或高蔗糖日粮（高糖）喂养 6 周后，均可导致胰岛素敏感指数降低；但给予高脂的大鼠血清胰岛素升高并伴 HDL-c 降低；而给予高糖的大鼠血糖和胰岛素水平升高。

2）高能饮食喂养小型猪 12 周，可见小型猪体重、体质量指数、胆固醇、游离脂肪酸、空腹血糖、胰岛素和胰岛素抵抗指数均显著升高，并伴糖耐量减低。

3）大鼠用高果糖饲料喂养 8 周，可见大鼠体重增加、血压升高、胰岛素敏感性指数下降。

模型特点 高能饮食虽均可诱发胰岛素抵抗，但不同高能饮食类型诱导的模型特征可能有所不同，造模时需注意。另外，高果糖饮食能损害肌肉胰岛素信号转导，抑制葡萄糖转运蛋白转运，导致肌肉胰岛素抵抗，并伴有典型的高血压特征，是研究胰岛素抵抗和高血压理想的动物模型。此外，利用小型猪模型更能反映以人类肥胖、胰岛素抵抗等为中心的代谢综合征的病理机制，但应注意高能饲料的适口性，避免小型猪拒食行为。

（三）小剂量注射 STZ 诱导糖耐量减低动物模型

原理与方法 用高热量饮食喂养引起机体糖脂代谢紊乱，然后小剂量注射链脲佐菌素（streptozotocin，STZ）使胰岛细胞轻微破坏，最终引起高血糖、高胰岛素和糖耐量减低，适于糖耐量减低的发生机制研究。如 SD 大鼠高热量饲料喂养 3 周后，禁食不禁水 12h，按 25mg/kg 一次性腹腔注射 STZ，6d 后即可形成糖耐量减低模型。以 OGTT 显示 2h 血糖 ＞7.8mmol/L，但＜11.1mmol/L，判定为糖耐量减低成模。

模型特点 该模型大鼠空腹血糖可达到 8.15mmol/L，具有高血糖、高三酰甘油、高游离脂肪酸以及胰岛素抵抗等特征，并符合糖耐量减低的条件。

二、自发性糖尿病前期动物模型

自发性糖尿病前期动物模型较多，但必须注意动物周龄的选择，避免血糖达到糖尿病的标准，常见的如 1 型糖尿病 NOD 小鼠（7~16 周龄），2 型糖尿病 KK-Ay 小鼠（6~12 周龄）、ob/ob 小鼠（6~12 周龄）、GK 大鼠（6~12 周龄）、ZDF 大鼠（6~10 周龄）等，这些动物的生物学特点将分别在第三节和第四节中详细介绍。

第三节　1 型糖尿病动物模型

1 型糖尿病（type 1 diabetes mellitus，T1DM）是指由于胰岛 β 细胞被破坏导致胰岛素绝对缺乏所引起的糖尿病，但不包括已阐明病因的 β 细胞被破坏所致的糖尿病类型。目前 1 型糖尿病占所有糖尿病患者的 10% 左右，且每年以 3% 的增长率增加。1 型糖尿病又可分为自身免疫性和特发性两类。自身免疫性 1 型糖尿病又分为急发型和缓发型，后者又称为成人晚发性自身免疫性糖尿病（latent autoimmune diabetes in adults，LADA）。1 型糖尿病的主要生物标志物为胰岛细胞抗体 ICA，胰岛素自身抗体 IAA 和谷氨酸脱羧酶抗体 GAD-Ab。有 85%~90% 的病例在发现高血糖时，有一种或几种自身抗体阳性。而特发性 1 型糖尿病是指无自身免疫机制参与的证据，且各种胰岛 β 细胞自身抗体始终阴性的 1 型糖尿病，是某些人种（美国黑色人种及南印度人种）的特殊糖尿病。这一类患者很少，无明显免疫异常特征，常见于亚非某些种族。与人类白细胞抗原（human leukocyte antigen，HLA）无关联，但遗传性强。

1 型糖尿病的典型症状是频繁排尿、口渴、饥饿增加和体重减轻，称为"三多一少"。一般通过检测血糖或糖化血红蛋白来诊断。目前 1 型糖尿病的主要治疗手段是药物治疗，同时需要患者不间断地注射胰岛素控制血糖，且终身无法治愈，由此而导致的并发症严重威胁着患者的生命安全。因此，1 型糖尿病的动物模型为研究和治疗 1 型糖尿病起到了至关重要的作用，本节就 1 型糖尿病模型进行介绍。

一、胰腺切除法制备 1 型糖尿病动物模型

原理与方法　胰腺切除法是最早制作糖尿病模型的方法。1890 年，Von Mehring 和 Minkowski 报道了犬切除胰腺后，出现多尿、多饮、多食和严重的尿糖现象。一般选用较大的动物，如犬和兔等，其次用大鼠。全部切除胰腺导致无法分泌胰岛素，引起血糖升高，可制成无胰性糖尿病动物模型，需补充外源性胰酶。如需动物保持良好的健康状况，应保留部分胰腺组织。通常犬麻醉后行腹正中切口，游离并切除脾脏，然后显露胰腺上段及下段，游离胰腺，由十二指肠上动脉进入胰腺处至胰腺角部胰管开口间保留胰头部组织约 10%（术中根据胰腺全长估算），所属部分主胰管保留；切除胰腺后，逐层关腹。

模型特点　该模型一般术后 4~8 周建模成功并长期存活，体重减轻，肝功能无明显变化，术后 16 周肝脏出现不同程度的脂肪变性，术后 20~40 周因并发症或继发感染死

亡。但切除胰腺后，需补充外源胰岛素。

二、化学损伤法制备 1 型糖尿病动物模型

通过化学手段破坏胰岛 B 细胞，导致内源性胰岛素减少，引发动物糖耐量减低、体重减轻和高镁血症。常用四氧嘧啶（alloxan，ALX）和链脲佐菌素（streptozotocin，STZ）来诱发 1 型糖尿病。

（一）四氧嘧啶诱导 1 型糖尿病动物模型

🎯 **原理与方法**　ALX 是一种特异的胰岛素细胞毒剂，可选择性地损伤多种动物的胰岛 β 细胞，引起实验性糖尿病，常用于制备 1 型糖尿病。ALX 产生超氧自由基而破坏 β 细胞，导致胰岛素合成减少，胰岛素缺乏。其作用可能与干扰锌的代谢有关。豚鼠具有抗药性。ALX 引起的血糖反应可分三个时相，开始血糖升高，持续约 2h，继而因 β 细胞残存的胰岛素释放引起低血糖约 6h，12h 后开始持久的高血糖。动物禁食对 ALX 诱发高血糖较为敏感。通常给动物一次性腹腔注射 1%～5% 的 ALX 水溶液 100～200mg/kg，可使动物的 β 细胞很快受到损害，注射后 24h 可出现持续性高血糖，β 细胞呈现不可逆性坏死。另外，动物性别、给药途径及给药剂量对 ALX 制备糖尿病模型有一定的影响，同剂量的 ALX，雌性比雄性动物的血糖升高更快，浓度更高。

⚙️ **模型特点**　注射 ALX 后约 5min，可见胰岛 β 细胞脱颗粒现象；4～5h 后可见 β 细胞细胞核、细胞质的崩解，而此时 α 细胞则几乎没有影响。该模型血糖水平稳定且维持长，有明显的糖尿病症状，且需时短，操作简单，成本较低，是评价糖尿病药物疗效及安全性的常用模型。不足是造模死亡率较高，同时也导致肝、肾组织中毒性损害，部分动物高血糖自然缓解，有学者认为可用阿托品对抗其副作用。另外，不同实验动物均可作为 ALX 致糖尿病的模型动物，但以啮齿类动物居多，同时给药剂量依动物及给药途径不同而异。造模时动物应禁食 12h。在静脉注射 ALX 数小时内，有些动物（兔易发生）有低血糖反应，甚至死亡，必要时静脉或腹腔注射葡萄糖急救。静脉注射 ALX 形成高血糖 30d 后，有些动物的高血糖有所缓解，这是由动物的胰腺腺泡细胞增殖并转化为 β 细胞所致。

（二）链脲佐菌素诱导 1 型糖尿病动物模型

🎯 **原理与方法**　STZ 是一种药效强大的烷化剂，能干扰葡萄糖的转运，影响葡萄糖激酶的功能，诱导 DNA 双链的断裂。STZ 通过自由基损伤 β 细胞，使 β 细胞功能受损，胰岛素合成减少，引发糖尿病。同一种系中 STZ 致细胞损伤程度取决于 STZ 的剂量，低剂量诱导 β 细胞 INS-1 凋亡，高剂量致 β 细胞坏死。同样，STZ 能诱发多种动物产生糖尿病模型，但大、小鼠较为常见。如大鼠单次腹腔注射 45～70mg/kg STZ 即可成模。小鼠一次性腹腔注射 150mg/kg STZ 即可建立糖尿病小鼠模型，8 周后小鼠体重减轻，血糖持续升高，胰岛形态不规则，体积萎缩变小，胰岛内分泌细胞数量明显减少，肾小球明显肥大，且毛细血管数目显著增多。

⚙️ **模型特点**　STZ 注射后血糖变化呈三个时相，即在 1～2h 内出现初期的高血糖，

在 6～12h 出现低血糖，大约从 24h 开始出现持久的高血糖，即糖尿病。目前国内外已基本倾向于将血糖值大于 16.7mmol/L 作为糖尿病大鼠空腹或非空腹的成模标准。β 细胞显示不同程度的脱颗粒、变性、坏死及再生变化。STZ 对 β 细胞破坏选择程度高，毒性较 ALX 小，可一次大剂量或多次小剂量注射，是目前应用最多的一种方法。但 ALX 和 STZ 这两种化学物质都被用作细胞毒性葡萄糖类似物，往往通过葡萄糖转运蛋白 2（glucose transporter 2，GLUT2）在胰腺 β 细胞中积聚。应注意用新鲜配制的 0.1mol/L pH 4.4 枸橼酸缓冲液将 STZ 配成 2% STZ 溶液，并 4℃ 保存，可减少动物死亡率。动物造模前要禁食 6～8h。大鼠注射 STZ 30d 后血糖有所下降，少数动物的高血糖有所缓解，这是由动物的胰腺腺泡细胞增殖并转化为 β 细胞所致。另有学者将 ALX 和 STZ 联合使用，可减少每种试剂的剂量，并降低了两者的毒性和成本。如大鼠一次性静脉注射 30mg/kg STZ 和 50mg/kg ALX，空腹 1h 后正常给予食物和饮水，3d 后空腹血糖超过 20mmol/L，即为 1 型糖尿病模型。

三、病毒感染诱导 1 型糖尿病动物模型

原理与方法 柯萨奇病毒（Coxsackie virus）多感染儿童，主要经肠道传播，引发胰腺炎，导致淋巴细胞浸润，β 细胞坏死，可使新生的小白鼠、田鼠等致病，对成年鼠不致病。

1. DBA2 雌性小鼠，皮下接种脑炎、心肌炎病毒 M 型变异株，4～7d 后出现明显的高血糖，伴有血中及胰腺中胰岛素含量降低。其高血糖为特发性，伴有明显低胰岛素血症。

2. ICR 小鼠每只腹腔注射 CVB4/jlu06 毒株 0.2ml，感染 117d 后，可导致糖耐量降低。

模型特点 CVB4/jlu06 毒株感染可引起 ICR 小鼠糖尿病样症状，其感染可能与 1 型糖尿病的发生密切相关，表现为胰岛损害和糖耐量降低。但应在专门的病毒实验室进行研究，需符合生物安全要求，并注意毒株的感染剂量。

四、生物制品或 T 细胞诱导 1 型糖尿病动物模型

原理与方法 注射生物制品可破坏动物的胰岛 β 细胞，如白介素-1 在一定剂量范围内对 β 细胞有选择性细胞毒性作用，这与一氧化氮诱导的细胞毒性效应有关。干扰素 γ 注射对 β 细胞有毒性作用。另外，也可根据过继转移致敏淋巴细胞诱发自身免疫疾病而建立 1 型糖尿病模型。首先取 1 型糖尿病小鼠脾细胞，加入白介素-2 培养 7d，收集 T 细胞，然后对已连续 2d 腹腔注射 STZ 的小鼠进行 T 细胞注射（3×10^6），4 周后血糖可升至 27mmol/L。

模型特点 关于生物制品诱导 1 型糖尿病动物模型的应用较少，但采用 T 细胞诱导的模型被认为是研究 1 型糖尿病发病机制的理想模型。

五、自发性 1 型糖尿病动物模型

（一）NOD 小鼠

NOD 小鼠（nonobese diabetes mouse）是 JCL-ICR 品系小鼠衍生的 CTS（白内障易感

亚系）糖尿病小鼠近亲杂交而来，是一自发性非肥胖 1 型糖尿病小鼠。典型的临床症状如多饮、多尿、高血糖、尿糖和高胆固醇血症。NOD 小鼠对酮症酸中毒具有一定的抗性，在无胰岛素干预的情况下，糖尿病成模后仍可存活 2～4 周。NOD 小鼠的糖尿病发病率与性别有关，雌鼠发病率显著高于雄鼠（雌性 90%，雄性 50%～60%），且发病早。也有报道用 200mg/kg 环磷酰胺处理可加速 NOD 小鼠糖尿病的发生。NOD 小鼠 3～5 周龄时出现胰岛炎，浸润胰岛的淋巴细胞常为 CD4$^+$ 或 CD8$^+$，10～14 周龄时有自发糖尿病症状，直到 24～30 周龄时胰岛素分泌缺乏，形成糖尿病，进而发展为 1 型糖尿病心肌病，可观察到心脏舒缩功能降低。另外，NOD 小鼠从第 4 周开始出现周细胞、内皮细胞和视网膜神经节细胞凋亡，视网膜毛细血管基膜增厚；高血糖后约 4 个月可检测到微血管异常的血管收缩和退化及血管局灶性增生。35 周龄时 NOD 糖尿病小鼠的肾病表现比 STZ 诱导的糖尿病肾病模型更为典型，其尿蛋白排泄增加，系膜增生和细胞外基质积聚更加明显，并短期内发展为肾小球硬化。可见，NOD 小鼠伴发糖尿病是遗传、免疫和自由基损伤多因素综合作用的结果，与 1 型糖尿病患者相似，是研究 1 型糖尿病遗传学、免疫学、病毒学特征及其防治方面良好的动物模型。

（二）Akita 小鼠

Akita 小鼠是源于日本 Akita 的 C57BL/6NS1c 小鼠，由于胰岛素基因-2（Ins2）携带常染色体显性的自发点突变（Ins2 C96Y），导致胰岛素蛋白错误折叠，内质网功能紊乱。Akita 杂合子小鼠在 3～4 周龄时出现高血糖、胰岛素缺乏、多尿和多饮等糖尿病症状，是 1 型糖尿病的重要模型，但不肥胖，且雌性小鼠血糖不如雄性高，这可能与雌激素的保护有关。Akita 纯合子小鼠若不给予胰岛素治疗，很难存活超过 12 周。另外，Akita 小鼠也易发 1 型糖尿病肾病、心肌病和视网膜病变，如在早期可见足细胞凋亡增加，并逐渐进展为轻度蛋白尿、肾小球系膜扩张、基膜增厚和肾小管间质纤维化等改变，但不发生结节性肾小球硬化。雄性 Akita 小鼠在 3～6 月龄时心脏收缩功能保留，但舒张功能出现进行性的障碍，未见心肌肥大或纤维化，符合早期 1 型糖尿病心肌病中舒张功能障碍与脂肪毒性心肌病相关的特点，还发现从 8 周龄开始视网膜血管通透性和反应性神经胶质增加，并持续到 8 月龄，并在 12 周龄时可检测到视网膜神经节细胞丢失。

（三）OVE26 小鼠

OVE26 小鼠是由于 FVB 小鼠胰岛 β 细胞钙调蛋白高表达，引起胰岛素生成不足，导致 1 型糖尿病的发展。雄性杂合 OVE26 糖尿病小鼠与雌性野生型 FVB 小鼠进行繁殖，2 月龄时，OVE26 小鼠表现出明显的蛋白尿，并随着年龄的增长而逐渐增加，9 月龄时尿白蛋白排泄超过 15mg/24h。OVE26 小鼠肾小球滤过率在 2～3 月龄时显著增加，5～9 月龄间显著下降，9 月龄时已显著低于同龄对照小鼠。与非糖尿病小鼠相比，3 月龄时 OVE26 小鼠舒张压升高，并到 8 月龄时舒张压和收缩压均显著升高（约 130/90mmHg），且 2～5 月龄时 OVE26 小鼠的肾脏重量增加了近两倍，表现出肾小球逐渐增大，肾小球基膜增厚，足细胞丢失、肾小球膜面积显著增加以及肾小球膜基质的弥散性和结节性扩张，并观察到微管蛋白-间质纤维化以及肾脏中的氧化应激和炎症，这些与糖尿病性肾病的发病机制有关。因此，OVE26 小鼠表现出具有慢性高血糖的晚期人类糖尿病肾病的大多数特征，这对糖尿病肾病的生理病理学了解具有重要作用，但其缺点是病程长，生存率低。此外，OVE26 小鼠 5 月龄时可出现心肌肥大和纤维化，符合 1 型糖尿病心肌病模型。

（四）BB 大鼠

BB（Bio-breeding）大鼠来自远交系 Wistar 大鼠，其有两个亚系，即一个近亲繁殖的糖尿病易感/伍斯特（biobreeding diabetes-prone/worcester，BBDP/Wor）大鼠和一个远亲繁殖的糖尿病易感（biobreeding diabetes-prone，BBDP）大鼠。BBDP/Wor 大鼠和 BBDP 大鼠均患有胰腺炎，随后迅速选择性破坏 β 细胞，在 50～90d 出现糖尿病。与 NOD 小鼠不同，BB 大鼠酮症酸中毒较为严重，需依赖胰岛素才能生存，且其胰岛炎的形态与人类 1 型糖尿病相似，并以 Th1 型细胞为主，故 BB 大鼠是一种自发遗传性 1 型糖尿病动物模型，其发病与自身免疫性破坏胰腺 β 细胞引发胰腺炎和胰岛素缺乏有关，其特征包括胰岛自身抗体和谷氨酸脱羧酶抗体，是研究胰岛移植耐受性诱导的首选模型。

BB 大鼠青春期后可发展为糖尿病，雌雄之间的发病率相似，大约 90%大鼠在 8～16 周龄时发展为糖尿病，表现出高血糖、低胰岛素血症、体重减轻和酮血症，需要胰岛素治疗才能生存。BB 大鼠在断奶后不久，可检测到胰岛细胞中干扰素-α 和主要组织相容性复合体（major histocompatibility complex，MHC）Ⅰ类分子的表达异常增加。此后，BB 大鼠因存在 T 细胞、B 细胞、巨噬细胞和自然杀伤性细胞会破坏胰腺 β 细胞，引发胰腺炎而使胰岛素分泌缺乏，进而引发酮血症而死亡，同时 BB 大鼠也易患肠炎，并具有淋巴细胞减少症，CD_4^+ T 细胞严重减少，而 CD_8^+ T 细胞几乎不存在，故存在严重的免疫缺陷，适于糖尿病性神经病变的研究。另报道 BBDP/Wor 大鼠在 7 月龄时海马和额叶皮质出现神经行为缺损和神经元细胞死亡，这与胰岛素活性受损与 RAGE 和促炎因子的上调有关，而类胰岛素 C 肽可预防这种情况，故 BBDP/Wor 大鼠适用于 1 型糖尿病脑病研究。

（五）LEW.1AR1/-iddm 大鼠

LEW.1AR1/-iddm 大鼠由 Lewis 大鼠特征性 MHC 单体型自发突变而来，是研究人类 1 型糖尿病的独特模型，特点是高血糖、尿糖、酮尿和多尿，胰岛被炎症细胞浸润，且发生胰腺炎部位的 β 细胞迅速凋亡，一般在 60～90d 发展为糖尿病。与 BBDP 大鼠不同，糖尿病在雄性动物和雌性动物中均以相同的频率发生，且随着近亲繁殖的进一步发展，其发病率从 20%增加到 60%。与 NOD 小鼠和 BB 大鼠相反，LEW.1AR1/-iddm 大鼠无其他自身免疫性疾病，糖尿病发作后也能很好地存活，是研究糖尿病并发症适合的动物模型。

（六）KDP 大鼠

KDP（Komeda diabetes-prone）大鼠是 LETL（long-evans tokushima lean）大鼠的一个亚系，是一种 1 型糖尿病动物模型，常在 8～20 周龄时发生糖尿病，雄性和雌性的发病率分别为 21%和 15%，若在 5～7 周龄时用环磷酰胺处理后则其在 16 周龄时糖尿病的发生率将增加 1 倍。在糖尿病症状发生前 4～5d，可见胰岛有明显的淋巴细胞浸润。KDP 大鼠也有自身免疫性疾病，尤其适用于自身免疫性甲状腺疾病的研究。

可见，1 型糖尿病模型众多，但主要以大小鼠研究为主，实验者可根据自己的实验目的并结合实验室的条件选择对应的动物模型。

第四节 2型糖尿病动物模型

2型糖尿病（type 2 diabetes mellitus，T2DM）是糖尿病的主要类型，占糖尿病的90%～95%。2型糖尿病又被称为非胰岛素依赖型糖尿病，是指从以胰岛素抵抗为主伴胰岛素相对不足到以胰岛素分泌不足为主伴胰岛素抵抗的一类糖尿病，其遗传因素较1型糖尿病明显，大多数2型糖尿病为多个基因和多种环境因素共同参与并互相作用的复杂疾病。2型糖尿病的病因和发病机制还尚未阐明，但其显著的病理生理学特征是：以胰岛素抵抗为主伴有胰岛素相对缺乏；以胰岛素分泌缺陷为主伴有胰岛素抵抗。2型糖尿病由于病程长、并发症多以及终身服药给患者带来了严重的心理和经济负担，严重降低了患者的生活质量。因此，建立2型糖尿病动物模型对于进一步阐明2型糖尿病的发病机制和防治策略尤为重要。本节就2型糖尿病动物模型进行介绍。

一、高能饮食诱导2型糖尿病动物模型

◎ 原理与方法 2型糖尿病是遗传与环境因素共同作用的结果。高能饮食主要指脂肪和（或）糖类物质含量较高的食物。高能饮食可诱发动物脂肪细胞过度增殖产生肥胖，进而引发胰岛素抵抗和糖尿病。

1. 单纯高脂高糖饮食诱导动物模型

饮食诱导2型糖尿病动物模型常用沙鼠、C57BL/6J小鼠、大鼠以及小型猪等。如沙鼠给予高能饲料1周，即可出现高胰岛素血症，随机血糖可达15mmol/L，22d后空腹血糖升高明显，4～6周即可出现β细胞量显著降低，β细胞功能衰竭，胰岛素分泌缺失的终末期。另外，采用高脂饮食4周即可诱导C57BL/6J小鼠胰岛素抵抗，18周时出现糖尿病。SD大鼠较其他品系的大鼠对高脂饲料较为敏感，高脂喂养超过10周可诱导出2型糖尿病的主要表型特征，如空腹血糖升高。此外，采用高脂高糖饮食给小型猪喂养6个月可制备理想的2型糖尿病小型猪模型。

2. 高果糖诱导动物模型

高果糖饮食是导致胰岛素抵抗和糖尿病发病的高危险因素，高果糖最易造成胰岛素抵抗。该模型多数选择大鼠、金黄地鼠等实验动物。建模时用12%果糖水饲喂Wistar大鼠6个月，2个月后大鼠的糖代谢严重障碍，出现胰岛素抵抗。

◎ 模型特点 单纯高脂高糖饮食诱导模型与人类2型糖尿病在病因和发病特点上非常相似，是研究2型糖尿病理想的动物模型，但诱导时间长，成本较高。高果糖诱导2型糖尿病动物模型，能出现胰岛素抵抗、高脂血症、高血糖、高胰岛素以及胰岛素敏感性下降等表现。

二、高脂或高糖饮食联合链脲佐菌素诱导
2型糖尿病动物模型

🎯 **原理与方法** 由于单纯高脂或高糖饮食诱导2型糖尿病时间长，且2型糖尿病除有高血糖外，还伴有血脂异常，因此高脂饮食联合小剂量STZ是最常用的方法，其机制是高脂饮食喂养诱导胰岛素抵抗，同时注射STZ可引起胰岛β细胞受损。如用高脂高糖饲料喂养大鼠4周后，分别腹腔注射不同剂量的STZ（15mg/kg、25mg/kg、35mg/kg、45mg/kg），再用标准饲料继续饲喂4周。发现STZ用量为35mg/kg时成模率高且死亡率较低；STZ注射72h后，大鼠空腹血糖水平随STZ注射剂量的增加逐渐升高；造模结束4周后大鼠的血糖仍维持在较高水平，且体重明显降低；认为STZ最佳剂量为35mg/kg。

🔍 **模型特点** 该模型一般高糖高脂饮食后出现高胰岛素血症、胰岛素抵抗、血脂紊乱，同时注射STZ后加速血糖升高和高胰岛素血症。判断模型成功的关键指标是血糖和尿糖升高，大多学者采用随机血糖>13.8mmol/L或>16.7mmol/L。

三、自发性2型糖尿病动物模型

自发性2型糖尿病动物模型所用动物包括KK小鼠、KK-Ay小鼠、ob/ob小鼠、db/db小鼠、NSY小鼠、Zucker脂肪大鼠和Zucker糖尿病脂肪大鼠、Goto-Kakizaki（GK）大鼠、WF大鼠、OLETF大鼠、eSS大鼠、中国地鼠等以及自发性2型糖尿病小型猪。

（一）KK小鼠和KK-Ay小鼠

KK小鼠最初是由Kondo等从日本小鼠的近交系中建立的，表现出轻度的胰岛素抵抗和肥胖，雄性比雌性更为严重，是一种轻度肥胖的2型糖尿病模型。KK小鼠在10~15周龄后出现蛋白尿。但目前尚未完全阐明导致KK小鼠蛋白尿的因素。另在STZ诱导的糖尿病KK/H1J小鼠中也表现出蛋白尿进一步增加，表明该品系在糖尿病状态下也易患蛋白尿。KK小鼠可表现出肾小球系膜基质扩张、基膜增厚的病理特征，表明易患糖尿病肾病，并伴轻度的胰岛素抵抗和血糖升高。但KK/H1J小鼠的表型特征不是特别明显，STZ诱导的糖尿病KK/H1J小鼠在诱导后35周表现出严重的系膜基质扩张、结节性肾小球硬化和小动脉透明质酸。

KK-Ay小鼠是Nishimura等于1969年通过将黄色肥胖基因（Ay等位基因）转移到KK小鼠中而开发的，KK-Ay小鼠更肥胖并易发高血糖，被广泛用作2型糖尿病的动物模型，具有过量饮食、肥胖、高血压、高胰岛素血症、胰岛素抵抗、脂质代谢紊乱、葡萄糖不耐受等代谢异常综合征。雌雄小鼠分别在10周和12周时出现血糖异常，30周龄时肾小球内玻璃样变性、血管基膜增厚、肾小管腔内透明管型；肝脏有明显脂肪变性，并伴有肝细胞坏死、炎症细胞浸润、纤维组织增生；胰岛数量明显减少、体积缩小、胰岛内细胞数量减少等。与KK小鼠相比，KK-Ay小鼠16周龄时出现尿蛋白和尿白蛋白明显升高、收缩压增加，病理可见弥散性和中度至重度的肾小球系膜基质扩张，伴有肾小球膜细胞增殖，节段性硬化，结节性肾小球膜损害和足细胞数量减少，还在肾脏中观察到氧化应激和炎症反应，

促进了肾脏损伤;但 STZ 诱导的糖尿病 KK 小鼠和 KK-Ay 小鼠均未表现出肾小管间质纤维化;但 KK-Ay 小鼠尿白蛋白会随年龄的增长而逐渐增加,不会出现肾功能不全或衰竭,表明 KK-Ay 小鼠肾小球的病理变化与人类糖尿病肾病早期一致,故是研究 2 型糖尿病肾病早期至中期阶段的合适动物模型。另外,KK-Ay 小鼠在 6 周龄时可出现轻度认知功能障碍,12 周龄时认知功能障碍更加明显,同时胆碱乙酰转移酶活性明显降低,故也是研究糖尿病脑病的一种有效的动物模型。此外,KK-Ay 小鼠在 12 周龄时可见高血糖、胰岛素抵抗,并出现坐骨神经传导速度减慢,病理可见坐骨神经轴索退变、崩解,轴索与髓鞘混为一体,符合糖尿病周围神经病变特征。

(二) ob/ob 小鼠

ob/ob 小鼠(obese mouse)是 6 号染色体上的 ob(瘦素基因)发生突变,属常染色体隐性遗传。纯合子动物表现为肥胖、高血糖及高胰岛素血症,是研究肥胖和 2 型糖尿病良好的模型小鼠。ob/ob 小鼠症状的轻重取决于遗传背景,ob/ob 小鼠与 C57BL/KsJ 小鼠交配的子代症状严重,而与 C57BL/6J 交配的子代症状则较轻,后者是杂合子。幼龄时虽肥胖但无糖尿病,5~6 月龄后肥胖稳定,高胰岛素和高血糖,但无生育能力,用杂合子交配才能产生后代。有报道 11 周龄时可出现糖尿病周围神经病变。另外,ob/ob 小鼠因瘦素(ob 基因产物)缺乏,可引起肝脂肪生成和肝糖原异生,高血糖又刺激胰岛素分泌,引起胰岛素抵抗的恶性循环,故是研究人类非酒精性脂肪性肝病(non-alcoholic fatty liver disease,NAFLD)的动物模型之一,具有发病快、稳定、显著、重复性高等特点,24 周龄时可表现为中、重度脂肪肝的病理特征。此外,ob/ob 小鼠 5 月龄时可出现心肌肥大、心肌纤维和细胞凋亡,与肥胖引起的心脏细胞外基质重塑导致心肌纤维化,最终导致舒张功能障碍有关,也适用于 2 型糖尿病心肌病的研究。

(三) db/db 小鼠

db/db(diabetes mouse)小鼠由 C57BL/KsJ 小鼠近亲交配株常染色体隐性遗传衍化而来,其特性是位于 4 号染色体上的瘦素蛋白受体(Lepr)基因发生突变(Gly 取代 Thr),从而导致 Lepr 沉默和高瘦素血症,属 2 型糖尿病动物模型。db/db 小鼠于 2 周龄时发生高胰岛素血症,4~8 周龄后出现高血糖和肥胖,12 周龄时可见坐骨神经传导速度降低,并持续血糖升高,胰岛衰竭和发生心肌疾病,约 10 月龄时出现死亡。db/db 小鼠在 6 周龄后可见视网膜中央视网膜神经节细胞数量减少,厚度增加,18 周龄后,出现晚期反应性神经胶质增生、周围细胞丢失和血管渗漏,故 db/db 小鼠也适用于糖尿病视网膜病变的晚期研究。另发现 db/db 小鼠 12 周龄时出现认知功能明显降低,并诱发胰岛素抵抗和高血糖,脑内神经和突触相关蛋白表达减少,促进了神经炎症因子蛋白的表达,与 SIRT1/NLRP3 信号途径有关,符合 2 型糖尿病脑病模型特征。此外,雄性 db/db 小鼠 5 月龄时出现明显的心肌肥大和纤维化,同时舒张功能障碍、心肌脂质蓄积、炎症反应增多,而血管紧张素(1~7)可逆转 db/db 模型中的舒张功能障碍,适于 2 型糖尿病心肌病的研究。与 ob/ob 小鼠不同,db/db 小鼠也可发生肾病,在 8~25 周龄时出现中度至明显的蛋白尿,但蛋白尿水平并未随糖尿病进程的发展而持续增加,肾功能在 15~18 周龄时下降,并且 db/db 小鼠的胰岛细胞对高血糖的毒性作用敏感，必须给予胰岛素来控制其不断升高的血糖水平以维持生存；而且 12～14 周龄时出现肾小球肥大、系膜增宽、基膜增厚，17 周龄时无明显高血压，但存在肾脏的氧化应激和炎症反应，20 周龄时出现细胞外基质增加，7 月龄时出现肾小球硬化。因此，C57BLKS/J 品系的 db/db 小鼠是与糖尿病性肾病相关的肾脏早期至中度晚期形态变化的有用模型。

（四）NSY 小鼠

NSY（Nagoya-Shibata-Yasuda）小鼠是一近交系自发性糖尿病动物模型，是从远交 JCL/ICR 小鼠中选择糖耐量减低株培育而成的。NSY 小鼠的糖尿病发生具有年龄依赖性。24 周龄时胰岛素分泌功能严重受损，48 周的累积发病率雄性为 98%，雌性为 31%。此鼠在任何年龄阶段都不表现严重肥胖和显著的高胰岛素血症，胰岛也无肿大或炎性变化。但胰岛 β 细胞分泌胰岛素功能受损和胰岛素抵抗可能是 NSY 小鼠发生 2 型糖尿病的机制，这与人类 2 型糖尿病发病机制相似。

（五）Zucker 脂肪大鼠和 Zucker 糖尿病脂肪大鼠

Zucker 脂肪（Zucker fatty，ZF）大鼠是由 Merck M-strain 与 Sherman 大鼠于 1961 年杂交而成。ZF 大鼠在瘦素受体基因中具有纯合的错义突变（fatty，fa），并在无糖尿病的情况下发展为肥胖。Zucker 糖尿病脂肪（Zucker diabetic fatty，ZDF）大鼠源自 ZF 品系，雄性 ZDF 大鼠可发生 2 型糖尿病且空腹血糖升高，而雌性无空腹血糖升高。雄性 ZDF 大鼠 3～8 周龄时出现胰岛素抵抗和葡萄糖耐量异常，8～10 周龄时糖尿病形成，其胰岛 DNA 含量的增加与血清胰岛素水平之间存在良好的一致性，表明胰岛增生在 ZDF 大鼠高胰岛素血症的发生中起重要作用。另外，雄性 ZDF 大鼠 6 周龄时尿蛋白升高，之后随着年龄的增长而逐渐增加，肾小球滤过率则一直增加到 12 周龄，但到 28 周龄时又降至对照 ZDF（fa/+）大鼠的水平。但 8 周龄时 ZDF 大鼠未表现出肾小球硬化，肾小管细胞损伤或肾小管间质纤维化，至 22 周龄时可出现中度至严重的肾小球系膜基质扩张，在 22～39 周龄时 ZDF 大鼠肾小管细胞损伤，中度至重度肾小管间质纤维化、炎症反应和缺氧；但 ZDF 大鼠不出现肾小球结节性病变或血管舒张的表现，而这与人类糖尿病肾病的晚期患者有所不同，但 ZDF 大鼠仍是研究糖尿病肾病有用的啮齿类动物模型；有学者还发现 ZDF 大鼠和 ZDF（fa/+）大鼠均可表现出肾积水，16 周龄时约 14% ZDF 大鼠出现中度肾积水的迹象，36 周龄时表现出中度至严重的肾积水，而同周龄的对照 ZDF（fa/+）大鼠也可从轻度（28%）转变为中度（77%）肾积水，但目前尚不清楚 ZDF 大鼠的肾积水是否与糖尿病引起的肾损伤有关，包括蛋白尿和组织学改变。此外，发现 13 周龄时 ZDF 大鼠心脏收缩功能正常，但舒张功能发生障碍，也是研究 2 型糖尿病心肌病的理想模型，因为左心室舒张功能不全是最终发生心力衰竭之前心脏受累的最早迹象。也有报道高脂喂养 ZDF 大鼠 20 周龄时出现认知功能降低、颅内大血管和微血管病变，其机制与紧密连接蛋白缺失导致血脑屏障功能破坏，渗透性增加有关，表明 ZDF 大鼠也可作为 2 型糖尿病脑病的动物模型。

（六）Goto-Kakizaki（GK）大鼠

GK 大鼠源自 Wistar 大鼠，是通过与 Wistar 大鼠在葡萄糖耐量的正态分布上限附近重复近交而建立的，是一种自发性非肥胖型糖尿病动物模型，与人类 2 型糖尿病病程特点尤为相似，GK 大鼠雌雄性别发病率相当，一般在 3～4 周龄时发生糖尿病，但从出生后到断奶这段时期血糖正常，类似于人类的糖尿病前期。其特征是葡萄糖刺激的胰岛素分泌受损，β 细胞数目减少 60%，肝脏对胰岛素的敏感性降低，导致肝糖生成过多，肌肉和脂肪组织呈中度的胰岛素抵抗。GK 大鼠胰岛可发展成海星状的胰岛，其特征是结构紊乱，明显的纤维化将内分泌细胞分开，使胰岛类似于海星的外观。这些变化并不存在于年轻 GK 大鼠的胰腺中，但随着年龄的增长患病率增加。GK 大鼠也可自发与人类 2 型糖尿病相关的并发症，如 24 周龄时 GK 大鼠心肌组织中非酯化脂肪酸和三酰甘油、左心室质量指数显著增加，舒张早期二尖瓣环速度峰值降低，提示结构重构和舒张功能受损；且 GK 大鼠随着糖尿病的进展，会出现肾小球基膜弥漫性增厚，肾小球系膜增加，动脉壁增厚，动脉、肾小球及间质周围出现淀粉样沉积和肾小管间质炎症细胞浸润。但也有研究显示，GK 大鼠对糖尿病肾病的发展具有相对的抵抗力，即使是年龄较大的 GK 大鼠也没有表现出进行性肾损害。另外，还发现 GK 大鼠 4～6 周龄时出现高血糖，并且与存在的周细胞相比，视网膜内皮细胞的数量增加；GK 大鼠的特征是在糖尿病的早期阶段视网膜血流量减少而静脉和动脉的直径没有变化，这使其成为研究视网膜微循环变化的极佳动物模型。

（七）WF 大鼠

WF 大鼠是 Wistar Kyoto（WKY）大鼠的同系品种，在瘦素受体基因中也有 fa/fa 纯合错义突变。该品系有与 Zucker 脂肪大鼠类似的肥胖以及与肥胖有关的特征，如高胰岛素血症和高脂血症。WF 大鼠在 3～8 周龄时出现进行性胰岛素抵抗、葡萄糖耐受不良和肥胖，8～10 周龄时糖尿病形成。但与 ZDF 大鼠相比，WF 大鼠的糖尿病状态较轻。24 周龄时，WF 大鼠可见白蛋白尿增加和尿液肝型脂肪酸结合蛋白的排泄率增加，并至 44 周龄时增加更为明显，并伴有血浆半胱氨酸蛋白酶抑制剂 C 水平升高，但无明显高血压。在 24～44 周龄时发现肾脏和肾小球肥大。在组织学上可见 WF 大鼠 24 周龄时表现出肾小球基膜增厚，足细胞的足突消失，肾小球膜面积扩大，肾小管间质发炎，肾小管细胞损伤和肾小管间质纤维化，其病变在 44 周龄前逐渐增加。因此，WF 大鼠可能是研究晚期糖尿病肾病有用的啮齿类大鼠模型；但在人类糖尿病肾病患者中观察到的肾小球系膜区域的结节性病变和血管舒张，在 WF 大鼠肾脏中则未观察到，这与 ZDF 大鼠相似。

（八）OLETF 大鼠

OLETF（Ostuka Long-Evans Tokushima fatty）大鼠是 2 型糖尿病的公认模型，是由胆囊收缩素（cholecystokinin，CCK）2A 受体 mRNA 的表达缺失所致。雄性 OLETF 大鼠 8 周龄开始糖耐量减低，18 周龄开始血糖升高，由于胰岛细胞增生和外周胰岛素抵抗，在该疾病的早期表现出高血糖和高胰岛素血症，25 周龄时近 100% 的雄性 OLETF 大鼠会形成糖尿病，并随胰岛 β 细胞的退化，最终 OLETF 大鼠（＞40 周龄）出现了持续性的低胰岛素血症。另外，雄性 OLETF 大鼠 10 周龄时有明显的蛋白尿，并从 20～30 周龄时尿白蛋白和蛋白尿逐渐增加 2～3 倍。30 周龄开始，OLETF 大鼠肾小球滤过率增加，基膜增厚，系膜增生，有弥漫性肾小球硬化和结节性病变，并随年龄的增长和糖尿病状态的持续发展，40

周龄时可见中度的肾小球系膜基质扩张，伴有细胞外基质的积累和肾小球毛细血管壁的增厚，提示弥漫性肾小球硬化，到 55 周龄时观察到肾脏肥大，在 65 周龄时观察到肾小球结节性病变的扩张和肾小球系膜基质扩张严重增加。在糖尿病肾病进程中，OLETF 大鼠肾小管上皮细胞 Na^+ 转运通道结构发生改变，β 亚单位增加，γ 亚单位下降，使细胞内外钠失衡从而改变了血流动力学，最终导致肾病病变。因此，OLETF 大鼠对于研究晚期糖尿病肾病是有用的 2 型糖尿病模型。此外，有学者还发现 OLETF 大鼠在高血糖 6 周后，可见视网膜中白细胞滞留增加，高血糖 3 个月后，可见周细胞减少、血管内皮损伤，并发现 72 周龄时雄性大鼠视网膜血管内皮细胞 ICAM-1 和 P 选择素表达增加，认为黏附分子表达增强可能参与了早期糖尿病视网膜微血管病变的发病机制。但该模型不常用于研究糖尿病视网膜病变，因为它缺乏脱细胞的毛细血管，并且糖尿病发作较晚。但也有发现 20 周龄时 OLETF 大鼠心肌腺苷酸激活激酶信号降低、氧化应激增加，天狼猩红染色显示胶原沉积增加，心肌转化生长因子-$β_1$ 和结缔组织生长因子表达增加，提示 OLETF 大鼠可适合 2 型糖尿病心肌病的研究。

（九）eSS 大鼠

eSS 大鼠来源于 Wistar 品系，可发展为与肥胖无关的轻度 2 型糖尿病，在雄性动物中较为明显，其特征在于空腹血糖高、葡萄糖不耐受、高胰岛素血症和早期三酰甘油血症。一般 4 月龄左右发生高三酰甘油血症，6 月龄时出现 2 型糖尿病特征，6～12 月龄时行为能力出现明显的下降，脑内散在的海绵状和胶质增生，CA1 区细胞分散，细胞凋亡和脑内炎症表达增加，同时有弥漫性肝脂肪变性，适于 2 型糖尿病脑病的研究。

（十）中国地鼠

中国地鼠（Chinese hamster）发生 2 型糖尿病的主要是雄性，发病突然，2 月龄发病率为 50%，6 月龄发病率达 80% 以上。临床表现为多食、多饮、多尿、血糖和尿糖浓度急剧上升，但在无外源性胰岛素治疗条件下仍能存活，并且其心、肾慢性血管病变的病理学特征也与人类糖尿病慢性血管病变相似。另外，中国地鼠自发糖尿病可表现出轻、中度的高血糖，高三酰甘油血症和高胰岛素血症，这与人类 2 型糖尿病相似。因此中国地鼠自发性糖尿病可作为研究 2 型糖尿病及其并发症的良好的动物模型。

（十一）自发性 2 型糖尿病小型猪

小型猪在饮食结构、营养代谢和解剖组织学等方面与人高度相似，使其成为开发人类代谢性疾病模型的适宜动物。借助高脂高能量饮食诱导是构建人类 2 型糖尿病疾病模型的有效途径。尤卡坦小型猪中有一种品系可表现为糖耐量增高，另一品系则表现为糖耐量受损。另外，哥廷根小型猪给予高脂高能食物后可成为代谢综合征的理想模型。

四、基因修饰 2 型糖尿病动物模型

2 型糖尿病有两个主要特征：外周胰岛素抵抗和 β 细胞分泌胰岛素功能受损。轻度胰

岛素抵抗和胰岛素分泌功能轻度缺陷的小鼠，杂交后后代可产生 2 型糖尿病症状。

胰岛素信号转导是一个复杂的过程，包括胰岛素与受体的结合，胰岛素受体（insulin receptor，IR）自身磷酸化，胰岛素受体底物（insulin receptor substrate，IRS）磷酸化等，磷酸化的受体底物与 PI3K（phosphotidylinositol-3-kinase）或其他信号转导蛋白结合将其激活启动下游级联反应，引起糖原合成酶激酶-3（glycogen synthase kinase-3，GSK-3）活性降低，糖原合成减少；葡萄糖转运蛋白 4（glucose transporter 4，GLUT4）从胞内移至质膜，摄取葡萄糖入细胞。利用该信号通路进行相关基因位点的修饰或改造，可建立 2 型糖尿病动物模型。

（一）GK/IRS-1 双基因剔除小鼠

IRS-1$^{-/-}$小鼠表现为胰岛素抵抗，但由于 β 细胞代偿性增生，胰岛素分泌增多，糖耐量正常。β 细胞特异 GK 表达降低的小鼠，显示轻度糖耐量减低。两者杂交产生的 GK/IRS-1 双基因剔除小鼠，表现 2 型糖尿病症状，既有胰岛素抵抗又有糖耐量减低。

（二）IR$^{+/-}$/IRS-1$^{+/-}$双基因剔除杂合体小鼠

IR$^{+/-}$和 IRS-1$^{+/-}$单个基因剔除的杂合体小鼠无明显的临床症状。而 IR$^{+/-}$/IRS-1$^{+/-}$小鼠肝和肌肉中 IR 及 IRS-1 表达水平下降 60%，由胰岛素介导的 IR 自身磷酸化，IRS-1 和 IRS-2 的酪氨酸磷酸化，PI3-激酶的 p85 亚基与 IRS-1 的结合都减少。2 月龄前血糖正常，2 月龄时胰岛素水平升高，4～6 月龄时，发生明显的胰岛素抵抗（表现为血胰岛素水平显著升高和对外源性胰岛素不敏感），6 月龄时，40%的杂合体双突变鼠表现糖尿病症状。

（三）IRS-2$^{-/-}$小鼠

IRS-2$^{-/-}$小鼠表现为胰岛素抵抗和胰岛素分泌不足（不能引起 β 细胞代偿性增生，无法对抗胰岛素抵抗），从而引发 2 型糖尿病。但 IRS-2$^{-/-}$小鼠单个 β 细胞胰岛素分泌正常甚至升高。

（四）IRS1$^{-/-}$/IRS3$^{-/-}$双敲除小鼠

基于敲除小鼠和细胞系的表型，以及途径特异性分析，胰岛素受体底物 IRS-1、IRS-2、IRS-3 和 IRS-4 已被证明在胰岛素信号中发挥独特的转导作用。为了研究 IRS 家族中可能的功能互补性，进行了敲除 IRS-1/IRS-3 和 IRS-1/IRS-4 基因的双敲除。IRS-1 和 IRS-4 联合缺乏的小鼠在生长和葡萄糖稳态方面与 IRS1$^{-/-}$小鼠没有差异。相反，IRS-1 和 IRS-3 联合缺乏的小鼠出现早发性严重脂肪萎缩，与明显的高血糖、高胰岛素血症和胰岛素抵抗相关。然而，与之形成对比其他基因的脂肪萎缩性糖尿病，肝脏或肌肉中没有脂肪堆积。此外，血浆瘦素水平明显降低，腺病毒介导的肝脏瘦素表达逆转高血糖和高胰岛素血症。结果表明，IRS-1 和 IRS-3 所起重要作用是在脂肪生成中的互补作用，并建立一种新型 IRS1$^{-/-}$/IRS3$^{-/-}$双敲除小鼠脂肪萎缩性糖尿病模型。

（五）MODY3 模型

MODY（maturity-onset diabetes of the young），即青幼年发病的成年型糖尿病模型，是

2 型糖尿病的一个亚型，有 5 种蛋白质的基因缺失或突变可以导致 MODY，分别是肝细胞核因子 4α（HNF-4α MODY1）、葡萄糖激酶（GK MODY2）、肝细胞核因子 1α（HNF-1α MODY3）、胰岛素启动因子（IPF-1 MODY4）、肝细胞核因子 1β（HNF-1β MODY5）。

β 细胞特异 HNF-1α 突变的基因修饰动物，可特异抑制 β 细胞 HNF-1α 的功能，雄性表达突变蛋白者在 6 周龄时出现糖尿病症状，胰岛素分泌功能受损，雌性糖耐量降低。糖尿病鼠胰岛内胰岛素水平显著下降，胰高血糖素水平升高。动物出生后胰岛生长方式改变（α 细胞与 β 细胞比值升高），β 细胞超微结构显示包括线粒体肿大在内的 β 细胞严重损伤。

（六）妊娠糖尿病模型

妊娠期胰岛素抵抗可引起妊娠糖尿病（gestational diabetes mellitus，GDM），患者胎儿典型特征是巨大，而成年后患肥胖和 2 型糖尿病的概率上升。杂合体 Leptin 受体缺乏（Lepr^{db+}）小鼠发生妊娠糖尿病症状，其子代特征与妊娠糖尿病母亲所生胎儿症状相似。杂合体 C57BL/KsJ^{db+} 小鼠也发生妊娠糖尿病，妊娠引起 PI3K 与 IRS-1 解离，与 IR 结合活性增加，胰岛素介导的精氨酸磷酸化增多而 IRS-1 表达及其酪氨酸磷酸化减少，从而使 IRS-1 结合及激活 PI3K 能力下降，胰岛素功能不能发挥，出现胰岛素抵抗。

（七）线粒体糖尿病模型

B 细胞 TFAM（mitochondrial transcription factor A）突变的小鼠，大约 5 周龄时发生糖尿病，表现为严重的 mtDNA 耗竭，氧化磷酸化不足和 7～9 周龄时胰岛内观察到异常的线粒体。

可见，2 型糖尿病模型的诱导方式存在多样性，种类众多，但还缺乏统一的操作规范。目前 2 型糖尿病动物模型的成立主要以血糖和尿糖升高为标准，并出现糖尿病病症。一般以 STZ 注射 3d 后随机血糖≥13.8mmol/L 或 16.7mmol/L，并表现出尿糖升高和多饮、多食、多尿的症状，作为模型成功的标志，也有人用葡萄糖耐量异常作为模型成立的标准。

第五节　糖尿病并发症动物模型

糖尿病并发症的危害远大于糖尿病本身，研究发现，52% 的糖尿病患者至少存在 1 种慢性并发症，大血管病变和微血管病变患病率分别占到 33.4% 和 34.7%。故心脑血管疾病、感染、肿瘤以及糖尿病肾病均是导致糖尿病患者死亡的常见原因，而大血管病变和微血管病变是 2 型糖尿病的主要并发症，也是糖尿病致残率和死亡率显著升高的重要原因。实验动物疾病模型的基础医学研究有助于充分了解疾病的发生、发展规律。因此，建立良好的糖尿病并发症动物模型对于疾病诊断和防治研究具有重要意义。

本节就常见的糖尿病并发症动物模型的构建方法和特点进行介绍，为探寻糖尿病并发症的病因、病机和药物治疗所需的动物模型的构建提供参考。

一、糖尿病肾病动物模型

糖尿病肾病（diabetic nephropathy，DN），又称糖尿病肾小球硬化症，是糖尿病最严重、最常见的慢性并发症之一。糖尿病可通过多种途径损害肾脏，并累及肾脏所有结构，从肾小球到肾小管和肾间质。糖尿病肾病的显著特点是以肾小球血管受损、硬化为主，形成结节性病变，进而引发肾功能异常，最终导致终末期肾病，其根本原因是在遗传易感的基础上出现了糖代谢异常、血流动力学障碍、生长因子和细胞因子等的免疫损伤。糖代谢异常通过晚期糖基化终末产物的生成、多元醇通路的激活、蛋白激酶C的激活三条途径导致微血管病变，从而损害肾脏。血流动力学改变的机械力和剪切力可能引起内皮细胞和上皮细胞的损害，从而破坏正常的滤过屏障，并且可直接激活蛋白激酶 C。上述诸多因素互相作用、互相影响，在糖尿病肾病早期血流动力学异常中发挥了重要作用。早期血流动力学异常可表现为肾小球高滤过。糖尿病肾病主要表现为蛋白尿，它是由肾小球滤过障碍（筛孔屏障和电荷屏障）受损所致，但对糖尿病肾病的发病机制尚未完全清楚。目前糖尿病动物肾病模型的制备方法众多，有化学药物诱导、自发性和基因修饰动物模型等。

（一）化学药物诱导的 1 型糖尿病肾病动物模型

🎯 **原理与方法**　制备糖尿病肾病动物模型中的化学药物诱导剂包括 ALX、STZ、STZ 联合弗氏完全佐剂、ALX 加嘌呤霉素等。常用 ALX 和 STZ 进行诱导，主要是通过破坏胰岛 β 细胞，导致胰岛素分泌不足，随着病程的进展形成糖尿病肾病。常用的造模方法是大鼠第 1 次皮下注射 150mg/kg ALX，然后第 2 周和第 6 周各再注射 1 次。8 周后检测尿蛋白 >20mg/dl，表明 1 型糖尿病肾病大鼠模型成立。也可 STZ 腹腔注射 60mg/kg，在糖尿病成模后 8～24 周可成模。此外，也用 C57BL/6、DBA/2 和 CD1 等小鼠，STZ 注射剂量为 100～200mg/kg，造模周期为 4～24 周。

🔄 **模型特点**　ALX 诱导后大鼠 24h 尿量持续升高，基本维持在 100ml；尿蛋白和红细胞山梨醇水平均持续升高，在 16 周时分别高达 130mg/dl 和 810mg/dl；肾指数明显升高和肾脏脂质过氧化酶（lipid peroxide，LPO）水平均明显升高，说明 1 型糖尿病肾病模型成立。而 STZ 诱导后大鼠在 4 周开始出现肾小球系膜细胞增生、系膜基质扩张和基膜增厚等早期肾脏病变，12～14 周时，肾小管上皮细胞肥大、管腔变窄、肾间质小血管玻璃样变性等肾小管-间质的病理改变，足细胞融合，至 24 周时可见肾小球节段性硬化。

（二）化学药物诱导的 2 型糖尿病肾病动物模型

🎯 **原理与方法**　采用高能饮食诱导胰岛素抵抗，加之小剂量的 STZ 破坏胰岛素 β 细胞的部分功能，引起胰岛素分泌减少，形成 2 型糖尿病，随着时间进程后期形成肾病模型。常用的动物有 C57BL/6 小鼠、DBA/2 小鼠、CD1 小鼠、129/Sv 小鼠以及大鼠等。如大鼠用高糖高脂饲料喂养诱发胰岛素抵抗，然后用 25mg/kg 剂量 STZ 腹腔注射，诱发高血糖。可见高糖高脂饮食 1 个月后出现高胰岛素血症、胰岛素抵抗和高脂血症；注射 STZ 后血糖升高，但血清胰岛素水平则降至常规饲料饲喂的大鼠水平；并可见持续蛋白尿以及肾小球体积增大、髓袢腔扩张、系膜增生和硬化、基膜增厚、内皮细胞泡沫样变、出入球动脉透明样变以及间质血管损伤等肾脏病理表现。

🔄 **模型特点**　该模型具有明显的高血糖，尿蛋白排泄增加，12 周时可出现明显的眼部病变和肾脏病变。另外，STZ 诱导后对不同品系小鼠的糖尿病肾病反应有所差异，如

C57BL/6 小鼠仅适用于糖尿病肾病的早期发病机制的研究，而 DBA/2 小鼠和 CD1 小鼠极易发生肾损伤，可用作糖尿病肾病的模型，但 129/Sv 小鼠对 STZ 诱导糖尿病性肾损伤的组织学改变具有较低的敏感性。

（三）自发性 1 型糖尿病肾病动物模型

该类模型常缺乏胰岛素、发病快且症状明显，并伴有酮症酸中毒，无肥胖，早期表现为胰腺炎，人类组织相关性抗原参与该发病过程，与人类 1 型糖尿病肾病的特征相似。目前常用 NOD 小鼠、OVE26 小鼠、Akita 小鼠作为 1 型糖尿病肾病的动物模型，详见第三节相关内容。

（四）自发性 2 型糖尿病肾病动物模型

该类模型常为胰岛素抵抗高血糖症，具有病程长，不合并酮症等特点。此类模型的动物有 KK 小鼠、db/db 小鼠、ZDF 大鼠、GK 大鼠、WF 大鼠、OLETF 大鼠等，详见第四节相关内容。

（五）基因修饰糖尿病肾病动物模型

目前主要由 eNOS 基因敲除小鼠、Smad3 基因敲除小鼠、转基因 RAGE 小鼠、SR-A 基因敲除小鼠、Nrf2 敲除小鼠、GIPR^{dn} 转基因小鼠、Pod^{IR} 基因敲除小鼠、BTBR $^{ob/ob}$ 小鼠和转基因（mRen-2）27 大鼠等。

1. eNOS 基因敲除 db/db 小鼠

内皮型一氧化氮合酶（endothelial nitric oxide synthase，eNOS）可减少内皮细胞间连接的开放，使血管通透性降低，故 eNOS 基因敲除小鼠容易诱发糖尿病肾病。eNOS 基因敲除的 db/db 小鼠可表现为高血压、高血糖和蛋白尿，并在 26 周观察到肾小球系膜基质扩张，系膜溶解和结节性改变等糖尿病肾病特征性病变，是研究人类 DN 晚期结构和功能改变的理想模型。

2. Smad3 基因敲除小鼠

TGF-β/Smad 信号通路参与糖尿病肾病的发生。Smad3 基因敲除小鼠注射 STZ 6 周后可观察到肾小球基膜增厚和系膜基质均减少，肾小球硬化减轻。

3. 转基因 RAGE 小鼠

由于高血糖环境下，体内大量的蛋白发生糖基化形成晚期糖基化终末产物（advanced glycation end product，AGE）。因此，将人类 RAGE 基因转入糖尿病小鼠模型中，可促进血管内皮细胞过表达 *RAGE* 基因，4 个月后转基因鼠可见尿白蛋白排泄增加，肌酐升高，肾脏肥大、肾小球基膜增厚、小动脉透明样变性和肾小球硬化。

4. SR-A 基因敲除小鼠

巨噬细胞的浸润与增殖对 DN 的发生、发展十分关键，清道夫受体（scavenger receptor-A，SR-A）的表达具有巨噬细胞特异性。研究显示，SR-A 基因敲除小鼠能明显减少肾小球体积，系膜扩张减轻，同时巨噬细胞浸润减少，表明巨噬细胞 SR-A 介导了 DN 的病理改变。

5. Nrf2 基因敲除小鼠

氧化应激存在糖尿病肾病的进展过程中，Nrf2 是维持细胞氧化还原平衡的关键转录因子，Nrf2 基因敲除小鼠用 STZ 诱导后体内氧自由基增加，并激活 TGF-β1 途径，促进细胞外基质增加，而导致肾脏损伤。表明促进 Nrf2 表达可能成为治疗糖尿病肾病的新靶点。

6. GIPR^{dn} 转基因小鼠

葡萄糖依赖性促胰岛素释放多肽受体（glucose-dependent insulinotropic polypeptide receptor，GIPR）属 B1 类 G 蛋白偶联受体，在脂肪生成、胰岛 β 细胞增殖和胰岛素释放等方面发挥重要作用。由于 2 型糖尿病肾病患者有葡萄糖依赖性促胰岛素释放多肽受体促胰岛素活性降低，因此，GIPR 突变的转基因小鼠，能表现出胰岛发育障碍，出现糖尿病，并出现肾小球和足细胞的肥大、基膜增厚、肾小球硬化和肾小管间质改变，但不发生肥胖或胰岛素抵抗，是研究糖尿病肾病发病机制和药物疗效的理想模型。

7. 足细胞胰岛素受体基因敲除（Pod^{IR} knock-out）小鼠

足细胞胰岛素受体（podocyte insulin receptor，Pod^{IR}）在糖尿病肾病肾小球硬化中起着十分重要的作用。特异性敲除 Pod^{IR} 基因小鼠在 8 周龄时出现明显的白蛋白尿、足细胞足突丢失和足细胞凋亡，13 周龄时肾小球基膜增厚、系膜基质增加、肾小球硬化。

8. BTBR$^{ob/ob}$ 小鼠

BTBR$^{ob/ob}$ 小鼠是将 ob/ob 突变基因转入到 BTBR（black and tan，brachyuric）小鼠获得的，早期可表现出高血糖，4 周开始出现进行性蛋白尿，8 周后肾小球肥大、肾小球系膜基质扩张，20 周内出现类似于人类糖尿病肾病晚期的肾脏病变，伴有系膜扩张，肾小球基膜增厚和弥漫性肾小球硬化，足细胞丢失以及肾小管间质纤维化等。该模型具有表现出人类糖尿病肾病晚期的形态学和功能改变。

9. 高血压转基因（mRen-2）27 大鼠

糖尿病肾脏患者存在肾脏血流动力学异常，且血管紧张素参与了糖尿病肾病进展。将小鼠 Ren2 基因转入 SD 大鼠基因组中，并用 STZ 素诱导成糖尿病后大鼠体内肾素增加，肾脏血流动力学发生改变，引发肾损伤和纤维化。

总之，随着对糖尿病肾病病因学研究的深入，以及相应的动物模型的开发与建立，将大大地推动糖尿病肾病的防治研究进展。但值得注意的是，动物模型可能仅模拟了糖尿病肾病的病理改变或部分表征，与人类糖尿病肾病还存在一定的差距。因此，未来多因素复杂病因的模拟以及基因工程技术的成熟应用，对完善糖尿病肾病动物模型的制备及发病机制研究具有推动作用。

二、糖尿病周围神经病变动物模型

糖尿病周围神经病变（diabetic peripheral neuropathy，DPN）也是糖尿病常见的并发症之一，是指排除其他原因情况下，糖尿病患者出现与周围神经功能障碍相关的症状，临床呈对称性疼痛和感觉异常，下肢症状较上肢多见，常表现出疼痛麻木、腹胀、出汗。研究发现，高血糖是导致周围神经病变的主要原因。因此，糖尿病性神经病变是 1 型糖尿病和 2 型糖尿病患者最常见、临床症状最复杂的慢性并发症，其发生率高达 90%～100%，可累及中枢神经、周围神经、感觉神经、运动神经、自主神经等多种神经系统。糖尿病性神经病变机制很可能是多因素复合性的结果；但近年来发现糖尿病性神经病变与血管、代谢、神经营养因子、自身免疫、炎症反应、氧自由基、损伤和遗传等因素相关。目前认为糖尿病神经病变的发生是在遗传背景基础上多因素综合作用的结果。

（一）化学药物诱导的糖尿病周围神经病变动物模型

原理与方法 糖尿病周围神经病变动物模型的建立大多以啮齿类动物为主，采用 ALX 或 STZ 等化学药物一次性注射来建立模型。如大鼠禁食 12 后，按 60mg/kg STZ 一次性腹腔注射；72h 后筛选血糖＞16.7mmol/L 的糖尿病大鼠，观察 4 周。发现坐骨神经传导速度明显减慢、摆尾温度阈值升高，表明糖尿病周围神经病变大鼠模型成功。

模型特点 该模型简单、成功率高、外周神经病变确切。模型选择标准以大鼠腹腔注射 STZ 剂量为 55～70mg/kg，小鼠剂量为 150mg/kg，血糖筛选标准为 16.7mmol/L 以上，观察指标以坐骨神经传导速度、摆尾温度阈值、热缩足阈值和坐骨神经病理学观察到结周脱髓鞘、轴突萎缩为主。

（二）高脂饮食联合化学药物诱导的糖尿病周围神经病变动物模型

原理与方法 高脂饮食诱导胰岛素抵抗，并联合低剂量 STZ 部分损伤胰岛 β 细胞，诱发高血糖，模拟了 2 型糖尿病的过程。

1）小鼠高脂饮食 4 周后，产生胰岛素抵抗，然后禁食 12h 后，腹腔注射 150mg/kg STZ，以血糖 11.1～16.7mmol/L 者入选。

2）用大鼠高脂饲喂 4 周后，腹腔注射 STZ 25mg/kg，2 周后再次腹腔注射 40mg/kg STZ，以血糖＞16.7mmol/L 者入选。

以上模型动物造模 8 周后均可见坐骨神经传导速度降低、脱髓鞘等病理变化。

模型特点 以高脂饮食联合 STZ 腹腔注射造模，具有成功率高、死亡率低等优点，并通过检测神经传导速度或病理观察可判定模型是否成立。

（三）自发性糖尿病周围神经病变动物模型

此类模型一般具有高血糖、高胰岛素抵抗的特点，并随糖尿病进展而引发糖尿病周围神经病变，如 KK/KK-Ay 小鼠、db/db 小鼠、ob/ob 小鼠等（详见第四节相关内容）。

总之，目前还尚无公认的理想糖尿病周围神经病变动物模型造模方法，但大多报道糖尿病周围神经病变模型发生的时间为 STZ 诱导后 8～12 周，以坐骨神经传导速度减慢、甩尾潜伏期和热缩足反应潜伏期缩短、机械性痛阈降低、痛觉传导时间延长、平均步行周期延长、四足支撑时长为建模标准。

三、糖尿病白内障动物模型

白内障是世界上首位致盲眼病。糖尿病白内障（diabetic cataract，DC）是糖尿病患者的常见并发症，且随着生活水平的提高和人口老龄化的严重，世界糖尿病患者日渐增多，糖尿病白内障患者也随之增加。从发病率来看，主要以 2 型糖尿病为主，且 2 型糖尿病并发白内障比 1 型糖尿病缓慢。此类模型大多以大鼠为主，也有人用比格犬、兔等。

（一）化学药物诱导 1 型糖尿病性白内障动物模型

原理与方法　常见的化学药物为 STZ 和 ALX。通常大鼠禁食 12h，腹腔注射 50～65mg/kg STZ，3d 后以空腹血糖＞16.7mmol/L 者入选，3 周后可见晶状体混浊，9～12 周时混浊进展迅速，13 周时出现完全混浊，表明模型成立。另外，也可用 10 周龄的新西兰白兔耳缘静脉注射 ALX，8 周即可出现晶状体混浊。

模型特点　该模型是在 1 型糖尿病的基础上引发出现白内障，但死亡率相对较高。

（二）高脂饮食联合化学药物诱导 2 型糖尿病性白内障动物模型

原理与方法　小剂量 STZ 腹腔注射加膳食诱导是安全而有效的糖尿病白内障模型制作方法，是在 2 型糖尿病的基础上引发白内障。大鼠高脂喂养 1 个月后，腹腔注射 25mg/kg STZ；3d 后血糖值＞14mmol/L 纳入。6 周后出现晶状体混浊，20 周后大鼠晶状体完全混浊。与其他糖尿病复制方法相比，小剂量 STZ 加特殊膳食诱导方法的大鼠死亡率明显降低。

模型特点　该模型白内障进展较慢，类似于人糖尿病白内障发展过程，先出现皮质轻度混浊，然后周边出现空泡，随着病程增加，可逐渐有皮质混浊、核混浊，直至发展为成熟白内障。

虽然目前糖尿病白内障动物模型较少且无统一的标准，但随着糖尿病白内障发生机制的深入，也会推动相关动物模型的发展。关于糖尿病白内障动物模型建模是否成功，评价主要根据晶状体混浊程度和病理、晶状体生化指标（超氧化物歧化酶和谷胱甘肽过氧化物酶）、抗氧化指标（如丙二醛、维生素 E、一氧化氮、总抗氧化能力）等。

四、糖尿病视网膜病变动物模型

糖尿病视网膜病变（diabetic retinitis，DR）是糖尿病合并微血管病变中最重要的表现，大约 1/3 的糖尿病患者有糖尿病视网膜病变，其中 1 型糖尿病患者视网膜病变的发生率高于 2 型，约 25% 的 1 型糖尿病患者在糖尿病发病后 5 年内开始出现视网膜病变，15 年后这个数字增加到 80%。糖尿病视网膜病变的发生和发展是由许多因素引起的，包括糖尿病持续时间延长、血糖控制不良和血压升高。高血糖会导致微血管病变，包括微动脉瘤、出血和基膜增厚，进而引起血视网膜屏障血管通透性增加，导致渗漏和糖尿病性黄斑水肿。血管通透性也会导致毛细血管阻塞，导致视网膜缺血，引发血管内皮生长因子水平的升高。根据增生型新生血管的存在，糖尿病视网膜病变分为非增殖型或增殖型。非增殖型可表现为微动脉瘤、斑点状出血、棉絮斑和毛细血管不灌注，这是由微血管损伤和周细胞丢失所致。增殖型主要以新生血管的出现为标志。而动物模型在了解糖尿病性视网膜病变的病因和病理生理学以及开发预防和减轻疾病的有效疗法方面起着至关重要的作用。大小鼠是最常用的诱发糖尿病视网膜病变的模型动物，但犬、猫、猪、兔子、猴子和斑马鱼也被使用。诱导性糖尿病视网膜病变模型的病理学表现在较大的动物中通常较慢，这使得啮齿动物和最近的斑马鱼更受青睐。

（一）胰腺切除术诱导糖尿病视网膜病变动物模型

原理与方法　胰腺切除术是最早制作糖尿病的外科手术方法。猫在胰腺切除后 3 周内出现高血糖，若通过联合 ALX 可减少到 1 周内，48 个月后可见毛细血管基膜增厚，其他糖尿病视网膜病变的症状，如微动脉瘤、视网膜内出血、毛细血管未灌注和新生血管形成，可能需要 5~9 年的时间发展。

模型特点　造模时间较长，模型发生率相对较低，应用较少。

（二）化学药物诱导的糖尿病视网膜病变动物模型

原理与方法　化学药物主要包括 STZ 和 ALX 两种，通过对胰岛素 β 细胞的破坏，引起高血糖。常用的动物有斑马鱼、大小鼠、兔、犬、猪等。

1）4~6 月龄的斑马鱼，腹腔或直接尾鳍注射 STZ 1 周或数周后，出现高血糖，3 周内出现内丛状层变薄、光感受器节段层变薄、锥体受体功能障碍，4 周后出现神经元损伤。该模型在糖尿病诱导后维持约 80d。

2）大鼠单次腹腔注射 60mg/kg STZ，以血糖＞16.7mmol/L 入选，6 个月后，糖尿病大鼠视网膜基膜增厚、毛细血管退化、周细胞数量减少，静脉扩张。

3）兔单次注射 STZ 以诱发高血糖，135d 后会诱发视网膜和视网膜前出血、血管病变、静脉血栓形成和增殖性视网膜病变。

4）猪连续 3d 进行 STZ 注射，1 周内会出现高血糖，4~8 个月时血视网膜屏障血管通透性增加，内核层（inner nuclear layer，INL）和神经节细胞层变薄，毛细血管基膜增厚。

5）用 60mg/kg ALX 诱导的犬糖尿病视网膜病变模型，可引起视网膜血流速度降低和氧化代谢的改变，但造模周期长，5 年后犬的视网膜病变与人类糖尿病患者极为相似。

6）用猪静脉注射 ALX 60d 后会出现白内障，20 周后检测到血视网膜屏障破坏、毛细血管塌陷和周细胞减少，该模型能重现非增殖型糖尿病视网膜病变的几个重要标志。

模型特点　该类模型诱发简便、来源广，但必须筛选高血糖，同时造模周期也较长。另外，大部分动物（猴、猫、犬、猪、鼠等）均有精细复杂的血管网，可用于糖尿病视网膜病变实验研究，但也有报道兔视网膜仅部分区域有血管，且血管限于视网膜表面，可能不适用于糖尿病视网膜病变的研究。

（三）高糖诱导糖尿病视网膜病变动物模型

原理与方法　半乳糖喂养可诱导半乳糖血糖、糖基化血红蛋白和血己醛增高，但不影响其他代谢。常用动物有大小鼠、兔、犬和斑马鱼。这些模型持续暴露于与人类糖尿病相似的半乳糖视网膜病变，持续的半乳糖暴露会导致疾病持续恶化。

1）高半乳糖饮食后，小鼠在 6 周龄时出现高血糖，15 个月后可观察到内皮细胞丢失和无细胞毛细血管增多，21 个月后观察到包括周细胞减少、微动脉瘤和视网膜增厚在内的病变。

2）大鼠在高半乳糖饮食 18 个月后周细胞减少、毛细血管基膜增厚，28 个月后胶质增生和微动脉瘤。

3）高蔗糖饲料喂养兔 12 周时可出现高荧光点和微动脉瘤。

4）犬喂食 30%半乳糖饮食在 1 年内会出现糖尿病视网膜病变和白内障；32 个月后周细胞减少、微动脉瘤、斑点和斑点出血；60 个月后基膜增厚。

5）斑马鱼每隔一天被安置在 0%和 2%葡萄糖交替浓度的淡水中，并在 28d 后出现高血糖和内丛状层变薄，由于该模型大大缩短了实验时间，使斑马鱼成为研究糖尿病视网膜病变非常有潜力的模型。

模型特点　半乳糖血症模型可观察到糖尿病视网膜病变的发生，但造模周期长，实用性上有一定的限制。斑马鱼寿命短、繁殖快，是研究糖尿病视网膜病变非常有潜力的模型。

（四）缺氧性视网膜病变动物模型

原理与方法　缺氧诱导的血管反应，包括血管生成、血管重构和血管渗漏，在视网膜病变的发生、发展和进展中起着重要作用，因此，视网膜新生血管形成模型和缺乏高血糖的血管渗漏模型被用来研究糖尿病视网膜病变，这些模型模拟了人类晚期增殖型糖尿病视网膜病变。

1）将出生后的第 7～12d 的幼年小鼠暴露于高氧条件下，导致视网膜缺氧，一旦恢复正常的氧环境，视网膜血管就会生长，表现为新生血管、伴有微动脉瘤。

2）幼年大鼠暴露在高氧环境下 11～14d，一旦恢复到正常的氧环境下，出现星形胶质细胞变性和随后的感光细胞节段层和内丛状层厚度减少，外节段无序，新生血管明显。该模型的一个显著特征是血管丛发育不完全，存在异常内皮簇。

3）斑马鱼置于缺氧水中 3～10d，第 11d 时可观察到新生血管明显，毛细血管间距缩短，缺氧性视网膜病变模型成立。

模型特点　此类模型表明了血管重构在糖尿病视网膜病变中的作用，模拟了人类晚期增殖型糖尿病视网膜病变，适合抗血管内皮生长因子治疗研究。

（五）自发性糖尿病视网膜病变动物模型

此类模型一般具有高血糖特征，并随糖尿病进展而引发糖尿病视网膜病变，包括 1 型糖尿病动物模型和 2 型糖尿病动物模型。包括前已介绍的 NOD 小鼠、Akita 小鼠、BB 大鼠、db/db 小鼠、ZDF 大鼠、OLETF 大鼠、GK 大鼠（详见第三节、第四节相关内容），以及 Akimba 小鼠、Kimba 小鼠、WBN/Kob 大鼠、Vhl 斑马鱼等。

1. Akimba 小鼠和 Kimba 小鼠

Kimba 小鼠是由视紫红质启动子驱动血管生长因子过导致的一种非糖尿病性的增生型

视网膜病变模型，Kimba 小鼠在 7 周龄时显示感光细胞节段层 INL 和外颗粒层的减少，28 周龄时可观察微血管异常和毛细血管脱落。Kimba 小鼠与 Ins2Akita 小鼠杂交建立 Akimba 小鼠模型，在 8 周龄可观察到毛细血管漏出、血管扭曲和微动脉瘤，并在晚期可观察到糖尿病视网膜病变晚期的特征，即周细胞和血管丢失，视网膜新生血管伴有弥漫性血管渗漏。这两种小鼠是与糖尿病视网膜病变更具生理相关性的小鼠模型。

2. WBN/Kob 大鼠

WBN/Kob 大鼠可表现出无细胞毛细血管，是 2 型糖尿病的自发性模型，该模型的特点是视网膜内血管病变伴有新的血管形成和视网膜内血管的透明化，使其成为了解糖尿病视网膜病变进展的理想模型。

3. Vhl 斑马鱼

Vhl 斑马鱼在 von Hippel-Lindau 抑癌基因中具有突变性，其特征是血管形成增加，以及缺氧诱导因子的上调，从而触发血管生长因子的表达。该模型的特征是玻璃样血管的数量增加，并伴有血管渗漏，黄斑水肿，视网膜脱离和严重的新血管形成。因此，斑马鱼是人类疾病研究有价值的遗传模型，易遗传操作，并能表现人类视网膜血管疾病。

由于糖尿病视网膜病变是一种复杂的疾病，涉及多种遗传和环境因素，但目前大多模型关注的是对主要糖尿病视网膜病变表型之一的遗传或环境损伤，因此结合遗传和（或）遗传和诱导模型可以提供更精确的糖尿病视网膜病变模型，而 Akimba 小鼠的产生是一个很好的例子。另外，现有的模型大多属于非增生型糖尿病视网膜病变的特征，如微动脉瘤和视网膜变性，而增生型糖尿病视网膜病变的关键特征，如新生血管，在模型中不太可能出现。同样，大多数模型都模仿早期表现，只有少数高等动物能重现疾病后期的视网膜病变，限制了评估糖尿病视网膜病变综合治疗的模型的可用性。

五、糖尿病性角膜病变动物模型

糖尿病性角膜病变（diabetic keratopathy，DK）最早于 1981 年由 Schultz 教授等提出，其主要临床表现为：浅层点状角膜炎，反复性角膜上皮剥脱糜烂，持续性的上皮缺损，上皮再生愈合速度延迟，无菌性角膜浅层溃疡，角膜大疱形成，泪液分泌减少，角膜知觉减退等。近 10 年来，由于玻璃体切割手术和白内障超声乳化手术的开展，术后糖尿病性角膜病变的并发症被越来越多的临床医生所重视，但是对其发生的病理机制尚不明确，如能建立一个有效的糖尿病性角膜病变动物模型，并在此模型基础上进行相关的后续研究具有重要意义。

（一）高脂高糖饮食诱导的糖尿病性角膜病变动物模型

🎯 **原理与方法**　高脂高糖饮食诱导建立的糖尿病小鼠，表现出角膜上皮损害，角膜上皮损伤后延迟愈合等症状，可作为研究糖尿病性角膜病变的动物模型。利用高脂高糖饮食喂养 C57BL/6 小鼠复制糖尿病模型，并在成模后 2～12 个月分别行 1%虎红染色检查角膜上皮完整性；角膜上皮刮除后，荧光素钠染色观察比较角膜上皮的愈合速度。

模型特点 该模型在造模 2 个月后出现糖尿病症状，虎红染色显示小鼠角膜即已出现点状着色，且随着病程的延长，染色面积和程度逐渐加重，12 个月时几乎呈全角膜着色。在上皮愈合速度方面，刮除角膜上皮后，随着造模时间的延长，小鼠角膜上皮愈合的时间最长达到 144h 左右。该模型造模时间长，实验成本高，可用虎红染色评估角膜上皮的完整性，荧光素钠染色评估角膜上皮的愈合速度。

（二）化学药物联合角膜损伤术建立糖尿病性角膜病变动物模型

原理与方法 利用化学毒物（如 STZ）诱导糖尿病形成，然后采用外科手术方法损伤角膜，形成糖尿病性角膜病变模型。如 6 周龄 C57BL/6 小鼠用 STZ 诱导糖尿病，注射后 4 周内血糖＞16.7mmol/L 纳入，随后采用外科术在角膜中央用环钻划出 1.5mm 的环形伤口，在立体显微镜下，用钝的手术刀刀片切除圆内的上皮细胞，8 周后可见角膜上皮细胞的完整性遭到破坏，表明模型形成。另报道，采用 150mg/kg STZ 注射后 1 个月或多次低剂量（60mg/kg）STZ 注射后，3 个月的糖尿病小鼠可现典型的角膜上皮病变和神经病变。

模型特点 该模型方法简单、直接，能形成 1 型糖尿病性角膜病变的动物模型，但与成模时间和化学毒物诱导剂量有一定的联系。

（三）自发性糖尿病动物模型联合角膜损伤术建立糖尿病性角膜病变动物模型

原理方法 相比 STZ 诱导后出现的机体毒性反应且死亡率高等不足，采用自发性糖尿病动物模型可弥补这一不足。如利用 OLETF 大鼠去除角膜上皮，制备角膜伤口，其角膜伤口愈合速度比正常大鼠慢，这可能与高水平的血浆葡萄糖抑制细胞迁移和增殖有关。

模型特点 该模型稳定，成模率高，能形成 2 型糖尿病性角膜病变的动物模型，可为 2 型糖尿病导致的糖尿病性角膜病变的角膜伤口愈合药物研究提供了有用的模型。

六、糖尿病动脉粥样硬化动物模型

由于糖尿病是终身的、丧失能力的代谢性疾病，与慢性大血管并发症（冠心病、脑卒中和周围血管疾病）和微血管疾病有关。目前全球糖尿病的患病率上升将导致心血管疾病的发病率和死亡率增加，急须开发预防和治疗这些并发症的新颖手段。建立新型的动物模型，可更好地复制糖尿病的血管并发症，并致力于可用模型的表征研究。

（一）饮食诱发糖尿病动脉粥样硬化动物模型

原理与方法 小型猪的器官功能与人类很接近，胰岛素肽链氨基酸的组成和人类只差一个氨基酸（β 链第 30 位氨基酸，猪是丙氨酸，人是苏氨酸），猪心血管系统的发生及发展、形态结构和生理特征与人类相似，其糖脂代谢也与人类极为相似。与其他动物模型相比，猪与人在皮下药物管理、胃肠结构、胰岛形态与代谢状态存在相似的药物动力学，也可供糖尿病胰腺移植相关研究。方法用 3 月龄巴马小型猪饲喂高脂高糖饲料 5 个月，可建立 2 型糖尿病小型猪模型，并出现肾及肾动脉粥样硬化损害。

模型特点 该模型简单、自然，具有明显的糖脂代谢紊乱、肥胖，符合人类与饮食因素相关的发生过程，是研究 2 型糖尿病肾病及动脉粥样硬化理想的动物模型。

（二）化学或遗传性糖尿病动物模型中的动脉粥样硬化动物模型

🔘 **原理与方法**　使用化学毒素或额外的基因操作来诱导糖尿病伴动脉粥样硬化模型。也有人用高脂高糖饮食加小剂量 STZ 造成 2 型糖尿病后形成动脉粥样硬化，其机制可能是高血糖刺激蛋白激酶 C 的活化，使内皮细胞屏障功能受损，通过多条途径使自由基产生增多，对血管和内皮产生毒性作用，形成动脉粥样硬化病变。

1）用 STZ 诱导 BALB/c 小鼠出现 1 型糖尿病特征，并给予致动脉粥样硬化饮食后，可见主动脉脂肪沉积和巨噬细胞增多。

2）将 SD 大鼠用高脂高糖饲料饲喂 4 周，促发胰岛素抵抗，继以小剂量 30mg/kg STZ 腹腔注射，诱导建立糖尿病动脉粥样硬化模型。注射 STZ 2 周后可见大鼠高血糖、高血脂，动脉出现典型动脉粥样硬化病变。

3）通过基因改造的模型来减少 STZ 诱导的毒性反应。与非糖尿病对照小鼠相比，在 ApoE$^{-/-}$ 或 LDLR$^{-/-}$ 背景杂交的 Akita 小鼠动脉粥样硬化增加了 2～3 倍，斑块中巨噬细胞和 T 细胞的积累增加、血脂水平上升，该模型为研究高血糖情况下的糖尿病并发症提供了一种理想的动物模型。

4）将 APOE$^{-/-}$ 小鼠与 db/db 小鼠杂交形成 APOE$^{-/-}$ db/db 小鼠，饲喂普通饲料至 20 周龄时可出现肥胖、血脂紊乱和高血糖、高胰岛素血症及动脉粥样硬化。

5）用 LDLR$^{-/-}$ 小鼠或 APOE$^{-/-}$ 小鼠与 ob/ob 小鼠杂交，建立 LDLR$^{-/-}$ ob/ob 小鼠和 APOE$^{-/-}$ ob/ob 小鼠模型，饲喂普通饲料在 6 月龄出现动脉粥样硬化。

⚙ **模型特点**　此类模型采用较长时间的"糖毒性""脂毒性"建立糖尿病伴动脉粥样硬化病变模型与人类 2 型糖尿病代谢特征相似，省时且成模率高，但小鼠存在品系差异。另外，采用遗传性动物杂交形成的后代模型，具有典型的糖尿病动脉粥样硬化病变特征。

（三）基因修饰糖尿病动脉粥样硬化模型

目前大多研究形成的糖尿病动脉粥样硬化发生可能存在脂质因素的干扰，只有少数几个模型表明糖尿病诱导不会引起大的血脂变化，如 ApoE$^{-/-}$ 小鼠胰岛素受体底物（IRS）2 杂合子。在高脂饮食中，与 IRS2$^{+/+}$ApoE$^{-/-}$ 相比，IRS2$^{+/-}$ApoE$^{-/-}$ 和 IRS2$^{-/-}$ApoE$^{-/-}$ 小鼠表现出葡萄糖不耐受、高胰岛素血症和主动脉病变发展增加，但血脂水平不变。最近的一个 IR 和 IRS1 杂合子的 ApoE$^{-/-}$ 小鼠模型也可加速动脉粥样硬化，与高胰岛素血症和胰岛素抵抗促进血管功能障碍和炎症，导致病变发展加剧有关。但 ApoE$^{-/-}$ 小鼠的脂蛋白谱与人类不尽相同，因此具有更像人类的脂蛋白谱的糖尿病模型如高表达胰岛素样生长因子 II（insulin-like growth factor II，IGF-II）的 LDLR$^{-/-}$ApoB$^{100/100}$ 小鼠，可能是首选。

⚙ **模型特点**　此类糖尿病模型诱导不会引起大的血脂变化，适用于糖代谢与糖尿病大血管病变的研究。

尽管借助化学药物或高脂膳食诱导、基因修饰技术建立了糖尿病动脉粥样硬化模型，表明了糖尿病状态的持续，糖尿病能加速动脉粥样硬化的特征。但关于糖尿病动脉粥样硬化模型的关键问题是难以区分动脉粥样硬化的作用是糖尿病的作用还是血脂障碍的作用。

随着基因技术的不断成熟，此类动物模型将会有较大的突破和进展。

七、糖尿病心肌病动物模型

在所有糖尿病患者中，约有 50%的糖尿病患者因糖尿病心脏病而死亡。糖尿病心肌病（diabetic cardiomyopathy，DCM）是指发生于糖尿病患者，不能用高血压心脏病、冠状动脉粥样硬化性心脏病及其他心脏病变来解释的心肌疾病。该病在代谢紊乱及微血管病变的基础上引发心肌广泛灶性坏死，出现亚临床的心功能异常，最终进展为心力衰竭、心律失常及心源性休克，重症患者甚至猝死。其心肌病变特征主要以心室功能障碍、心肌细胞肥大和心肌纤维化，以Ⅰ型胶原纤维和Ⅲ型胶原纤维为主。因此，建立糖尿病心肌病模型对于深入研究糖尿病心肌病的发生和进展十分重要。

（一）化学药物诱发 1 型糖尿病心肌病动物模型

原理与方法　采用 STZ 或 ALX 常用于诱发糖尿病心肌病动物模型,通过破坏胰岛 β 细胞，减少或终止胰岛素分泌，形成糖尿病，进而逐渐发展成糖尿病心肌病。以 STZ 诱导的糖尿病心肌病模型是目前大家公认的，但该模型仅适合于 1 型糖尿病诱导的心脏病，而不适合 2 型糖尿病诱导的心脏病，因为该模型不能体现胰岛素抵抗这个重要因素。另外，成模之后，其血压和心率显著降低，这种现象与临床糖尿病心肌病患者的表现相反。选择的动物有 C57BL/6 小鼠、Webster 小鼠、SD 大鼠和 Wistar 大鼠等。可采用单次大剂量注射诱导速发模型或多次小剂量注射诱导迟发型糖尿病心肌病动物模型。

1）大鼠腹腔注射 60mg/kg STZ 12 周后，可见心肌细胞肥大、胶原沉积，表明 1 型糖尿病心肌病模型成立。

2）巴马小型猪一次性耳缘静脉注射 STZ 150mg/kg，1 个月后给予甘精胰岛素皮下注射，STZ 注射后 10 个月可成功构建巴马小型猪糖尿病心肌病模型。

模型特点　此类模型具有左心室内径增加、室壁变薄、心肌氧化损伤、心肌纤维化和心室重构等特征，符合 1 型糖尿病诱导的心脏病。小型猪模型重复性及稳定性好，存在明显糖代谢紊乱及氧化损伤和心肌组织炎症反应、心肌细胞凋亡和纤维化表现。

（二）高糖高脂饮食联合链脲佐菌素诱导 2 型糖尿病心肌病动物模型

原理与方法　高糖高脂饮食联合 STZ，可诱导胰岛素抵抗并发展为糖尿病心肌病，通常采用高糖高脂喂养联合一次性或多次小剂量注射 STZ 的方法。如大鼠高糖高脂饮食 12 周复合 30mg/kg STZ 腹腔注射建立糖尿病心肌病模型。

模型特点　该模型符合 2 型糖尿病心肌病，可表现为心脏舒缩功能紊乱和心脏重构，如心肌细胞肥大、心肌胶原增加等病理表现。

（三）自发性糖尿病心肌病动物模型

常用的自发性 1 型和 2 型糖尿病心肌病模型有 NOD 小鼠、Akita 小鼠、OVE26 小鼠、ob/ob 小鼠、db/db 小鼠、ZDF 大鼠、OLETF 大鼠、GK 大鼠等，详见第三节和第四节相关内容。

目前诱导性糖尿病心肌病动物模型是常用的方法，但必须注意糖尿病类型的选择和化学药物诱导的注射方法及剂量，自发性动物模型能很好地模拟糖尿病心肌病的慢性过程，个体差异小，具有较好的重复性，但也应注意自发性模型的发生率和性别差异。糖尿病心肌病模型观察指标以血糖、糖化血红蛋白、超声心动图、心功能、心电图、X线片、心肌病理组织以及心率变异性检测等为主。同样，糖尿病心肌病动物模型的技术还需要不断探索，如基因工程技术的应用，建立更符合人类1型或2型糖尿病心肌病的动物模型。

八、糖尿病脑病动物模型

糖尿病脑病（diabetic encephalopathy，DE）是由于糖尿病发展进而影响中枢神经系统的一种并发症，导致大脑在结构功能、神经生理与认知等方面发生病理性的改变。约40%的糖尿病患者会出现认知障碍，其中2型糖尿病患者比1型糖尿病患者出现更为严重的学习记忆和认知功能下降，多见于中老年患者，而1型糖尿病患者多发于患者青少年时期。因此，构建理想的糖尿病脑病动物模型对于深入理解糖尿病脑病的病理机制和药物防治至关重要。

（一）链脲佐菌素诱发1型糖尿病脑病动物模型

原理与方法 STZ能破坏胰岛β细胞，引发糖尿病，并随糖尿病时间进展形成糖尿病脑病。通常采用一次性腹腔注射60mg/kg STZ诱发1型糖尿病，注射后65d出现明显的学习、记忆能力下降，海马CA1区神经元细胞死亡等。

模型特点 该模型主要表现为记忆认知能力的降低，但也有认为1型糖尿病脑病与脑组织代谢物N-乙酰天冬氨酸和二羟丙酮磷酸酯水平较低，以及高水平的同型半胱氨酸和谷氨酸有关。

（二）高脂饮食联合低剂量链脲佐菌素诱发2型糖尿病脑病动物模型

原理与方法 采用高脂饮食联合STZ可诱导胰岛素抵抗并发展为糖尿病脑病动物模型。如大鼠高脂饮食5周后，一次性腹腔注射STZ，可建立2型糖尿病脑病大鼠模型。

模型特点 该模型表现出记忆行为能力降低，海马CA1区锥体细胞密度减少，层次紊乱，神经元减少，表明在早期糖尿病进展中能引发脑组织海马神经元损伤，导致海马组织谷氨酸转运体表达变化。

（三）自发性糖尿病脑病动物模型

常用的自发性糖尿病脑病模型有KK-Ay小鼠、db/db小鼠、ZDF大鼠、eSS大鼠、BB/Wor大鼠等，详见第三节和第四节。

第六节　甲状腺功能亢进症动物模型

甲状腺功能亢进症（hyperthyroidism）简称"甲亢"，是由于甲状腺合成释放过多的甲状腺激素，造成机体代谢亢进和交感神经兴奋，引起心悸、出汗、进食排便次数增多和体重减少的病症。多数患者还常伴有突眼、眼睑水肿、视力减退等症状。

甲亢分类困难，目前没有明确的甲亢分类标准。临床上最常见的是根据病变的部位将甲亢分为原发性甲亢和继发性甲亢，或者是根据患者的甲状腺功能亢进程度分为临床甲亢和亚临床甲亢。原发性甲亢是指由甲状腺病变所引起的甲亢。格雷夫斯病、多结节性毒性甲状腺肿、高功能腺瘤所致的甲亢均属于原发性甲亢。原发性甲亢是由于甲状腺合成甲状腺激素增多，反馈抑制垂体分泌促甲状腺激素（thyroid stimulating hormone，TSH），所导致血中 TSH 水平降低。继发性甲亢较为少见，这是由垂体分泌 TSH 增多进而刺激甲状腺产生过多甲状腺激素所导致。临床甲亢是指血清 TSH 水平低于正常范围，而三碘甲状腺原氨酸（triiodothyronine，T_3）和甲状腺素（又称四碘甲状腺原氨酸，thyroxine，T_4）水平升高，通常表现出典型的甲亢症状。亚临床甲亢是指血清 TSH 水平低于正常范围或不可测出，但 T_3和 T_4水平在正常范围，无或伴有轻微的甲亢症状。一般情况下，人体自身甲状腺产生和分泌的甲状腺激素能够满足身体需求，当甲状腺本身产生过多甲状腺激素时，即出现甲亢。

甲亢的病因很多，最常见的是格雷夫斯病，其他还包括多结节性毒性甲状腺肿、甲状腺自主高功能腺瘤、散在性或家族性非自身免疫性甲亢、碘甲亢、人绒毛膜促性腺激素相关性甲亢、垂体促甲状腺激素瘤甲亢和新生儿甲亢等。

目前用于制备甲亢动物模型的实验动物有大鼠、小鼠、家兔、恒河猴、食蟹猴、豚鼠等。根据操作的可行性、诱导的成功率及复制的稳定可持续性，最常用的实验动物是鼠类。造模方法中大多选择雌性动物作为造模对象，考虑原因为雌性小鼠更易于模型的诱导，也与临床上甲亢女性患病率高于男性有关。本节将按照实验性甲亢动物模型和基因修饰甲亢动物模型进行分类。

一、实验性甲亢动物模型

甲状腺肿是一种自身免疫性疾病，是甲状腺滤泡上皮细胞的非炎症性非肿瘤性肿大，临床多表现为甲状腺滤泡上皮细胞异常增生、颈部肿大，可能伴有低热、多汗、心悸等全身代谢亢进的症状。因为遗传、环境和免疫等因素，使机体产生促甲状腺激素受体抗体（thyrotrophin receptor antibody，TRAb），该抗体与甲状腺细胞膜上的促甲状腺激素受体（thyroid stimulating hormone receptor，TSHR）结合，激发自身抗原-抗体反应，产生类似TSH 的作用，导致甲状腺组织的弥漫性肿大和甲状腺激素的过度分泌。而血清中存在的TRAb 其与 TSHR 结合，导致甲状腺素的持续分泌，是引起甲亢最重要的因素。用表达人TSHR 的成纤维细胞或人 TSHR cDNA 的表达载体免疫动物，诱发动物产生针对 TSHR 的特异性抗体 TRAb，可使动物产生类似人甲亢的临床表现。因此诱导 TRAb 的产生是建立甲亢动物模型的关键。免疫诱导甲亢的模型有细胞免疫模型、核酸免疫模型、腺病毒免疫模型、甲状腺球蛋白免疫模型等。

（一）外源性给药模型

⊙ **原理与方法** 通过给药提高体内甲状腺激素水平，使 T_3、T_4水平升高，抑制下丘脑分泌 TSH，从而形成甲亢。国外在制造外源性给药大鼠甲亢模型时，一般使用腹腔注射 T_3 或者 T_4，国内制造甲亢模型时，使用左甲状腺素片或者甲状腺素片灌胃。造模方法主要有喂饲法、灌胃法、肌内注射左甲状腺素钠 15mg/（kg·d）的方法制备甲亢模型。

1. 左甲状腺素法

左甲状腺素片的有效成分是左甲状腺素钠，其虽然是一种人工合成药物，但其生化、生理性能与甲状腺分泌的内源性 T_4 相同，可以在外周转换为 T_3，然后与细胞核内的 T_3 受体结合发挥其生理功能。采用左甲状腺素片灌胃法建立大鼠甲亢模型需要 25d，剂量为每日 30～60μg/100g。也有用成年 SD 大鼠，按 10ml/kg 灌胃给予 0.02g/ml 左甲状腺素钠片混悬液，每日给药 1 次，连续给药 10d。另有给兔皮下注射左甲状腺素钠 0.5mg/（kg·d）12～14d。

2. 甲状腺片法

通过给药提高体内甲状腺激素水平，此种模型使 T_3、T_4 水平显著升高，反馈性地抑制下丘脑分泌 TSH，TSH 分泌减少，又会抑制甲状腺上皮细胞的正常分化增生，进而造成甲状腺萎缩，同时 TSH 的下降也会造成甲状腺合成和分泌的甲状腺激素减少。如甲状腺片混悬液 320mg/kg 灌胃小鼠 9d 即可；也有用大鼠每天用甲状腺片悬浊液灌胃 200mg/kg，连续给药 30d 即可。

🔹 **模型特点**　使用 T_3、T_4 灌胃法造模时间需要 25d，比用 T_3、T_4 腹腔注射法的造模时间长，但 T_3、T_4 注射液的价格较高。而用甲状腺片法建立甲亢大鼠模型所需时间普遍偏长。

以上外源性给药的造模方法其优点为实用性强，易于操作，模型成功率较高，缺点是药物代谢较快，不具有持续性，进行药效评价时适合预防给药。需要注意的是，人类患甲亢是由于甲状腺增生且合成分泌亢进，与此种造模的情况相反，利用外源性甲状腺素刺激造成高甲状腺素状态的动物模型，此模型是模拟临床病症的造模方法，属于药物性甲亢，与格雷夫斯病的发病机制有着本质区别。不能作为病理机制研究的模型虽然不适用于作为机制的研究，但却是药物疗效初步评价的首选模型。

（二）小肠结肠炎耶尔森菌模型

🎯 **原理与方法**　小肠结肠炎耶尔森菌（yersinia enterocolitis，YE）是一种革兰氏阴性杆菌。与自身免疫性甲状腺疾病（autoimmune thyroid disease，AITD）的发生有关。YE 具有特异性 TSH 结合位点，且 YE 与人甲状腺膜 TSH 受体发生交叉反应，进而诱导交叉反应性 TSH 受体抗体和交叉反应性 T 细胞导致 AITD。YE 感染菌产生的抗体类似于 TRAb 作用，TRAb 是格雷夫斯病发病的关键因素，体内出现高浓度的 TRAb 与 TSHR 结合，刺激甲状腺细胞分泌甲状腺激素增多就出现了甲亢。如 SD 大鼠尾静脉注射 $5×10^8$/ml 的小肠结肠炎耶尔森菌细菌悬浊液进行免疫造模。注射时间为第 0、5、10、15、20d 共 5 次，给菌量分别为 0.1ml、0.2ml、0.3ml、0.4ml、0.5ml 依次增多。

🔹 **模型特点**　利用小肠结肠炎耶尔森菌尾静脉注射，复制模拟甲亢发病机制的动物模型，是当前较常用的甲亢动物模型。小肠结肠炎耶尔森菌模型是模拟甲亢的发病机制，通过注射细菌后免疫而产生甲亢，相关病理结果及代谢组学数据符合甲亢的临床病理表现，且造模成功后，模型可持续近 1 个月，这与临床甲亢的病程较长相类似。此模型持续性较好，用于评价药物的疗效可采用治疗给药的方式，即成模后再给药治疗，更符合临床上用药治疗的规律，此模型也可作为甲亢机制研究的模型。但模型的制备较为复杂烦琐，合适的菌液浓度及正规熟练的尾静脉注射操作是造模成功的重要条件。

（三）细胞免疫模型

🎯 **原理与方法**　通过细胞免疫建模旨在模仿甲亢发病的主要特征，选用真核细胞既能稳定携带功能性 TSHR 作为免疫原，又能同时表达 MHC-Ⅱ类分子作为抗原呈递细胞，介导体内正常的 T、B 淋巴细胞免疫反应，引起 TRAb 在体内的自身免疫应答。一般采用稳定表达 TSHR 的成纤维细胞、M12 细胞、HEK293 细胞、DC 细胞来进行免疫造模。根据选用细胞的不同，分为以下几种模型。

1. Shimojo 模型

本模型以 AKR/N（H-2k）小鼠为实验动物，用编码人类 TSHR 的 cDNAs 和同源小鼠 MHC-Ⅱ类分子双重转染的成纤维细胞（RT4.15HP）作为免疫细胞，采用腹腔注射的方法，转染到同系基因型的 AKR/N 小鼠中，每 2 周 1 次，共注射 6 次。结果约 25% 的小鼠发展为具有格雷夫斯病内分泌学（T_4 水平升高，甲状腺弥漫性肿大，甲状腺细胞增生）和免疫学（TBⅡ阳性）的特征，但并未产生甲状腺淋巴细胞浸润。若联合加用弗氏完全佐剂可抑制模型的发生（甲状腺功能亢进发生率为 10%），联合加用组织毒素能促进模型的诱导（甲状腺功能亢进发生率提高到 50%），同时缩短了成模时间。

2. M12-TSHR 和 HEK293-TPB 模型

应用来源于 BALB/c 小鼠 B 淋巴干细胞系的 M12 细胞，分别表达小鼠 TSHR 全长（mM12）和人类 TSHR 全长（hM12），并加霍乱毒素 B 亚单位为 Th 2 佐剂。腹腔注射同源小鼠后，实验组全部表现出 TSAb 阳性和 T_4、T_3 水平明显升高。另外，用表达人类 TSHR 可溶性胞外域的人胚肾细胞免疫 BALB/c 小鼠，也可出现与前实验类似的甲状腺功能亢进症状并伴随体重明显下降，组织学显示为甲状腺胶质肿大、部分上皮细胞局灶性坏死和淋巴细胞浸润。

3. DC-AdTSHR 模型

从 BALB/c 小鼠的骨髓前体细胞中分离出树突细胞（dendritic cell，DC），用粒细胞-巨噬细胞集落刺激因子（granulocyte-macrophage colony stimulating factor，GM-CSF）和 IL-4 培养，再转染表达 TSHR 的重组腺病毒（adenovirus expressing the thyrotropin receptor，Ad-TSHR），最后用 Ad-TSHR 转染的 DC 皮下注射免疫同源小鼠。结果有 36% 小鼠出现 T_4 水平增高，且产生了 TBⅡ。病理显示甲状腺弥漫性肿大和上皮细胞增生。

4. CHO-TSHR 模型

选择雌性中国仓鼠，用高水平表达人促甲状腺激素受体（human thyroid-stimulating hormone receptor，hTSHR）的中国仓鼠卵细胞和加用 IFNγ 刺激的高水平表达 hTSHR 中国仓鼠卵细胞（可增加 MHC-Ⅱ类分子的表达）进行免疫，并以百日咳毒素和明矾为佐剂，腹腔注射 2 周 1 次，共 6 次。但此模型结果并不理想，CHO-hTSHR 组 1/10 发展成明显的甲状腺功能亢进症，2/10 T₄升高，4/10 产生了 TSHR-Ab，2/10 出现淋巴细胞浸润的甲状腺肿大，而 IFNγ 刺激的 CHO-TSHR 组在 4 周时出现 4 只动物死亡，未检测到 TSAb，T₄也全部正常。

模型特点 Shimojo 模型的高甲状腺素血症和 TSAb 活性仅维持 3 个月，相对较短，在不同实验室间可重复性较差，模型不稳定。另外，相较于选用 AKR/N 小鼠，BALB/c 小鼠对甲亢更为易感。与 Shimojo 模型相比较，M12-TSHR 和 HEK293-TPB 模型具有更典型的 APC 特征，M12 细胞除 MHC-Ⅱ类分子外，还表达共刺激分子 B7 和黏附分子，能更强地诱发免疫应答。CHO-TSHR 模型虽具备很多甲亢的特征，但是这种模型具有局限性，不能适用于不同种类的鼠种。

（四）核酸免疫模型

原理与方法 核酸免疫又称质粒 DNA 免疫，用带有人促甲状腺激素受体 cDNA 的重组真核表达质粒直接免疫动物，使质粒载体上的人促甲状腺激素受体 hTSHR 基因在动物体内持续表达出天然 TSHR，诱导特异性免疫应答产生 TRAb。免疫途径大多采用肌内注射，因为横纹肌系统是最有效的摄取外源基因的组织，能长期保持高水平的蛋白表达，具有良好的抗原合成作用。同时通过改变骨骼肌的状态可以提高免疫效率，如预先注射 25%高渗蔗糖溶液，可引起肌肉水肿，增加肌细胞对质粒 DNA 的摄取和表达。与质粒 DNA 共注射毒性药物（如局部麻醉药布比卡因、洋地黄毒苷等）可使局部肌肉坏死，再生状态的肌细胞具有更强的质粒摄取能力。根据不同注射方式，造模方法主要分为以下几种。

1. 质粒肌内注射

用构建的 hTSHR-pcDNA100μg 质粒载体，在 6～8 周龄 BALB/c 雌性小鼠上进行肌内注射免疫。

2. 基因枪注射

基因枪免疫是应用高能微粒轰击将包裹在金或钨颗粒上的质粒 DNA 直接射入上皮细胞内，将高效的转染和抗原递呈相结合，诱导机体产生以 Th2 型反应为主的免疫应答，产生 IgG1（immune globulin）型抗体。将 hTSHR-PCR™3.0 质粒用基因枪金颗粒包裹注射免疫 BALB/c 雌鼠。

3. 电穿孔免疫

电穿孔技术（electroporation，EP）通过脉冲电流增加靶细胞的渗透性而不致杀伤细胞，使亲水药物和 DNA 可以透过细胞膜，能有效地传递质粒 DNA 至皮肤。对 BALB/c 小鼠分别注射 hTSHR-cDNA 质粒和 hTSHR289 His cDNA 质粒，在注射部位两侧插入一对电极针，每次注射后给予 3 次脉冲和 3 次相反极性脉冲。hTSHR289 His 组 T₄升高更明显，都伴有甲状腺上皮细胞增生，TSAb 可持续存在 8 个月。

模型特点 质粒 DNA 较易注射入肌肉组织，释放的蛋白也可以快速进入血液循环，诱导机体产生体液免疫和细胞免疫，携带 TSHR 的载体稳定性好、容易保存，免疫的效果可维持较长的时间。肌内注射表达人 TSHR 质粒还可以用于免疫不同种类的实验鼠。但不同的注射途径所引发的免疫反应也有所差异。

（五）腺病毒免疫模型

原理与方法　表达 TSHR 的腺病毒免疫分为表达全长 TSHR 的腺病毒免疫和表达 TSHR-A 亚单位的腺病毒免疫两种。

1. 表达全长 TSHR 的腺病毒免疫

表达全长 TSHR 的腺病毒免疫是通过注射表达人类全长 TSHR 的腺病毒免疫小鼠来复制模型的。Nagayama 等构建了编码 TSHR 全长的腺病毒载体，肌内注射 BALB/c（H-2d）等品系的小鼠，每隔 3 周免疫 1 次，共免疫 3 次，8 周后结果发现 BALB/c 小鼠中 50%产生 TSAb 及甲状腺毒症。

2. 表达 TSHR-A 亚单位的腺病毒免疫

表达 TSHR-A 亚单位的腺病毒免疫是具有 7 个跨膜结构的糖蛋白受体，经分子内裂解去除 C 肽后，形成细胞表面的 A 亚单位和跨膜的 B 亚单位。A 亚单位是外部结构域，主要参与配体（TSH 和 TRAb）结合；B 亚单位包括膜内段和胞内段，参与甲状腺细胞生长的激活和甲状腺激素的合成与分泌。具有免疫原性的 TSHR-A 亚单位进入机体是诱发自身免疫产生 TRAb 的关键。TSHR-A 亚单位较全长 TSHR 在甲亢自身免疫反应的启动和增强过程中发挥更重要的作用。采用含有 TSHR-A 亚单位的重组腺病毒，对 BALB/c 小鼠进行胫前肌内注射免疫，目前以 TSHR-A 亚单位的重组腺病毒（adenovirus expressing the a subunit of the thyrotropin receptor，Ad-TSHR-289）构建甲亢模型大多采用的免疫方案是 10 周免疫法，即对 BALB/c 雌性小鼠每隔 3 周肌内注射一次重组腺病毒，并于第 3 次免疫后 4 周检测或用药。该模型持续时间可达 18 周，而 10 周为维持格雷夫斯病疾病特征的最佳时段。目前甲亢造模大多采用的 Ad-TSHR-289 滴度在 $10^7 \sim 10^{11}$PFU/mL 不等，造模时采用不同的病毒滴度对造模的成功率以及动物模型的吻合度都有一定的影响。另外，研究发现动物的遗传背景决定产生 TSAb 的易感性，BALB/c 小鼠对甲亢易感，其中雌性较雄性更为易感。

模型特点　腺病毒载体因具有宿主范围广、装载容量大、可在宿主细胞内大量增殖等优点，被作为载体广泛应用于科学研究，以 Ad-TSHR289 腺病毒重复免疫 BALB/c 雌性小鼠构建甲亢模型兼具有甲亢的内分泌学特征、免疫学特征（有活性的 TRAb 增高）、组织学特征（甲状腺上皮细胞增生）和甲状腺毒症的临床表现（食欲增加、体重下降、眼征表现等），具有成模率高、重复性及稳定性好的优势，是目前使用较为广泛的模型。缺点是，此种造模方法过程烦琐且周期较长，需借助细胞培养技术才能大量表达获得，并且此造模方法对动物有一定的局限性。

（六）甲状腺球蛋白免疫模型

原理与方法　小鼠 8 周龄时给予猪甲状腺球蛋白 50μg/鼠+弗氏佐剂腹股沟皮下注射进行初次免疫，10 岁周龄时给予相同剂量加强免疫 1 次，之后每周相同剂量加强免疫 1

次，共 8 次。主要组织相容性复合体（MHC）Ⅱ类分子异常表达引发级联反应，TSHR 的抗原呈递作用诱导 TSAb 与 TSHR 结合，刺激甲状腺上皮细胞增生。

模型特点　建模成功率和建模机制有待进一步研究，但从摄碘率、TgAb 等检测指标上看，该方法具有一定优势，所以此模型可能成为甲亢发病机制和治疗途径探索研究发展的新趋势。

（七）单克隆抗体模型

原理与方法　通过人工被动免疫的方式给小鼠注射单克隆抗体亦可激动 TSHR 建立抗体介导的急慢性甲亢模型。用具有 TSHR 激动活性的仓鼠单克隆抗体 MS-1 给 CBA/J 小鼠腹腔注射，将分泌 MS-1 的杂交瘤细胞转移至裸鼠腹腔内，可在 2 周后建立慢性模型，其甲状腺功能亢进症发生率与 MS-1 浓度呈负相关。若应用更为高效的单克隆抗体 IRI-SAb2、IRI-SAb3 免疫 NMRI 小鼠，甲状腺功能亢进发生率可达到 100%。

模型特点　此模型准确性较好，可控性高，但药效学及毒性尚不清楚，可能存在严重的副作用。

二、基因修饰甲亢动物模型

将 Tg-mTSHR-289 显微注射进小鼠的卵母细胞中，在其染色体基因组内稳定整合，生成带有鼠-TSHR-A 亚基转基因的小鼠，并遗传给后代表现出持久的自身免疫反应，但 TSAb 活性较弱，传代后甲亢的发生率还有待研究。

第七节　甲状腺功能减退症动物模型

甲状腺功能减退症（hypothyroidism），简称"甲减"，是由于甲状腺激素合成和分泌减少或外周组织作用减弱导致的机体代谢减低综合征。甲状腺是人体最大的内分泌腺，其分泌的甲状腺激素在人体生长发育及物质能量代谢中发挥重要作用。本病以代谢率减低和交感神经兴奋性下降为主要特征，主要表现为体温偏低、反应迟钝、精神萎靡、皮肤干燥、粗糙、毛发稀疏等。根据发病时间的不同，甲减可分为先天性甲减和后天获得性甲减，先天性甲减最常见的原因是甲状腺发育不良以及参与甲状腺球蛋白、甲状腺激素或其受体生物合成酶的突变。根据病因的不同，甲减可分为原发性甲减、继发性甲减、消耗性甲减和甲状腺激素抵抗综合征。其中原发性甲减最常见，占全部甲减的 99%，是指由于甲状腺本身病变导致的甲减，其中碘缺乏、自身免疫性甲状腺炎、甲状腺手术和甲亢 [131]I 治疗是导致原发性甲减的主要原因；继发性甲减，又称中枢性甲减，是指由于下丘脑或垂体病变引起的促甲状腺激素释放激素（thyrotropin-releasing hormone，TRH）或 TSH 合成和分泌减少所致的甲减。根据病情的严重程度，又可分为临床甲减和亚临床甲减。

目前，制作甲减动物模型的实验动物多选用大鼠、小鼠，主要原因是大鼠和小鼠的甲状腺功能以及下丘脑-垂体-甲状腺轴与人类基本相似，分布广、繁殖快、易于饲养管理，对大鼠进行给药、采血、手术等操作比较方便，小鼠基因与人类基因的同源性在 90% 以上，基因容易操纵。甲减动物模型的建立主要包括以下 5 种类别：低碘饮食诱导甲减动物模型、化学诱导甲减动物模型、甲状腺切除术致甲减动物模型、自发性甲减动物模型和基因修饰甲减动物模型。

一、低碘饮食诱导甲减动物模型

🎯 **原理与方法**　碘是一种微量元素，是合成甲状腺激素（thyroid hormone，TH）的主要原料之一，饮食摄入的碘经小肠吸收后，绝大部分积聚在甲状腺。碘缺乏早期，机体通过启动下丘脑-垂体-甲状腺轴的神经内分泌调节和甲状腺自身调节，可形成一定程度的代偿，但长期碘缺乏将使机体进入失代偿状态，即使甲状腺通过刺激增强其摄碘能力，也不能代偿碘的严重缺乏，从而导致甲状腺功能减退。啮齿类动物正常饮食中碘含量应为 $0.4\sim1\mu g/g$，以保证 $5\sim10\mu g/d$ 的正常碘摄入量。通过降低饮食中的碘含量（$<0.02\mu g/g$），可将碘摄入量降低至 $0.2\sim0.4\mu g/d$。方法为选择大鼠或 BALB/c 小鼠，给予动物由重度缺碘地区粮食配制的饲料（碘含量为 $42\mu g/kg$）或低碘饲料（碘含量为 $20\sim40\mu g/kg$）喂养，对照组予标准饲料（碘含量为 $200\sim300\mu g/kg$）喂养，持续 24 周，可减少甲状腺激素的合成，即 T_3 和 T_4 合成减少，TSH 水平显著升高，提示甲减模型建立成功。另外，选取 Wistar 大鼠，雌雄同笼饲养，母鼠受孕后喂养缺碘饲料，可导致子代出现先天性甲状腺功能减退，同时可出现运动、认知功能障碍。

🔧 **模型特点**　低碘诱导甲减模型方法较简便，成功率较高，但特定的低碘饲料所需费用高且难以获得，长期饲养成本高。该方法同时可引起弥漫性增生性甲状腺肿，较好地模拟了饮食中缺碘引起原发性甲减的自然病程，适用于碘缺乏病的研究。应注意的是，饲料不能完全除碘，因为绝对不含碘的饲料会直接影响实验动物的正常发育及器官功能，甚至导致其无法存活。

二、化学诱导甲减动物模型

（一）抗甲状腺药物诱导的甲减模型

I^- 通过 Na^+/I^- 转运体（NIS）主动进入甲状腺滤泡细胞后，在甲状腺过氧化物酶作用下，迅速氧化和有机化，变成活性碘，然后经碘化酶作用，与甲状腺球蛋白中的酪氨酸残基结合形成一碘酪氨酸甲状腺激素（monoiodotyrosine，MIT）和二碘酪氨酸甲状腺激素（diiodotyrosine，DIT），在缩合酶的作用下，一个 MIT 和一个 DIT 缩合形成 T_3，两个 DIT 缩合形成 T_4，并与甲状腺球蛋白结合，以胶质的形式储存于甲状腺滤泡腔中。甲状腺受到 TSH 的作用，释放甲状腺激素时，腺上皮细胞先通过吞饮作用把滤泡腔内的甲状腺球蛋白吞入腺细胞，在溶酶体蛋白水解酶的作用下，TH 与甲状腺球蛋白分解，T_3 和 T_4 分泌入血。T_4 全部由甲状腺分泌，T_3 仅 20% 由甲状腺分泌，其余 80% 在肝脏、肾脏等外周组织中由 T_4 在 5'-脱碘酶的作用下脱碘转化而来。抗甲状腺药物主要抑制甲状腺激素的合成而不是抑制其释放，并不能使甲状腺或血液循环中已有的 T_4 和 T_3 失去活性，也不能干扰通过口服或注射进入体内的甲状腺激素的作用。因此，甲状腺激素在循环中浓度的下降需在用药后 2～4 周才能体现。常用的化学药物包括丙硫氧嘧啶、甲巯咪唑、高氯酸钠。

1. 丙硫氧嘧啶诱导的甲减动物模型

原理与方法 丙硫氧嘧啶（propylthiouracil，PTU）为硫脲类抗甲状腺药物，易溶于水，PTU 通过抑制过氧化物酶活性，抑制甲状腺中碘的活化，干扰碘与甲状腺球蛋白中酪氨酸残基的偶联，从而抑制甲状腺激素合成。PTU 还可在外周组织中抑制 5'-脱碘酶活性，从而抑制 T_4 向 T_3 转换。可采用灌胃、溶入饮用水的方式饲喂 PTU。方法如大鼠灌胃 10mg/kg 0.1% PTU，每日 1 次，持续 2～4 周，或喂养含 0.05% PTU 的饮用水 6 周，大鼠可出现活动迟缓、反应迟钝，血清 T_3、T_4 水平降低，TSH 水平升高。但停用 PTU 后，随着药物在体内逐渐消除，大鼠甲状腺功能可恢复正常，为维持甲状腺功能低下状态，造模成功后应继续给予 PTU，方法与剂量不变，但改为隔日 1 次给药。Wistar 孕鼠自受孕后第 15 日起灌胃给予 2% PTU 溶液 1.5ml，每日 1 次，仔鼠可出现体重增加缓慢，体形小，行动迟缓，反应迟钝，为先天性甲减模型。

2. 甲巯咪唑诱导的甲减动物模型

原理与方法 甲巯咪唑（methlimazole，MMI）属于咪唑类抗甲状腺药物，又称他巴唑，可抑制甲状腺过氧化物，从而抑制碘的活化，并与碘分子（I_2）结合形成稳定的 I-MMI，破坏酪氨酸残基的碘化，从而抑制甲状腺激素合成。方法如大鼠灌胃 60mg/kg 甲巯咪唑，每日 1 次，持续 12 周即可成模。或孕鼠受孕后第 5～6d 起于饮用 0.02% MMI 水溶液，所获得的后代为先天性甲减鼠，表现出仔鼠体重增加缓慢，体形小，尾短，睁眼晚，长毛时间晚且稀疏，行动迟缓，反应迟钝，血清 T_3、T_4 明显降低，TSH 明显升高。

3. 高氯酸钠诱导的甲减动物模型

原理与方法 高氯酸钠（$NaClO_4$）中的 ClO_4^- 与 I^- 竞争性结合甲状腺细胞的钠碘转运体，造成甲状腺摄碘障碍，抑制甲状腺激素合成。方法为大鼠给予 0.5% $NaClO_4$ 饮用水 4 周后，可见大鼠进食减少，活动减少，对环境反应淡漠，血清 T_3、T_4 明显降低，TSH 水平升高，提示成模。或通过给予给受孕 3 日后的大鼠含 1% $NaClO_4$ 的饮用水，可建立仔鼠先天性甲减模型。

模型特点 以上药物诱导甲减模型方法操作简单，成功率高，是最常用的造模方法。该类模型模拟了临床上甲亢患者用药过量引起的原发性甲减。另外，甲巯咪唑在妊娠期间可 100% 通过胎盘屏障，在不受母体甲状腺状况的影响直接作用于胎儿。同时因抗甲状腺药物具有亲水性，可渗透皮肤黏膜，技术人员应做好防护措施。

（二）放射性同位素碘（^{131}I）诱导甲减动物模型

原理与方法 ^{131}I 可治疗甲状腺功能亢进症（简称甲亢），但治疗后甲减的发生率较高。因此，用 ^{131}I 破坏甲状腺滤泡细胞，使 TH 分泌减少而致甲减模型。方法为 Wistar

大鼠，予腹腔注射 ^{131}I-碘化钠，每只 300μCi，1～2 个月后可见甲状腺组织的正常滤泡结构消失，甲状腺细胞坏死样变、基质水肿、出现炎症细胞浸润。^{131}I 可在不影响孕鼠妊娠周期的情况下，诱导先天性甲减模型，即给予孕鼠肌内注射 ^{131}I，每只 150μCi，子代鼠可出现生长迟缓，甲状腺重量减轻，为了减少放射性同位素对胚胎和卵巢的直接影响，多采取肌内注射。由于滤泡旁细胞（C 细胞）位于甲状腺滤泡细胞附近，可导致 C 细胞数量减少，降钙素缺乏，影响钙稳态，需观察血钙水平。

模型特点 ^{131}I 诱导甲减动物模型可模拟 ^{131}I 治疗甲亢时所致的甲减，^{131}I 所引起的生物辐射效应是长效反应，其优势在于小剂量放射性碘也可导致持续性的甲状腺功能减退。由于放射性同位素存在辐射污染，研究人员有暴露风险，放射性同位素的处理需要获得特殊许可，因此，对设备、技术要求高，难度大，使用较少。^{131}I 诱导甲减动物模型主要用于研究 ^{131}I 对甲状腺组织的影响，是研究 ^{131}I 治疗甲亢的实验基础。

三、甲状腺切除术致甲减动物模型

原理与方法 通过切除双侧甲状腺，彻底清除循环中的甲状腺激素，使甲状腺激素出现持续的缺乏。方法为将大鼠双侧甲状腺切除，术后给大鼠饮水中添加 0.1%葡萄糖酸钙溶液，防止出现低钙血症。术后 10d，可见大鼠血清 T_3、T_4 水平降低，TSH 浓度升高，提示甲减动物模型建立成功。

模型特点 甲状腺全切手术能迅速清除循环中的甲状腺激素，出现持续的甲状腺激素缺乏，可模拟实际临床中术后出现的甲状腺功能减退症。但该方法具有侵入性，由于解剖学特征，手术容易损伤甲状旁腺和滤泡旁细胞（C 细胞），导致甲状旁腺激素和降钙素分泌异常，从而影响钙稳态，导致血钙降低。该方法对手术技巧要求高，需尽量将甲状腺组织全部切除，若甲状腺组织残留较多会导致造模失败。

四、自发性甲减动物模型

（一）DUOX2 基因突变小鼠

甲状腺激素的合成过程中，甲状腺球蛋白的碘化反应需要甲状腺过氧化物酶的催化和过氧化氢的参与，而过氧化氢的形成需要双氧化酶（dual oxidase，DUOX）。小鼠 DUOX2 基因第 16 外显子中的硫胺素-鸟嘌呤碱基位点发生突变（T＞G），导致蛋白质分子肽链 674（V674G）位点的缬氨酸被甘氨酸替代，影响甲状腺激素的合成。DUOX2 基因突变小鼠主要表现为体重明显减轻，甲状腺肿大，仅含少量正常滤泡，血清 T_3、T_4 水平降低，TSH 水平升高。该模型可用于甲状腺激素的合成、先天性甲减发病机制的研究。同时，DUOX2 基因突变不仅影响甲状腺激素的合成，还可引起垂体发育不良及耳蜗发育迟缓，出现听力受损。

（二）Pax8 基因缺失鼠

甲状腺由两个不同的胚胎系统发育而来，滤泡细胞和滤泡旁细胞分别来自内胚层和神经嵴。成对盒转录因子 Pax8（paired box gene 8）是甲状腺滤泡结构发育所必需的基因，Pax8 基因缺失鼠先天性无甲状腺，无法产生甲状腺激素。Pax8 基因缺失小鼠在出生时表现正常，但离乳后生长发育严重迟缓，甚至无法存活。

（三）Rdw 小鼠

Rdw 鼠是一种新的侏儒突变体，是 dwarf 小鼠突变后的新品种。在发育过程中生长激素（growth hormone，GH）浓度降低，同时甲状腺出现明显萎缩，血清 T_3、T_4 浓度降低，TSH 浓度明显升高，可作为先天突变性甲减模型。

五、基因修饰甲减动物模型

5% 的甲状腺功能减退症是由 TSH 受体或与甲状腺发育相关的转录因子（如 TTF1、PAX8 等）编码基因突变造成的。转基因动物是通过基因工程的手段对动物基因组进行人为的修饰或改造，并通过动物育种技术使这些经过修饰改造过的基因在动物世代间得以遗传和表现。因此，可通过在动物基因组的特定位点引入特定的基因突变激发甲状腺功能减退症。转基因模型的优点是发病率为 100%，耗时短，其缺点为操作过程复杂、技术性强、成本高，阳性结果重复性较差。本模型多用于研究与某些特定基因缺失有关的机制。该方法主要选取小鼠作为实验动物，主要包括以下 3 种转基因模型。

（一）DHTP/B6 小鼠

甲状腺特异性转录因子 1（thyroid-specific transcription factor 1，TITF-1）和 PAX8 与甲状腺的器官形成过程密切相关，在甲状腺器官形成的第二阶段，TITF1 和 PAX8 可调节甲状腺激素合成相关基因的表达，如甲状腺球蛋白基因、甲状腺过氧化物酶基因和 Na^+/I^- 转运体基因（NIS）。将不同转录因子（TITF1、PAX8）特异性基因突变的杂合子小鼠进行杂交，获得双杂合子小鼠，即 DHTP/B6 小鼠，转录因子 TITF1 和 PAX8 同时出现缺陷，可导致严重的甲状腺功能减退。DHTP/B6 小鼠可出现体重减轻，甲状腺发育不全，体积减小，甲状腺球蛋白产量减少，血清甲状腺激素水平降低，TSH 水平升高等症状。

（二）TRH-R1$^{-/-}$ 小鼠

TRH-R1 是垂体 TRH 靶细胞的唯一受体，通过同源重组技术设计打靶载体将小鼠基因中编码小鼠 TRH-R1 基因的外显子替换为 β-半乳糖苷基因和新霉素抗性基因，并转染给克隆的 NMRI 小鼠胚胎干细胞，通过抗生素选择法选择转染成功的胚胎干细胞，孕育为嵌合体。再将雄性嵌合体和雌性 NMRI 小鼠结合，通过稳定的种系传递，得到杂合体（TRH-R1$^{+/-}$）。杂合体再繁育一代后得到纯合子（TRH-R1$^{-/-}$）小鼠。将雄性纯合子小鼠与雌性 C57BL/6 小鼠杂交后产生的前五代用于实验研究。TRH-R1$^{-/-}$ 小鼠的垂体完全丧失 TRH 结合能力，T_3、T_4 水平降低，而 TSH 水平不低，可用于中枢性甲减的研究。

（三）PIT1 转录因子突变小鼠

垂体转录因子 PIT1（Pit1^{dw}）参与腺垂体细胞的发育，其中包括产生 TSH 的促甲状腺激素细胞，PIT1 转录因子突变小鼠的 Pit1 基因中存在一处失活错义突变。Pit1^{dw}突变小鼠可作为继发性甲状腺减退症动物模型，在 3 周龄和 6 周龄可出现明显的耳聋，于妊娠晚期持续口服甲状腺激素可有效预防听力障碍。

　　由于甲状腺功能减退症的病因复杂，目前的甲减模型还没有包括所有病因而建立的甲减，大多限于原发性甲减的研究，对于继发性甲减和 TSH 抵抗综合征的研究较少。目前，多数动物模型倾向于使用雄性动物，而调查结果显示，不同性别在甲减发病率上有显著性差异，因此，在两种性别的动物体上都能成功复制甲减模型才更有说服力。由于研究目的、造模方法、观察指标不同，在给药途径、用药剂量、造模时间上存在较大差异，因此研究者需根据不同的实验目的选用理想的甲减动物模型。

参 考 文 献

林晓斐. 2015. 《中国居民营养与慢性病状况报告（2015 年）》发布[J]. 上海医药，13：79.

Choi JY，McGregor RA，Kwon EY，et al. 2016. The metabolic response to a high-fat diet reveals obesity-prone and -resistant phenotypes in mice with distinct mRNA-seq transcriptome profiles[J]. Int J Obes（Lond），40（9）：1452-1460.

Ghaben AL，Scherer PE. 2019. Adipogenesis and metabolic health[J]. Nat Rev Mol Cell Biol，20（4）：242-258.

Gual-Grau A，Guirro M，Mayneris-Perxachs J，et al. 2019. Impact of different hypercaloric diets on obesity features in rats：a metagenomics and metabolomics integrative approach[J]. J Nutr Biochem，71：122-131.

Kano S，Doi M. 2006. NO-1886（ibrolipim），a lipoprotein lipase-promoting agent，accelerates the expression of UCP3 messenger RNA and ameliorates obesity in ovariectomized rats[J]. Metabolism，55（2）：151-158.

Kwon EY，Choi MS. 2018. Luteolin targets the toll-like receptor signaling pathway in prevention of hepatic and adipocyte fibrosis and insulin resistance in diet-induced obese mice[J]. Nutrients，10（10）.pii：E1415.

Landgraf K，Schuster S，Meusel A，et al. 2017. Short-term overfeeding of zebrafish with normal or high-fat diet as a model for the development of metabolically healthy versus unhealthy obesity[J]. BMC Physiol，17（1）：1-10.

Levelt E，Pavlides M，Banerjee R，et al. 2016. Ectopic and visceral fat deposition in lean and obese patients with type 2 diabetes[J]. J Am Coll Cardiol，68（1）：53-63.

Li SJ，Liu CH，Chang CW，et al. 2015. Development of a dietary-induced metabolic syndrome model using miniature pigs involvement of AMPK and SIRT1[J]. Eur J Clin Invest，45（1）：70-80.

Li SJ，Liu CH，Chu HP，et al. 2017. The high-fat diet induces myocardial fibrosis in the metabolically healthy obese minipigs-the role of ER stress and oxidative stress[J]. Clin Nutr，36（3）：760-767.

Liou CJ，Dai YW，Wang CL，et al. 2019. Maslinic acid protects against obesity-induced nonalcoholic fatty liver disease in mice through regulation of the Sirt1/AMPK signaling pathway[J]. FASEB J，33（11）：11791-11803.

Lutz T A，Woods S C. 2012. Overview of animal models of obesity[J]. Current protocols in pharmacology，58（1）：5-61.

Matthan NR，Solano-Aguilar G，Meng H，et al. 2018. The ossabaw pig is a suitable translational model to evaluate dietary patterns and coronary artery disease risk[J]. J Nutr，148（4）：542-551.

Montgomery MK，Hallahan NL，Brown SH，et al. 2013. Mouse strain-dependent variation in obesity and glucose homeostasis in response to high-fat feeding[J]. Diabetologia，56（5）：1129-1139.

NCD Risk Factor Collaboration（NCD-RisC）. 2016. Trends in adult body-mass index in 200 countries from 1975 to 2014：a pooled analysis of 1698 population-based measurement studies with 19·2 million participants[J]. Lancet，387（10026）：1377-1396.

Ng M，Fleming T，Robinson M，et al. 2014. Global，regional，and national prevalence of overweight and obesity in children and adults during 1980-2013：a systematic analysis for the Global Burden of Disease Study 2013[J]. Lancet，384（9945）：766-781.

Noguchi T，Makino S，Shinahara M，et al. 2013. Effects of gold thioglucose treatment on central corticotrophin-releasing hormone systems in mice[J]. J Neuroendocrinol，25（4）：340-349.

Pintana H，Pratchayasakul W，Sa-Nguanmoo P，et al. 2016. Testosterone deprivation has neither additive nor synergistic effects with obesity on the cognitive impairment in orchiectomized and/or obese male rats[J]. Metabolism，65（2）：54-67.

Torrezan R，Malta A，de Souza Rodrigues WDN，et al. 2019. Monosodium l-glutamate-obesity onset is associated with disruption of central control of the hypothalamic-pituitary-adrenal axis and autonomic nervous system[J]. J Neuroendocrinol，31（6）：e12717.

Van der Klaauw A，Farooqi I. 2015. The hunger genes：pathways to obesity[J]. Cell，161（1）：119-132.

第九章

免疫系统疾病动物模型

高尿酸血症、系统性红斑狼疮、类风湿关节炎等风湿性疾病常以关节的表现和演变为切入点，兼顾多系统表现，均以炎症和自身免疫反应为病理基础，故又统称为自身免疫性疾病。尽管目前临床上对自身免疫性风湿病的诊断和治疗均取得了较大进展，但由于自身免疫性疾病的复杂性和异质性，仍然面临许多瓶颈问题。例如，生物制剂在类风湿关节炎等炎症性关节病中取得成功，但其对系统性红斑狼疮的治疗面临困境。动物模型对于阐明这类疾病的发病机制、寻找治疗药物至关重要。本章将主要介绍这三类常见的自身免疫性疾病的动物模型构建方法、制作原理和模型特点。

第一节　高尿酸血症动物模型

高尿酸血症（hyperuricemia，HUA）是一种风湿免疫系统疾病，在正常嘌呤饮食状态下，非同日两次空腹血尿酸水平男性高于 $420\mu mol/L$，女性高于 $360\mu mol/L$，即称为高尿酸血症。临床表现可无症状，由于尿酸的水溶性较差，血尿酸超过其溶解度时会形成结晶，沉积于关节、肾脏等处，引起关节炎症、痛风和肾损害。同时，高尿酸血症还可引起内分泌、心脑血管并发症的发生，是导致慢性肾脏病、心脑血管疾病和代谢性疾病发生与发展的独立危险因素。我国高尿酸血症的患病率逐年增高，并呈年轻化趋势。

体内尿酸（uric acid，UA）生成过多或排泄过少是导致高尿酸血症的主要病因，由于人体内尿酸氧化酶基因的失活，机体内嘌呤核苷酸在生成尿酸后不能进一步被分解排出体外，尿酸成为终末代谢产物，因此嘌呤代谢紊乱可导致高尿酸血症。高尿酸血症分为原发性和继发性两类，原发性高尿酸血症多由先天嘌呤代谢紊乱引起，如多基因遗传病或因两种先天遗传的酶缺陷，即次黄嘌呤鸟嘌呤磷酸核糖基转移酶（hypoxanthine-guanine phosphoribosyl transferase，HGPRT）缺乏和磷酸核糖基焦磷酸（phosphoribosyl pyrophosphate，PRPP）活性过高，常伴随肥胖、糖代谢紊乱、高血压或其他遗传性疾病。继发性高尿酸血症多由饮食不均衡（如高嘌呤饮食）导致。此外，某些系统性疾病（如各种血液病、恶性肿瘤、慢性中毒）或使用某些药物（如氯沙坦钾、丙磺舒）导致尿酸排泄减少，并阻碍肾小管重吸收。

目前高尿酸血症造模动物主要有啮齿类和禽类，啮齿类主要为大小鼠，禽类主要为鸡和鹌鹑。但大多数啮齿类动物体内存在尿酸氧化酶，可将尿酸分解为尿囊素排出体外，这与人类尿酸代谢区别较大；而禽类的尿酸生成与代谢和人类相似，如在高蛋白饮食时会产生嘌呤类化合物；且禽类同人类一样缺乏尿酸氧化酶，嘌呤的最终代谢产物为尿酸，能较确切地反映体内嘌呤核苷酸的代谢水平，并且具有高尿酸血症水平持续稳定的优点，缺点是禽类与人类的种属相差较大。另外，性别选择方面，雌性动物因激素分泌波动，个体之间的血尿酸正常值波动较大，故一般选用雄性动物。根据高尿酸血症的病因和发生机制，目前主要有以下几种高尿酸血症动物模型。

一、增加尿酸来源的高尿酸血症动物模型

人体内的尿酸来源主要分为两个途径：其一为内源性，即体内的氨基酸、核苷酸及其他小分子化合物合成尿酸或核酸经过"腺嘌呤（adenine）核苷→肌苷→次黄嘌呤（hypoxanthine，HX）→黄嘌呤（xanthine）→尿酸"的分解代谢过程产生尿酸，约占体内总尿酸来源的 80%；其二为外源性，指尿酸是从富含嘌呤或核蛋白的食物中核苷酸分解而来，约占体内总尿酸来源的 20%。对高尿酸血症的发生来说，内源性代谢紊乱较外源性因素更重要。因此，摄入高嘌呤、高蛋白食物或尿酸前体物质（如腺嘌呤、次黄嘌呤、黄嘌呤），可以增加黄嘌呤氧化酶（xanthine oxidase，XOD）的活性，促进尿酸的产生，或通过直接摄入尿酸，获得高尿酸血症模型。

（一）尿酸诱导的高尿酸血症动物模型

原理与方法 利用尿酸直接给动物灌胃、腹腔注射或饲喂等方法提高血尿酸浓度，建立高尿酸血症模型。方法如小鼠腹腔注射尿酸，可使血尿酸在短时间内达高峰，且高尿酸血症维持 4h 以上；也可用鹌鹑灌胃尿酸，可获得长期稳定的动物模型。

模型特点 啮齿类动物体内存在尿酸氧化酶，在一定时间内可分解尿酸，故尿酸腹腔注射不能形成持续稳定的高尿酸血症，模型维持时间较短，只适用于抗高尿酸血症药物的筛选实验。而鹌鹑采用尿酸灌胃形成的高尿酸血症模型与人类尿酸代谢机制相似，且模型肾功能、体重不降低并且不造成动物肾损伤，相对较为安全。

（二）酵母诱导的高尿酸血症动物模型

原理与方法 酵母中富含维生素 B、核酸和蛋白质，大量摄入酵母后会提高体内的黄嘌呤氧化酶的活性，干扰体内正常的嘌呤代谢，致使体内嘌呤代谢紊乱，导致尿酸的生成量增加。方法如大小鼠灌胃酵母膏连续 1~2 周即可，或鹌鹑饲料中添加酵母粉，可获得稳定、持续时间较长的模型。

模型特点 此类模型模拟了人类高蛋白饮食诱发的高尿酸血症，但单纯用酵母膏饲喂小鼠的方法存在模型不稳定、不持久的问题，对剂量和周期要求较为严格，因此可与其他造模方法联合使用。而酵母诱导的鹌鹑高尿酸血症较为稳定，模型简便，造模成本较低，可用于筛选降尿酸药物的疗效以及高尿酸血症发病机制的研究。

（三）高蛋白饲料诱导的高尿酸血症动物模型

原理与方法 蛋白水解后的核酸在降解过程中能产生嘌呤类化合物而生成尿酸，

大量摄入高嘌呤、高蛋白的饮食会引起嘌呤代谢紊乱，最终导致尿酸水平升高。高蛋白饲料诱导高尿酸血症模型动物首选罗曼蛋鸡，在其产蛋日龄前喂食高蛋白、高钙饲料并限制进水量，可成功制备高尿酸血症模型。

　　模型特点　高蛋白高钙饲料所制备的高尿酸血症模型与人类高尿酸血症代谢水平机制相似。且高尿酸血症维持时间较长，肾损害轻微，但该模型存在实验室饲养困难和指标测定等问题，故存在一定的局限性。此外，该模型可出现鸡跖关节周径明显增大，故常应用于高尿酸血症引起的痛风性关节炎的研究。

（四）果糖诱导的高尿酸血症动物模型

　　原理与方法　果糖诱导高尿酸血症主要通过两种途径。第一种是增加尿酸生成：果糖进入肝细胞后，在果糖激酶的作用下迅速被磷酸化，导致细胞内 ATP 耗竭，嘌呤代谢酶活性增加，从而导致尿酸升高；另一种是抑制尿酸排泄：摄入过多果糖可增加体内乳酸的生成量，由于乳酸与尿酸的相似性会竞争性地抢夺尿酸盐转运体 SLC2A9，进而抑制尿酸经肾排泄，在模型中呈现肾脏尿酸排泄降低的现象。这种模型的制备多用含果糖的饮用水或饲料喂养。

　　模型特点　果糖诱导的高尿酸模型常伴有高胰岛素血症、肾损害等情况，故常用于果糖制备合并代谢综合征的高尿酸血症模型。

（五）高胆固醇脂肪乳剂诱导的高尿酸血症动物模型

　　原理与方法　过量脂肪摄入可使体内胆固醇和低密度脂蛋白水平升高，促进嘌呤核苷酸的从头合成，导致尿酸产生增加和排泄减少。同时，高胆固醇水平还可引起氧化应激，进而促进尿酸生成，导致血尿酸水平升高。方法为给予大鼠高胆固醇脂肪乳剂灌胃，确定高尿酸血症造模成功后，停止给药，恢复正常喂食。

　　模型特点　成模两周后血尿酸仍处于较高水平，高胆固醇脂肪乳剂可诱导较稳定持久的大鼠高尿酸血症模型。高脂乳剂灌胃法更适用于脂质代谢异常引起高尿酸血症的研究。

（六）腺嘌呤诱导的高尿酸血症动物模型

　　原理与方法　腺嘌呤可通过两种途径致使血尿酸升高：第一种是腺嘌呤为一种含氮杂环嘌呤类化合物，是尿酸生成的前体物质，给予腺嘌呤可以增强体内黄嘌呤氧化酶活性以及促进谷氨酰胺磷酸核糖基焦磷酸酰胺基转移酶的合成，加快尿酸的生成；第二种是当腺嘌呤大剂量使用时，可与黄嘌呤氧化酶作用产生极难溶于水的 2,8-二羟基腺嘌呤，在转化后沉淀形成结晶，堵塞肾小管，造成肾功能损害，抑制尿酸排泄，导致血尿酸升高。腺嘌呤造模方法主要包括饲料添加法和灌胃法。

　　模型特点　腺嘌呤的造模给药剂量差异较大，这可能与腺嘌呤的来源、动物种属、给药途径的不同等因素相关。腺嘌呤复合物沉积于肾小管及间质引起堵塞，类似于临床上肾后性梗阻形成的慢性肾衰竭，用于高尿酸血症引起的肾间质纤维化、慢性间质性肾炎等肾损伤的研究。腺嘌呤饲喂小鼠的造模时间长，肾损害严重，更适用于复制慢性肾脏病模型，但饲喂法腺嘌呤摄入量无法控制，动物死亡率较高。而腺嘌呤饲料饲喂禽类得到的模型不造成动物肾脏损伤,较为安全。与饲料喂养不同,短期内腺嘌呤灌胃法的给药量更精准,动物血尿酸水平较稳定。

(七)次黄嘌呤诱导的高尿酸血症动物模型

原理与方法　次黄嘌呤在黄嘌呤氧化酶的作用下生成黄嘌呤,黄嘌呤最终转化形成尿酸。造模方法多为次黄嘌呤腹腔注射一次造成急性高尿酸血症模型或次黄嘌呤灌胃。

模型特点　腹腔注射次黄嘌呤造模需达到 1000mg/kg 血尿酸值方可升高,低于该剂量对血尿酸的影响很小。此方法形成高尿酸血症迅速,持续时间短,与临床病因有很大差别,不能进一步探讨高尿酸血症发病机制,仅可用于观察药物预防性治疗效果。

二、减少尿酸去路的高尿酸血症动物模型

(一)氧嗪酸及氧嗪酸盐诱导的高尿酸血症动物模型

原理与方法　氧嗪酸属三氮杂苯类化合物,其结构与尿酸的嘌呤环有类似之处,可竞争性地与尿酸氧化酶结合,从而抑制啮齿类动物体内尿酸氧化酶的活性,降低尿酸的转化。氧嗪酸钾诱导的高尿酸血症模型主要通过灌胃、腹腔注射、饲喂、皮下注射等方法进行造模。

模型特点　腹腔注射氧嗪酸钾多为短效模型,常用于药理药效研究,连续多日进行氧嗪酸钾腹腔注射也可成功制备高尿酸血症模型。然而因氧嗪酸钾不溶于水,制成混悬液后给注射带来困难,且慢性模型的建立需要每日造模,长期腹腔注射很容易造成腹水、腹膜硬化等不良反应。模型动物易出现激惹状态,死亡率高。另外,采用氧嗪酸钾饲喂法造模必须连续给药,中途不能停药,否则造模效果会受到影响。氧嗪酸钾仅可抑制部分尿酸氧化酶的活性,因此所制备模型的尿酸升高程度较低,长期饲喂不会产生明显的肾损害,适用于研究不伴肾损害的原发性高尿酸血症。然而,由于饲喂氧嗪酸钾造模时间较长,模型动物后期进食减少,药物摄入不稳定。有研究表明,因氧嗪酸的代谢,抑制剂作用随时间延长而降低,氧嗪酸钾饲喂法所诱导的动物体内血尿酸水平在一日内并不稳定,可能夸大模型组与对照组之间血尿酸水平的差异。

(二)乙胺丁醇、烟酸、吡嗪酰胺诱导的高尿酸血症动物模型

原理与方法　临床应用中发现抗结核药乙胺丁醇和吡嗪酰胺和降脂药烟酸有能使服药者发生高尿酸血症,甚至诱发痛风的副作用。其原理是抑制尿酸分泌的转运体,抑制尿酸排泄,使得尿酸在体内蓄积,从而增加体内血尿酸。烟酸抑制尿酸排泄与抑制转运体 Slc22a13 有关。吡嗪酰胺的代谢产物吡嗪酸抑制了肾小管对尿酸的分泌,从而抑制肾脏的排泄使血尿酸升高。单纯使用乙胺丁醇、吡嗪酰胺和烟酸进行高尿酸血症模型制备的较少,多采用多种药物联合造模。

模型特点　由于乙胺丁醇和吡嗪酰胺属于抗结核药物,在探索抗结核药物引起高尿酸血症时,可选用乙胺丁醇和吡嗪酰胺作为造模药物,所建立的动物模型更符合临床需要。该造模方法的缺点是乙胺丁醇具有极强的肝毒性,可造成肝功的严重损害。同时,长

时间和大剂量使用乙胺丁醇、烟酸，模型血尿酸水平显著升高时伴肾损害明显。另外，该模型属于继发性高尿酸血症模型，与临床上的原发性高尿酸血症有较大差异。

三、多种方法联合造模的高尿酸血症动物模型

联合使用多种不同的机制方法同时造模，可以在升高模型动物血尿酸过程中起协同作用，常使用二联组合给药造模，具有缩短造模时间、延长模型维持时间、降低模型动物的肾功能损伤程度和死亡率，且也更接近人类高尿酸血症的发生机制和实际情况。但同时一些组织器官受高尿酸的影响可继发性病理改变。不同尿酸前体物质、尿酸氧化酶抑制剂的叠加使用，可根据研究目的选择性使用。联合造模的药物选择范围较广泛、方法多样、灵活性强，故在目前高尿酸血症的基础研究中使用较多。

（一）氧嗪酸钾+尿酸诱导的高尿酸血症动物模型

原理与方法　氧嗪酸钾为尿酸氧化酶抑制剂，在抑制尿酸氧化酶活性的同时补充外源性尿酸，在一定程度上消除了人类与动物在尿酸代谢上的主要差异。其造模方法多为腹腔注射氧嗪酸钾和尿酸，或将氧嗪酸钾与尿酸加入饲料中饲喂。

模型特点　此造模方法可导致较严重的肾损害，与人类的尿酸性肾病类似，因此可用于与尿酸性肾病有关的研究。

（二）腺嘌呤+乙胺丁醇诱导的高尿酸血症动物模型

原理与方法　腺嘌呤作为尿酸的前体物质可以促进尿酸生成，同时腺嘌呤和乙胺丁醇都有抑制尿酸排泄的能力，两者联合使用增加了尿酸在体内的蓄积。造模方法通常为腺嘌呤和乙胺丁醇联合灌胃。

模型特点　该模型虽然血尿酸升高很明显，但动物模型肾损害较大，且与临床上的原发性高尿酸血症有较大的差异。

（三）腺嘌呤+酵母诱导的高尿酸血症动物模型

原理与方法　腺嘌呤与酵母联合造模的原理是在补充尿酸前体物质、高蛋白高嘌呤饮食，增加尿酸生成的同时抑制尿酸的排泄，造模方法多用加入腺嘌呤、酵母干粉的饲料饲喂或使用腺嘌呤+酵母膏灌胃。

模型特点　此模型具有与人类高尿酸血症相符、模型稳定、重复性好等优点，有望成为研究高尿酸血症的理想动物模型。但腺嘌呤及其联合用药造模容易导致动物肾功能出现损伤，若剂量过大会导致模型动物死亡。有研究表明，此法连续造模两个月后模型动物会出现血尿酸水平降低，故认为该模型在造模后的 2 个月内可进行药物筛选。

（四）氧嗪酸钾+腺嘌呤诱导的高尿酸血症动物模型

原理与方法　大剂量的腺嘌呤加速合成尿酸，使得血中尿酸含量增高，氧嗪酸钾抑制尿酸氧化酶活性，阻断了体内尿酸的去路。

模型特点 氧嗪酸钾联合腺嘌呤能制备出尿酸稳定升高、类似于人类尿酸性肾病的高尿酸血症肾损害大鼠模型。

（五）其他联合造模的方法

原理与方法 常见的多种方法联合造模还包括氧嗪酸钾联合次黄嘌呤腹腔注射或灌胃、氧嗪酸钾腹腔注射联合酵母膏灌胃、氧嗪酸钾联合乙胺丁醇灌胃等。

模型特点 两药合用甚至三药合用的联合造模不仅能使高尿酸血症模型维持时间更长，血尿酸升高更明显，而且更接近人类高尿酸血症的发生机制和实际情况。但需注意的是，选择药物联用时种类不可过多，避免造成实验动物机体的巨大损害。

四、基因修饰的高尿酸血症模型

目前，利用基因修饰技术制备高尿酸血症的动物模型同样分为敲除尿酸氧化酶基因和抑制尿酸氧化酶排泄相关基因两大类。

（一）敲除尿酸氧化酶基因

鼠类因存在尿酸氧化酶基因，在造模时往往会出现高尿酸血症自行缓解的现象，与人类尿酸排泄机制差异较大。因此，敲除鼠类尿酸氧化酶基因可获得与人类更为相近的疾病模型。利用胚胎干细胞基因重组法破坏小鼠尿酸氧化酶基因，获得尿酸氧化酶缺乏基因缺陷小鼠，其尿酸可高于正常小鼠的 10 倍。也有用 TALEN（transcription activator-like effector nuclease）技术将 C57BL/6J 小鼠的尿酸氧化酶基因，采用风险更低的杂合子敲除后通过交配获得纯合子的方式，构建了自发性高尿酸血症动物模型。因此，通过胚胎干细胞同源性重组敲除尿酸氧化酶基因后，由于鼠尿酸氧化酶活性完全消除，使得动物体内尿酸水平极高，肾脏的负担持续加重，造成肾脏严重损害，半数以上的小鼠存活期不超过 4 周，故无法成为理想的动物模型。而利用 TALEN 技术敲除尿酸氧化酶基因后，该模型动物实现了 40%动物可存活 63 周的纪录，存活率及存活时间均显著提升，可以获得稳定的品系，通过配合高嘌呤饮食也可构建与人接近的高尿酸血症动物模型。

（二）抑制尿酸氧化酶排泄相关基因

ABCG2 基因是一种高容量尿酸分泌蛋白，在肾脏、小肠中均发挥尿酸分泌的作用。当肾功能异常，尿酸排泄受阻时 ABCG2 介导的肠道尿酸排泄占主要地位。抑制 ABCG2 的表达，能够减少尿酸在肠道的排泄。通过 ABCG2 基因同源重组技术得到 ABCG2 敲除小鼠。ABCG2 基因敲除小鼠未见明显的肾损伤，但其血尿酸水平只能升高到 179μmol/L 左右，需联合嘌呤或氧嗪酸钾共同造模，但这种模型与临床差异较大，不合适用来评价降尿酸药物。

第二节　系统性红斑狼疮动物模型

系统性红斑狼疮（systemic lupus erythematosus，SLE）是典型的慢性多系统、多脏器损害的自身免疫性疾病，以大量自身抗体及补体形成为特征，临床表现和严重程度各不相同，严重危害人类健康。系统性红斑狼疮多见于育龄女性，其发病机制尚不十分明确，遗传、环境和激素水平的相互作用导致机体免疫失调和对自身抗原的耐受性破坏，导致自身抗体产生、炎症介质形成和内脏器官破坏等。另外，该病病程反复，涉及全身各个系统，最易受累的是肾脏，患者血清中产生多种自身抗体，主要以抗核抗体（antinuclear antibody，ANA）、抗双链 DNA 抗体等多种自身抗体为代表。临床表现为长期低、中度发热，乏力，体重减轻，脸颊部蝶形红斑（皮肤最具特征性表现），关节疼痛等症状。

系统性红斑狼疮作为一种复杂的慢性疾病，由多种因素共同作用引起，涉及免疫紊乱、遗传学、荷尔蒙水平以及环境因素等。针对系统性红斑狼疮，目前并没有根治的药物或其他干预手段，尽管国内外研究学者开展了大量而深入的研究，系统性红斑狼疮发病的确切分子机制依然未被完全阐明。因此，系统性红斑狼疮动物模型对了解系统性红斑狼疮的发生、发展规律和防治策略起到了关键的作用。系统性红斑狼疮动物模型可分为诱发性系统性红斑狼疮动物模型、自发性系统性红斑狼疮动物模型、基因修饰系统性红斑狼疮动物模型三类，这三类模型能够较好地模拟人类系统性红斑狼疮发生、发展的过程，并各具特点。

一、诱发性系统性红斑狼疮动物模型

环境因素可能是诱发系统性红斑狼疮病变不可或缺的因素。近年来，已建立了多种由外源物质诱发的系统性红斑狼疮模型，如采用降植烷酸、活化淋巴细胞的染色质、同种异体肝细胞浆蛋白造模，其原理都是刺激动物产生异常、过度的免疫反应，主要特征为出现各种高滴度自身抗体和循环免疫复合物、免疫复合物型肾小球肾炎、关节炎以及皮肤损害等，均能够较好地模拟出系统性红斑狼疮的部分症状，尤其是用降植烷酸作为诱导物引起的狼疮病变具有更为广泛的模拟性，是一种认可度较高的模型，但存在诱发病变所需时间较长的缺点。

（一）降植烷酸诱导的系统性红斑狼疮小鼠模型

🎯 **原理与方法**　降植烷酸是从矿物油中提取的一种有机烷类物质，其作用机制与佐剂类似，可引起炎症和增强免疫反应。方法为小鼠腹腔注射降植烷后，降植烷酸油滴被单核巨噬细胞吞噬，T、B 淋巴细胞增殖聚集形成肉芽肿。T 细胞高度活化，B 细胞反应性增高，产生多种自身抗体。另一途径是降植烷酸通过线粒体损伤诱发细胞凋亡，产生的核抗原启动自身免疫反应。如 6~8 周龄雌性 BALB/c 小鼠一次性腹腔注射降植烷酸 0.5ml 即可。

🔷 **模型特点**　降植烷酸诱导的狼疮小鼠模型被认为是唯一可以模拟系统性红斑狼疮患者体内干扰素（IFN）过表达的小鼠模型。小鼠产生的病变与人类系统性红斑狼疮患者极其相似，包括滑膜增生、骨膜炎和边际侵蚀等类风湿关节炎症状，肾小球 IgG 复合物和补体 C3 复合物沉积、细胞增殖、蛋白尿等肾小球肾炎症状。降植烷酸诱导 1 个月后 40% 的小鼠开始出现抗双链 DNA 抗体，60% 的小鼠开始出现抗组蛋白抗体；2~3 个月后，50%~70% 的小鼠体内狼疮特异性自身抗体（如抗 Sm 抗体）开始显著上升。但需 6 个月才能诱发大部分小鼠病变的形成，诱导所需时间较长，其机制可能与免疫失调以及 I 型干扰素

IFN-α、β 的过度产生有关。

（二）活化淋巴细胞的染色质诱导的系统性红斑狼疮小鼠模型

原理与方法 用活化的近交系小鼠淋巴细胞染色质作为抗原免疫同系小鼠，可诱导宿主产生自身抗双链 DNA 抗体、抗核抗体等，抗原抗体复合物沉积于肾组织，引起免疫复合物性肾小球肾炎，类似于人类的狼疮肾炎。方法为无菌摘取 BALB/c 小鼠脾脏，用 ConA 活化脾细胞后提取染色质。将活性染色质 100μg（0.2ml）注射于 8 周龄 BALB/c 雌性小鼠。注射当天将染色质干粉和生理盐水及卡介苗制备混悬液，与等体积弗氏不完全佐剂（ICFA）混合乳化，卡介苗终浓度为 10g/L。第 14d 以染色质和 ICFA 乳化后免疫，第 21d 和第 28d 以染色质混悬液再次免疫。从注射后第 28d 起每周测 1 次尿蛋白，于第 84d 处死取肾脏和脾脏进行病理组织学检查。

模型特点 ConA 活化淋巴细胞的染色质免疫 BALB/c 小鼠能诱导系统性红斑狼疮样小鼠模型，其尿蛋白水平随造模后时间延长而逐渐升高，血清中自身抗体 ANA、抗双链 DNA 水平明显升高，肾脏病理呈现明显的间质性肾炎特征，与人类系统性红斑狼疮临床特征表现相似，发病率高，建立时间短，为系统性红斑狼疮发病机制和药物评价研究的良好动物模型。该模型较自发性系统性红斑狼疮小鼠模型在某些指标上仍存在一定差异，且在造模过程中仍有诸多不确定因素，如给药方法、时间、途径、剂量及部位等。

（三）同种异体肝细胞质总蛋白诱导的系统性红斑狼疮兔模型

原理与方法 用同种异体肝细胞质总蛋白免疫家兔，诱导兔产生各种自身抗体、肾功能异常及蛋白尿等表现，类似人的系统性红斑狼疮临床表现。无菌分离同种兔肝组织，提取肝细胞质总蛋白。分别于当天及第 1、2、4、6、8、10、12 周末耳缘静脉注射同种异体兔肝细胞质总蛋白 500μg（终质量浓度 1mg/ml）。

模型特点 用新西兰兔同种异体肝细胞质总蛋白免疫后，能出现抗双链 DNA 抗体及抗核糖核蛋白抗体（抗 nRNP/sm 抗体）增高、肾功能异常及蛋白尿等表现，还能表现显著的肾脏及皮肤病变，且皮肤症状早于肾功能异常，其临床表现及病程发展与人类系统性红斑狼疮患者十分相似。抗体水平及组织病理损害出现时间相对于大部分鼠模型早，抗体水平在诱导停止后 6 周仍持续升高，提示肝细胞质总蛋白诱导的系统性红斑狼疮兔模型不仅发生了狼疮样反应，且已产生了相应的病征。但该模型兔皮肤免疫组化未见明显的 IgG 特异性沉积，这与人类系统性红斑狼疮患者皮肤病理表现不一致。

二、自发性系统性红斑狼疮动物模型

近年来通过对系统性红斑狼疮患者基因组进行的广泛筛查，发现了多个基因位点可能是诱使系统性红斑狼疮发生的风险因素，遗传因素是控制系统性红斑狼疮发生的一个主导因素，并提高了罹患疾病的可能性。目前已有一些自发性狼疮小鼠，如 NZBWF1/J 小鼠、MRL/lpr 小鼠和 BXSB 小鼠等，均能够较好地模拟人类系统性红斑狼疮的部分症状，帮助人们了解其发病的机制。

（一）NZBWF1/J 小鼠

NZB 小鼠体内可自发出现抗胸腺细胞抗体和抗红细胞抗体，后者会导致严重的溶血性贫血。NZB 小鼠还常伴有多种免疫缺陷，如内在的 B 细胞增殖及免疫球蛋白过度产生，丧失抑制细胞功能，非活性 B 细胞凋亡缺陷。NZW 小鼠自身抗体水平较低，通常患有系膜增生性肾小球肾炎。当雌性 NZB 小鼠与雄性 NZW 杂交，产生的 F_1 代有明显自身免疫性疾病，类似人的 SLE。NZBWF1/J 小鼠是雌性 NZB/BINJ 小鼠与 NZW/LasJ 小鼠交配生产的 F_1 代。

NZBWF1/J 小鼠 1 月龄时即出现胸腺组织退化、胸腺上皮萎缩及免疫缺陷、淋巴结病和脾大；4～5 月龄时出现 ANA 和以 IgG2a、IgG3 为主的抗双链 DNA 抗体等自身抗体水平的升高、尿蛋白水平显著升高并伴有全身水肿；5～6 月龄时出现免疫复合物沉积引起的系膜增生性肾小球肾炎，并常伴有新月体形成；10～12 月龄出现肾衰竭等。与 SLE 患者相类似，NZBWF1/J 雌性小鼠病理表现更严重，约 50%雌性鼠会于 8 月龄时死亡，而 50%雄性鼠通常于 15 月龄死亡。与 SLE 患者相似，该模型极少产生抗 RNA 复合物抗体。由于 NZBWF1/J 小鼠体内主要组织相容性复合体（MHC）介导的抑制性 T 细胞功能减退或丧失，能自发地发生与人的 SLE 十分相似的自身免疫性疾病，因此，该模型一般被认为是人类自身免疫性疾病的最佳天然模型。但 NZBWF1/J 小鼠与人的 SLE 在皮肤和关节的病理方面表现不一致，未能表现出相应的病理改变。

（二）MRL/lpr 小鼠

MRL/lpr 小鼠由 LG/J、AKR/J、C3H/HeDi 和 C57BL/6J 品系小鼠复杂交配产生，第 12 代时发生自发的常染色体隐性突变而区分成两个亚系，其中一个亚系为淋巴增殖基因（lpr）突变丢失的 MRL/MpJ-Fas^{lpr}（即 MRL/lpr）品系，另一亚系为 MRL/MpJ $^{lpr/Fas}$（即 MRL $^{+/+}$）品系。MRL/lpr 小鼠由于缺失 Fas 基因而容易引起淋巴结病，同时由于 Fas 介导的凋亡受到干扰，活化的淋巴细胞和自体反应的 T 细胞、B 细胞存活时间明显延长，最终使机体自身免疫过度上调，表现出部分狼疮样病理特征。

MRL/lpr 小鼠症状和人类系统性红斑狼疮十分相似，其特征是产生大量的 ANA、抗双链 DNA 抗体、抗 ssDNA 抗体等自身抗体，肾小球肾炎为其致命性因素。雌性 MRL/lpr 小鼠发病时间为 8～12 周，可检测到多种自身抗体，并累及多个器官，20 周时发展为严重狼疮，可检测出免疫复合物沉淀，脾、淋巴结均肿大，24 周时死亡率为 50%。MRL/lpr 小鼠在 3 月龄时可观察到明显的全身性淋巴结肿大，并随日龄增加而逐渐增大。血液中免疫球蛋白的含量明显升高，5 月龄时为正常小鼠的 5 倍，其中 IgG 为正常小鼠的 6～7 倍，血液中补体滴度随月龄增加而下降。由于人类系统性红斑狼疮发病的多因性和复杂性，单独应用 MRL/lpr 小鼠模型不能完全揭示人类系统性红斑狼疮发病原因和病理机制。MRL/lpr 小鼠发病机制中不能包括影响人类系统性红斑狼疮的所有因素，如多种遗传因素、雌激素、主要组织相容性复合体（MHC）基因和环境因素等，因此应该联合应用其他狼疮模型小鼠来阐明人类系统性红斑狼疮的发病机制和病理变化的复杂性。

（三）BXSB 小鼠

BXSB 小鼠是 C57BL6/J 雌性鼠与 SB/Le 雄性鼠杂交获得的子一代雄性鼠，与 SB/Le

回交的子代小鼠，可见淋巴组织增殖，因此回交的子代发展成了重组近交系 BXSB，该品系小鼠可表现出狼疮样病理改变，是重症系统性红斑狼疮动物模型。

雄性 BXSB 小鼠从 2 月龄开始出现 ANA 阳性，3 月龄起迅速升高，且随着月龄增加而增高，而雌性鼠在 4 月龄才开始出现这种现象。2 月龄的雄性鼠肾脏中已出现明显的 IgG 免疫复合物沉积，而雌性鼠则在 4 月龄以后出现。3 月龄开始雄性鼠 24h 尿蛋白含量显著升高，并且随着鼠龄的增加而呈现升高的趋势，而雌性鼠在 5 月龄才开始出现变化。约 50% 的雄性鼠会于 6 月龄时死亡，50% 的雌性鼠 20 月龄才会发生死亡。雌性 NZBWF1/J 小鼠和 MRL/lpr 小鼠均可形成肾小球肾炎和肾血管炎，雄性 BXSB 小鼠只能形成肾小球肾炎，不能形成肾血管炎。

自发性小鼠模型可直接用于实验，模拟性良好，模型一致性较高，但同时其成本较高，基因表型和发病机制与系统性红斑狼疮患者也有所区别，这些因素在具体研究中都需要考量。

三、基因修饰系统性红斑狼疮动物模型

（一）EB 病毒膜抗原 BLLF1 转基因小鼠模型

大量流行病学调查发现，在青年和成年系统性红斑狼疮患者中 EB 病毒（epstein-barr virus，EBV）的感染率及血清 EBV 抗体的滴度明显高于正常人。由于 EBV 在结构上与自身抗原相似的序列，引起机体针对 EBV 的相似序列而产生自身抗体，如 Sm 抗原的 C 端（PPPGMRPP 肽）与 EBV 核抗原 1（EBNA1）的特定序列（PPPGRRP 肽）相似，且 EBNA1 的 PPPGRRP 肽段能引起抗 Sm 抗体，同时也能引起抗双链 DNA 抗体，抗双链 DNA 抗体的产生机制可能是由机体针对抗 Sm 抗体形成的免疫复合物的进一步应答引起的。

EBV 基因编码的蛋白主要有 EBV 核抗原（EBV nuclear antigen，EBNA）、潜伏膜蛋白（latent membrane protein，LMP）及膜抗原（membrane antigen，MA）。用编码 MA 的 BLLF1 基因建立了转基因小鼠，发现 MA 表达阳性的小鼠血清中存在 ANA 及 ENA 抗体，特别是狼疮特异性抗 Sm 抗体的存在，说明 BLLF1 转基因小鼠发生了狼疮样变，并有大量免疫复合物在肾脏沉积，肾脏病理显示小鼠肾炎病变，证明了 BLLF1 转基因小鼠发生了系统性红斑狼疮。

（二）BAFF 转基因小鼠模型

B 细胞在自身免疫疾病发生、发展中发挥着重要作用，B 细胞激活因子（B-cell activating factor，BAFF）是 B 细胞存活的关键细胞因子，并且在生发中心形成、抗体同型转换中发挥作用。自身免疫性疾病的特征是 B 细胞耐受丧失，导致体内产生大量针对自身组织成分的抗体，造成自身组织损伤和功能障碍。BAFF 异常表达与自身免疫性疾病密切相关，BAFF 诱发疾病的原因可能是 BAFF 含量的高低影响到 B 细胞的存活信号以及产生自身抗体的 B 细胞选择性凋亡。给予小鼠外源性 BAFF，小鼠体内抗染色质 B 细胞数量增加，提示高浓度的 BAFF 诱导抗 DNA 抗体高表达，并能促进抗双链-DNA 的 B 细胞成熟。

BAFF 转基因小鼠中过量 BAFF 使自身反应 B 细胞逃逸阴性选择，大量增殖并积聚在脾脏边缘区，自身反应 B 细胞表达 DNA 或 RNA 特异性受体，抗体-DNA 复合物通过受体内化进入细胞，DNA 激活 Toll 样受体（TLR），TLR 和跨膜激活剂及钙调亲环素配基相互作用因子（transmembrane activator and calcium-modulator and cyclophilin ligand interactor，TACI）互相上调，TACI 是 BAFF 信号的一个负向调节受体，同时 TLR 激活 Toll 样受体相关的信号转导因子——髓样依赖因子（myeloid differentiation primary response gene 88，MyD88），自身反应 B 细胞产生的炎症相关自身抗体（特别是 IgG2b 和 IgG2c）沉积在肾脏，补体反应启动，最终 BAFF 转基因鼠出现 B 细胞增生、高滴度抗双链 DNA 自身抗体、蛋白尿和免疫复合物沉积在肾脏等红斑狼疮样表现。

第三节 类风湿关节炎动物模型

类风湿关节炎（rheumatoid arthritis，RA）是以滑膜增生和骨侵蚀为主要特征，以多发性和对称性关节非化脓性增生性滑膜炎为主要表现的一种慢性全身性自身免疫性疾病。类风湿关节炎在临床上的病理特征主要表现在三个方面：其一为关节局部炎症细胞浸润引发慢性炎症；其二为关节滑膜增生导致关节破坏、关节畸形、障碍，使疾病进入不可逆阶段；其三为关节进行性破坏，主要表现为骨侵蚀和软骨组织损伤。类风湿关节炎发病机制还不完全清楚，各种原因导致的关节滑膜中自身抗原（胶原）暴露、外源感染进入机体的共同抗原，都可能诱导自身抗体及自身反应性 T 细胞的产生，此为重要的炎症始动因素。自身抗体（主要是 IgG）的持续产生及变性，与诱导产生类风湿因子（抗变性 IgG 的自身抗体 IgM）形成免疫复合物，沉积于关节滑膜及多种组织基膜，激活补体导致炎症病理复杂化和迁延不愈。遗传、感染等内外部因素诱发导致基因突变、炎症细胞浸润、促炎症细胞因子和趋化因子的释放等也是疾病的诱发因素。

动物模型的建立和应用是研究类风湿关节炎的有效方法，类风湿关节炎动物模型大体上可分为诱发性动物模型和基因修饰动物模型。

一、诱发性类风湿关节炎动物模型

诱发性类风湿关节炎动物模型是目前应用最广泛的动物模型，主要的诱导剂有胶原、佐剂、卵白蛋白等，常用大小鼠作为模型动物，也有人使用兔、犬、猴等。

（一）胶原诱导的关节炎动物模型

原理与方法 胶原蛋白是一类具有活跃生物功能的细胞外间质成分，研究较透彻的为 I 型胶原、II 型胶原、III 型胶原及 IV 型胶原，其中 II 型胶原（collagen II，C II）大量存在于关节软骨中，是一种与免疫系统隔绝的蛋白，但在某些病理条件下却可作为一种自身抗原呈现出来，提示 II 型胶原可诱导体内产生关节炎性质的自身免疫反应。Trentham 等于 1977 年首次建立了胶原诱导性关节炎（collagen-induced arthritis，CIA）动物模型。方法为 II 型胶原（C II）和 2g/L 的弗氏完全佐剂（CFA）两者等体积混合、乳化，制成 II 型胶原乳剂。采用小鼠尾根部皮内注射 0.1ml Ⅱ型胶原乳剂进行致炎，第 21d 腹腔注射乳剂 0.1ml 作为激发注射。成模后动物表现为多发性外周关节炎，关节局部红肿，严重致关节畸形。病理变化为增生性滑膜炎，关节软骨破坏、骨侵蚀，关节腔内有炎症细胞浸润，体内可检出针对自身Ⅱ型胶原的高滴度的 IgG 抗体。另外，也可用大鼠造模，将Ⅱ型胶原与弗氏不完全佐剂两者等体积混合、乳化。将 1ml 乳剂分成 5 点于大鼠背部皮内注射，1 周后注射 0.5ml 加强免疫 1 次。7d 后可见大鼠踝关节皮肤发红，轻度肿胀和炎症反应；14d 后大鼠踝关节出现肿胀，足踝部皮肤发亮、充血，关节活动受限，滑膜组织增生肥厚，有较多炎症细胞浸润；21d 后关节肿胀加重，出现皮肤溃疡，并有丰富的血管翳形成，关节软骨受到侵蚀；5～6 周后病理改变进一步加重，关节软骨及下骨质均受血管翳的侵蚀和破坏。大鼠毛色失去光泽，轻微脱毛，体重减轻，伴有耳及尾部的炎症。

模型特点 临床症状类似于人类风湿关节炎，对称关节受累，侵犯肢体远端关节，出现增生性滑膜炎，从滑膜炎渐进到血管翳的形成，开始都是边缘损坏，最终关节软骨破坏，直至骨的破坏；单核细胞浸入并持续存在于滑膜中；有针对 CⅡ 的自身免疫，并受 MHC 及相关基因控制，细胞免疫和体液免疫变化明显；都有热休克蛋白变性；有别于其他针对器官特异性抗原的实验性自身免疫模型。但发病时间、临床表现不一，同种属同周龄相同诱发因素和生活环境下，发病时间也相差很大，临床表现轻重不一。CIA 模型是一种实验诱发的疾病，不出现复发情况，也没有类风湿关节炎的皮下结节、浆膜炎、血管炎等表现，不出现 ANA 等，CIA 模型只能模拟人类风湿关节炎的某一或某些特征。

（二）佐剂诱导的关节炎动物模型

原理与方法 佐剂性关节炎（adjuvant arthritis，AA）模型由细菌学家 Freund 于 20 世纪 50 年代创立，故又称弗氏佐剂关节炎。佐剂性关节炎的发病原理主要是利用了分子模拟机制。佐剂可引起局部淋巴结的炎症反应，有利于刺激免疫细胞的增殖作用。用 CFA 免疫动物，可刺激免疫细胞的增殖，使动物机体免疫功能异常增高，产生针对关节滑膜的自身免疫反应，免疫复合物沉积在关节腔内，产生类似于类风湿关节炎的改变。造模多采用大鼠，将充分乳化混匀的 CFA（终质量浓度 10g/L）用足跖部皮下注射法，一侧一次注入 0.1ml。可见原发病变主要表现为局部的炎症反应，续发病变一般于致炎后 10～20d 出现，并在 20d 左右达到高峰。炎症以踝关节为主，可侵及足垫、全足。病理改变为滑膜下组织炎症，滑膜增生，血管翳形成，软骨破坏；4 周后关节红肿减退，骨质减少，新骨形成，关节间隙变窄，形成不可逆的关节改变。

另外，其他常用的 AA 模型的复制方法包括以下几种。①四甲基十五烷诱发的关节炎：是以体液免疫和细胞免疫异常为特征的血清阳性的实验性关节炎，由 CD4+ 细胞介导，该诱发剂使多克隆 T 细胞扩增，进一步引起淋巴结病变，浸润滑膜。②佐剂角叉菜胶诱发的关节炎：常选敏感小鼠先在皮下注射 CFA，再于不同时间在足跖皮下注射角叉菜胶。注射后小鼠表现为足爪和踝关节的肿胀，3 周后更明显。病理可见皮下充血、淋巴细胞浸润及肉芽肿的形成。该模型主要用于炎性药物的筛选等研究。③蛋白多糖诱发的关节炎：将人胚软骨蛋白加在弗氏完全或不完全佐剂中，分 3 次腹腔注射易感品系（如 BALB/c 小鼠），4 周后可致慢性多关节炎的发生，雌性较雄性易感，表现出多关节炎的发展，类风湿因子的存在、免疫复合物的沉积等症状，表明该模型与类风湿关节炎具有一些相似特征。④链球菌诱发的关节炎：用来自 A 群链球菌或其他几种细菌的细胞壁肽聚糖-多聚糖水悬液，单独腹腔注射易感品系大鼠（如 LEWIS 大鼠），可诱发严重的侵蚀性关节炎。

🔹 **模型特点**　AA 大鼠模型继发性自身免疫性肿胀与类风湿关节炎患者在关节肿胀方面具有某些相似性，该方法建模时间短，操作简单、费用低，是应用较经典的类风湿关节炎造模方法。但 AA 模型发病快、病变具有一定自限性、缺乏慢性病理过程，与人类类风湿关节炎在免疫学特征及病理生理学方面存在一定程度的差异。

（三）卵蛋白诱导的关节炎动物模型

🎯 **原理与方法**　该模型最早由 Dumonde 和 Glynn 于 1962 年创立，通过反复皮下注射卵蛋白（ovalbumin，OVA）抗原使动物致敏，关节内抗原的持续存在，刺激滑膜细胞分泌抗体，形成抗原-抗体-C3 复合物，使滑膜炎持续存在，滑膜增生，血管翳形成。OVA 可引起嗜酸性粒细胞、肥大细胞以及淋巴细胞聚集，较好地模拟出免疫性疾病的微环境。方法为 20g/L 卵蛋白溶液与等量 CFA 混匀乳化，分 5 点皮下注射致敏，每次 1ml，每周 1 次，连续 3 周致敏，末次注射后 1 周，于关节腔内注入 5mg 溶解的卵蛋白。在末次注射后 24h 内出现关节红肿热痛等急性炎症的表现，随后关节肿胀有所减轻，但仍比正常关节肿大，至 14～21d 达到平台期；1～4 周关节滑膜明显增生，血管翳形成，部分动物可出现早期软骨破坏；4 周后出现不可逆的关节软骨及骨破坏，出现骨变形，最长到 6 个月时仍能观察到慢性炎症的存在。

🔹 **模型特点**　卵蛋白诱发关节炎动物模型与人类类风湿关节炎在发病机制上具有一定的相似性。该模型可在兔、羊等体形较大的动物上复制，炎症的发生易于复制，且关节相对较大，适用于类风湿关节炎的治疗研究，但该模型不能完全模拟类风湿关节炎的发病机制和临床表现，存在一定的局限性。

二、基因修饰类风湿关节炎动物模型

（一）K/BxN 小鼠模型

K/BxN 小鼠来自 KRN-C57BL/6 T 细胞受体转基因小鼠与 NOD 小鼠杂交的后代，能自发地发展为慢性关节炎。发病机制可能是 T 细胞受体可特异性识别自身葡萄糖-6-磷酸异构酶（glucose-6-phosphate-isomerase，G6PI），引起针对 G6PI 的自身抗体分泌增多，从而诱导小鼠发展为 RA。G6PI 在体内还可同时诱导 T 细胞、B 细胞产生抗体，导致关节及软骨损害。该模型主要针对研究类风湿关节炎中自身抗体的作用。在 3 周龄左右可见关节炎症，并持续进展为重度慢性炎症。发病过程中除 T 细胞发挥作用外，B 细胞也分泌抗体促进关节损害。免疫复合体、巨噬细胞、补体、Fc 受体参与了内在的免疫过程。组织病理学表现为滑膜及血管增生、血管翳形成、软骨及骨破坏等。

（二）人肿瘤坏死因子（TNF-α）转基因小鼠模型

TNF-α 主要是由活化的巨噬细胞分泌，活化的 T 细胞、NK 细胞以及肥大细胞也有少量分泌。TNF-α 特异性膜受体则存在于几乎所有各种细胞类型，是正常和慢性炎症的免疫调节物。目前已经发现在类风湿关节炎患者关节液中 TNF-α、IL-1 和 IL-6 含量升高，表明类风湿关节炎的发病机制与 TNF-α 有关。将人 TNF-α 基因在小鼠中表达，可部分模拟类风湿关节炎的临床表现。

该小鼠于 1991 年 Probert 等通过修饰 3'端的 UTR 区域，使 C57BL/6 小鼠高表达人TNF-α，并在 3～4 周开始可出现自发性慢性炎症，表现为对称性关节炎、踝关节肿胀、血管翳增生、关节软骨及骨破坏等，5 周龄前踝关节肿胀明显，显微镜下滑膜明显增生和炎症，9～10 周龄时肢体运动障碍发展到后肢完全丧失运动。这些特征均与人类风湿关节炎非常类似。该小鼠成模率 100%，且模型同质性高，可用于 TNF-α 抑制剂改善类风湿关节炎症状的有效性研究。但在该小鼠疾病的各个阶段均未在血清中检出类风湿因子，也未发现风湿结节，这是与人类风湿关节炎的不同之处。

（三）IL-1 受体拮抗剂（IL-1Ra）基因敲除小鼠模型

IL-1 可以调节多种细胞因子、细胞黏附分子、免疫调节分子及前炎症介质的表达，在类风湿关节炎的骨侵蚀及软骨破坏中发挥重要作用，IL-1 通过多种途径驱动了类风湿关节炎的病理生理进程。IL-1Ra 可以选择性阻断 IL-1 的生物学效应，有效减轻关节炎的症状和体征，对限制过度的炎症反应至关重要。

IL-1Ra 缺失突变（敲除）小鼠与 BALB/c 小鼠的后代在 5～8 周龄时发展为关节炎，其病变类似于人类风湿关节炎患者，表现为炎症细胞浸润、滑膜细胞增殖、血管翳形成、软骨破坏与骨质溶解，还有关节中类风湿因子以及 IL-6、TNF-α 等炎症因子表达升高。IL-1Ra基因敲除小鼠模型证实了 T 细胞的作用是关节炎发病机制的核心。

除上述 3 种基因修饰小鼠模型外，还有 TS1×HAC II小鼠、人 IgGFc 受体转基因小鼠等基因修饰的动物模型。但目前应用最广泛的还是 AA 大鼠模型和 CIA 小鼠模型。这两种模型在临床表现、实验室指标和病理机制上，既有各自特点，又有许多相似之处，且与人类风湿关节炎在临床表现、病理、免疫方面有着相似或相近的特点。其中 CIA 小鼠模型主要应用于治疗机制及免疫反应有关的研究中；AA 大鼠模型广泛用于类风湿关节炎或防治药物的研究。然而，这些类风湿关节炎动物模型均是在一定实验条件下，针对某单一方面的因素建立起来的，不能全面反映类风湿关节炎的遗传、感染、免疫等特点；不同的类风湿关节炎动物模型，其发病机制和病理特点的异同有待进一步阐释；类风湿关节炎动物模型中一些指标（如关节肿痛、晨僵、发热等不适）不能够被客观地体现出来，因此模型评价标准仍需完善。

参 考 文 献

李英妮，杨铁生，樊春红，等. 2009. EB 病毒膜抗原与系统性红斑狼疮相关性的实验研究[J]. 现代生物医学进展，9（4）：601-603，621.

李渊博，许鹏. 2016. 高迁移率族蛋白 1（HMGB1）与类风湿性关节炎发病的关系[J]. 细胞与分子免疫学杂志，32（8）：1128-1132.

罗彦彦，林有坤，黄翠丽，等. 2011. 肝细胞浆蛋白诱导系统性红斑狼疮兔模型的实验研究[J]. 免疫学杂志，

27（8）：710-714.

吴言为. 2016. 青蒿素衍生物 SM934 对系统性红斑狼疮的疗效及作用机制研究[D]. 上海：中国科学院上海药物研究所.

Buttgereit F，Zhou H，Kalak R，et al. 2009. Transgenic disruption of glucocorticoid signaling in mature osteoblasts and osteocytes attenuates K/B$_x$N mouse serum-induced arthritis in vivo[J]. Arthritis Rheum，60（7）：1998-2007.

Caplazi P，Baca M，Barck K，et al. 2015. Mouse models of rheumatoid arthritis[J]. Vet Pathol，52（5）：819-826.

Deane K D，El-Gabalawy H. 2014. Pathogenesis and prevention of rheumatic disease：focus on preclinical RA and SLE[J]. Nat Rev Rheumatol，10（4）：212-228.

Tian XP，Zhang X. 2010. Gastrointestinal involvement in systemic lupus erythematosus：Insight into pathogenesis，diagnosis and treatment[J]. World J Gastroenterol，16（24）：2971-2977.

第十章 骨骼系统疾病动物模型

骨骼疾病是因骨骼代谢异常而产生的疾病，由先天、后天性因素破坏或干扰了正常骨代谢和生化状态，导致骨生化代谢障碍而发生。其发病机制包括骨吸收、骨生长和矿物质沉积等多个方面的异常。骨骼系统是由骨组织组成的。骨组织是坚硬而有一定韧性的结缔组织，由大量钙化的细胞间质及细胞组成。钙化的细胞间质称为骨基质。构成骨骼的主要细胞有骨细胞、成骨细胞、骨原细胞及破骨细胞，其中骨细胞最多，位于骨基质内，其余3种细胞均位于骨质边缘。

骨骼疾病以骨损伤和骨代谢异常为主要表现，并多伴有全身性病变，若不及时治疗，可导致残疾甚至死亡，严重危害人们的生命健康和生活质量，而目前，许多骨骼疾病发病机制尚不明确，且尚无有效的治疗方法。因此，建立骨骼疾病动物模型，对阐明疾病发病机制，探寻疾病治疗方法和药物研发具有重要意义。

第一节 骨质疏松症动物模型

骨质疏松症（osteoporosis，OP）是一种骨代谢性疾病，是指以单位体积内骨量低于正常范围为特征的骨骼疾病，主要表现为骨量下降、骨微观结构退化、骨脆性增加、易发生骨折等。骨质疏松最大的危害就是引起不同部位骨骼的骨折发生。随着社会人口老龄化，骨质疏松已成为挑战人类健康、威胁老年人生活质量的主要疾病之一，是世界范围内的一个主要公共健康问题。建立骨质疏松症动物模型，模拟骨质疏松症临床症状和病理学变化，对于认识骨质疏松症的病理机制、研发骨质疏松症新药和制订临床治疗方案具有重要意义。

根据骨质疏松症的发病原因，骨质疏松症动物模型主要分为原发性骨质疏松症动物模型和继发性骨质疏松症动物模型两大类。此外，还包括基因修饰骨质疏松症动物模型等。

一、原发性骨质疏松症动物模型

原发性骨质疏松症是由机体本身的生理状况改变所致，包括大鼠卵巢切除动物模型和老年性骨质疏松症动物模型。

（一）大鼠卵巢切除动物模型

1985 年，研究人员就用切除大鼠双侧卵巢的方法研究绝经后骨质疏松。绝经后骨质疏松主要由性激素分泌不足引起，所以去势模型成为经典模拟临床上性激素缺乏导致骨质疏松症的方法。此外，临床观察发现女性到中老年后骨质疏松症发病率大幅度上升，也表明卵巢分泌的雌激素对骨质疏松的发生和发展有重要影响。

原理与方法 大鼠去卵巢后，体内雌激素分泌减少，使其对破骨细胞分化的抑制作用减弱，从而破坏了骨量平衡，导致骨吸收大于骨形成，骨骼呈高转换状态，骨丢失增加。一般选取 6～9 月龄的雌性大鼠，结扎卵巢并摘除，2～4 个月即可造成骨质疏松症模型。模型大鼠表现为血浆雌激素（estradiol，E_2）含量显著下降，骨皮质指数明显下降，骨量和骨质量也明显下降，骨组织切片中骨小梁断裂，排列稀疏，形态结构完整性差。

模型特点 该方法成功率高，重复性好，适用范围广，是 WHO 和 FDA 推荐的研究绝经后骨质疏松症的最佳模型，已成为绝经后骨质疏松症造模的"金标准"。由于大鼠缺乏哈佛氏（Haversian）系统，大鼠卵巢切除（ovariectomy，OVX）模型不宜用于评价有望促进哈佛氏重建作用的药物，也不适合骨质疏松症发生机制研究。此外，自 1994 年以来，FDA 要求在评估骨质疏松新药疗效时，至少需要两种动物模型，包括大鼠卵巢切除模型和具有哈佛氏系统的非啮齿类动物模型。动物年龄的选择是影响模型成功率的重要因素。以往研究表明，年龄为 3～9 月龄的大鼠适合复制骨质疏松模型，尤其是 6 月龄大鼠已达峰值骨量。大鼠年龄过小，机体内因生长期骨量显著增加会掩盖去卵巢的骨量丢失；而 12 月龄后大鼠进入老龄期，机体内会出现老年性骨量丢失，从而影响实验结果观察。

（二）老年性骨质疏松症动物模型

老年性骨质疏松症（senile osteoporosis，SOP）的主要病因是年龄的老化。老年性骨质疏松症模型主要包括 D-半乳糖致衰老性骨质疏松症动物模型、自然衰老性骨质疏松症动物模型和快速老化性骨质疏松症动物模型（SAMP6）。

1. D-半乳糖致衰老性骨质疏松症动物模型

原理与方法 D-半乳糖致衰老性骨质疏松症动物模型常用于研究老年男性骨质疏松症。主要原理是机体细胞受到 D-半乳糖攻击后，产生大量自由基，引起组织器官功能衰退，出现睾丸功能减退、雄激素水平降低、骨量减少等衰老现象，同时，过多自由基破坏了胶原蛋白的形成，造成矿物质流失，进一步加速骨质丢失进程。研究发现，骨形成的减少和骨髓肥胖是年龄相关的骨质疏松症的主要特点，该现象与氧化应激逐步增加相关，说明 D-半乳糖致衰老性骨质疏松症动物模型与老年性骨质疏松症的发病机制相似。复制方法为取 12 周龄雄性 Wistar 大鼠，腹腔注射 150mg/（kg·d）的 D-半乳糖，8 周成模。模型大鼠表现为骨丢失，骨小梁数量减少，股骨体积减小，骨孔隙密度增加，且体内钙、镁、锰、磷含量显著降低。

模型特点 D-半乳糖致雄性大鼠骨质疏松症与临床上衰老致性腺功能衰退型骨质疏松症状相似，制作方法较简便，是一个较为实用的研究老年男性骨质疏松症的动物模型。但是，由于该模型不能完全模拟自然衰老引起的老年性骨质疏松症各种症状，因此不适合骨质疏松症发病机制的研究。同时在动物选择上需注意，D-半乳糖对雌性小鼠不会引起骨量丢失而不能导致骨质疏松。

2. 自然衰老性骨质疏松症动物模型

🎯 **原理与方法**　自然衰老性骨质疏松症动物模型是研究衰老导致的骨质疏松症的理想的动物模型，该模型的形成机制与老年性骨质疏松症最为接近。一般选取 18 月龄以上的老年大鼠进行研究。

🔹 **模型特点**　老年性骨质疏松症实质上是在衰老过程中发生的一种骨组织的生理性退变，其退变的程度受多种因素的影响，而端粒酶功能障碍是主要因素之一。通过对自然衰老性骨质疏松动物模型和端粒酶破坏小鼠模型（Terc$^{-/-}$）的比较研究发现：两种模型均出现骨小梁数量减少，体积减小，且皮质骨变薄，孔隙度增加；研究人员又进一步对 Terc$^{-/-}$ 模型小鼠骨髓间充质干细胞（MSC）进行体外培养研究，发现端粒酶功能障碍可诱导 MSC 的衰老与凋亡，同时下调 MSC 中成骨细胞转录因子 Runx2 的表达而抑制 MSC 向成骨细胞转化、分化，使骨量减少，说明衰老可破坏端粒酶功能，进而抑制由端粒酶介导的成骨细胞的分化和形成。近年来，晚期蛋白氧化产物（advanced oxidation protein product，AOPP）作为一种新型氧化应激标志物，在促进衰老及老年相关性疾病研究中备受关注。研究发现，AOPPs 与骨质破坏密切相关，也可用于老年性骨质疏松症发生机制的研究。

3. 快速老化性骨质疏松症动物模型

快速老化性骨质疏松症动物模型小鼠（senescence-accelerated mouse，SAMP6）是由日本京都大学竹田俊男教授和细川昌则教授开发的系列快速老化动物模型，分为快速老化的 P 品系（Penile-Prone）和正常老化的 R 品系（Penile-Resistant）。SAMP6 小鼠为自发老年性骨质疏松症模型，是目前仅有的一种能证明增龄性骨脆性骨折的动物。

🔹 **模型特点**　SAMP6 以自然发生快速老化、短寿、老年性骨质疏松症（SOP）为特征。4～5 个月骨量达到峰值，然后随着增龄其骨量降低，其峰值骨量低于正常老化的 R 品系，并有中老年的自发性骨折倾向。SAMP6 小鼠的骨量及随增龄的骨量丢失在雌雄之间无差异。根据人的骨量丢失情况，SAMP6 小鼠表现出的骨质疏松可能相当于人老年性骨质疏松。研究表明，SAMP6 小鼠成骨细胞的骨形成能力低下、破骨细胞骨吸收亢进、甲状旁腺功能亢进，是研究老年性骨质疏松症的较实用的动物模型。

二、继发性骨质疏松症动物模型

继发性骨质疏松症包括任何可明确病因的骨质疏松症。临床上引起继发性骨质疏松症的原因有内分泌异常、消化系统疾病、血液系统疾病、先天性疾病、药物性、营养缺乏、制动以及其他原因等。建模实验中主要采用激素、维 A 酸、乙醇、营养失衡、失重、脊髓和神经损伤等方法模拟继发性骨质疏松症。

（一）糖皮质激素诱导骨质疏松症动物模型

糖皮质激素在临床应用广泛，其所致的骨质疏松症的发生率仅次于绝经后骨质疏松症和老年性骨质疏松症，在继发性骨质疏松症中居首位。

🎯 **原理与方法** 超生理剂量的类固醇皮质激素直接抑制成骨细胞活性，使骨形成减少，并通过增加核因子κB受体活化子配体（receptor activator of NF-κB ligand，RANKL）的表达，下调骨保护素（osteoprotegerin，OPG）水平，从而促进骨吸收和局部细胞凋亡；糖皮质激素还可引起机体的钙、磷、维生素D和甲状旁腺素代谢的变化，促进骨吸收，最终导致骨代谢处于骨吸收大于骨形成的负平衡状态，出现骨量丢失，诱发骨质疏松症的出现。一般选取3月龄大鼠按3.6mg/kg体重的剂量经口灌服氢化可的松注射液进行造模。造模成功后大鼠体重明显降低，骨小梁面积下降，骨小梁间隙增大，矿化沉积速率和骨生成率降低。制作该模型时，应注意不同动物对糖皮质激素敏感性不同以及剂量控制，合适的剂量应该既可以有效引起实验动物的骨量丢失，又不会因为过强的免疫抑制导致动物的死亡。

⚙️ **模型特点** 该模型的优点是能较好地模拟出大量使用糖皮质激素导致的骨质疏松症状，且制作方法简便，无须手术，模型成功率高。缺点是造模时间较长，糖皮质激素的使用剂量控制不好可能会导致模型复制失败。

（二）维A酸诱导骨质疏松症动物模型

🎯 **原理与方法** 维A酸（retinoic acid）是维生素A的衍生物，具有与维生素A相似的药理作用，临床上主要用于各种皮肤科疾病的治疗，但其伴有骨质疏松副作用。维A酸对骨代谢有双向作用，既可以促进骨形成，又可以促进骨吸收，但总的结果是骨吸收占优势，导致骨量减少。可选取3月龄雌性大鼠每天按70mg/kg体重的剂量口服维A酸进行造模。成模大鼠骨小梁面积百分数、密度显著减少，骨小梁间隙增大，骨髓腔面积百分数增大。镜下表现为骨小梁稀疏，皮质变薄，骨髓腔扩大。

⚙️ **模型特点** 该模型制作方法简便，造模时间短，模型成功率高。动物骨质疏松症表现典型，易于进行给药观察。由于造模机制方面的原因，维A酸还可引起模型动物性腺受损及脾脏、肾上腺发生代偿性肥大，所以该模型在研究的实用性方面不如卵巢切除方法建立的骨质疏松模症型。

（三）乙醇诱导的骨质疏松症动物模型

🎯 **原理与方法** 高浓度乙醇通过先抑制骨基质形成，后抑制骨矿物质沉积，最终造成骨量的丢失，利用此原理可成功复制乙醇中毒性骨质疏松症模型。一般可选取SD大鼠，给予45°白酒8ml/（kg·d），每天分2次灌胃，造模8周后模型动物尿液中吡啶酚（pyridine phenol，PYD）含量显著增高，表明骨胶原降解和骨吸收作用明显增强，16周后骨密度（bone mineral density，BMD）显著下降。

⚙️ **模型特点** 乙醇诱导的骨质疏松症动物模型能较好地模拟临床上的乙醇中毒性骨质疏松症的症状，制作方法简便，模型成功率高，可用于该疾病发病机制和治疗手段的研究。但是，该模型同时出现血脂和血流动力学的异常改变，为模型分析带来一定难度。

（四）营养性骨质疏松症动物模型

营养性骨质疏松症动物模型的制备主要用于研究由营养缺陷引起的骨质疏松。用营养控制方法建立的骨质疏松症动物模型更接近于营养缺陷所致骨质疏松，比用激素、手术因素造成骨质疏松症具有实际意义，有助于探讨膳食不平衡引起骨质疏松的发病机制，同时也为防治骨质疏松药物的筛选奠定了基础。

1. 低钙饲养致大鼠骨质疏松症动物模型

原理与方法　钙吸收长期不足时，继发甲状旁腺激素（parathormone，PTH）分泌增多，从而使破骨细胞作用增强致骨吸收加快。该类模型又可分为低钙饲料、低钙联合高蛋白饲料、低钙联合低蛋白饲料等方法。

模型特点　该类模型造模历时 3～6 个月，模型动物不受外科手术干预，可避免因创口感染引发的一系列不良后果，造模方法简单易行。缺点是造模时间较长。为缩短造模时间，该模型往往与其他造模方法联合使用。

2. 高脂诱导的骨质疏松症动物模型

原理与方法　高脂能诱导肥胖，而且可导致骨质疏松。研究发现，给 12 月龄 C57BL/6 小鼠饲喂含 10%玉米油的高脂饲料 6 个月后，其内脏脂肪和体脂含量及骨髓脂肪细胞显著增加，白介素-1β（interleukin-1β，IL-1β）、白介素-6（interleukin-6，IL-6）、肿瘤坏死因子-α（tumor necrosis factor-α，TNF-α）等炎症因子水平显著提高，RANKL 表达显著上调，OPG 表达显著下调，破骨细胞数量增加，骨小梁体积下降，骨吸收作用增强，进而导致骨质流失，并推测骨髓微环境中脂肪细胞聚集导致炎症因子水平升高，是引起小鼠骨吸收作用增强的主要原因。

模型特点　该研究为营养性骨质疏松症模型建立提供了新思路，表明肥胖、炎症、骨质疏松症之间可能存在密切关联。

三、基因修饰骨质疏松症动物模型

基因修饰骨质疏松症动物模型是利用基因工程技术，通过转入或敲除骨与代谢相关的基因（如调控骨桥素、瘦素、骨保护素、碱性磷酸酶、雌激素受体、骨形态发生蛋白等蛋白表达基因）进行构建。此处主要介绍骨保护素（OPG）受体基因敲除（OPG$^{-/-}$）小鼠。

OPG 属于肿瘤坏死因子受体（tumor necrotic factor receptor，TNFR）超家族成员之一。由成骨细胞、基质细胞以旁分泌方式分泌，OPG 竞争性与破骨细胞上的核因子-κB 受体活化因子配体（receptor activator of nuclear factor κB ligand，RANKL）结合，阻止 RANKL 与细胞核因子 κB 受体（receptor activator of NF-κB，RANK）结合，抑制破骨细胞分化和诱导凋亡，降低骨吸收。因此，RANKL/OPG 比例是调节破骨细胞分化、成熟和骨吸收的重要因素。OPG 浓度下降或表达缺失，无法抑制 RANKL 与 RANK 结合，引起破骨细胞生成增加和骨吸收增强，进而诱发骨质疏松症。

模型特点　OPG 基因敲除（OPG$^{-/-}$）小鼠具有典型的骨质疏松症的表现，纯合子小鼠雌雄可以进行繁殖，子代可以正常生长发育，成年后表现出骨质疏松的表型，而且随着年龄的增加，全身骨密度明显下降。研究发现，OPG 基因敲除（OPG$^{-/-}$）小鼠的腰椎椎体骨小梁数目、骨小梁厚度及骨小梁体积比明显下降，并具有全身骨质疏松发生情况稳定，不受外界因素干扰等优点。同时，该小鼠的繁殖周期短，生长快，3 月龄即可出现明显的骨质疏松表型，且体形较小，有利于节省药物和降低成本，因此该模型是筛选和评价骨质疏松症药物及骨质疏松症基础研究的理想动物模型。

第二节　炎性骨关节病动物模型

本节主要阐述在骨关节部位发生的炎性疾病，主要涉及临床常见的膝骨关节炎、类风湿关节炎和风湿性关节炎及肩关节周围炎等临床常见疾病的动物模型。

一、膝骨关节炎动物模型

骨关节炎（osteoarthritis，OA）是临床常见的一种退行性骨关节病，系由于增龄、肥胖、慢性劳损、创伤、关节先天异常等因素引起，也称退行性关节病、骨质增生或者骨关节病。其主要病变为关节软骨破坏、退化损伤、关节边缘和软骨下骨质增生，临床表现以缓慢发展的关节疼痛、肿胀、压痛、僵硬、关节活动功能障碍为主。膝关节是人体最大的承重关节，也是骨关节炎好发部位，因此膝骨关节炎（knee osteoarthritis，KOA）是临床上最为常见的骨关节炎类型，构建合适的膝骨关节炎动物模型具有重要的临床价值，通常采用手术诱导和关节制动的方式建立模型。

（一）手术方法制作膝骨关节炎动物模型

原理与方法　用手术方式改变膝关节解剖结构，导致关节内部应力失衡，增加股骨内侧、外侧髁等受力区域的异常应力，诱导动物发生关节软骨退行性变。其造模方法为通过手术方式切断大鼠膝关节前后交叉韧带、内侧半月板和内侧副韧带，手术后第 4d 起诱导大鼠强制活动以加速骨关节炎的出现。在造模 5 周后处死动物和取材，获得股骨内髁退变区软骨的全层标本。模型动物出现跛行等行为改变。组织学检查呈现关节软骨明显失去原有光泽、发黄、色泽暗淡、软骨触之较软，局部缺损，关节表面欠规则，纤维性粘连和关节液量增多。

模型特点　采用手术离断方法模拟膝关节生物力学改变而诱导膝骨关节炎动物模型在世界范围内得到学者认可并广泛采用。该模型稳定、成模时间短、可控性好，能模拟大部分人膝关节不同时期的软骨变化。不足之处是由手术创伤引起的炎性物质的释放会干扰药物对关节炎的影响。另外，不同种属动物所造成的骨关节炎模型在病理表现上具有差异性，如大鼠的关节几何形状与人类并不完全相同，小鼠软骨中不含硫酸角质素，而人类关节软骨内硫酸角质素随年龄增加而增多，如用大鼠或小鼠作为模型动物，则在分析实验结果时应考虑上述差异，因此研究骨关节炎的病理进程、组织病理特征或软骨生化代谢的变化，通常情况下可选用犬或兔作为模型动物。

（二）机械制动膝骨关节炎动物模型

原理与方法　动物的膝关节机械制动一段时间后，由于关节活动减少和关节应力改变，不论局部是否施以外加压力，关节软骨均可出现与临床相似的退行性改变。其造模方法为用塑料夹板固定兔膝关节，固定 5~6 周后，兔大部分膝关节出现重度改变，包括关节软骨丢失和骨赘形成。

🔘 **模型特点**　机械制动膝骨关节炎动物模型成模与关节的制动时间密切相关。有研究表明，家兔膝关节伸直位制动 7~14d 后，关节软骨即出现早期退变，28d 后出现关节软骨中度退变，42d 后则出现严重的退变，并发现 P53 mRNA 在此过程中发挥了重要作用。该模型无手术损伤及关节内注射操作，符合人膝骨关节炎病理发展过程，与人类晚期膝骨关节炎相似，在研究关节炎药物疗效及药物筛选方面具有明显优势。但此法长期限制膝关节运动，久而久之易造成部分动物关节僵直状态。同时还存在固定松紧度不易掌握，长时间固定导致动物因下肢血液循环受阻而引起周围组织肿胀、溃破等局限性。

二、类风湿关节炎和风湿性关节炎动物模型

类风湿关节炎（rheumatoid arthritis，RA）是一种以关节部位骨组织进行性损害为主要特征的慢性自身免疫性疾病，以炎性滑膜炎为主要症状，表现为手、足小关节的多关节、对称性、侵袭性关节炎症，可以导致关节畸形及功能丧失。风湿性关节炎（rheumatic arthritis）属于机体的变态反应性疾病，是风湿热的主要表现之一，多以急性发热及关节疼痛起病，典型表现是轻度或中度发热，游走性多关节炎，受累关节多为膝、踝、肩、肘、腕等大关节，常由一个关节转移至另一个关节，病变局部呈现红、肿、灼热、剧痛，部分患者也可见几个关节同时发病，急性炎症一般在 2~4 周消退，不留后遗症，但常反复发作。类风湿关节炎和风湿性关节炎同属于风湿病研究范畴。类风湿关节炎动物模型一般采用Ⅱ型胶原诱导的方法进行复制。风湿性关节炎也可参照此法进行复制。

🎯 **原理与方法**　Ⅱ型胶原（collagen Ⅱ，CⅡ）是一种与免疫系统隔绝的蛋白质，大量存在于关节软骨中，但在某些病理条件下却可作为一种自身抗原呈现出来，诱导体内产生关节炎性质的自身免疫反应。皮内注射 CⅡ复合弗氏佐剂后可引起动物产生自身免疫反应，其滑膜、关节软骨出现类似类风湿关节炎的病理变化。该模型复制方法为先将 CⅡ粗取物用乙酸溶解后，再加入等量弗氏不完全佐剂进行充分乳化制成CⅡ乳剂抗原。取大鼠，每只大鼠分多点皮内注射等量 CⅡ乳剂抗原。造模后，大鼠逐渐呈现毛发失去光泽、运动迟缓、体重减轻和踝关节明显红肿，触及时可因疼痛刺激出现逃避反射等症状。骨关节等组织观察显示：造模第 7d 出现组织充血水肿，纤维素渗出等改变；第 15d 可见滑膜细胞增生肥大，毛细血管增生；第 30d 关节软骨破坏；第 45d 出现骨细胞的变性和坏死，全程模仿类风湿关节炎的病理改变。

🔘 **模型特点**　胶原诱导性关节炎动物模型目前被公认为研究类风湿关节炎的最理想模型。用Ⅱ型胶原加弗氏不完全佐剂皮内注射造成大鼠的自身免疫反应，其滑膜、关节软骨的病理变化类似类风湿关节炎的表现。造模的方法也比较简单，只需皮下注射 1 次即可完成造模，可在动物尾部、踝部各处皮下注射，操作方便。该模型常用于类风湿关节炎发病机制和治疗药物筛选的研究，也可用于风湿性关节炎的研究。

三、肩关节周围炎动物模型

肩关节周围炎（shoulder periarthritis）又称为粘连性肩关节囊炎、五十肩、肩凝症、冻结肩，是骨科临床的常见病和多发病。原因复杂，既有肩部原因又有肩外因素，一般认为与肩关节退行性改变、外伤、慢性劳损、内分泌紊乱、环境等密切相关。该模型常采用风寒湿和劳损等刺激方法进行诱导。

🎯 **原理与方法**　中医学认为，肩关节周围炎发病机制多由经络阳气不足、气血虚衰而感受风寒湿邪所导致的肩凝症，慢性劳损也可诱导本病发展。该模型通过重复给予成年兔风寒湿刺激（连续刺激时间为 8h，间隔 10h 后重复一次）进行复制，也可在此基础上做如下改进：将兔右前肢与电动振荡器固定连接，以 280 次/分频率，1.5cm 振幅平行摇动右肩关节，每天持续 8h，连续 3d，然后用冰袋外敷兔右肩部，每天持续 8h，连续 3d。造模 48h 后模型动物出现关节活动不利和轻度肿胀，14d 后动物的主动活动、被动活动都受限。病理切片可见微血管充血，纤维素性渗出，白细胞浸润，组织变性和灶性缺血等改变。改进后模型右肩局部组织中的氧自由基代谢失调，出现肌细胞萎缩、横纹消失，以及骨骼肌细胞核皱缩溶解、玻璃样变性、炎症细胞浸润和滑膜肥厚等病理改变。

⚙️ **模型特点**　中医学认为，经络阳气不足，气血虚衰而感受风寒湿邪可致肩凝症，慢性劳损也可促使本病发展。该模型与临床上肩关节周围组织炎的发病机制相吻合，符合中医理论关于风寒湿邪导致肩凝症的病机论述，是研究肩关节周围组织炎发病机制和中医药治疗方法以及药物筛选的良好模型。同时，本模型造模过程中，未对动物进行药物、手术等操作，并未对动物造成新的损伤，比较接近肩关节周围炎临床发病的现实。

第三节　骨损伤动物模型

骨骼系统对人体内部的组织器官具有重要保护作用。由于各种外界刺激导致的组织损伤和骨折是临床常见的疾病，因此，通过构建上述疾病的动物模型，有利于增强骨损伤疾病的临床疗效。常见的动物模型有急性软组织挫伤动物模型、长骨干骨折动物模型、闭合性骨折动物模型。

一、急性软组织挫伤动物模型

（一）冲击挫伤动物模型

🎯 **原理与方法**　采用弹力原理，应用打击弹射器，使动物局部肌肉受到冲击，从而造成其骨骼和肌肉的挫伤。其复制方法为先将兔麻醉，然后用打击弹射器，按照一定的打击强度对家兔前肢外侧进行弹射（动物承受面上的被打击力约为 8.4kg/cm²），以造成兔肱三头肌肌腹处软组织挫伤，经证实无骨折后即为急性软组织的损伤模型。动物造模部位出现局部肿胀、皮肤苍白、皮温下降和肢体活动功能障碍。皮肤、肌肉显示损伤后出血、水肿、炎症、纤维细胞增生，以及出现瘢痕修复的整个病理改变过程。

模型特点 该模型与临床上由外力冲击挫伤引起急性软组织的损伤相似。造模方法比较简单、容易复制。皮肤、肌肉显示损伤后出血、水肿、炎症、纤维细胞增生、瘢痕修复的整个病理过程。造模时注意冲击力的掌控，过小无法造模成功，过大则引起动物骨折的发生。造模部位局部肿胀，皮肤苍白，皮温下降，肢体活动功能障碍，需要注意控制对动物的伤害，注意动物伦理的要求。

（二）挤压挫伤动物模型

原理与方法 利用局部的挤压力造成肌肉挫伤。复制方法为家兔经麻醉后固定其四肢，以 50kg 的重物压迫家兔的左后肢，持续 1h 解除肢体压迫和固定。成模后兔左后肢呈现强直，失去运动功能，活动以健侧代替，局部出现温度、肌张力、关节活动度异常等症状。

模型特点 该模型表现与临床上由挤压引起软组织的损伤相似。制作方法简单，易于操作。

二、长骨干骨折动物模型

原理与方法 采用物理诱导方法，直接用电锯造成兔桡骨骨质缺损。复制方法为取成年兔，麻醉后，经手术暴露桡骨中段，在其弧形顶点处切开骨膜，剥离长度为 1.5 cm，电锯切除桡骨，其间隙为 3mm（用电锯片的厚度来控制），冲净骨屑，缝合皮肤。造模后，采用 X 线检查、病理组织学观察以明确骨痂生成的情况。

模型特点 由于兔尺桡骨之间有较强的连接，桡骨骨折后尚有尺骨支撑体重，不用任何内外固定，亦不会造成桡骨骨折端移位，故兔是用于该模型复制的理想动物。该模型制作简单，重复性好，可用于观察骨折愈合过程，以及进行内外固定、电磁场、生物因子、中西药物对骨愈合的影响等方面的研究。

三、闭合性骨折动物模型

原理与方法 通过暴力方法造成动物长骨骨折。常选用成年健康兔、大鼠、小鼠等实验动物，在麻醉下通过支架，在一定杠杆力的作用下将实验动物胫、腓骨折断，再采用小夹板包扎固定。

模型特点 暴力型骨折模型较好地模仿了骨骼遭受暴力后发生骨折的过程，此法所获得的闭合型骨折模型更适用于骨折自然愈合过程的观察。

第四节 股骨头缺血性坏死动物模型

股骨头缺血性坏死（avascular necrosis of femoral head，ANFH）是指由各种因素导致的股骨头部位供血的减少甚至中断，进而引起相应部位骨质结构的改变以及生理功能受影响的疾病，表现为骨小梁结构损伤、结构改变、股骨头塌陷、变形、关节炎症、功能障碍等症状。常见的致病因素有外伤（如骨折等）、过量饮酒、不规范使用激素以及特发性等。股骨头缺血性坏死可分为创伤性和非创伤性两类，前者发病机制已明确，后者发病机制尚未完全阐明，但以上两类股骨头缺血性坏死基本病理变化一致，即首先是骨细胞坏死，然后是骨修复反应。目前股骨头缺血性坏死模型常用的复制方法有液氮冷冻法和激素诱导法。

一、液氮冷冻法诱导的股骨头缺血性坏死动物模型

⊙ 原理与方法　液氮冷冻法诱导的股骨头缺血性坏死的造模原理为股骨头经液氮冷冻导致血供中断和冷冻反应，造成骨细胞和骨髓细胞坏死、股骨头水肿等早期股骨头缺血性坏死症状。其复制方法为实验犬经手术后使其股骨脱位游离，先用消毒纱布及棉垫包裹周围软组织，防止冻伤，再将液氮不停地灌注于股骨头上约 2min，回纳股骨头，缝合关节囊保持关节稳定性。术后 1～3d 模型动物镜下主要表现为骨髓组织水肿，造血细胞凝固性坏死；术后 5～7d 骨细胞和骨母细胞坏死消失，髓腔内大量红细胞漏出，血管内有血栓形成，含铁血黄素沉着；术后 12d 骨小梁变细、断裂、崩解，出现炎性疲劳反应；术后 19～33d 骨小梁进一步崩解，断裂呈颗粒状改变，小血管及成纤维细胞长入坏死区，新骨形成，间质反应，胶原纤维逐步形成。

⊘ 模型特点　该模型成功率高、重复性好、可控性高、造模时间短，能够较好地模拟人早期股骨头缺血性坏死，但是不能完全体现人股骨头坏死的自然病理演变过程，难以造成股骨头塌陷等股骨头坏死的晚期症状。

二、激素诱导的股骨头缺血性坏死动物模型

肾上腺皮质激素引起的股骨头缺血性坏死（steroid-induced ANFH，SANFH）占非创伤性骨坏死的多数，主要累及中青年，严重影响患者的生存质量，此类疾病的发生与很多因素有关，发病机制尚未明确。肾上腺皮质激素引起的股骨头缺血性坏死模型常用的复制方法有单纯激素诱导、内毒素加激素诱导、同种异体血清加激素诱导，单纯用激素诱导成功率较低，模型与人的临床表现差异较大，因此通常采用异体血清加激素诱导法造模。此处主要介绍马血清加激素诱导股骨头缺血性坏死模型。

⊙ 原理与方法　先用马血清致兔Ⅲ型变态反应，抗原抗体复合物沉积在血管壁上引起超敏性血管炎，此后应用糖皮质激素可抑制胶原和弹性纤维的合成，对已有血管炎损害的血管，可加重血管的收缩，促进血小板凝聚，内皮细胞炎性增生，中层弹性纤维断裂，进而导致小动脉断裂或栓塞，髓内出血，最终导致股骨坏死。复制方法为实验兔先注射马血清 10ml/kg 体重，共 2 次，前后间隔 2 周，末次注射马血清后 2 周，连续 3d 每日按 40mg/kg 体重经腹腔内注射甲泼尼龙。分别在造模 8 周、16 周和 24 周取材观察骨组织病理改变。造模 8 周时可见模型动物空骨陷窝，髓内脂肪细胞增大；16 周时可见空骨陷窝的坏死骨小梁出现断裂，死骨片出现，髓内脂肪细胞增大并融合成片；24 周时骨小梁纤细、断裂，小梁间距增大，死骨片染色较深，结构模糊凹凸不整，造血髓为脂肪组织替代。各期均可见营养小动脉血管壁结构不清，部分血管内有网状纤维填充，有的可见红色血栓形成，血管

数量明显减少，骨髓内有广泛的新旧出血区。

    模型特点   联合注射异体血清和激素可以提高股骨头缺血性坏死模型的成功率，模型表现与激素所致股骨头坏死的临床疾病进展相似。该模型对股骨头缺血性坏死的早期诊断及新药开发具有一定意义，但是存在造模时间长，动物死亡率高，股骨头塌陷率低，造模过程中所使用的激素种类、剂量、建模方式尚无统一的标准等缺陷，需进一步完善。

第五节　脊髓损伤动物模型

    脊髓损伤（spinal cord injury，SCI）是骨伤科常见病，常见于交通事故。脊髓是众多神经调节功能的通道，脊髓损伤和继发性病理改变导致神经功能损伤，引起组织、器官功能障碍，致残率与致死率非常高，由于脊髓损伤方式、部位、程度、持续时间等因素都有所不同，其损伤后的病理生理机制和症状非常复杂，对此认识还十分有限，因而脊髓损伤的治疗效果不佳。复制理想的脊髓损伤动物模型是观察损伤后病理生理变化，进而筛选有效治疗措施的基本条件。本节主要介绍大鼠慢性脊髓损伤动物模型。

    原理与方法   脊髓型颈椎病（cervical spondylotic myelopathy，CSM）是由于脊髓长期受压引起的病症。目前应用的动物模型多为急性损伤模型，尚缺乏理想的慢性损伤模型，制约了研究的进一步深入。近来研究人员采用大鼠颈前外侧入路，从第 7 颈椎体拧入平头不锈钢螺钉压迫颈部脊髓腹侧的方法，建立了大鼠慢性脊髓损伤动物模型。选用 SD 大鼠，通过手术方式充分暴露第 7 颈椎椎体，先采用尖头螺丝刀在第 7 颈椎体正中钻 1 小孔，然后用"一"字形螺丝刀扩孔，将平头螺钉置入小孔，再用"十"字螺丝刀拧入，直至螺丝钉螺纹全部拧入椎体。术后保留螺钉 30d。成模大鼠呈现运动功能障碍，BBB 功能评分（Basso，Beattie & Bresnahan locomotor rating scale）下降；脊髓压迫区出现组织坏死、液化、囊性变，以及神经细胞和胶质细胞凋亡，炎症介质磷脂酶 A_2（phospholipase A_2，PLA_2）和前列腺素 E_2（prostaglandin E_2，PGE_2）表达增高。组织形态学观察显示神经细胞减少、肿胀、萎缩，重度脊髓受压部位坏死、液化、形成空洞；核溶解消失；神经纤维减少、排列紊乱，甚至融合或被纤维组织代替。

    模型特点   该模型采用颈椎腹侧一次性加压到位，术后待急性损伤期后观察持续压迫所致的病理改变，可避免多次加压造成多次急性损伤和多次感染机会。造模手术简便，可重复性较强，术后动物行为学及组织学表现符合脊髓慢性压迫症病理改变特点，为进一步研究慢性脊髓损伤病理机制，开发有效治疗措施奠定了基础。但由于螺钉拧入时会对脊髓产生直接损伤，故在造模时对感染控制有一定难度。

第六节　颈椎病动物模型

    颈椎病又称颈椎综合征，是颈椎骨关节炎、增生性颈椎炎、颈神经根综合征、颈椎间盘脱出症的总称，是一种以退行性病理改变为基础的疾病，主要由于颈椎长期劳损、骨质增生，或椎间盘脱出，韧带增厚，致使颈椎脊髓、神经根或椎动脉受压，出现一系列功能障碍的临床综合征。颈椎病可分为颈型颈椎病、神经根型颈椎病、脊髓型颈椎病、椎动脉型颈椎病、交感神经型颈椎病、食管压迫型颈椎病。本病好发于中老年人，男性发病略高于女性。

一、动静力失衡性大鼠颈椎病动物模型

🎯 原理与方法　骨骼和韧带维持关节稳定和平衡的作用称为静力平衡，肌肉维持该作用称为动力平衡。颈部正常的生理运动及稳定性总是在静力平衡的基础上，依靠肌肉调整动力平衡而实现。研究表明，颈椎病是脊柱动静力长期失去平衡的结果，破坏颈椎的平衡系统就可制成平衡失调的颈椎病模型。可采用颈椎动静力失衡导致颈椎间盘退变，从而建立动静力失衡性颈椎病动物模型。复制方法为选择 8 月龄 SD 大鼠。取颈背部正中纵向切口，切开皮肤后，横向切断颈夹肌和头、颈、寰最长肌，切除颈髂肋肌与头半棘肌，然后依次切除 $C_2 \sim C_7$ 棘上和棘间韧带。术后 3 个月，模型动物纤维环出现裂隙，髓核皱缩，软骨终板不规则增生；术后 5 个月，模型动物髓核完全纤维化，纤维环板层状结构消失，多数椎间盘突出，部分软骨终板凸向椎体内，血管芽稀少，周边不规则；术后 7 个月，模型动物部分椎体边缘骨赘形成。透射电镜观察显示：退变软骨细胞外形不规则，核表面不光滑，核膜皱缩，核内以异染色质为主；凋亡软骨细胞外形不规则，核膜皱缩、内陷，染色质离散且靠近核膜，核内出现透明区；细胞质浓缩，细胞器少，有较多空泡结构。TUNEL法和流式细胞仪观察凋亡细胞显示，$G_0 \sim G_1$ 期的前方出现凋亡细胞峰。炎症介质 PLA2、PGE_2 和 6 酮前列腺素 $F_{1\alpha}$（6-keto-$PGF_{1\alpha}$）都明显升高。

⚡ 模型特点　该造模方法不伤及椎间盘，但能逐渐造成颈椎间盘退变，能较好地模拟临床患者颈椎间盘退行性变化过程；同时具有创伤小，成功率高，操作相对简单而易于复制，适用的造模动物选择范围广等优点，不足之处是造模平均周期较其他的造模方法持续时间长。

二、大鼠颈神经根压迫型颈椎病动物模型

🎯 原理与方法　利用特制的硅胶片模拟椎间盘突出压迫神经根。具体方法为先将大鼠麻醉，然后以颈椎 C_7 棘突为基准，向上取颈部正中切口，长约 4cm。切开皮肤、皮下组织，钝性分离各层肌肉，自动拉钩撑开，暴露右侧颈椎 C_5 椎板，应用止血钳咬除颈椎 C_5 椎板和部分关节突，充分暴露左侧颈椎 $C_{4\sim5}$ 神经根，再将大小为 $2mm \times 2mm \times 1mm$，重量为（$10 \pm 1.5$）mg 的特制硅胶片（使用前先将硅胶片于 75%乙醇溶液中消毒 2h，再置于苯扎溴铵中保存）置于右侧颈椎 $C_{4\sim5}$ 神经根与硬膜囊交界处的腋下侧，局部固定，逐层缝合，待大鼠苏醒后，放回笼中观察，造模时间为 1 个月。术后大鼠均出现右上肢无力、步态轻度跛行，爪呈屈曲、肿胀明显等行为学改变。组织形态学观察显示，模型大鼠神经根处硅胶压迫物全部在位，从神经根出孔处向椎管内侵占；神经根色泽苍白，周围结缔组织增生明显，并与神经鞘膜粘连；观察背根神经节可见神经元细胞明显肿胀，细胞界限不清楚，胞质空泡样改变，核仁变淡或消失。神经纤维有崩溃及脱髓鞘改变，轴突部分消失。模型大鼠神经根组织中炎症介质 PLA_2、PGE_2 和 6-keto-$PGF_{1\alpha}$ 含量明显升高。

模型特点 该模型与人类神经根型颈椎病急性期的病理表现相似，且造模方法简便，成模时间短。但是在发病机制上与人神经根型颈椎病存在差异，只能反映神经根型颈椎病急性期症状，不能完全模拟疾病整个病程的表现。

第七节 腰椎间盘突出症动物模型

腰椎间盘突出症（Lumber disc herniation，LDH）简称"腰突症"，是由腰椎间盘退行性改变或外伤所致纤维环破裂，髓核从破裂处脱出，髓核突出进而刺激或压迫神经根、马尾神经所表现出来的一系列临床症状和体征。本病多由纤维环破裂后髓核突出压迫神经根所致，以腰腿痛为主要表现，是临床的常见病和引起腰腿痛最主要的原因，为骨科临床最为多见的疾病之一。本节介绍马尾神经受压动物模型和直立姿势诱导的大鼠腰椎间盘退变动物模型。

一、马尾神经受压动物模型

原理与方法 采用特制大小适当的硅胶片压迫物，将其置于大鼠马尾神经处，模拟脊柱退行性变过程中的椎间盘突出、骨赘形成、黄韧带或后纵韧带钙化等因素引起的压迫改变。大鼠麻醉后，以 $L_{4\sim5}$ 椎体间隙为中心，取后背正中切口长约 4cm。切开皮肤、皮下组织，钝性分离椎旁肌，自动拉钩牵开，暴露椎板后，除去 $L_{4\sim5}$ 棘突、椎板及右侧 $L_{4\sim5}$ 关节突，充分暴露马尾神经及右侧 L_5 神经根，将大小为 4mm×2mm×2mm，重量为（30±1.5）mg 的硅胶片置于 L_5 神经根与硬膜囊交界处（腋部），局部予以固定。造模后，大鼠均出现右后肢无力、步态跛行，患爪屈曲、肿胀明显。造模 30d 后观察背根神经节可见神经元细胞明显肿胀，细胞界限不清楚，胞质呈明显空泡样改变，核仁变淡或消失。神经内膜间隙水肿，神经纤维大小不一，有崩溃及脱髓鞘改变，轴突部分消失；60d 后可见神经元细胞肿胀和胞质空泡样改变明显减轻，部分神经元细胞形态基本恢复正常。透射电镜观察显示，模型动物神经元无完整的胞膜和核膜，细胞质裂解成颗粒状，神经纤维脱髓鞘变，髓鞘板层结构松散、扭曲、紊乱，轴突萎缩变细，甚至纤维变性消失，轴突与髓鞘间出现空隙，施万细胞核浓缩，胞质肿胀，模型组神经根组织中炎症介质 PLA_2、PGE_2 和 $6\text{-}酮\text{-}PGF_{1\alpha}$ 含量与假手术组相比明显升高。

模型特点 该模型采用直接压迫马尾神经方法进行造模，模型具有与临床腰椎间盘突出症相似的症状，可用于腰椎间盘突出症治疗方法和药物疗效的研究。模型制作方法简单，成模时间短，重复性好，但由于该模型与临床上腰椎间盘突出症的发病机制不同，因此不适用于腰椎间盘突出症的发生机制研究。

二、直立姿势诱导的大鼠腰椎间盘退变动物模型

原理与方法 直立是正常人体最基本的体位之一，但是站立过久，会导致腿与腰的疲劳和疼痛，这种现象与古人提出久立伤骨、损肾，进而损腰的观点一致。现代研究表

明，腰痛和膝关节炎等疾病与直立姿势有关，认为直立姿势会加重脊柱退变。可通过切除大鼠的双前肢和尾部以模拟人类直立姿势建立直立姿势诱导的大鼠腰椎间盘退变动物模型。其模型复制方法为：将大鼠麻醉后进行前肢截肢手术，术后大鼠先在普通饲养笼内饲养 14d 至手术伤口恢复，然后转移至特制大鼠直立饲养笼（笼高 32cm、长 52cm、宽 42.6cm，有自由升降的饲料槽和饮水斗，饲料槽可逐格升高，每格高度相差 1cm，共 15 个横格）进行饲养。特制饲养笼较普通饲养笼高，且食物槽和水瓶高度可任意调节。造模时定期调节饲料槽和水瓶高度，迫使大鼠通过直立姿势来获取食物和水。分别在术后第 5 个月、第 7 个月、第 9 个月处死大鼠，取下腰椎间盘进行持续观察。成模大鼠出现特征性的腰椎间盘退行性改变，椎间盘内 Ⅱ 型胶原表达降低，Ⅹ型胶原、IL-1β 和 TNF-α 表达增加；凋亡细胞数目增加；衰老细胞数目增加；ADAM 金属肽酶含血小板反应蛋白 1 基元，5（集硅酶 2）[ADAM metallopeptidase with thombospondin type1 motif, 5（aggrecanase-2），ADAMTS5]、Ⅹ 型胶原蛋白 α1 链（collagen，type X，alpha 1，Col10α1）、基质金属肽酶 3（matrix metallopeptidase 3，MMP3）、基质金属肽酶 13（matrix metallopeptidase 13，MMP13）、IL-1β、环氧合酶-2（cyclooxygenase-2，COX-2）、IL-6、诱导型一氧化氮合酶（inducible nitric oxide synthase，iNOS）和 TNF-α 的 mRNA 表达显著增加，Ⅱ型胶原蛋白 α1 链（collagen，type Ⅱ，alpha 1，Col2α1）和聚集蛋白聚糖（aggrecan）的 mRNA 表达显著减少。

　　模型特点　该模型与临床腰椎间盘突出症的发病机制类似，同时符合中医理论关于腰椎间盘突出症的病因阐述，因此该模型可用于腰椎间盘突出发病机制、药物筛选及中医药治疗方法等方面的研究。但该模型造模时间较长，且由于动物间的个体差异，故其重复性和一致性不如马尾神经受压动物模型理想。

　　综上所述，骨骼疾病种类繁多，发病机制和造模方式各有差异，即使是同类疾病，也有不同的造模方法。虽然目前尚无一种骨骼疾病模型能够完全模拟疾病自然发展过程和各种特征，但每种骨骼疾病模型都具有较好的针对性，适合相应的实验目的。因此，在骨骼疾病科研实验过程中，选择何种方法复制动物模型，要根据实验目的来决定，并要遵循人类疾病动物模型的基本原则。

参 考 文 献

柴居堂，宋敏，董万涛，等. 2015. 椎动脉型颈椎病动物模型国内研究进展及评价[J]. 中国中医骨伤科杂志，23（1）：26-30.

葛颖杰，蔡淼鑫，李林鹏，等. 2019. 股骨头坏死动物模型的特点[J]. 中国组织工程研究，23（35）：5690-5696.

胡泽兵，王冰，曹新生，等. 2013. 骨质疏松动物及细胞学研究模型的建立与评价[J]. 解放军医学院学报，34（7）：789-791.

李亮平，刘恩岐，师长宏. 2014. 人类疾病动物模型[M]. 北京：人民卫生出版社.

李琳，慧熊俊，周志刚，等. 2019. 兔膝骨关节炎模型的研究进展[J]. 江西中医药大学学报，31（4）：108-113.

李晓敏，张岩. 2015. 老年性骨质疏松症动物模型及其发病机制的研究进展[J]. 中国骨质疏松杂志，21（2）：245-248.

李仪奎. 2006. 中药药理实验方法学[M]. 2 版. 上海：上海科学技术出版社.

莫文秋，李双蕾，陈文辉. 2016. 骨质疏松动物模型评价方法的研究进展[J]. 医学综述，22：1330-1332.

牛本立，李明. 2019. 采用 MRI 评价中药治疗早期股骨头缺血性坏死的价值研究[J]. 实用中医内科杂志，

33（8）：5-7.

彭玲，陈婷，吴补领. 2016. 晚期氧化蛋白产物与骨质疏松症研究进展[J]. 中国骨质疏松杂志，22（7）：934-938.

齐振熙，王明千. 2005. 酒精性骨质疏松症的动物模型研究[J]. 中国骨伤，18（12）：735-736.

佟鹏，王洋，梁瀛. 2018. 激素性股骨头缺血性坏死动物模型的建立及综合评估[J]. 中国组织工程研究，22（32）：5169-5174.

汪青，孙兰，龚海洋，等. 1999. 骨质疏松动物模型建立与评价[J]. 中国药理学通报，15（5）：391-395.

王春生，苏峰，宗治国，等. 2015. 骨质疏松模型建立的研究进展[J]. 中国骨质疏松杂志，21（9）：1143-1148.

王诗军，李钰婷，李淳德. 2016. 颈椎病动物模型的建立及其应用研究与进展[J]. 中国组织工程研究，20（40）：6067-6073.

王拥军. 2012. 实验骨伤科学[M]. 北京：人民卫生出版社.

王振恒，赵建宁，王瑞. 2012. 骨质疏松动物模型研究进展[J]. 中国骨质疏志，18（7）：656-662.

谢小倩，万志杰，武小晗，等. 2019. 类风湿性关节炎实验动物模型研究进展[J]. 世界最新医学信息文摘，19（80）：118-119.

周光兴，高诚，徐平，等. 2008. 人类疾病动物模型复制方法学[M]. 上海：上海科学技术文献出版社.

周强，吕厚山，栗占国. 2003. 胶原诱导的关节炎动物模型研究现状及进展[J]. 中华风湿病学杂志，7（4）：227-231.

Brennan TA，Egan KP，Lindborg CM，et al. 2014. Mouse models of telomere dysfunction phenocopy skeletal changes found in human age-related osteoporosis[J]. Dis Model Mech，7（5）：583-592.

Compston J. 2010. Osteoporosis：social and economic impact[J]. Radiol Clin N Am，48：477-482.

Eby JM，Sharieh F，Callaci JJ. 2020. Impact of Alcohol on Bone Health，Homeostasis and Fracture repair[J]. Curr Pathobiol Rep，8（3）：75-86.

Futakuchi M，Singh RK. 2013. Animal model for mammary tumor growth in the bone microenvironment[J]. Breast Cancer-Tokyo，20（3）：195-203.

Glant T T，Cs-Szabó G，Nagase HJ，et al. 1998. Progressive polyarthritis induced in BALB/c mice by aggrecan from normal and osteoarthritic human cartilage[J]. Arthritis Rheum，41：1007-1118.

Gregory MH，Capito N，Kuroki K，Sherman SL. 2012. A review of translational animal models for knee osteoarthritis[J]. Arthritis，764621.

Halade GV，Jamali AE，Williams PJ，et al. 2011. Obesity-mediated inflammatory microenviroment stimulates osteoclastogenesis and bone loss in mice[J]. Experimental Gerontology，46（1）：43-52.

Hanyecz A，Berlo S E，Szántó S，et al. 2004. Achievement of a synergistic adjuvant effect on arthritis induction by activation of innate immunity and forcing the immune response toward the Th1 phenotype[J]. Arthritis Rheum，50：1665-1676.

Kanis JA，McCloskey EV，Johansson H，et al. 2008. A reference standard for the description of osteoporosis[J]. Bone，42：46-475.

Kanis JA，Melton LJ，Christiansen C，et al. 1994. The diagnosis of osteoporosis[J]. J Bone Miner Res，9：1137-1141.

Kwon BK，Oxland TR，Tetzlaff W. 2002. Animal models used in spinal cord regeneration research[J]. Spine，27（14）：1504-1510.

Larson JW，Levicoff EA，Gilbertson LG，et al. 2006. Biologic modification of animal models of intervertebral disc degeneration[J]. J Bone Joint Surg Am，88 Suppl 2：83-87.

Lyer S，Ambrogini E，Bartell S M，et al. 2013. FOXOs attenuate bone formation by suppressing wnt signaling[J]. J Clin Invest，23：3409-3419.

Matsumoto T，Ezawa I，Morita K，et al. 1985. Effect of vitamin D metabolites on bone metabolism in a rat model of postmenopausal osteoporosis[J]. J Nutr Sci Vitaminol（Tokyo），S61-S65.

Noh JY，Yang Y，Jung, H. 2020. Molecular mechanisms and emerging therapeutics for osteoporosis[J]. Int J Mol Sci，21（20）：7623.

Nunamaker DM. 1998. Experimental models of fracture repair[J]. Clin Orthop Relat R，（355 Suppl）：S56-S65.

Okazaki R，Sakai A，Ootsuyama A，et al. 2003. Apoptosis and p53 expression in chondrocytes relate to degeneration in articular cartilage of immobilized knee joints[J]. J Rheumatol，30（3）：559-566.

Permuy M，López-Peña M，Muñoz F，et al. 2019. Rabbit as model for osteoporosis research[J]. Journal of Bone and Mineral Metabolism，37（4）：573-583.

Reginster JY，Burlet N. 2006. Osteoporosis：a still increasing prevalence[J]. Bone，38：S4-S9.

Schinnerling K，Rosas C，Soto L，et al. 2019. Humanized mouse models of rheumatoid arthritis for studies on immunopathogenesis and preclinical testing of cell-based therapies[J]. doi：10.3389/fimmu.2019.00203：1-24.

Shu B，Shi Q，Wang YJ. 2015. Shen（Kidney）-tonifying principle for primary osteoporosis：to treat both the disease and the Chinese medicine syndrome[J]. Chin J Integr Med，21（9）：656-661.

Stoop J N，Tibbitt C A，van Eden W，et al. 2013. The choice of adjuvant determines the cytokine profile of T cells in proteoglycan-induced arthritis but does not influence disease severity[J]. Immunology，138（1）：68-75.

Thompson DD，Simmons HA，Pirie CM，et al. 1995. FDA guidelines and animal models for osteoporosis[J]. Bone，17（4）：125S-133S.

Trentham DE，Townes AS，Kang AH. 1977. Autoimmunity to type Ⅱ collagen：an experimental model of arthritis[J]. J Exp Med，146（3）：857-868.

Van den Berg WB，Joosten LA，van Lent PL. 2007. Murine antigen-induced arthritis. Methods Mol Med[J]. 36：243-253.

Vega D，Maalouf NM，Sakhaee K. 2007. The role of receptor activator of nuclear factor-κB（RANK）/RANK ligand/osteoprotegerin：clinical implications[J]. The Journal of Clinical Endocrinology & Metabolism，92（12）：4514-4521.

Walsh MC，Choi Y. 2014. Biology of the RANKL-RANK-OPG system in immunity，bone，and beyond[J]. Frontier in Immunology，5：511-521.

Wang H，Chen Q，Lee SH，et al. 2012. Impairment of osteoblast differentiation due to proliferation-independent telomere dysfunction in mouse models of accelerated aging[J]. Aging Cell，11（4）：704-713.

Wang YJ，Shi Q，Lu WW，et al. 2006. Cervical intervertebral disc degeneration induced by unbalanced dynamic and static forces：a novel in vivo rat model[J]. Spine，31（14）：1532-1538.

Xu J，Gong H，Lu S，et al. 2018. Animal models of steroid-induced osteonecrosis of the femoral head-a comprehensive research review up to 2018[J]. Int Orthop，42（7）：1729-1737.

Yousefzadeh N，Kashfi K，Jeddi S，et al. 2020. Ovariectomized rat model of osteoporosis：a practical guide[J]. EXCLI J，（19）：89-107.

Zebaze R M D，Ghasem-Zadeh A，Bohte A，et al. 2010. Intracortical remodelling and porosity in the distal radius and post-mortem femurs of women：a cross-sectional study[J]. Lancet，375（9727）：1729-1736.

Zhao DF，Shu B，Wang CL，et al. 2020. Oleanolic acid exerts inhibitory effects on the late stage of osteoclastogenesis and prevents bone loss in Osteoprotegerin knockout mice[J]. J Cell Biochem. 121（1）：152-164.

第十一章 肿瘤动物模型

肿瘤（tumor）是指机体在遗传、环境等各种致癌因素作用下，局部组织细胞增生所形成的新生物，也称赘生物（neoplasm）。肿瘤的发病因素很多，包括物理因素、化学因素、生物因素、社会心理因素和遗传因素等。它是目前人类疾病中主要的死亡病因之一，其发病率近年来在我国呈现出逐年升高的趋势。2018年全世界因肿瘤死亡近1000万人，我国约占1/4。因此，针对肿瘤病因、病理的研究对于人类攻克肿瘤具有重要的意义。

实验动物肿瘤模型的建立为肿瘤领域的研究及其相关药物的开发提供了重要的体内平台和手段。本模型不仅与分子水平、细胞水平的研究密切相关，而且对人类肿瘤的预防和治疗有更直接的指导意义和参考价值。目前，实验动物肿瘤模型根据其形成原因主要分为诱发性肿瘤动物模型、自发性肿瘤动物模型、移植性肿瘤动物模型、肿瘤转移动物模型、基因修饰肿瘤动物模型五大类，本章我们就对这五种模型分别进行介绍。

第一节 诱发性肿瘤动物模型

诱发性肿瘤动物模型是指使用致癌因素在实验条件下诱发动物发生肿瘤的动物模型，是实验性肿瘤研究的常用方法之一，常用于检验致癌物的致癌作用、肿瘤发生机制及筛选抗癌药物等。常用的实验动物有大鼠和小鼠，也有人应用其他动物，如豚鼠、兔、旱獭、犬、恒河猴等。

在诱发性肿瘤的建模过程中，动物和致癌物的选择极为重要，且可以通过控制致癌物的剂量来控制诱癌时间和程度。一些肿瘤仅能在某种动物身上诱发，与动物种系和不同器官的敏感性有关，因此动物种系间差别很大。如用芳香烃类致癌物诱发皮肤癌，以小鼠最佳，而大鼠很难诱发出皮肤癌；亚硝胺类致癌物在大鼠体内可诱发食管癌，而在小鼠体内仅能诱发出前胃癌。因此，根据实验目的的不同，选用不同的诱导因素和时间可诱导出不同的肿瘤动物模型。

一、诱发性肝癌动物模型

目前诱发肝癌模型常用的方法主要是化学诱导法，其方法简单，模型成功率高，且与人类肝癌的发生、发展过程极为相似，也存在肝损伤、肝纤维化、肝硬化及肝癌的病理过程，是构建肝癌动物模型的理想方法之一。动物选择上，多选用敏感性高的纯系大小鼠，常用的品系有 C57BL/6、BALB/c 和 Fischer 344。

致肝癌化合物有很多，通常主要分为以下两种类型：①遗传毒性致癌物。特点是与 DNA 反应，诱导 DNA 损伤而致癌，如亚硝胺类、黄曲霉毒素 B1、四氯化碳和硫代乙酰胺等。②非遗传毒性致癌物。其特点是不直接与 DNA 反应，通过诱导宿主体细胞内某些关键性病损（如控制细胞增殖、凋亡和分化）而致癌，如苯巴比妥、过氧化物酶体增生剂和胆碱缺乏饮食等。其中常用的有以下几种。

（一）二乙基亚硝胺诱发动物模型

原理与方法 二乙基亚硝胺（diethylnitrosamine，DEN）属于亚硝胺类毒物，可直接诱导 DNA 损伤，其诱发的肝癌模型是目前应用最广泛的。方法一般是配制一定浓度的 DEN 溶液灌胃或者放在饮水瓶中供自由饮用，喂养约半年停药，再观察 1～2 个月，其肝癌发生率达到 70%～100%。另有报道，诱发早期部分切除肝叶，能减少诱发剂用量，并缩短诱发时间。

模型特点 致癌性强，一次性小剂量给药即可致癌；对多种不易诱发肿瘤的动物（如豚鼠、猴等）的许多器官均能致癌，甚至可以通过胎盘致癌。但是造模所需时间主要与其给药剂量、方式以及小鼠的种类、性别和年龄密切相关，如果条件不对可能同时诱发其他癌症。

（二）黄曲霉毒素 B1 诱发动物模型

原理与方法 黄曲霉毒素共有 10 多种衍生物，其中致癌作用最强的是黄曲霉毒素 B1。黄曲霉毒素 B1 诱癌的机制可能是其在肝脏被细胞色素 P450 酶代谢后，其代谢产物选择性地与鸟嘌呤结合，将其转化为胸腺嘧啶导致 DNA 突变；同时，黄曲霉毒素 B1 还可诱发染色体畸变、姐妹染色体交换、染色体链断裂和不受控制的 DNA 合成发挥促癌作用。造模可选择经口给药或注射给药。短期诱发可腹腔注射黄曲霉毒素 B1，持续 2 周，然后改饲喂含 2-乙酰胺基芴（2-acetamidofluorene，2-AAF）饲料 2 周。1 周后，切除肝中叶及左外侧叶，停喂 2-AAF 后换成基本饲料，即完成诱导过程。长期诱发最常用的是将黄曲霉毒素 B1 添加到饲料中定量饲喂，成功率可达 80%以上。

模型特点 造模所需时间与小鼠的种类、性别和年龄有关。例如，长期接触黄曲霉毒素 B1 后，90%的 DBA/2J 小鼠可发生肝癌，而只有 25%的 C57BL/N 小鼠会发生肝癌。

（三）苯巴比妥联合动物模型

原理与方法 苯巴比妥是一种常用的镇静催眠药，本身不具有肝毒性，但是与致癌剂合用具有促癌作用。主要通过抑制肿瘤细胞凋亡，诱发肝脏细胞氧化应激和抑制基因启动子区域的过度甲基化等促进肝癌发生。造模需通过联合其他致癌剂，如 DEN 等一起给药。

模型特点 该模型比较适合肝癌相关机制的研究，但应用受到联合致癌剂的影响。

（四）胆碱缺乏饮食动物模型

⊙ **原理与方法**　目前认为胆碱缺乏饮食（choline deficient diet，CDD）的机制可能是通过形成卵圆细胞消耗肝脏中的抗氧化剂，导致 DNA 氧化损伤和染色体不稳定，促进肝癌细胞的产生。胆碱是参与肝脏脂质代谢的重要成员之一，缺乏胆碱会导致肝脏脂质堆积，进一步引起线粒体功能损伤和内质网应激，从而使得肝脏发生脂肪样变性，长期缺乏胆碱可导致肝纤维化甚至肝癌。长期给予小鼠胆碱缺乏饮食 50~52 周可诱发肿瘤。

⊘ **模型特点**　胆碱缺乏饮食单独使用造模时间较长，常与肝毒素的化合物（如 DEN 或四氯化碳等）联合建立相对稳定的肝癌动物模型。

二、诱发性胃癌动物模型

利用药物诱导剂诱导胃癌是研究胃癌发病机制最有效的方法，可以进一步验证各种可疑的致癌、促癌因素，阐明胃癌的发病机制，探讨抗癌药物的作用机制并对其进行筛选。化学致癌物质诱发的胃癌动物模型适用于胃癌的病因学、病理过程、生物学行为、肿瘤免疫及抗肿瘤药物的筛选。

可用于构建胃癌模型的动物有非人灵长类动物、犬、兔子、大鼠、小鼠、裸鼠等，考虑到经济性、诱发率、饲养条件等，大鼠、小鼠、裸鼠较为常用。同样的对于致癌剂，不同品系和动物之间存在个体差异，因此设计之初需要考虑条件设定或者样本量的增加。

（一）甲基硝基亚硝基胍诱发动物模型

⊙ **原理与方法**　甲基硝基亚硝基胍（N-methyl-N'-nitro-N-nitroso-guanidine，MNNG）是一种化学诱变剂、致癌剂，与肿瘤尤其是胃癌密切相关，其诱癌过程大致为胃黏膜糜烂—黏膜的再生性增生—腺瘤性增生或不典型增生—早期浸润癌。MNNG 及其衍生物早已被人们广泛应用于胃癌模型的构建。将 MNNG 配制成一定浓度溶液，灌胃或自由饮用即可完成造模。

⊘ **模型特点**　MNNG 诱发大鼠胃癌的发生率为 80% 左右，以高分化腺癌为主，可发生肝和肩部淋巴结转移。诱发小鼠胃腺癌诱发率为 23%，以高分化腺癌为主，可能同时诱发前胃癌和十二指肠肿瘤。单因素诱导虽然方法简单，但是耗时长，诱发率相比多因素低。

（二）甲基胆蒽诱发动物模型

⊙ **原理与方法**　甲基胆蒽（methylcholanthrene，MC）是强烈的直接致癌剂，不依赖于酶的代谢作用，直接作用于胃肠道黏膜，尤其口服对胃有较高的致癌特性。通过无菌手术，在动物胃黏膜表面穿挂含 MC 的线结，埋线后 4~8 个月可成功诱发胃癌。

⊘ **模型特点**　MC 可使全部动物 3 个月后发生前胃乳头状癌，7~8 个月发生胃腺癌，致癌率为 85%~100%。

（三）幽门螺杆菌联合化学致癌剂诱发动物模型

⊙ **原理与方法**　胃癌的确切病因不十分明确，但幽门螺杆菌（helicobacter pylori，Hp）

的感染作为诱发胃癌的一个重要因素目前已经形成共识。单用 Hp 诱导胃癌实验动物模型，不仅诱导成瘤率低，而且周期会相对更长，目前已很少使用，多被 Hp 联合化学诱癌剂替代。造模通过化学诱癌剂灌胃或饮水一段时间后，单次或多次接种 Hp 后诱发。

🔗 **模型特点** 本模型造模方法简单，模拟人类胃癌病因过程，适合病理和临床机制研究。但同一种 Hp 菌株在不同品系小鼠中诱发胃癌种类不尽相同，需根据需要选择适合的研究对象和品系。

三、诱发性肠癌动物模型

动物大肠癌的自然发病率很低，仅田鼠较易发生大肠息肉和肿瘤。早期使用诱癌的化学剂多是芳香胺类，目前用以诱发大肠癌的致癌剂主要是间接致癌剂二甲肼、氧化偶氮甲烷/葡聚糖硫酸钠法及直接致癌剂亚硝胺类。选用的动物有小鼠、大鼠及豚鼠等。这里重点介绍二甲肼及氧化偶氮甲烷/葡聚糖硫酸钠诱导模型。

（一）二甲肼诱导动物模型

🔗 **原理与方法** 二甲肼（1, 1-dimethylhydrazine，DMH）本身并不致癌，须经氧化脱烷基才具有致癌作用。DMH 在肝细胞内质网被氧化成甲基氧化偶氮甲醇，与 β-葡糖醛酸糖苷结合，一部分经尿排出，一部分随胆汁进入肠腔，在肠道细菌和肠黏膜上皮 β-葡糖苷酸糖苷酶的作用下，甲基氧化偶氮甲醇重新游离，成为肠道终末致癌物并最终引起结直肠上皮癌变。造模方法通过小鼠颈背部皮下注射 DMH 20mg/kg，连续 20d。5～6 个月后检查动物大肠的肿瘤。

🔗 **模型特点** 该模型诱发的大肠肿瘤均系恶性肿瘤。肿瘤发生在肠壁的黏膜面，大多向肠内突出，肿瘤表面光滑，少数有糜烂。肿瘤的组织学检查，绝大多数为腺癌。实验可同时诱发一定量的肛门肿瘤。有动物特异性：昆明小鼠大肠癌发病率为 81%～100%。C57BL 纯系小鼠不敏感，小鼠较大鼠合适，因为前者主要诱发大肠癌，后者除诱发大肠癌外，小肠癌发病率较高，说明大鼠大肠组织对 DMH 敏感性不如小鼠高。

（二）氧化偶氮甲烷/葡聚糖硫酸钠诱导动物模型

🔗 **原理与方法** 氧化偶氮甲烷/葡聚糖硫酸钠（azoxymethane/dextran sulfate sodium，AOM/DSS）模型是使用最广泛的小鼠模型，AOM 是化学致癌剂 DMH 作用的 DNA 烷基化产物，可以由腹腔注射并经由胆汁代谢，由菌群代谢进一步激活 AOM 使其致癌，AOM 较 DMH 相比致癌效果增强且更加稳定。多次腹腔注射 AOM 导致在结肠远端产生肿瘤，其组织学特征类似于人类的结肠癌，要模拟结肠癌需要 AOM 与 DSS 结合造模。DSS 为化学致炎剂，动物饮用含有 DSS 的饮用水可以造成炎症性肠病模型，其病理学改变类似于人类的溃疡性结肠炎。实验性结直肠癌主要是由 AOM/DSS 模型诱发的异常隐窝病灶（aberrant crypt foci，ACF）和腺瘤癌变形成，均依赖于剂量、诱导方式、诱导周期，根据不同的延长时间形成癌变。其诱导率在 BALB/c 小鼠中可达到 100%。造模组一次性腹腔注射 AOM，1 周后给予含 2%DSS 的饮用水饮用 4d，之后给予纯净水，饮用 17d 为一个周期，重复 3 个周。

◆ **模型特点** 该模型造模时间短，重现率高，可以再现人类肠癌发生、发展的过程，预见和监测肿瘤发展，是目前采用最多的诱导方法。

四、诱发性食管癌动物模型

应用化学致癌剂诱导制作大鼠食管鳞状细胞癌模型已较为成熟，目前常用的致癌原主要是亚硝胺化合物，主要包括甲基苄基亚硝胺、对甲基戊基亚硝胺。此外，4-硝基喹啉-1-氧化物是一种水溶性的喹啉衍生物，最早主要用于诱导口腔鳞状细胞癌动物模型，有研究发现也能够诱导小鼠发生食管鳞状细胞癌，且致癌率高。人类和大鼠（如 F344 大鼠、SD 大鼠）的食管对亚硝胺类化合物较敏感，容易致癌；但只有少量小鼠种类（如 C57BL）对亚硝胺类化合物诱变敏感。因此，亚硝胺类化合物主要用于诱发大鼠食管癌模型而很少用于小鼠。

（一）甲基苄基亚硝胺诱发动物模型

◎ **原理与方法** 甲基苄基亚硝胺（methyl benzyl nitrosamine，NMBA）主要通过烷化DNA 致癌。造模方法为大鼠皮下注射 3.5mg/kg NMBA，每周 1 次，持续 5 周。

◆ **模型特点** NMBA 具有特殊的食管亲和性，其诱导癌变主要在食管。该方法诱导的食管癌病理形态与人食管鳞状细胞癌的发生顺序相一致，所用药物毒性较小，被认为是研究食管鳞状细胞癌及癌前病变的较好模型。

（二）对甲基戊基亚硝胺诱发动物模型

◎ **原理与方法** 对甲基戊基亚硝胺（N-methyl-N-amyl nitrosamine，MNAN/AMN）主要通过中间代谢物致癌。造模方法为大鼠按每周 12.5～25mg/kg 剂量连续腹腔注射 12 周，其食管鳞状上皮乳头状瘤诱导率为 85%～100%。

◆ **模型特点** 癌变诱导成功率高，诱导速度快，其病理形态的改变也与人食管鳞状细胞癌的发生顺序相一致，在诱导出鳞状上皮细胞乳头状瘤和癌的同时，经常伴有癌前病变（过度增生和不典型增生）。

（三）4-硝基喹啉-1-氧化物诱发动物模型

◎ **原理与方法** 4-硝基喹啉-1-氧化物（4-nitroquinoline-1-oxide，4-NQO）可生成活性氧使 DNA 突变或断裂，诱导基因突变致癌。造模通过将 4-NQO 溶解在饮用水中喂养小鼠，持续饮水 17～20 周。

◆ **模型特点** 本模型造模方法简单，癌症诱发率较高，诱发的口腔食管鳞状细胞癌模型显示了多级非典型增生、癌前病变和癌性病变的过程。诱导的小鼠口腔-食管鳞状细胞癌癌变过程中形态学和病理学特点与人口腔-食管癌类似，但实验周期相对较长。

五、诱发性皮肤癌动物模型

皮肤癌一般根据皮肤细胞变异类型主要分为非黑色素瘤和黑色素瘤。其中非黑色素瘤占 98%，其又包括基底细胞癌和鳞状细胞癌，其中鳞状细胞癌恶性程度更高。目前公认的引起非黑色素瘤的主要原因是紫外线（UV），90%的皮肤癌是由紫外线引起的，同时还有遗传、免疫抑制药物和电离辐射等因素。实验动物模型中，除了由紫外线直接诱导之外，还常常采用化学诱导剂来诱导，以弥补紫外线诱导的不足，其效果稳定确切。因此目前常用的诱发模型主要有化学诱导剂诱导、紫外线诱导以及紫外线联合化学诱导剂诱导三类。

（一）7，12-二甲基苯并蒽/12-O-十四烷基佛波醇-13-醋酸酯诱导小鼠皮肤鳞状细胞癌模型

🎯 **原理与方法**　7,12-二甲基苯并蒽/12-O-十四烷基佛波醇-13-醋酸酯（7,12-dimethylbenz anthracene/12-O-tetradecanoylphorbol -13-acetate，DMBA/TPA）模型是采用化学试剂诱导的小鼠皮肤鳞状细胞癌模型，DMBA 作为诱变致癌剂，被 P450 酶氧化产生的代谢物与 DNA 共价形成加合物，形成脱嘌呤碱基位点。TPA 作为肿瘤促进剂，一般称为化学诱导二步致癌法。造模通过取 6~7 周龄的健康雌性或雄性 C57BL/6 小鼠，剃毛后裸露皮肤，先涂抹 DMBA，1 周后开始涂抹 TPA，每周涂抹两次，持续 25 周。

🖊 **模型特点**　本法简单易操作，周期短，成功率很高，是皮肤鳞状细胞癌建模最为经典和常见的方法。

（二）紫外线 B 诱导小鼠皮肤鳞状细胞癌模型

🎯 **原理与方法**　紫外线是诱导皮肤癌的主要因素，紫外线主要包括紫外线 A（ultraviolet A，UVA）、紫外线 B（ultraviolet B，UVB）和紫外线 C（ultraviolet C，UVC）。UVC 绝大部分被大气层所吸收，极少能到达地球表面。对皮肤具有损伤的主要是 UVA 和 UVB。UVB 主要损伤表皮细胞，造成 $p53$ 之类基因的突变，从而诱发皮肤癌，而 UVA 能够到达真皮层，形成光老化。造模通过将 6~7 周龄雌性小鼠，剃毛后裸露皮肤，每周人工 UVB 照射 3 次，连续 40 周,模型建成容易度为 SKH-1 小鼠>BALB/c 小鼠>C57BL6 小鼠。

🖊 **模型特点**　由于人类 90%的皮肤癌是由紫外线照射而诱发的，所以 UVB 小鼠模型能更接近、更好地模拟人类皮肤癌的发生，更加有利于科学家们对皮肤癌发生机制的探索和研究。缺点是耗时比较长，实验周期久。

（三）DMBA 联合 UVB 诱导皮肤鳞状细胞癌动物模型

🎯 **原理与方法**　鉴于以上两种方法均存在一定的缺点,有人在两步法基础上,将 TPA 用紫外线照射替代,构建皮肤癌模型。

🖊 **模型特点**　本法不仅降低造模时间,同时能更好地模拟人类皮肤肿瘤的形成过程。其肿瘤诱导在 12 周左右即出现,且模型构建成功率也较高。

六、诱发性肺癌动物模型

常用于诱导肺癌的主要化学致癌物有芳香胺、偶氮燃料类致癌物、亚硝胺类、黄曲霉毒素等。肺癌的诱发途径较多，包括口服、吸入、支气管灌注和肺内或支气管黏膜下注射

等，具体造模过程中应根据造模剂的特点加以区分。目前，肺癌动物模型多选择小鼠、大鼠、地鼠、兔、犬和羊等。

（一）煤焦沥青诱发动物模型

🎯 **原理与方法** 煤焦沥青（coal tar pitch，CTP）这一致癌物主要含多环芳香烃（polycylic aromatic hydrocarbons，PAH），而环境中 PAH 与人类肺癌发生有关。设计用 CTP 进行支气管灌注，诱发大鼠肺癌。通常将 CTP 用生理盐水配制 160g/L 悬液，每次灌注 32mg，共灌注 8 次，每次间隔 7~10d，即可成模。

🔘 **模型特点** 该模型具有肺癌发展的全过程：正常支气管上皮组织—鳞状上皮化生—不典型增生—原位癌—浸润癌（鳞癌）。有助于深入探讨人类肺癌的发病机制。

（二）MCA/MCA+DEN 碘油诱导动物模型

🎯 **原理与方法** 3-甲基胆蒽（MCA）和 DEN 都是较强的致癌剂，可直接引起 DNA 损伤导致癌变。通过改制的 ZY 型 12 号腰穿针插入左下叶支气管，对大鼠支气管灌注含致癌物质碘油悬液，诱发大鼠肺癌。最快可在 16~22d 出现早期癌变。

🔘 **模型特点** 本模型诱癌成功率高，成本低，操作易掌握，诱癌时间短，避免了气管灌注带来的肺染毒剂量误差较大，以及灌注时由于气管和支气管纤毛运动使部分毒物被反排到咽喉部由咽入胃肠造成的肺外吸收等缺点。但是手术需要一定的操作技术，同时增加了动物死亡的风险。

七、诱发性胰腺癌动物模型

胰腺癌诱导模型中，目前使用最为广泛的致癌剂是 N-亚硝基双（2-氧丙基）胺、重氨乙酰丝氯酸、DMBA 等，实验动物多选择小鼠、仓鼠等啮齿类动物，给药途径可以通过喂食、皮下注射，也可将致癌物直接置入胰腺，一般需 3~7 个月才能建立模型。

（一）N-亚硝基双（2-氧丙基）胺诱导动物模型

🎯 **原理与方法** N-亚硝基双（2-氧丙基）胺[N-Nitrosobis（2-oxopropyl）amine，BOP]诱导胰腺癌的机制目前尚未完全明确，但已有研究证明 BOP 在体外能够诱导金黄地鼠正常胰岛细胞成为破骨巨细胞甚至胰腺癌细胞。通过给予金黄地鼠腹腔每周注射 BOP 2mg/100g，连续 2 周，发现距最后一次注射后 3 个月，胰腺导管上皮细胞呈现不典型改变，4 个月后胰腺导管上皮细胞增殖，6 个月后形成胰腺肿瘤。

🔘 **模型特点** 本模型是目前最接近人类胰腺癌发生、发展过程的动物模型，具有可以动态观测发病过程、研究胰腺癌发病机制、评估各种治疗方法效果和费用低、条件相对简单等优点。但是也存在不足，如实验周期较长、成功率偏低等。

（二）DMBA 诱导动物模型

🎯 **原理与方法** DMBA 同样是较强的致癌剂，具有 DNA 损伤作用。通过手术将含有 DMBA 的线段或 DMBA 粉末直接置入胰腺皮下，3～5 个月可诱导胰腺癌发生，发生率约为 65%。

　　🗒️ **模型特点**　本法相对提高了模型成瘤率，但是该方法需要手术，对操作者技术和经验要求较高。

八、诱发性宫颈癌动物模型

　　利用化学诱导剂诱导是常用的宫颈癌诱导方法之一，尽管没有移植法常用，但是其造模可获得与人体内相同或相近的微环境，形成与临床相似的宫颈癌动物模型，为研究宫颈癌的病因学、生物学、治疗学提供了坚实的基础。目前常用的诱导剂有 MCA、DMBA 和己烯雌酚，常用的动物有大鼠、小鼠等。

（一）MCA 诱导模型

　　🎯 **原理与方法**　MCA 是较强的致癌剂，具有 DNA 损伤诱导癌变作用。将浸有 MCA 的无菌双棉线通过剖腹手术插入小鼠宫颈管，可诱导宫颈癌，周期约为 35d。

　　🗒️ **模型特点**　本模型造模方法简单，成功率较高，但是该方法需要手术，对操作者技术和经验要求较高。

（二）DMBA 诱发动物模型

　　🎯 **原理与方法**　DMBA 一方面从上皮表面渗透或通过损伤的上皮进入细胞，经过一定的时间直接诱导细胞恶性转化；另一方面作用于细胞后，经代谢形成新的致癌因子（如自由基）进一步作用于细胞诱导癌变。造模常用雌性小鼠在不麻醉状态下，借助阴道扩张器及小号弯针，将浸有 DMBA 的棉线穿入宫颈，经宫颈口由穹窿部穿出，线结固定于宫颈口，5 个月可见癌变。

　　🗒️ **模型特点**　本模型造模方法简单，成功率较高，但是模型周期较长。

（三）己烯雌酚诱发动物模型

　　🎯 **原理与方法**　己烯雌酚的作用主要通过苯醌代谢物对 DNA 和染色体的损伤，诱发生殖系统雌激素依赖的肿瘤。己烯雌酚溶解于芝麻油后，每日皮下注射于妊娠 13～18d 雌性 BALB/c 小鼠，剂量约为 67μg/kg。其雌性小鼠后代在 48～54d 时光镜下诊断为宫颈上皮内瘤变。

　　🗒️ **模型特点**　本模型可进行遗传、生殖与雌激素相关的宫颈癌的研究。

（四）人巨细胞病毒诱发模型

　　🎯 **原理与方法**　给小鼠宫颈内使用病毒性致癌剂，可诱导出与人相似的宫颈癌病变。这些组织病理学变化由轻到重表现为发育异常、原位癌直至浸润癌。利用人巨细胞病毒（human cytomegalovirus，HCMV）诱发小鼠宫颈癌。采用 4 周龄雌性 KM 小鼠，用无菌医用明胶海绵吸取 HCMV 悬液 0.1ml，置抵小鼠宫颈部，3 次/周，共 8 周。按同法将巴豆油接种于小鼠宫颈部，3 次/周，共 8 周，连续造模 5 个月，进行子宫颈病理学检查。

⚙ **模型特点**　小鼠宫颈癌的发生步骤与人浸润性鳞状上皮癌的组织学发展十分相似。在致癌物使用后 2 个月内观察到轻度不典型变化（Ⅰ度），在 3 个月后见中度不典型变化（Ⅱ度），在 5 个月后观察到重度不典型变化（Ⅲ度），约 22% 的小鼠有卵巢癌发生。

九、诱发性乳腺癌动物模型

利用物理、化学、生物等因素可诱使实验动物发生乳腺癌，目前较多用的是化学诱导方式，即利用强化学致癌物，通过经口、涂抹、注射等方法应用于实验动物，使之发生乳腺癌。化学诱导乳腺癌的发生多采用 DMBA 或甲基亚硝基脲（N-methyl-N-nitrosourea，MNU），以灌胃、局部涂抹、皮下注射或静脉注射等途径应用于雌性大鼠。

（一）DMBA 诱发动物模型

◎ **原理与方法**　DMBA 属于致癌剂前体，在体内经过代谢激活最终转化为具有亲电子性且与正常细胞 DNA 形成共价键的致癌物，从而破坏了正常细胞 DNA 结构，大大提高癌变概率。造模常用雌性（BALB/c 与 DBA/2）F1 代杂交小鼠皮下一次性注射 DMBA，可诱发潜伏期为 7 个月的乳腺癌。

⚙ **模型特点**　本模型造模方法简单，成功率较高，但是造模周期较长。

（二）MNU 诱发动物模型

◎ **原理与方法**　MNU 属于 N-亚硝基化合物，直接靶定 DNA 而诱发细胞产生遗传毒性应激，诱导基因突变。其造模通过用 MNU 按 50mg/kg 的剂量于 SD 大鼠一次性静脉注射，14～21 周后可产生乳腺肿瘤。

⚙ **模型特点**　本模型造模方法简单，造模周期相对 DMBA 大大缩短。DMBA 和 MNU 诱导的乳腺肿瘤在对激素的敏感程度及组织学等方面有很多相似之处，多为激素依赖性腺癌，但在某些方面也有不同之处：DMBA 本身不直接致癌，而是通过代谢产生最终致癌物，MNU 则是作为致癌物直接诱导乳腺肿瘤的发生；MNU 诱导的乳腺肿瘤中，恶性肿瘤与良性肿瘤的比例要高于 DMBA 所诱导的乳腺肿瘤，MNU 诱导产生的恶性肿瘤，其侵袭性更高；MNU 诱导的乳腺肿瘤多表现为雌激素依赖，DMBA 诱导的乳腺肿瘤多表现为催乳素依赖。

十、诱发性卵巢癌动物模型

与其他模型相似的是，诱发性卵巢癌模型也主要使用化学诱导剂进行诱导。其常用诱导剂主要是 DMBA 或是将其与 4-乙烯基-1-环己烯二环氧化物（4-vinyicyclohexene dioxide，VCD）联合使用。造模动物常用大鼠、小鼠。

（一）DMBA 诱发动物模型

🎯 **原理与方法** DMBA 属于致癌剂前体，在体内经过代谢激活最终转化为具有亲电子性且与正常细胞 DNA 形成共价键的致癌物，从而破坏了正常细胞 DNA 结构，大大提高癌变概率。造模采用卵巢皮质埋置 DMBA 处理的布片或者直接注射 DMBA 均能诱发卵巢癌产生。

⚡ **模型特点** DMBA 缝合模型产生上皮来源的肿瘤，组织学上类似于人类，有助于研究卵巢癌在体内的扩散和转移情况。该方法部分模型中约 39% 为腺癌，能够出现与人类上皮性卵巢肿瘤相似的上皮和代谢标志物。

（二）DMBA 联合 VCD 诱发动物模型

🎯 **原理与方法** DMBA 是癌变诱导剂，而 VCD 是诱导卵巢早衰的常用试剂，两者联合可促进卵巢功能紊乱，提高癌变概率。其造模首先通过腹腔注射 VCD 诱导卵巢衰退，当出现发情不规律时，通过手术将含有 DMBA 丙酮溶液浸泡的无菌缝线埋置在卵巢囊中，约 5 个月后出现卵巢肿瘤。

⚡ **模型特点** 该模型很好地模拟了与绝经期有关的激素水平和其他因素的表征，可用于研究卵巢癌的发生或者筛选卵巢癌预防治疗药物。但是该模型诱导的卵巢早衰不同于人类的自然早衰。

十一、诱发性前列腺癌动物模型

诱发性前列腺癌动物模型常用的诱发剂使用方案包括以下几种。①化学致癌剂诱导：常用的致癌剂有 DMAB、BOP；②化学致癌剂与细胞增殖药联合诱导：常用的有 MNU 加 CA（醋酸氯羟甲烯孕酮）、DMAB 加 EE（乙炔基雌二醇）；③单纯雄激素或雄激素加雌二醇联合诱导：常用睾酮加 β 雌二醇；④化学致癌剂与睾酮：常用 DMAB 加睾酮、BOP 加睾酮、MNU 加睾酮。这些诱发性模型中，有些由于发病率较低，已被摒弃，有些由于发病部位为腹侧叶或是因缺乏侵袭转移性而实际应用价值较低。

化学致癌剂 MNU 和 DMAB 分别与长效睾酮联合诱导的前列腺癌模型发病率较高，肿瘤起源于背侧叶、中叶，与人前列腺癌有同源性，也具有通过血道、淋巴道转移及血清酸性磷酸酶升高等特点，且病理过程和组织分化特点与人相似，因而被认为是比较理想的诱发性动物模型。

DMAB 联合丙酸睾酮诱发动物模型

🎯 **原理与方法** DMAB 属于联苯胺类，是 I 类致癌物，可直接诱导癌症。通过 DMAB 联合长效睾酮可特异性引起前列腺组织的增生紊乱，导致前列腺癌的发生。其造模通常采用皮下注射 DMAB，连续 10 次/2 周，之后给动物去势，再给予肌内注射丙酸睾酮，连续 20～30 周可以成模。

⚡ **模型特点** 该模型造模所得前列腺癌为雄激素非依赖性癌症，为该类肿瘤的研究提供了较好的模型。模型成功率较高，方法相对简单，但是造模周期较长。

十二、诱发性白血病动物模型

白血病是一类严重的血液系统肿瘤疾病，是由造血干细胞的恶性克隆引起的。按照发病缓急程度，白血病可分为急性白血病与慢性白血病。急性白血病以原始细胞和早期幼稚细胞为主，发病较急，病情严重，病程较短；慢性白血病以幼稚或者较成熟细胞为主，发病缓慢，病程可达数年之久。按照病变细胞系列分类，主要可分为髓系和淋巴系，其中，髓系按照细胞类型又可分为粒、单、红、巨核系，淋巴系按细胞类型又可分为 T 细胞系和 B 细胞系。

哺乳动物的造血系统与人有很多相似之处，因此利用相关实验动物是白血病研究的重要手段。目前诱发性白血病动物模型方法主要包括物理诱导剂（如放射线）、化学致癌剂[包括苯、多环碳氢化合物（如 9，10-二甲苯并蒽）、亚硝基脲类（如丁基亚硝尿等）]以及生物致癌剂（如病毒）三种，常用实验动物有大鼠、小鼠、裸鼠、家兔、犬等。

（一）放射线诱导粒细胞性白血病动物模型

原理与方法 放射线可使细胞 DNA 的结构发生改变（断裂、交联、易位、缺失或突变），而导致癌基因激活，使细胞呈现出异形分化、无限增殖、游走生长等特性。造模通过将 LACA 品系小鼠用放射线（60Co-γ 诱发）照射小鼠全身，照射剂量为 0.5～3Gy，每隔 3～5d 照射一次。

模型特点 该模型造模方法简单，可模拟不同放射线诱导的白血病动物模型。但是该模型造模成功率相对不够高，模型之间有一定的个体差异。

（二）苯诱导急性髓系白血病动物模型

原理与方法 目前认为原理主要包括以下五个方面：①苯通过代谢转化增强其毒效应而诱导白血病。苯由肝脏（或肺）经细胞色素 P4502E1（CYP2E1）代谢成氢醌转移到骨髓，经髓过氧化物酶（MPO）催化成苯醌，从而产生苯的血液毒性，苯醌等醌类和半醌类物质还能通过 MPO、醌氧化还原酶（NQO1）参与的氧化还原循环生成氧自由基，损伤骨髓造血细胞 DNA 等遗传物质，这些重要代谢酶的基因多态性与白血病遗传易感性密切相关。②氧化应激反应。③苯诱导白血病相关细胞遗传学改变。④苯诱导白血病是造血干细胞（hematopoietic stem cell，HSC）生成过程中多个关键靶基因或分子通路的改变。⑤免疫系统功能障碍。造模通过将含有苯的一定浓度的空气，给予实验动物吸入，每天 8h，每周 5d，造模 10～15 周，检测动物血液中血细胞分型变化;或者皮下注射，每次剂量220mg/kg，连续注射 26 周。

模型特点 该模型造模方法简单，造模成功率较高，可更好地模拟人类苯致急性髓系白血病（AML）的吸收途径，并有效地控制吸收剂量。

（三）病毒诱发性 T 淋巴细胞白血病动物模型

原理与方法 病毒感染宿主细胞，导致宿细胞相关基因组或 DNA 的改变，形成白血病。中国医学科学院天津血液病研究所通过采用津 638 病毒诱发昆明小鼠白血病组织的含细胞提取液，皮下注射给新生 615 小鼠，建立了 L615 白血病动物模型。该模型经 81d 潜伏期，取 1 只患白血病的 615 小鼠，用生理盐水制备 25% 的脾细胞悬液，皮下注射给 4 只成年 615 小鼠，诱发白血病发生，平均存活时间为 29.7d。

🎯 **模型特点**　该模型是人类 T 细胞白血病发病机制、药物筛选及药效、预后等研究的很好的动物模型。L615 白血病小鼠存活时间为（6.7±1.2）d，除皮下接种外，腹腔接种亦可百分之百发病，存活时间稍短，但无腹水形成。L615 白血病小鼠对各类抗肿瘤药物有不同程度的敏感性。

十三、诱发性骨恶性肿瘤动物模型

骨肉瘤等恶性骨肿瘤严重危害人类健康，骨骼也是肿瘤最常见的转移性器官之一，因此，骨恶性肿瘤研究一直是骨领域研究的重点之一。骨肿瘤的发生是多因素共同作用的结果，化学物质、放射性核素、病毒、肿瘤转移等都可诱导骨肿瘤。因此利用化学诱导剂、放射性核素、病毒、肿瘤移植等可复制出骨肿瘤模型。常用动物有大鼠、小鼠、家兔、犬等。

（一）化学诱导骨恶性肿瘤动物模型

🎯 **原理与方法**　将硅酸锌、氧化铍、甲基胆蒽（methyl-chol-anthrene）、*N*-羟基 2-乙酰氨基芴的铜聚合物（cupriochetaled-Nhydroxy-2′-acetylamino -fluorene，4HAQO），4-羟氨基喹啉-1-氧化物等化学物质以一定浓度每日 1 次注射于动物肌肉内，经 40 周以上可诱导出骨恶性肿瘤模型。

🎯 **模型特点**　化学诱导的动物模型方法简单，但是化学诱导模型目前应用极少，可能与这类制作方法所需时间太长有关。

（二）放射性核素诱导骨恶性肿瘤动物模型

🎯 **原理与方法**　几乎所有趋骨性放射性核素在实验中均能引起骨肉瘤。投给放射性核素的不同方法决定在骨组织内发生肿瘤的部位，而使用的剂量能影响肿瘤的组织形态。最常见的方法是将放射性核素的盐溶液注射到动物体内。

🎯 **模型特点**　该模型造模方法简单，但周期较长。放射性核素诱导的骨肉瘤形态更近于人类骨肉瘤中可见到的恶性成纤维细胞和软骨母细胞。放射学上模型骨肉瘤原发灶常呈梭形膨大，继发于其他骨的病灶往往呈多中心的溶骨性改变，多发病理性骨折。尽管组织学检查发现肺癌骨转移率较高，但是 X 线不能发现其转移灶。

（三）病毒诱导骨恶性肿瘤动物模型

🎯 **原理与方法**　可诱发骨肉瘤的病毒有 FUJ 鼠肉瘤病毒、Harry 及 Moloney 鼠骨肉瘤病毒（MSV）、SV 种病毒、多种肿瘤病毒等，致瘤率多在 90% 以上。以 MSV 为例，病毒株注入新生大鼠的胫骨近端骨髓腔后，在 14d 内注射部位出现明显肿块，其组织学形态酷似人类骨肉瘤。大多数动物在注射 13～21d 内死亡。肺转移通常在注射后 4 周内发生。

模型特点 病毒诱导模型较前两种方法费时短得多，也研究得更加系统和透彻，多数供同种异体移植的第 1 代原发骨肿瘤的模型制作采用此法。以骨肉瘤为例，鼠骨肉瘤病毒（moloney sarcoma virus，MSV）诱导新生鼠产生的可持续存在并呈恶性表现，如侵袭性和转移。而诱导成年鼠产生的肿瘤则可自发消失。

人类肿瘤形成过程中，接近 80% 都与外界环境因素的诱发有关。尽管诱发性肿瘤动物模型存在一定的缺陷，不适用于大规模药物筛选，但是其非常接近人类肿瘤形成的过程，因此具有重要的意义。近年来，诱发性肿瘤动物模型的发展方向主要是两个方面：一方面通过对传统经典方法的改进和优化，提高模型成功率，缩短造模时间，提高模拟程度；另一方面，越来越多的研究人员开始着手在家兔、犬、猫等动物上进行肿瘤形成的模拟研究。其原因一方面可能是这些动物的生理病理构造与人更为相似，诱发肿瘤的状况以及形成过程与人类所处的环境更为接近，另一方面中型动物可用于肿瘤放射治疗、射频消融术等研究。

第二节　自发性肿瘤动物模型

自发性肿瘤动物模型是指实验动物不经人为地实验处理而自然发生肿瘤的一类动物模型。自发性肿瘤主要是由环境因素引起的基因突变所导致的，发生的类型和发病率可随实验动物的种属、品种及品系的不同而异。在实验肿瘤研究中，一般选用高发病率的动物肿瘤模型作为研究对象。人类通过筛选和培育，获得了许多自发率较高且稳定的大小鼠肿瘤模型，在肿瘤研究中具有重要意义。

自发性大小鼠肿瘤模型由于其杂交、筛选培育时间短，获得方便，相比大动物具有一定的优势，目前常用的自发性肿瘤动物模型有很多，其中以自发率较高的乳腺癌和白血病模型最为常用。

一、自发性乳腺癌模型

（一）C3H 小鼠

Bagg albino 雌鼠和 DBA 雄鼠杂交得到该品系。主要特性：棕灰色（野生型），10 月龄乳腺癌发病率为 97%，通过乳汁感染而不是胎盘感染。对狂犬病毒敏感，对炭疽杆菌有抵抗力，补体活性高，较易诱发免疫耐受，红细胞及白细胞数较少。主要用于肿瘤学、生理学、免疫学等研究，还可应用于肿瘤转移的研究，主要转移部位为肺。

（二）津白Ⅱ系小鼠

津白Ⅱ系（tientsin albino2，TA2）小鼠是天津医科大学将昆明种小鼠按兄妹交配培育成功的自发性乳腺癌品系小鼠。TA2 小鼠乳腺癌发生率高，产仔数多，自第 1 对至第 5 对乳腺均可发生乳腺癌。TA2 未经产雌鼠乳腺癌发生率为 41%，见瘤鼠龄平均为 435d，经产雌鼠自发乳腺癌发生率为 85%，见瘤鼠龄平均为 330d。

（三）SD 大鼠

1925 年，由杂种雄性和雌性 Wistar 大鼠交配，得到该品系。其特点是产仔多、生殖力强，生长发育快，抗病能力强，对性激素感受性强，常用于药理学、行为学、代谢病等方面的研究。在常用的自发性肿瘤动物模型中，其自发瘤发生率最高可达 70%以上，其中乳腺纤维腺瘤和垂体腺瘤，发生率可达 50%～60%，但自发瘤发生情况受到大鼠性别、鼠龄、繁殖强度、营养条件和遗传背景多方面因素的影响，不同实验室实验结果存在一定差异。

二、自发性白血病动物模型

（一）AKR 小鼠

AKR 小鼠源自美国，1989 年我国从日本实验动物中央研究所引进 AKR/J 品系，毛色为白色。主要特性：雌雄鼠淋巴细胞白血病发生率可达 68%～90%；容易发生免疫耐受，对 Graff 白血病因子和百日咳组胺易感因子敏感；肾上腺皮质类脂质基因缺失，肾上腺类脂质（类固醇）浓度低，血液过氧化氢酶活性高；抑制利什曼原虫感染。其主要用于白血病等研究。

（二）Lou/C 大鼠

Lou/C 大鼠是 1972 年由 Bazin 和 Beckers 培育成的浆细胞瘤高发近交系。我国于 1985 年从 NIH 引进。毛色为白色，毛色基因为 a、c、h。Lou/C 大鼠回盲部淋巴结产生一种自发性淋巴瘤（免疫细胞瘤），70%的免疫细胞瘤可分泌单克隆免疫球蛋白。8 月龄以上的 Lou/C 大鼠自发浆细胞瘤发生率雄性为 30%，雌性为 16%，产生单克隆免疫球蛋白 IgG 占 35%，IgE 或 IgA 占 36%。Lou/C 大鼠广泛用于免疫学研究，尤其是单克隆抗体的制备。

（三）其他常用的大小鼠自发性肿瘤模型

近年来，随着肿瘤学的发展，自发性肿瘤动物模型应用得到了很大的发展，尤其是大小鼠因体积小、繁殖快、易于圈养等优点，在肿瘤模型中应用较多。除 AKR 小鼠和 Lou/C 大鼠外，其他常用的大小鼠自发性肿瘤模型见表 11-1、表 11-2。

表 11-1 其他常用小鼠自发性肿瘤动物模型

肿瘤名称	品系	年龄（月）	性别	自发率（%）
肺腺癌	A/J	18	雌/雄	90.0
肝癌	C3H/He/f	14	/	85.0
淋巴肉瘤	PBA 系	8	/	100
卵巢肿瘤	BALB/c	/	雌	75.8
胃肠道肿瘤	I 系	/	/	100
垂体瘤	C57BL/6J	30	雌	75.0
肾上腺皮质瘤	CE 系	6	雄	100

资料来源：《人类疾病动物模型复制方法学》

表 11-2 其他常用大鼠自发性肿瘤模型

肿瘤	品系	年龄（月）	性别	自发率（%）
单核细胞性白血病	F344 和 WF	18	雌雄	16%
垂体肿瘤	F344	18	雌雄	24%～36%
肾上腺皮质腺瘤	BUF/N 和 M520/N	18	雌雄	20%～45%
膀胱癌	BN/Bi 系	18	雄	35%
前列腺癌	AXC	30～46	雄	70%
结肠癌	WF 系	18	雄	38%
睾丸间质细胞瘤	F344	/	雄	86%

资料来源：《人类疾病动物模型复制方法学》

第三节　移植性肿瘤动物模型

移植性肿瘤动物模型是将动物或人体肿瘤组织或细胞移植到同种或异种动物体内连续传代所形成的肿瘤，它具有组织学类型明确，移植成活率、生长速度、自发消退率、宿主荷瘤寿命、侵袭和转移等生物学特性稳定等特点，是目前抗肿瘤药物筛选最常用的体内方法。移植性肿瘤动物模型比前述的自发性和诱发性肿瘤动物模型省时省力，更易实施，实验周期合适，成瘤率高，按照移植来源可分为同种移植和异种移植，按照移植方法可以分为原位移植和异位移植两大类。

一、同种移植模型

同种移植即将动物肿瘤移植于同系或同种动物体内，是肿瘤实验研究中较常用的一种动物模型。目前已建立的常用的同种移植瘤株及其构建方法见表 11-3。

表 11-3　常用的同种移植瘤株及其构建方法

肿瘤名称及类型	宿主	取瘤时间（d）	接种量	接种方法
艾氏腹水瘤 EAC	KM 等小鼠	6～9	0.2ml（1∶1～4）	ip
肉瘤 S180	KM 等小鼠	7～11	0.2ml（1∶3～4）	sc 或 ip
Lewis 肺癌	C57BL/6 小鼠	10～14	0.2ml（1∶1～3）或直径 2～3mm 瘤块 1 块	sc
黑色素瘤 B16	C57BL/6 小鼠	15～20	0.2ml（1∶1～3）或直径 2～3mm 瘤块 1 块	sc
白血病 L615	615 小鼠	6～7	0.1ml～0.2ml	sc
肝癌 H22	KM 等小鼠	6～8	0.2ml（1∶3～4）	ip 或 sc
白血病 L1210	DBA/2 小鼠	6～8	0.2ml（1∶3～4）	ip 或 sc
瓦克肉瘤 Walk256	Wstar 大鼠或 SD 大鼠	6～8	0.2～0.5ml（1∶3）	Sc 或 im

注：1∶1～4代表肿瘤匀浆液稀释比例，ip：腹腔注射，sc：皮下注射，im：肌肉注射

同种移植的优点在于模型复制简便，组织相容性好，成瘤率高，生长速度快，实验成本低，受体动物免疫功能正常等。而缺点也显而易见，动物肿瘤移植模型与临床疗效之间

的相关性不强，仅可用于候选化合物的初步筛选。至今已发现 500 多种动物移植性肿瘤的瘤株，但常用的只有 40 余种。

二、异种移植模型

异种移植主要是指将人类的肿瘤组织或细胞系移植于免疫缺陷动物体内，建立异种可移植性瘤株。建立异种可移植性肿瘤模型的最终目的是提供人类肿瘤的体内研究手段，以便于直接研究人类肿瘤的生物学特性及其发病机制。现在主要利用免疫缺陷动物，包括如下。①先天性免疫缺陷动物：如 T 淋巴细胞功能缺陷动物裸小鼠和裸大鼠，B 淋巴细胞功能缺陷动物 CBA/N 小鼠，NK 细胞功能缺陷动物 Beige 小鼠，联合免疫缺陷动物 SCID 小鼠等。②获得性免疫缺陷动物：猴、小鼠、猫等 AIDS 模型。除了普通肿瘤细胞的异种移植外，一些特殊细胞的异种移植模型近年来也得到了广泛的应用和推广，其中包括干细胞异种移植模型和人源肿瘤异种移植模型。

（一）人源肿瘤细胞株异种移植模型

人源肿瘤细胞株异种移植是将体外培养的人源肿瘤细胞系移植到免疫缺陷小鼠体内而构建的肿瘤模型，是目前肿瘤研究中使用最为经典，种类最为广泛的肿瘤模型，目前已比较成熟应用于各种药物或机制的体内研究。

原理与方法 免疫缺陷动物免疫缺损，其对异种来源的肿瘤细胞排异反应小，因此能形成肿瘤。以人肺癌细胞株 PC-9 为例，将细胞株在培养瓶中扩增，达到一定的数量，收集细胞通常 $10^6 \sim 10^7$ 个细胞/只，接种于动物皮下。

模型特点 该模型具有建模时间短、重复性好等特点。但细胞株与人类真实的肿瘤仍存在一定的差异，通常用于药物的前期筛选。

（二）人肿瘤干细胞异种移植模型

肿瘤干细胞（cancer stem cell，CSC）是肿瘤中具有自我更新能力并能产生异质性肿瘤细胞的细胞。目前鉴别和评价肿瘤干细胞特性的唯一工具是 CSC 异种移植至免疫缺陷小鼠后的成瘤模型。

原理与方法 根据肿瘤干细胞具有高致癌性的特点，利用其特有的表面标志物将肿瘤干细胞从肿瘤细胞群中分离提取出来，以少于常规成瘤数量的细胞（$10^3 \sim 10^5$）构建异种移植模型，常用 Nude、SCID 和 NOD-SCID。造模通过取动物或人源性的肿瘤组织或细胞，通过酶消化将细胞制成细胞悬液。在无菌环境下，在细胞悬液中加入含不同荧光标记的表面标志物抗体，根据不同种类的肿瘤干细胞的各自表面标志物，通过带有分选功能的流式细胞计数仪，来分选出具有特定标志物的这些肿瘤细胞，无菌收集于无血清培养基中。将这些肿瘤干细胞以一定的浓度接种于免疫缺陷的小鼠皮下，观察成瘤情况。

模型特点 肿瘤干细胞具有较强的增殖和转移潜能，且其对药物的耐药性较高。因此可以根据这些特点对其进行评价。该模型主要适用于肿瘤耐药性的研究、肿瘤转移的研究、肿瘤诊断和预后判断。

（三）人源肿瘤组织移植模型

🎯 **原理与方法** 人源肿瘤组织移植（patient derived xenograft，PDX）模型是指将癌症患者新鲜肿瘤组织移植于免疫缺陷小鼠建立的患者来源异种移植模型。目前常用于建立PDX模型的小鼠品系为 Nude、SCID、NOD-SCID、NSG 等。以肺癌为例，造模通常将手术无菌切取的人新鲜肺肿瘤组织剪成约 $1mm^3$ 的组织小块；通过皮下埋块或者原位（肺）以及肾包膜移植的手段将肿瘤组织接种到免疫缺陷的小鼠上，一般每个患者的瘤组织接种3～5 只小鼠，待肿瘤生长至 $1cm^3$，取其中 1 只荷瘤鼠取出移植瘤。一部分瘤组织以首代移植方法进行鼠间传代；另一部分瘤组织液氮冻存备用，进行相关指标检测。对其他模型鼠需长期观察肿瘤的生长、侵袭和转移等。

✏️ **模型特点** 它较好地保持了原代肿瘤的微环境、遗传特性和异质性，在肿瘤的个体化治疗研究中具有独特的优势。较高的瘤内异质性和分子多样性使得这一模型是目前最接近人体实际情况的模型；临床结果的可预测性大大提高了这一模型在临床乃至药物研发方面的应用。缺点是移植成功率较低，毕竟在小鼠体内培养人的组织难免遭到排斥。常见的做法是使用免疫缺陷程度更高的小鼠以减少免疫排斥的产生；同时也有研究人员在尝试开发能模拟完整的人类免疫系统的转基因小鼠模型。另外，肿瘤组织间质在培养的过程中会从人源向鼠源转变。

人类异种移植模型的优势在于大多数人体肿瘤均能在免疫缺陷动物体内建立可移植性模型；移植瘤保持着原发肿瘤的大部分生物学特性；目前已将裸基因导入多个近交系小鼠，可为异种肿瘤移植研究提供丰富的遗传背景。缺点是人体原发肿瘤的所有细胞亚群不能全部出现在移植瘤中，肿瘤组织的间质有来源于免疫缺陷动物的成分。

三、原位移植模型

原位移植是指将人体肿瘤细胞或组织，移植到裸鼠中该肿瘤的原发器官的移植方法。其肿瘤的来源主要是人的胸腔积液、腹水、手术切除的肿瘤、小鼠自发或诱发的肿瘤、已经建系的肿瘤细胞株。原位移植方法包括腹水瘤移植接种法和实体瘤移植接种法。其中实体瘤移植接种法又包括组织块移植法、肿瘤组织匀浆液移植法和肿瘤细胞移植法。一般认为，组织学完整的瘤组织块是较肿瘤细胞悬液更为理想的移植材料。

原位移植的优势在于可以给肿瘤细胞提供与其起源相同的体内微环境，保持肿瘤细胞原有的生物学特性，有助于保证抗肿瘤药物研发的数据真实，因此在相似度方面比异位移植有较大的优势。缺点是一些肿瘤的原位接种并不方便，有时候往往需要手术，对动物有一定的创伤，因此并不适合大规模药物筛选，其对实验结果可靠性也会有一定的影响。

四、异位移植模型

异位移植是指将肿瘤组织或细胞接种到除该肿瘤源发器官或组织之外的其他部位的接种方法，一般包括皮下、肾包膜下、肌肉、脑内、腹腔等多种移植部位，其中皮下移植应用最为广泛。

皮下移植模型

皮下移植模型是指将一定数量的肿瘤细胞或瘤组织接种到动物皮下的移植模型。根据移植方法不同可分为肿瘤组织块移植模型、肿瘤细胞悬液接种模型、匀浆接种模型、培养细胞接种模型、腹水模型等。皮下移植的部位较多，包括常规皮下移植（颈背部皮下、大腿外侧皮下、腋窝皮下等）和特殊皮下移植（爪垫皮下、耳郭皮下、尾部皮下、阴茎皮下等）。

1. 肿瘤组织块移植模型

◎ 原理与方法　组织肿块接种是指将荷瘤动物的肿瘤组织块作为接种源的接种方法。无菌条件下，选择生长良好的瘤组织置于无菌平皿内（平皿内放置少许生理盐水或细胞培养液）。将肿瘤组织剪成 1~2mm 的小块，用 20 号无菌套管针或手术包埋的方式接种于健康动物前腋窝、颈背部或大腿外侧皮下，整个接种时间应尽可能短，一般不应超过 30min。

◎ 模型特点　该方法适合于人肿瘤初次移植于免疫缺陷动物、常规保种传代和特殊部位移植等。组织块保留了肿瘤组织微环境，因此肿瘤潜伏期短，生长较快。

2. 肿瘤细胞悬液接种模型

◎ 原理与方法　将荷瘤动物肿瘤匀浆液作为接种源的接种方法。通过将切取的生长良好的癌组织剪成小块，用无菌玻璃匀浆器研磨制成瘤细胞悬液，计数活细胞后以生理盐水稀释至所需浓度。研磨时需沿同一方向转动研磨棒。

◎ 模型特点　该方法适用于大批动物接种的实验，可节省实验时间，且瘤细胞数可定量，模型的均一性较组织块法好。但移植瘤的圆整度稍差，且匀浆对肿瘤细胞造成机械损伤，影响接种细胞的活力，同时一些死细胞及细胞碎片可能会在接种部位致炎。

3. 培养细胞接种模型

◎ 原理与方法　细胞接种是指将体外培养细胞作为接种源的接种方法。取处于指数生长期的肿瘤细胞，离心收集，显微镜下常规细胞计数，以 PBS、生理盐水或不含血清的培养液调整细胞浓度，接种时将细胞吹打混匀，无菌条件下每只小鼠皮下接种细胞悬液 0.2ml，一般同种移植时细胞数不低于 1×10^6，异种移植时高于同种移植。

◎ 模型特点　该方法细胞数可定量，模型均一性好。但接种后与组织块法相比潜伏期较长，肿瘤生长较慢，有些细胞株体内致瘤性差或不致瘤。

皮下移植模型具有稳定、便于观察、易于构建、易于控制等优势，能够在一定程度上反映药物经过体内过程的疗效，所以是目前进行药物评价的主要动物模型。但是同样由于其接种部位并非肿瘤本来的发病部位，故对于研究其病理生理过程存在较大的局限性，仅适合用作评价药物疗效的初步筛选模型。

第四节　肿瘤转移动物模型

转移是恶性肿瘤脱离其原发肿瘤以各种转移途径到达继发组织和（或）远处器官继续

增殖，形成和原发肿瘤病理学类型相同的继发性肿瘤的整个过程。肿瘤转移一般是肿瘤难以治愈的主要原因，其转移部位主要是肺、肝、骨和脑。肿瘤转移动物模型特别是高转移模型对研究肿瘤的转移机制和进行肿瘤防治的探索是极其重要的工具和手段。由于自发性和诱发性肿瘤动物模型转移率低、不稳定等难以克服的缺点，现阶段所用的肿瘤转移动物模型均为移植性模型。

一、肿瘤血管转移动物模型

血管转移可见于许多器官，最常见的是肺，其次是肝、脾。模拟癌细胞侵袭后运行的不同路径，目前主要建立了以下几种血管转移动物模型。

（一）尾静脉接种血管转移动物模型

原理与方法 肿瘤细胞经尾静脉注射后，先通过肺部的毛细血管网进入动脉血液循环系统，可造成全身多发转移灶。造模通过取对数生长期瘤细胞，常规制成一定细胞浓度的单细胞悬液进行尾静脉注射。不同的瘤株和细胞数都会影响模型的转移率，建议进行成瘤预试。

模型特点 由于肿瘤细胞较为黏稠易聚团，一般会被困在小鼠肺部微血管，主要形成肺转移，可能后期会造成远端器官的转移。该模型转移率高，常用来筛选抗肿瘤转移药物。

（二）脾内接种血管转移动物模型

原理与方法 利用脾脏毛细血管汇集后直接进入肝门静脉的生理特点，将肿瘤细胞接种到脾脏内造肝转移模型。造模通过手术开腹腔后，将肿瘤细胞悬液或者肿瘤组织匀浆液通过注射器缓慢注射到脾脏被膜下。每只裸鼠注射细胞悬液 0.1ml（5×10^6/只），注射时间约 3min，可见脾脏被膜肿胀、变白，注射后将脾脏轻轻送回原位。压迫止血并杀灭可能外渗的癌细胞，防止腹腔内种植转移，缝合伤口，手术操作过程要严格遵守无菌操作原则。

模型特点 模拟消化道的肿瘤，特别是胃肠道癌，首先累及肠系膜上、下静脉，然后进入门静脉系统，发生肝转移瘤。脾内接种胃癌或结肠癌细胞可产生肝转移，亦称为实验性肝转移模型，该模型是研究肝转移常用的模型。

（三）心室接种血管转移动物模型

原理与方法 肿瘤细胞经过左心室注射进入小鼠体循环，细胞经过黏附、降解及迁移等过程，最终造成不同器官的转移，可以很好地模拟肿瘤的血行转移过程。

模型特点 心室接种血管转移动物模型的主要靶器官有骨和脑。

虽然皮下移植的肿瘤常因包被纤维膜而不易发生局部侵袭和转移，但一些高转移瘤株经皮下移植后还是能够发生转移，主要发生肺转移，少数伴发肝、脾或淋巴结的转移。如Lewis 肺癌移植于 C57BL/6 小鼠皮下，3 周左右肺转移率可达 100%。

二、肿瘤淋巴转移动物模型

淋巴转移是肿瘤最常见的转移方式，是指浸润的肿瘤细胞穿过淋巴管壁，脱落后随淋巴液被带到汇流区淋巴结，并且以此为中心生长出同样肿瘤的现象。目前肿瘤淋巴转移模型主要分为以下两种。

（一）阴茎皮下接种动物模型

原理与方法　阴茎皮下淋巴结淋巴管较为丰富，可作为肿瘤细胞淋巴转移途径。实验时，收集肿瘤细胞，然后接种于动物（通常用大鼠）富集淋巴丛的阴茎背部皮下。接种细胞后12d处死动物，取出腹股沟、腋窝和腰部淋巴结，测量淋巴结的大小及重量，然后切片观察。

模型特点　最早在接种后的第7d可摸到腹股沟淋巴结肿大。至第11d，所有动物均可摸到腋窝淋巴结肿大。处死动物后肉眼观察可见腹股沟淋巴转移最为广泛。组织学检查所有腹股沟、腰和腋窝淋巴结均有转移。

（二）爪垫皮下移植动物模型

原理与方法　由于裸鼠的后肢足垫皮下部位的淋巴引流方向比较固定，转移淋巴结只有腘窝淋巴结一个，呈单向转移，故单纯研究淋巴结转移时常采用爪垫皮下移植模型。方法为将肿瘤细胞悬液或瘤组织块用注射器或套管针移植于同种大小鼠或免疫缺陷小鼠的爪垫内侧皮下，几周后可出现相应淋巴结的转移，切除带瘤的下肢可提高其转移率。

模型特点　该模型是研究淋巴结转移最常用的模型之一。接种后第7d主动脉旁淋巴结肿大，淋巴结几乎全部被肿瘤所占据，肺脏也有转移。可模拟癌向其前哨淋巴结转移的过程，且此法可分离出足够长度的淋巴管，以便于检测微转移及淋巴浸润情况。

三、原位移植肿瘤转移动物模型

原位接种移植主要通过原位移植的方式将肿瘤组织块或者细胞悬液接种于对应的组织部位，待肿瘤长大后自发转移，这种细胞往往已经通过在动物体内反复转移筛选，具有较高的转移能力，因此其转移成功率往往很高，或者是高转移细胞株。否则，需要提前反复筛选。

将肿瘤细胞移植于小鼠相应器官，如人乳腺癌细胞移植到裸鼠乳房垫上，人的肝癌移植到裸鼠肝叶上。该模型可模拟转移的全过程，包括最初侵袭组织，穿入血管和形成转移灶等步骤，更加接近人类肿瘤转移的过程。因此原位模型广泛用于抑制肿瘤转移和生长的药物筛选。

第五节　基因修饰肿瘤动物模型

基因修饰肿瘤模型是利用转基因、基因打靶和条件性基因打靶等技术敲除或插入特定基因，从而诱发动物产生肿瘤的模型。肿瘤相关基因修饰动物模型的建立，为肿瘤相关机制研究从离体到在体的过渡，提供了重要的研究工具。该模型主要用于肿瘤发生、发展过程及其作用机制的研究，在抗肿瘤药物的筛选中也有一定的应用。人类癌基因主要包括原癌基因和抑癌基因两种，原癌基因的激活或者抑癌基因的失活，均能导致癌症的发生、发展。因此，靶向这部分癌基因的修饰（包括激活或者抑制）而建立的动物模型，就成了肿瘤相关基因修饰动物模型。目前已经发现并建立了许多癌基因和抑癌基因相关的基因修饰小鼠模型。其中比较常用的有以下几种。

一、MMTV-PyMT 小鼠乳腺癌模型

MMTV-PyMT 小鼠使用乳腺特异性启动子 MMTV-LTR 驱动多瘤病毒中间 T 抗原（polyoma virus middle T antigen，PyMT）在小鼠乳腺组织的表达，进而使小鼠出现乳腺癌的表型。

模型特点 MMTV-PyMT 基因修饰雌鼠最早成瘤在 5 周龄左右，大部分在 8~9 周龄开始出现肿瘤，第 14 周达到晚期乳腺癌水平，而雄鼠成瘤相对较晚，雌、雄鼠成瘤后有 80% 左右会发生肺部转移。其形成的肿瘤主要为浸润性导管癌，伴随乳腺癌相关转录因子 Runx1 等随着病程发展进而表达上升。目前，该模型主要应用于研究乳腺癌的发生、发展和转移，以及抗乳腺癌相关药物的筛选。

二、Kras-LSL-G12D 小鼠非小细胞肺癌模型

RAS 蛋白是 GDP/GTP 结合蛋白，作为细胞内信号转导器。RAS 基因家族中研究最充分的成员包括 Kras、Hras 和 Nras。这些基因编码分子质量为 21kDa 的免疫相关蛋白，与具有转化能力的啮齿类动物肉瘤病毒基因同源。突变的 Kras 是一种强致癌基因，其中 G12D 是人类 Kras 基因中最常见的突变位点，具有高致病性和癌症相关性。其机制可能是 Kras-G12D 突变会导致 p53 失活，并激活 Wnt/β-Catenin 信号增加侵袭性和远端组织感染。

模型特点 该模型通过与肺上皮细胞特异性的 Cre 转基因小鼠杂交来实现 Kras 突变体的激活，从而导致肺癌的发生。纯合子 Kras（LSL-G12D/LSL-G12D）胚胎期即发生死亡。在人类非小细胞肺癌中经常发现 Kras-G12D 突变和 Lkb1 缺失，小鼠中 Kras-G12D 突变伴随 Lkb1 缺失会加速肺肿瘤发展，恶性程度也会更高，出现多样的表型特征，包括鳞状细胞癌和大细胞癌。Kras-G12D 诱导的肺癌模型为肺癌病因的研究提供了更长的窗口期，也为 Kras 突变的肺癌治疗提供了更有力的研究工具。

三、Apc-Min 肠癌小鼠模型

Apc 基因是 Wnt 途径中重要的抑癌基因，对结直肠癌肿瘤的发生、发展起到重要作用。Apc-Min 小鼠是通过 ENU 诱变筛选出来的一个小鼠品系，其 Apc 基因编码亮氨酸的第 850 号密码子（TTG）转变成终止密码子（TAG），从而提前截断蛋白，使得 Apc 失去抑癌作用。

模型特点 Apc-Min 小鼠纯合子胚胎致死，低龄杂合子小鼠的整个肠道中可生长

出超过 30 个腺瘤，大多数在出生 120d 后死亡。Apc-Min 小鼠与人类家族性多发息肉病
（familial adenomatous polyposis，FAP）表现相似，目前是用于 FAP 药物开发的理想模型，
同时也是进行消化道肿瘤研究和抗肠癌药物筛选的重要模型。

四、HBV-TG 小鼠肝癌模型

乙型肝炎病毒（HBV）感染是引起肝癌的重要原因。HBV 的组成成分中研究最多的是
乙型肝炎病毒 X 蛋白（HBx）和乙型肝炎病毒表面抗原。

模型特点 HBV 转基因小鼠肝组织病理呈进展性变化，4 个月时肝细胞发生改变，
8～10 个月时出现腺瘤，80% 以上的雄鼠在 11～15 个月时死于肝癌，60% 以上的雌鼠在 17～
21 个月时死亡。该小鼠模型为研究人类乙型肝炎的发病机制、治疗方法与药物筛选，提供
了理想的动物模型和新型研究手段，具有重要的医药应用价值。

五、Tff1 敲除小鼠胃癌模型

Tff1 是一种肿瘤抑制因子，主要由胃小凹表面黏液细胞表达，调节胃腺的正常分化，
通过与各种黏蛋白的相互作用，Tff1 可以保护胃黏膜免受侵蚀。

模型特点 Tff1 敲除（Tff1$^{-/-}$）小鼠在 1 周龄时出现胃上皮细胞增生，其中 30%
的小鼠在 20 周时出现上皮内多发的大病灶甚至浸润腺癌。Tff1 的敲除会促进经典 NF-κB
信号传导途径的激活，进而导致胃癌形成过程中的炎症加强。该模型具有试验周期短、使
用动物数量较少、费用较低等优势，可以认为应用基因修饰小鼠模型替代常规大小鼠的长
期致癌实验具有一定的优越性。

除以上列举了一些常见肿瘤的基因修饰动物模型外，还有更多的基因修饰肿瘤动物模
型，我们可根据研究的需要进行选择应用。基因修饰肿瘤动物模型的建立为肿瘤研究带来
了巨大变化，也成为致癌性研究的重要选择之一。应用基因修饰肿瘤动物模型进行肿瘤机
制及其药物研究，必将成为一种趋势，且越来越受到重视和认可。

参 考 文 献

李亮平，刘恩岐，师长宏. 2014. 人类疾病动物模型[M]. 北京：人民卫生出版社.

周光兴，高诚，徐平，等. 2008. 人类疾病动物模型复制方法学[M]. 上海：上海科学技术文献出版社.

Bourneuf E，2017. The MeLiM minipig：an original spontaneous model to explore cutaneous melanoma genetic
basis[J]. Frontiers in Genetics，8：146.

Genevois C，Loiseau H，Couillaud F. 2016. In vivo follow-up of brain tumor growth via bioluminescence imaging
and fluorescence tomography[J]. International Journal of Molecular Sciences，17（11）：1815.

Pinho SS，Carvalho S，Cabral J，et al. 2012. Canine tumors：a spontaneous animal model of human
carcinogenesis[J]. Translational Research：The Journal of Laboratory and Clinical Medicine，159（3）：
165-172.

第十二章　基因修饰动物模型

基因修饰动物（genetically modified animals），也称遗传工程动物，是使用转基因技术或基因打靶技术等遗传操作技术，有目的地修饰、改变或干预动物原有 DNA 遗传组成，从而获得的具有稳定可遗传新性状的动物。

在生命科学研究中，基因修饰动物可以真实地体现目的基因的活动特征，将分子水平、细胞水平、整体水平的研究有机地联系起来，可在不破坏活体原有系统的前提下，对一个或者多个因素进行研究，使问题简化。利用基因修饰动物可以建立敏感动物品系以及人类疾病相应的动物模型并用于药物筛选。其实验结果敏感、经济，实验次数减少，实验时间缩短，基因修饰现在已经成为药物快速筛选的一种手段。基因修饰动物模型使研究者能够在分子水平上探讨人类疾病的发病机制，进而发现新的治疗方法。了解基因修饰动物模型的优点和局限性将有助于我们运用此项技术推动生命科学研究的发展。

根据基因修饰方式，基因修饰动物可分为转基因（transgene）动物、基因打靶动物（gene targeting）和基因敲减（knock down）动物。

当前，经过基因修饰产生的基因工程动物品系已经达 2 万种以上，成为除常规实验动物品系之外使用量最多的实验动物新品系。

第一节　转基因动物模型

借助基因工程技术把外源目的基因导入动物的生殖细胞、胚胎干细胞或早期胚胎，使之在受体染色体上稳定整合，并能通过受体生殖系统把外源目的基因传给子代的个体。这样的动物称为转基因动物（transgene animal）。整合到动物染色体组的外源基因被称为转基因。

1974 年，从 Jaenisch 和 Mintz 首次报道应用显微注射法将猿猴病毒 40（simian virus 40，SV40）DNA 导入小鼠胚胎的囊胚腔内，得到第一只带有外源基因的嵌合体小鼠至今，转基因技术已广泛渗透到遗传学、分子生物学、发育生物学、基础医学、免疫学、制药及畜牧育种等各个学科领域，而且建立了大量的转基因动物模型，用于发育及基因的表达调控、疾病的发病机制等基础研究。

一、转基因动物制作方法

（一）DNA 显微注射法

显微注射法是指将在体外构建的外源目的基因，在显微操作仪下用极细的注射针注射到动物受精卵中，使之通过 DNA 复制整合到动物基因组中，最后通过胚胎移植技术将注射了外源基因的受精卵移植到受体动物的子宫内继续发育，通过对后代筛选和鉴定得到转基因动物的方法。

显微注射法虽然是直接导入外源基因的方法，但是为了使外源基因进入细胞后能够有效表达，一般需要先构建外源目的基因的表达载体，将外源基因置于真核高效表达启动子或组织特异性启动子的控制之下。

显微注射涉及的小鼠有两种，一种是为了保证有足够的受精卵用于注射而制备的超排卵小鼠，另一种是为了将注射后的受精卵移植到体内发育所需要的假孕小鼠。

用显微注射法制备转基因动物，操作技术性很强，需要以下主要设备：倒置显微镜、显微操作系统、显微注射系统、体视镜、锻针仪和显微手术器械。显微注射有三点基本要求：一是操作熟练，尽量缩短整个注射过程；二是确保注射针真正插入雄性原核（精子细胞核）内；三是注射的量要适当。

转基因整合数即转基因拷贝的数目，通常和 DNA 片段大小成反比。因此越大的 DNA 片段越难整合成功。显微注射的转基因整合是随机的，转基因的表达常常受插入部位周边基因的影响，整合位点不同导致表达水平不同。因此，一次转基因操作可能形成几个不同的基因型或表型动物。

（二）逆转录病毒载体感染法

原核显微注射在小鼠上取得了巨大的成功，但在其他物种上无法顺利推广。这促使研究者转而寻找替代方法。20 世纪 60 年代末，人们发现了逆转录病毒（retro virus），它是一类 RNA 病毒，含有逆转录酶，病毒的 RNA 进入宿主细胞后，在逆转录酶的催化下逆转录为 DNA。

逆转录病毒由外壳蛋白、核心蛋白和基因组 RNA 三部分组成。构建逆转录病毒载体时，把病毒基因组中的 gag、pol 和 env 三个结构基因切除掉，替换上外源目的基因和选择标记基因。由于病毒的三个结构基因被替换，所以它丧失了合成病毒蛋白的能力，但保留了转录包装的功能。携带外源基因的反转录病毒 DNA 依靠逆转录病毒的整合酶及其长末端重复序列（long terminal repeat，LTR）可以整合到宿主染色体上，经过杂交筛选即可获得含有目的基因的动物。在各种基因转移的方法中，通过逆转录病毒载体将基因整合入宿主细胞基因组，是最为有效的方法。

逆转录病毒介导的基因转移技术具有宿主范围广、操作简便、可大量感染细胞、形成单拷贝和高转化率等优点。目前，此项技术已用于多种转基因动物的制备。但逆转录病毒介导法也有其局限性：首先，它能导入的外源基因较小，一般不超过 10kb；其次，病毒载体可能会激活原癌基因或其他有害基因，有一定的安全隐患；再次，病毒载体整合后，DNA序列可能会发生甲基化，导致基因表达沉默，表达率低；另外，病毒载体的长末端重复序列有可能会抑制内源基因的表达。

（三）体细胞核移植法

体细胞核移植（somatic cell nuclear transplantation），又被称为克隆，是指将一动物的体细胞核（或早期胚胎卵裂球）与另一动物的去核卵母细胞利用科技手段合成为胚胎，并在发育时期，将其转移到代孕母体的子宫内不断分裂分化形成个体的过程。

Briggs 和 King 首先通过核移植技术进行克隆动物的实验，随后 Gurdon 报道在爪蟾上获得成功。1996 年，英国 PPL 公司的科学家 Schnieke 与罗斯林研究所的 Wilmut 等通过体细胞核移植技术，利用绵羊乳腺细胞率先在世界上成功制作了第一只体细胞克隆绵羊"多莉"（Dolly），这一成果开哺乳动物体细胞核移植之先河。

2018 年，中国科学院神经科学研究所/脑科学与智能技术卓越创新中心孙强和刘真研究团队经过 5 年攻关，最终成功得到了两只健康存活的体细胞克隆猴。他们用胎猴成纤维细胞作为供体细胞进行核移植，并将克隆胚胎移植到代孕受体后，成功得到两只健康存活的克隆猴。

体细胞核移植法的应用，使基因转移效率大为提高。但其操作程序复杂，对设备和技术的要求比较高。还由于体细胞核移植涉及细胞重编程、细胞核与细胞质的相互作用，因此有些转基因动物可能会表现出生理缺陷。

（四）精子介导基因转移法

精子介导基因转移法（sperm-mediated gene transfer）是将成熟的精子与外源 DNA 进行预培养之后，使精子结合外源 DNA，通过体外受精、胞质内单精子注射法或输精管注射法，吸收有外源 DNA 的精子进入卵子中，并使外源 DNA 整合于染色体中。这项工作始于意大利。

精子介导基因转移法简单易行，不需要昂贵的显微操作仪。但是目前该方法成功率不高，效果不稳定。

二、常见转基因动物模型举例

（一）显微注射法建立 adr 型乙型肝炎病毒全基因组转基因小鼠

🎯**原理与方法**　乙型肝炎病毒（hepatitis B virus，HBV）是一种嗜肝 DNAfg 病毒，具有很强的宿主特异性，在自然条件下，仅感染人和黑猩猩。HBV 及其相关疾病研究需要实验动物模型。本模型将 adr 型的 HBV 全基因组双体转入小鼠基因组，制备成 HBV 转基因小鼠。

将 HBV（adr 型）的两个长度为 3.2kb 的全基因首尾相连的二聚体，克隆于 PBR322 的 BamHI 位点，经扩增纯化后，用显微注射法导入 C57BL/6 小鼠受精卵原核，让外源 HBV 自然整合至小鼠受精卵基因组。用 PCR 测序、放免及免疫组化等方法分析 HBV 在小鼠体内的整合、复制、表达情况。

模型特点 据统计，本模型制作过程中受精卵原核显微注射成功率为 42%。胚胎移植成功率为 20%。

（二）逆转录病毒介导的慢性髓系白血病小鼠模型

原理与方法 90% 以上的慢性髓系白血病（chronic myeloid leukemia）患者都会出现 9 号和 22 号染色体异位形成的特异性染色体，产生 BCR-ABL 融合基因。

用逆转录病毒技术包装高滴度的病毒颗粒，结合小鼠造血干/祖细胞移植技术，诱导 BCR/ABL 融合蛋白在小鼠造血干/祖细胞中表达，移植小鼠于 19～25d 发病，表现为外周血和骨髓中成熟粒细胞大量增生，明显肝脾大，肝小叶和脾脏的髓质正常结构破坏，并有大量粒细胞浸润，采用流式细胞学方法分析发病小鼠脾脏及骨髓细胞 Gr-1、Mac-1 的表达，均明显高于对照组，类似于人慢性髓系白血病样病变。

模型特点 相较传统的转基因小鼠模型，建立逆转录病毒介导的小鼠模型的周期短，耗时少，检测癌基因的不同功能域及其突变体的致病能力要容易得多，而且能通过富集不同亚型的造血干/祖细胞，检测癌基因在不同造血细胞中表达的作用和影响。应用逆转录病毒感染和骨髓移植技术建立小鼠模型的过程中，也有很多影响因素，逆转录病毒载体的构建和造血微环境不同等，都可能影响最终的发病情况。

（三）体细胞核移植法建立 α-1,3-半乳糖转移酶基因缺陷猪模型

原理与方法 猪凭借解剖学和生理学特征与人的高度相似性，被公认为是最适合作异种器官移植的供体资源。然而，猪作为异种器官的供体，其器官移植到人之后会产生剧烈的免疫排斥反应，其中最主要的是超急性排斥反应（hyperacute rejection，HAR）。HAR 是由灵长类识别异体细胞表面的 α-1,3-半乳糖基（1,3-galactosyl，1,3Gal）抗原表位引起的。人类、猿和旧世纪猴在进化过程中所对应的半乳糖基转移酶失活不表达，而猪细胞表面存在 α-1,3Gal。移植后猪细胞表面的 α-1,3Gal 作为异种抗原激活抗体反应引发 HAR。GGTA1 是编码 1,3-半乳糖基转移酶的基因，敲除 GGTA1 使得 1,3Gal 的形成被阻断，可有效克服 HAR。

利用特异性结合 α-1,3Gal 的药物 GSI-B4 联合免疫磁珠筛选，成功分离出自发杂合性缺失（loss of heterozygosity，LOH）的双等位基因敲除（GGTA1$^{-/-}$）成纤维细胞。单细胞克隆培养与聚合酶链反应（PCR）鉴定后，以 GGTA1$^{-/-}$细胞为核供体，体外成熟的猪卵母细胞为核受体构建克隆胚胎并移植，得到 α-1,3-半乳糖转移酶基因缺陷猪。

模型特点 由此产生的转基因猪将其器官移植给人后就不会发生超急性免疫排斥反应。迈出了猪器官人源化改造的第一步。

（四）精子介导法建立 sFat-1 转基因小鼠模型

原理与方法 体外试验表明，fat-1 cDNA 的表达可促进肿瘤细胞凋亡，抑制肿瘤细胞增殖，保护神经细胞，并可改变细胞膜 ω-6PUFA/ω-3PUFA 的比例，降低来源于 ω-6 PUFA 的类花生酸的组成。而 fat-1 基因对肿瘤细胞的作用机制以及 ω-3 PUFA 的生物学功

能还未完全阐明，需要合适的动物模型。

　　取 3~7 日龄未交配的雄性 KM 小鼠采集精液。选取 6~8 周龄雌鼠取卵子。将 sFat-1 DNA 片段与精子于 37℃、含 5% CO_2 条件下孵育，随后进行体外受精。向代孕母鼠的输卵管移植胚胎。小鼠出生后取尾尖组织提取基因组 DNA，用 PCR 法初步检测基因转移情况。经 PCR 检测呈阳性的个体再经 Southern 印迹法杂交做进一步确定。

　　模型特点　该模型体外受精率为 85%，后代阳性率为 12.5%。精子介导的基因转移与显微注射、胚胎干细胞法等转基因方法相比，具有操作简单、成本低、不需要复杂的胚胎操作和昂贵的仪器设备等优点。但是，目前精子介导基因转移在不同实验室和物种间的转基因效率表现出很大的差异，这种差异主要是因为：①精子对外源 DNA 的吸收、内化和整合到宿主基因组中的分子机制还未完全阐明；②不同物种的体外受精的条件和环境存在差异以及不同个体间精子的受精能力存在差异；③同实验室的条件和操作上的差异也影响精子介导基因转移的效率。

第二节　基因打靶动物模型

　　基因打靶技术（gene targeting）是利用细胞染色体 DNA 可与外源性 DNA 同源序列发生同源重组的性质，定向改变细胞或者生物个体遗传信息的实验手段。通过基因打靶技术，可以对生物体基因组进行基因灭活、点突变引入、缺失突变、外源基因定位引入、染色体组大片段删除等修饰和改造，并使修饰后的遗传信息通过生殖系遗传，使遗传修饰生物个体后代表达突变的性状。

　　基因打靶技术最初是在胚胎干细胞（embryonic stem cell，ESC）技术和同源重组理论的基础之上产生和发展的。胚胎干细胞是早期胚胎（原肠胚期之前）或原始性腺中分离出来的一类细胞，它具有体外培养无限增殖、自我更新和多向分化的特性。无论在体外环境还是在体内环境，ES 细胞都能被诱导分化为机体几乎所有的细胞类型。同源重组是指发生在非姐妹染色单体之间或同一染色体上含有同源序列的 DNA 分子之间或分子之内的重新组合。

　　传统的基因打靶技术受到胚胎干细胞技术的限制，仅在小鼠上广泛应用。以锌指核酸酶为首的基因打靶新策略的出现，使研究人员能够在几乎任何物种中实现精确修饰，并且大大提高速度。我们称这种新打靶策略为基因编辑。基因编辑依赖于经过基因工程改造的核酸酶，也称"分子剪刀"，在基因组中特定位置产生位点特异性双链断裂，诱导生物体通过非同源末端连接或同源重组来修复双链断裂，因为这个修复过程容易出错，从而导致靶向突变。

　　基因打靶包括基因敲除（gene knock-out）和基因敲入（gene knock-in）。基因敲除技术通过同源重组使特定靶基因失活，以研究该基因的功能，是基因打靶最常用的一种策略。基因敲入技术通过同源重组用一种基因替换另一种基因，以便在体内测定它们是否具有相同功能或将正常基因引入基因组中置换突变基因以达到靶向基因治疗的目的。

一、基因打靶动物模型制作方法

（一）传统基因打靶技术

传统的基因打靶技术通过构建突变序列的打靶载体，转染小鼠胚胎干细胞，在胚胎干细胞中通过同源重组，用突变序列替换掉原本的内源靶基因，筛选确定同源重组成功的胚胎干细胞系，然后将这种带有突变序列的胚胎干细胞导入囊胚期的早期胚胎，移植入假孕小鼠的子宫进行胚胎整体发育，可能获得含有突变序列的嵌合体（mosaic）后代小鼠。通过对嵌合体小鼠进行回交和杂交等操作，最终获得基因敲除的纯合体小鼠。

1. 基因打靶载体的构建

基因打靶载体由载体骨架、靶基因同源序列、突变序列和选择性标记基因等部分组成。基因打靶载体可分为基因插入型载体和基因置换型载体。前者与靶基因同源区段中含有特异的酶切位点，线性化后，通过同源重组导致基因组序列的重复，从而干扰内源靶基因的功能。后者酶切位点在引导序列和筛选基因外侧，线性化后，同源重组使染色体 DNA 序列被打靶载体序列替换。大多数基因打靶采用置换型载体。

2. 打靶载体的导入

打靶载体的导入可使用电穿孔和显微注射等方法。

3. 中靶胚胎干细胞的筛选

中靶胚胎干细胞的筛选在载体构建时已经埋下伏笔。正负选择系统（positive-negative selection，PNS）载体含有正负两个选择标记基因，正选择基因多为 neo^r 基因，位于载体上的同源靶基因内，具新霉素（G418）抗性。neo^r 基因如与胚胎干细胞内源靶基因发生同源重组并且成功，将使中靶胚胎干细胞表现出新霉素抗性。如果 neo^r 基因插入靶基因内，则使靶基因插入突变失活。因此，用选择性培养基可筛选出中靶的重组细胞。

由于打靶载体在胚胎干细胞内存在各种整合情况，因此，为了更精确地鉴定中靶细胞，还需要用到 PCR 技术和 Southern Blot 等分子生物学鉴定方法。

4. 胚胎显微注射和胚胎移植

通过显微注射的方法将筛选得到的中靶细胞注入囊胚期胚胎的囊胚腔中，然后将囊胚移植到假孕母鼠体内，最终产生子代嵌合小鼠。

5. 嵌合体小鼠选育

嵌合体小鼠通过与野生型小鼠交配实现基因修饰生殖系传递。再通过数代自交获得纯合、可遗传的后代，用于不同的研究中。

（二）条件性基因打靶技术

基因敲除纯合体往往不易成活，甚至在胚胎早期就已死亡，从而使得发育后期的表型和功能分析受到极大的限制。为了克服这种局限性，研究者对传统的完全基因敲除技术进行了改进，发展为条件基因敲除（conditional geneknock-out）技术。

条件基因敲除技术是在敲除系统中引入了 Cre-LoxP 重组酶系统或 FLP-FRT 重组酶系统。以下以前者为例做简单介绍。Cre 重组酶最早在 P1 噬菌体中被发现，是一种位点特异性重组酶，能够介导两个 LoxP 位点之间的 DNA 序列特异重组，使 LoxP 位点之间的序列或被删除，或被倒位。LoxP 位点是 Cre 重组酶特异识别的位点，长 34bp，含有两个 13bp 的反向重复序列和一个 8bp 的核心序列。LoxP 位点具有方向性，方向是由 8bp 的核心序列决定的。如果两个 LoxP 位点方向相同，Cre 重组酶将会将两个位点之间的 DNA 序列删除；如果两个 LoxP 位点方向相反，Cre 重组酶将会将两个位点之间的 DNA 序列倒位。FLP-FRT 重组酶系统来源于酵母，FLP 也能将两个 FRT 位点之间的 DNA 序列删除，但在小鼠细胞中的效率不如 Cre-LoxP 重组酶系统高，所用应用较少。

基于 Cre-LoxP 重组酶系统的条件基因敲除要分两步来进行。首先要在 ES 细胞的基因组的靶基因两端引入两个 LoxP 序列，这一步可以通过打靶载体的设计和对同源重组子的筛选来实现。其次通过 Cre 酶介导的重组来实现靶基因删除的遗传修饰或改变。Cre 酶介导的靶基因删除可以在 ES 细胞水平完成，也可以利用特异性组织或细胞表达 Cre 重组酶的转基因小鼠与锚定 LoxP 位点的条件基因打靶小鼠杂交来完成。

（三）锌指核酸酶技术

锌指蛋白于 1983 年在非洲爪蟾的转录因子ⅢA 中被发现。在此基础上改造发明的锌指核酸酶（zinc finger nucleases，ZFN）在 20 世纪 90 年代末首次得到研究和应用。

ZFN 由锌指蛋白结构域和一个非特异性核酸内切酶（FokI）构成。Miller 等最早发现并阐述了锌指蛋白结构域的功能。因为这种蛋白结构域络合了一个锌离子，所以称之为锌指结构域（zinc finger）。锌指蛋白结构域由 3～4 个 Cys2-His2 锌指蛋白串联组成，每个锌指蛋白能够识别并结合一个特异的三联体碱基。多个锌指蛋白可以串联起来形成一个锌指蛋白组识别一段特异的碱基序列，具有很强的特异性和可塑性。人为调整锌指蛋白的排列顺序，即可构建识别不同碱基的锌指蛋白结构域。FokI 核酸酶能通过二聚化发挥核酸内切酶活性。每个 FokI 单体与一个锌指蛋白组相连构成一个 ZFN，识别特定的位点，当两个识别位点相距恰当的距离时（6～8bp），两个单体 ZFN 相互作用产生酶切功能。

将 ZFN 的质粒或 mRNA 通过转染或注射细胞后，核定位信号引导 ZFN 进入细胞核，两个 ZFN 分子的 FokI 结构域与目标位点结合，在两个结合位点的间隔区切割产生双链断裂（double strand breaks）切口。细胞可通过非同源末端连接（non-homologous end joining）和同源重组（homologous recombination）等方式错误修复或引入修改，造成 DNA 序列改变，从而实现基因的定向修饰操作。

Aron M. 等利用 ZFN 技术在大鼠中成功敲出了一个插入的报告基因和两个内源基因。突变大鼠后代同样带有突变基因，证明该修饰可遗传。赖良学及其团队为研究人类的心血管疾病而利用 ZFN 技术结合体细胞核移植技术，成功生产 PPARγ 基因敲除猪。PPARγ 是噻唑烷二酮类药物的靶点受体基因，而噻唑烷二酮类药物是胰岛素增敏剂，用于治疗 2 型糖尿病，同时对心血管系统也有保护作用。该基因敲除猪不但可以作为糖尿病及其心血管并发症动物模型用于科学研究，也为科学家们系统性地探索噻唑烷二酮类药物的心血管副作用，以及开发新型的 PPARγ 药物提供新的研究平台。

ZFN 技术已经被应用到多种生物中进行基因定点修饰，具有高效简洁等明显优势。但存在着某些锌指蛋白结构域缺乏特异性，实验结果出现脱靶现象，引起其他目的基因突变和染色体畸变。此外，ZFN 的设计筛选耗时费力，也限制了它的广泛应用。

（四）转录激活子样效应物核酸酶技术

转录激活子样效应物核酸酶（transcription activator like effector nuclease，TALEN）是一类从植物病原菌黄单胞杆菌中分离得到的蛋白质。TALEN 对 DNA 的识别方式类似真核生物的转录因子，通过识别并结合特异的 DNA 序列调控植物内源基因的表达，使得宿主植物对病原体的敏感性提高。

TALEN 主要由三部分组成：C 端含有一个核定位信号（nuclear localization signal，NLS）和转录激活结构域（activation domain，AD）、N 端一般含有转运结构域（translocation domain，TD），而中间是能够和 DNA 进行特异性结合的结构域。中间的 DNA 结合结构域是一段特别长的重复氨基酸序列，不同种类的 TALEN 蛋白的中间结构域由 1.5～33.5 个识别单元构成的重复氨基酸序列组成，每个识别单元由 33～35 个氨基酸残基组成。在一个重复的氨基酸序列中，每个重复单元和末尾的半个重复单元均可特异性地识别并结合 DNA 的一个特定核苷酸位点。

相较于 ZFN，TALEN 的识别序列更长且设计性和开源性更好，因此脱靶效应出现率更低。但其局限性也很明显：TALEN 识别域序列至少 2kb，设计构建难度大；这么长的TALEN 导入细胞以后是否会引起细胞产生免疫反应，对细胞和个体会产生什么样的毒性仍然不清楚。

（五）CRISPR/Cas 技术

规律成簇间隔短回文重复序列（clustered regularly interspersed short palindromic repeats，CRISPR）是一个广泛存在于细菌和古细菌基因组中的特殊 DNA 重复序列家族，充当了防御外源遗传物质的"基因武器"。

一个 CRISPR 位点是由众多短而保守的重复序列区（repeats）和间隔区（spacer）组成。重复序列区含有回文序列，可以形成发卡结构。而间隔区比较特殊，它们是被细菌俘获的外源 DNA 序列。这就相当于细菌免疫系统的"黑名单"，当这些外源遗传物质再次入侵时，CRISPR 通过产生 RNA 与 CRISPR-accociated protein（Cas）相结合形成识别催化结构，识别并通过切除突变的方式达到防御自身的作用。

基于原核 CRISPR/Cas 适应性免疫系统，研究者改造发明了一套进行基因编辑的强大工具，可以对基因进行定点的精确编辑。在向导 RNA 和 Cas 蛋白的参与下，待编辑的细胞基因组 DNA 将被看作病毒或外源 DNA，被精确剪切。

目前 CRISPR 系统中有多类效应蛋白家族被成功改造成哺乳动物及其他模式生物的基因组编辑工具，包括由 Doudna J. A.、Charpentier E.和 Zhang F.等实验室报道的 Cas9 系统。他们利用 Cas9 系统有效地实现了哺乳动物基因组的编辑，并带动了基因编辑领域的迅猛发展，将基因编辑技术成功拓展到基因转录表达调控、表观遗传修饰、全基因组功能筛选、碱基编辑、基因组成像和细胞谱系追踪等多种生物学的应用中。Zhang F. 等在 2015 年发现并改造的 Cas12a（又称为 Cpf1）系统，也能实现哺乳动物等多个物种的基因组编辑。2016年 Zhang F. 实验室发现 CRISPR 酶 Cas13a（C2c2）蛋白具有 RNA 介导的 RNA 酶功能。8个月后，他们又发现了另一种同类酶 Cas13b。2017 年，连续多篇文章研究了 CRISPR-Cas13系统的作用机制、在临床诊断中的应用以及在哺乳动物细胞靶向 RNA 的能力。科学家们一直致力于新的基因编辑系统的建立，尤其是更适合基因治疗使用的工具系统。

CRISPR/Cas 可用于基因敲除。如果在基因的上下游各设计一条向导 RNA（向导 RNA1，向导 RNA2），将其与含有 Cas9 蛋白编码基因的质粒一同转入细胞中，向导 RNA 通过碱基互补配对可以靶向前间区序列邻近基序（protospacer adjacent motif，PAM）附近的目标序列，Cas9 蛋白会使该基因上下游的 DNA 双链断裂。而生物体自身存在着 DNA 损伤修复的应答机制，会将断裂上下游两端的序列连接起来，从而实现了细胞中目标基因的敲除。

CRISPR/Cas 也可用于替换或者突变。如果在此基础上为细胞引入一个修复的模板质粒（供体 DNA 分子），这样细胞就会按照提供的模板在修复过程中引入片段插入或定点突变。这样就可以实现基因的替换或者突变。

CRISPR/Cas 还可用于对受精卵细胞进行基因编辑，并将其导入代孕母体中，可以实现基因编辑动物模型的构建。

随着研究的深入，CRISPR/Cas 技术已经被广泛地应用。除了基因敲除、基因替换等基础编辑方式外，它还可用于疾病动物模型的构建和基因治疗。

二、基因打靶动物模型举例

（一）生长激素受体基因敲除小鼠

以下以生长激素受体基因敲除小鼠为例，对比介绍全身生长激素受体基因敲除小鼠模型和条件性肝生长激素受体基因敲除小鼠模型。

生长激素（growth hormone，GH）对于动物发育生长、生殖泌乳以及免疫功能等发挥着非常重要的作用，但它必须与靶器官上的生长激素受体（growth hormone receptor，GHR）结合后再由介导将信号传入细胞内才能发挥作用。生长激素受体基因纯合突变导致 Laron综合征，使患者出现生长激素完全不敏感。

研究发现，部分特发性矮小儿童中存在 Ghr 基因杂合突变，导致儿童出现部分生长激素不敏感。但是这种 GH 功能缺陷对机体生长代谢的长期影响及相关疾病治疗与预后均未得到充分研究，需要适合各种研究目的的生长激素受体基因敲除模型。以下介绍全身 Ghr基因敲除小鼠模型和肝特异性 Ghr 基因敲除小鼠模型。

1. 全身 Ghr 基因敲除小鼠模型

原理与方法　Ghr 基因有 10 个外显子，其中外显子 4 编码部分 GH 结合区。选取一段 500bp 的序列进行同源替换，该 500bp 序列包含第四外显子以及第四、第五外显子之间的内含子。这样小鼠全身所有组织和细胞中都不再表达该基因。通过 ES 细胞同源重组获得敲除基因 Ghr 小鼠（Ghr$^{-/-}$）。

🔖 **模型特点** 这是最早用于研究生长激素（GH）功能的实验动物模型。*Ghr* 全身敲除对小鼠生长发育产生严重影响。*Ghr*$^{-/-}$小鼠生长缓慢，出生时体重与对照组无明显差异，从 3 周龄开始，其身长、体重均小于对照组，且随年龄增长差距越发明显。*Ghr*$^{-/-}$小鼠在生长发育、生殖及代谢方面的改变可为临床探究 GH 功能失调相关疾病提供充足的理论依据。

2. 肝特异性 Ghr 基因敲除小鼠模型

🎯 **原理与方法** 将 Alb-Cre 工具鼠与人工构建的 GHR-Flox 小鼠杂交获得新型肝特异性敲除 Ghr 小鼠模型（GHRLD）。通过逆转录聚合酶链反应（RT-PCR）、DNA 印迹法等方法鉴定阳性后代。

🔖 **模型特点** GHRLD 小鼠血清胰岛素样生长因子（IGF-1）减少了 95%，且伴随严重高 GH 血症（升高 4 倍）；但在几乎完全缺失内分泌 IGF-1 的情况下，其身长体重并未受影响，仅出现肝重显著增加而肾重减少。肝特异性敲除 Igf-1 也会导致高 GH 血症及血浆中 IGF-1 水平下降，但对小鼠生长并无显著影响，这说明肝源性 IGF-1 并非小鼠生长所必需，循环中高水平 GH 与 GHR 的直接作用或机体其他组织通过自分泌、旁分泌产生的少量 IGF-1 才是机体生长的关键。另外，GHRLD 小鼠 6 周龄时即出现葡萄糖耐量降低和胰岛素抵抗（IR），8 周龄时自发形成脂肪肝，说明肝 Ghr 可能参与介导了 GH 非 IGF-1 依赖性的胰岛素分泌及糖脂代谢调节。

（二）基因敲入法建立 p53 基因剔除小鼠模型

🎯 **原理与方法** 构建小鼠 p53 基因打靶载体，向 p53 基因引入一个无义突变，使其无法正确表达。将载体电转入 ES 细胞获得经基因修饰的打靶干细胞克隆，显微注射 ES 细胞到 C57 小鼠的受精卵中，移植到假孕小鼠，获得嵌合体后代小鼠，再和 C57 小鼠杂交，最终获得可以传代的 p53$^{-/-}$小鼠。

🔖 **模型特点** p53 是重要的肿瘤抑制基因，在所有恶性肿瘤中，50% 以上会出现该基因的突变。p53 基因突变后，由于其空间构象发生改变，失去了对细胞生长、凋亡和 DNA 修复的调控作用，p53 基因由抑癌基因转变为癌基因。约 74% 的 p53$^{-/-}$小鼠 6 月龄前自发产生多种肿瘤，某些肿瘤甚至 10 周龄之前就已经出现。15～25 周龄，肿瘤发生率迅速增加，肿瘤发生平均时间为 20 周龄。大部分肿瘤为恶性淋巴瘤，涉及器官多为胸腺和六大脏器，如心、肺、脾、肝、肾、脑等。B-p53 基因敲除小鼠是人类深入研究肿瘤疾病的重要工具，是研究人类肿瘤的最佳模型动物。

（三）利用 ZFN 技术建立一氧化氮合酶基因敲除大鼠模型

🎯 **原理与方法** 高血压的发生与收缩血管物质分泌增多或者活性增强，舒张血管物质分泌减少或活性减弱有关。内皮型一氧化氮合酶（eNOS）在调节血压方面有重要作用。血管内皮细胞产生一氧化氮（NO），作用于血管平滑肌细胞引起血管舒张，最终导致血压的下降。建立 eNOS 基因敲除大鼠模型可为高血压的发病机制和治疗研究奠定基础。

利用 ZFN 技术，通过显微注射的方法将编码 eNOS 特异性锌指酶的 mRNA 注入 SD 大鼠受精卵并移植到同期受孕的 SD 受体母鼠输卵管内。出生后仔鼠用 PCR 产物测序的方法鉴定基因型。对敲除大鼠进行外观观察，苏木精-伊红染色（HE 染色）分析组织结构形态。通过蛋白质印迹法分析敲除大鼠模型的心脏和肾脏组织中 eNOS 蛋白的表达情况。测量 8～16 周大鼠体质量，分析 eNOS 基因敲除对体质量的影响。采用尾套法测量大鼠心率、血压、收缩压和舒张压，比较与野生型大鼠的差异。

模型特点 阳性纯合子大鼠表现为肢体缺损，HE 染色显示动脉血管结构形态异常。蛋白质印迹法结果显示，eNOS 敲除大鼠的心脏和肾脏组织中不表达 eNOS 蛋白。敲除大鼠的体质量明显低于野生型大鼠，体质量增长幅度慢。血压、收缩压、舒张压均高于野生型 SD 大鼠，有极显著差异。eNOS 敲除雌鼠心率低于野生型 SD 雌鼠。eNOS 敲除雄鼠心率与野生型 SD 雄鼠相比差异无统计学意义。

（四）利用 TALENs 技术制备载脂蛋白 E 基因敲除大鼠模型

原理与方法 动脉粥样硬化（atherosclerosis）的发生、发展受多种遗传和外界因素的影响。血脂代谢异常是导致动脉粥样硬化的重要始动因素之一。载脂蛋白（apolipoprotein，Apo）在血浆总胆固醇（total cholesterd，TC）和三酰甘油（triglyceride，TG）的转运代谢中起关键作用。载脂蛋白 E（apolipoprotein E，Apo E）是清除乳糜微粒和极低密度脂蛋白受体的配体。缺乏 Apo E 会导致血液循环中富含胆固醇的物质积累，而更加容易引起动脉粥样硬化病灶的形成。

选取 5 周龄 SPF 级 SD 大鼠受精卵，将针对 Apo E 基因的 Talent 片段注入受精卵原核。将注射后状态良好的受精卵移植入 12～20 周龄假孕 SD 母鼠的输卵管中。对 F_0 代大鼠进行 PCR 测序鉴定和蛋白质印迹法检测。对 ApoE$^{-/-}$大鼠和野生型大鼠的血脂 CHO 及 TG 进行检测。

模型特点 Apo E$^{-/-}$大鼠血脂 CHO 水平显著高于野生型大鼠。Apo E$^{-/-}$大鼠 TG 水平略高于野生型大鼠，并未达到显著水平。该模型为进一步研究 Apo E 基因功能及深入了解动脉粥样硬化发病机制奠定了基础。

（五）CRISPR/Cas9 技术构建帕金森病恒河猴模型

原理与方法 帕金森病（parkinson disease，PD）是一种常见的神经系统变性疾病，老年人多见。帕金森病最主要的病理改变是中脑黑质 DA 能神经元的变性死亡，由此而引起纹状体 DA 含量显著性减少而致病。在人类，PINK1 突变导致常染色体隐性遗传和早发性帕金森病并伴有选择性神经变性。使用 CRISPR/Cas9 介导方法将 PINK1 突变引入恒河猴胚胎，然后通过辅助生殖方式植入受体动物，生产出基因修饰恒河猴。

模型特点 对于活猴，MRI 和视频监测研究显示，具有 PINK1 突变的 1.5 岁成年猴显示皮质中的灰质密度显著降低，尽管睡眠行为没有改变，部分猴子也表现出运动减少。其中一种突变个体脑部基因组 DNA 的分析也显示 PINK1 外显子 2 和外显子 4 在各种组织中的大量缺失，并且蛋白质印迹法分析显示皮质和黑质中 PINK1 表达与同年龄个体相比显著降低。通过对该模型的研究，能更好地了解帕金森病的病因、发病机制、病理特征以及预防和治疗。

（六）CRISPR/Cas9 技术构建亨廷顿病小鼠模型

原理与方法 亨廷顿病（huntington disease，HD）属于一种神经退行性疾病，随着年龄增长患者会出现神经功能性退化或障碍，主要表现在认知、运动和感官等方面的缓慢衰退。研究认为，亨廷顿病的发病原因主要是由于人 4 号常染色体上 HTT 基因的 Exon1 内发生谷氨酰胺（CAG）的突变加长，导致亨廷顿突变蛋白（mHTT）错误折叠，引起细胞病变坏死。本模型利用 CRISPR/Cas9 技术在小鼠 HTT 基因上原位敲入一段 150Q（150 个 CAG 重复）的亨廷顿病致病基因，构建 HD 小鼠模型，模拟人类 HD 疾病发病机制。

首先设计 gRNA 靶点序列（HTT gRNA）并检测其体外 Cas9 酶切活性，选择活性较好的一对备用。其次，合成具有 150Q 的 Donor 序列。将 Cas9 mRNA、HTT-L3gRNA 和 Donor DNA 混合均匀进行胚胎显微注射，再将胚胎移植到受体小鼠中备孕。待小鼠出生后进行基因型鉴定。

模型特点 该模型能表现出亨廷顿病症状，包括舞蹈样运动、震颤和癫痫等。目前对于亨廷顿病的小鼠模型构建方法有很多，而利用 CRISPR/Cas9 基因编辑技术进行原位基因敲入的亨廷顿病小鼠模型仍需进一步完善。

第三节　基因敲减动物模型

基因敲减技术（gene knock-down）是利用 RNA 干扰技术结合转基因技术，在动物体内，由少量的双链 RNA 阻断基因的表达，得到和基因敲除相似的效果。基因敲减技术是以转录后水平或翻译水平使基因表达失活或基因沉默，而基因的 DNA 序列没有发生改变的技术，所以基因敲减的表型往往不能稳定遗传。

一、基因敲减动物制作方法

（一）RNA 干扰法

RNA 干扰（RNA interference，RNAi）是指通过反义 RNA 与正义 RNA 形成的双链 RNA 特异性地抑制靶基因的转录后表达的现象。本技术通过人为地引入与内源靶基因具有同源序列的双链 RNA（dsRNA），从而诱导内源靶基因的 mRNA 降解，达到阻止基因表达的目的。

RNAi 是由 dsRNA 诱导的多步骤、多因素参与的过程，属于基因转录后调控，其中需要 ATP 的参与。细胞内靶 mRNA 在 dsRNA 出现后即发生降解，大致分为以下几个阶段进行。①siRNA 形成阶段：Rde21（RNAi 缺陷基因 21）编码的蛋白识别外源 dsRNA，引导 dsRNA 与 DCR21 编码的 Dicer 结合；dsRNA 与 Dicer 结合后，Dicer 先将 dsRNA 解旋，再将其裂解为 21~23 个核苷酸大小的片段；这些小片段 RNA 称为小干扰 RNA（small interfering RNA，siRNA）。②RNA 诱导的沉默复合物（RNA induced siliencing complex，RISC）形成阶段：生成的 siRNA 与 RNAi 特异性酶（Ago22 等）结合，形成了 RISC，具有序列特异性的核酸内切酶活性,能特异性地降解与 siRNA 同源的靶 mRNA。③效应阶段:RISC 中 siRNA 变性,双链解开,卸下正义链,反义链仍结合在复合物上,并引导 RISC 与同源的靶目标 RNA 结合,在核酸内切酶作用下,自 siRNA 中点位置处将靶 mRNA 切断,从而阻断了其翻译成蛋白质的活性。④扩增阶段:这是一个 RNAi 的循环扩增过程,可以解释为什么很小剂量的 dsRNA 就能诱发强烈的基因沉默效应。

RNAi 是一种高效的特异性强的基因阻断技术,近年来发展迅速,已成为功能基因组研究的有力工具。通过实验手段将 dsRNA 分子导入细胞内,特异性地降解细胞内与其序列同源的 mRNA,封闭内源性基因表达,从反向遗传的角度研究人类或其他生物基因组中未知基因的功能。RNAi 技术特异性高,作用迅速,副作用小,在有效地沉默靶基因的同时,对细胞本身的调控系统也没有影响。RNAi 被广泛应用于基因治疗、新药开发、生物医学研究等领域,用 RNAi 技术来抑制基因的异常表达,为治疗癌症、遗传病等疾病开辟了新的途径。

(二)吗啉环干扰法

吗啉环干扰法的基本原理是把核苷酸上的五碳糖环用一个吗啉环(morpholine)取代,同时原有的磷酸基团也发生了改变。使得这样一个 DNA 分子类似物可以以碱基配对的方式同 RNA 和 DNA 单链结合,但是由于结构的改变,使得整个分子不带电荷,从而无法被任何酶所识别。因此这类物质在细胞内有极强的稳定性。在此基础上,如果针对某一个基因的 mRNA 设计一段反义的吗啉环寡聚物(phosphorodiamidate morpholine oligomer, PMO),在细胞内这个寡聚物和 RNAi 一样,通过与 mRNA 结合来阻断该 mRNA 的翻译,使得相应的基因在表达水平上被阻断,继而达到敲除基因的目的。

吗啉环干扰法与 RNAi 技术类似,操作简单,结果快捷,特异性强。但是吗啉环干扰法也有局限性,其最大的缺陷在于特殊的分子结构导致其不带有任何电荷,使得吗啉环寡聚物无法被细胞表面的任何受体所识别,同时无法通过转染的方式来导入细胞。因此要将吗啉环寡聚物分子导入细胞,只有通过物理损伤细胞膜的方式来实现。这个缺陷极大地限制了吗啉环寡聚物作为一种可能的基因特异性药物或是基因敲除工具的研究。

二、基因敲减动物模型应用

RNAi 建立果蝇肌营养不良模型

原理与方法 Dg-Dys(Dystroglycan-Dystrophin)蛋白复合体被认为与人肌肉营养障碍和大脑异常有关。但 Dg 和 Dys 两种蛋白之间的互作关系尚不明确。相应的动物模型十分重要。该模型利用果蝇和人在 Dg-Dys 基因互作中的保守性,通过 RNAi 技术,建立果蝇肌营养不良模型。针对三种 Dys 转录本合成 dsRNA,从而实现转录敲减。

模型特点 经过 RNAi 的果蝇出现细胞极化和肌营养不良表型,包括灵活性降低、年龄依赖的肌肉退化和光感受器出现缺陷。

参 考 文 献

李光三. 1988. 制作转基因动物的显微注射技术[J]. 遗传,10(5):40-43.

李国玲，钟翠丽，莫健新，等. 2017. 动物基因组定点整合转基因技术研究进展[J]. 遗传，39（2）：98-109.

杨晓，滕艳. 2007. 基因打靶技术：开启遗传学新纪元[J]. 遗传，29（11）：1291-1298.

Bibikova M，Beumer K，Trautman JK，et al. 2003. Enhancing gene targeting with designed zinc finger nucleases[J]. Science，300（5620）：764.

Müller U. 1999. Ten years of gene targeting：targeted mouse mutants，from vector design to phenotype analysis[J]. Mech Devt，（82）：3-21.

第十三章 人源化动物模型

实验动物作为人类"替代物"为人类健康事业做出了很大贡献，医学上许多重大发现都离不开实验动物。但由于人与实验动物的差别，目前仍有许多人类疾病模型在实验动物中不能复制；即使能复制，也由于实验动物疾病与人类疾病存在的差异，不能完全反映人类疾病的特点，严重制约了生物医学的发展。为了克服传统实验动物的缺陷，建立人源化动物模型（humanized animal model）是极为重要的发展方向。

人源化动物模型是指携带有人类的功能性基因、细胞或组织的动物模型，是目前常用的最接近人类的疾病研究动物模型。20 世纪 80、90 年代开始研究者将人外周血单核细胞（PBMC）、胎儿胸腺等移植到裸鼠、NOD-SCID 小鼠等免疫缺陷动物。但移植物在动物体内存活时间短，只能局部反映人种属特点，因此其应用范围有限。进入 21 世纪后，随着体外同源重组技术和胚胎干细胞技术的不断完善，人源化动物模型发展日新月异，建立了多个不同品种、品系的人源化动物模型。近年来，随着 CRISPR/Cas9 基因编辑技术的成熟，人源化大鼠模型得到了长足的发展，我国已建立多个人源化大鼠模型，如 Abcb1、AHR 人源化大鼠。此外，也可在兔、猪以及非人灵长类动物中进行靶基因的快速敲除，构建人源化大、中型动物模型，实现人源化动物多样性。

目前，人源化动物模型可分为基因人源化动物模型和细胞（组织）人源动物模型化。利用遗传操作技术，用人源基因置换实验动物同类基因，可在动物体内建立更接近人类的正常或突变基因体系的基因人源化动物模型。而在免疫缺陷动物中，移植一定数量的人类造血干细胞、肝干细胞、原代肿瘤组织细胞，可形成细胞（组织）人源化动物模型。基因人源化动物不但本身具有重要应用价值，而且通过基因人源化还可改进和提升细胞（组织）人源化动物模型，并已对生物医学相关领域产生了巨大推动作用。小鼠作为研究基因功能和人类疾病最重要的实验动物，其人源化模型研究最多，应用最为广泛。本章将以人源化小鼠为例，对细胞（组织）人源化动物模型和基因人源化动物模型的研究及应用进行介绍。

第一节　细胞（组织）人源化动物模型

细胞人源化是将人的造血干细胞、肝干细胞和原代肿瘤组织细胞等移植于重度免疫缺陷小鼠体内。人造血干细胞、肝干细胞可以在小鼠体内正常生长分化，而原代肿瘤细胞可以在小鼠体内形成非常接近临床的肿瘤，对新药评估和肿瘤干细胞等各方面的研究具有重要价值。目前研究最多且应用最为广泛的细胞人源化动物模型主要是免疫系统人源化

（humanized immune system，HIS）小鼠模型和人源肿瘤组织异种移植（patient derived xenograft，PDX）模型。

一、免疫系统人源化小鼠模型

免疫系统人源化小鼠模型是指在免疫缺陷小鼠体内植入人的造血干细胞、淋巴细胞或组织，使其具有人的免疫功能的小鼠模型。HIS 小鼠是研究人造血和免疫功能很有前景的动物模型，并且可用于自身免疫、移植、感染性疾病和肿瘤等研究领域。在一些病毒感染（如 HIV、HBV）的研究领域有很特别的价值。

（一）构建 HIS 模型常用的小鼠品系

当前主要有 3 种免疫缺陷小鼠在 HIS 小鼠模型的建立中被广泛应用，且各品系的小鼠具有不同的生物学特性。

（1）NOD/SCID 小鼠　为提高人类异种细胞移植的成功率，Shultz 等于 1995 年将 SCID 突变基因导入到 NOD 小鼠身上获得 NOD/SCID 小鼠。该小鼠的特点是缺乏功能性自然杀伤细胞和循环补体，功能性抗原呈递细胞分化障碍。由于 NOD/SCID 小鼠具有 T、B 淋巴细胞缺失及自然杀伤细胞部分缺失等特点，其应用范围更广。

（2）Rag2$^{-/-}$γc$^{-/-}$小鼠　小鼠重组酶激活基因 Rag2 缺失后可阻碍 T、B 淋巴细胞的产生。不过这种小鼠的 NK 细胞水平是正常的。白介素 2（IL-2）受体 γ 链是很多白介素因子的共用信号成分，IL-2Rγ 缺陷可阻断 IL-7 和 IL-15 信号，引起 NK 细胞发育障碍。因此双敲除 Rag2 和 IL-2Rγ 基因后，小鼠的 T/B 细胞及 NK 细胞完全缺陷，这种小鼠是建立人源化小鼠模型的较好载体。

（3）NOD/SCID γc$^{-/-}$小鼠　NOD/SCID 小鼠剔除 IL-2Rγ 基因后，获得 NOD/SCIDγc$^{-/-}$小鼠，该小鼠也表现为 T、B 细胞及自然杀伤细胞完全缺失。根据 IL-2Rγ 中 γ 链突变的不同，NOD/SCIDγc$^{-/-}$小鼠又分为 NOD/Shi-SCIDγc$^{-/-}$（NOG）小鼠和 NOD/LtSz-SCIDγc$^{-/-}$（NSG）小鼠，前者是 γ 链信号区截短，而后者则是 γ 链的胞内信号完全突变。研究数据显示，NOG、NSG 小鼠是目前可以接受人类细胞和组织移植的最优模型，这两种模型的移植成功率高于 SCID 小鼠模型和 NOD/SCID 小鼠模型。NOG、NSG 小鼠的另一个重要优势是不发生渗漏现象和自发性胸腺瘤，这可能与其缺乏有活性的 IL-2Rγ 有关。

（二）人源化造血干细胞小鼠模型

造模方法　将新生或成年（5～12 周）免疫缺陷小鼠经 240cGy 射线辐照处理，破坏小鼠自体骨髓造血功能。准备新鲜的人 CD34$^+$HSC（可来源于人的粒细胞集落刺激因子动员的血液、骨髓、脐带血或胎儿肝等），在 4～24h 经尾静脉或者骨髓腔注射入免疫缺陷小鼠体内，使多系人源化造血干细胞（humanized-hematopoietic stem cell，Hu-HSC）发育成包括 T 细胞、B 细胞、NK 细胞、骨髓来源的抑制性细胞（myeloid-derived suppressor cells，MDSCs）和其他谱系阴性细胞在内的免疫细胞。通常在植入后第 4 周 hCD45$^+$ T 细胞可达 25%～60%，外周血中人 CD45$^+$ T 细胞超过 25%，标志 Hu-HSC 模型构建成功。

模型特点 其造血系统及免疫细胞是 HSC 在小鼠体内重新发育而来的,对小鼠宿主具有免疫耐受,通常不会发生移植物抗宿主病(graft versus host disease,GVHD),模型稳定期可长达 10~12 周,在 HIV、EBV 等感染模型、造血系统发育、肿瘤免疫治疗等研究领域有广泛的应用前景。但该模型中影响免疫细胞分化成熟的因素较多。如相较于成年 NSG 小鼠,将 HSC 植入新生 NSG 小鼠后,更容易产生人 T 细胞。另有研究证明,雌性 NSG 小鼠比雄性 NSG 小鼠更支持人 HSC 的植入。并且,该模型缺少供 T 细胞发育成熟的人胸腺,T 淋巴细胞少,且无功能。

(三)人源化外周血单核细胞小鼠模型

造模方法 将免疫缺陷小鼠经亚致死剂量辐照处理后,将 $5 \times 10^6 \sim 20 \times 10^6$ 个新鲜的人外周血单核细胞(peripheral blood mononuclear cells,PBMC)经尾静脉或脾内注射移植入小鼠体内,以实现血液和脾中 50%~80% 的 $CD45^+$ 细胞的植入,通常第 1 周就可获得人 $CD3^+$ T 细胞,第 4 周可检测到人 $CD3^+CD45^+$ T 细胞超过 25%,标志着人源化外周血单核细胞(humanized-peripheral blood mononuclear cells,Hu-PBMC)模型构建成功。

模型特点 Hu-PBMC 小鼠是目前最简单、经济的人源化小鼠模型,以重建人的 T 细胞为主并保持其免疫功能。与 $CD34^+$ HSC 衍生 T 细胞相比,当免疫缺陷小鼠移植 PBMC 时,人 T 细胞增殖速度更快,可重建更高水平的人 T 细胞,是研究成熟效应 T 细胞的理想模型。同时该模型中还可检测到少量的 B 细胞、髓系细胞或其他免疫细胞。该模型存在的主要问题是,由于人 T 细胞和小鼠免疫细胞之间的主要组织相容性复合体(MHC)不匹配而出现的致死性 GVHD。通常会在人 PBMC 注射后 4 周出现明显的 GVHD 症状。治疗观察窗口期短,使用受限。

(四)人源化骨髓-肝-胸腺小鼠模型

造模方法 将免疫缺陷小鼠经亚致死剂量辐照处理后,肾包膜下合并移植人胎胸腺和胎肝组织,同时在尾静脉注射分离自同一个体的胎肝或骨髓来源的造血干细胞。12 周后经流式细胞术检测,人源化骨髓-肝-胸腺(humanized-bone marrow liver thymus,Hu-BLT)模型外周血中人 $CD45^+$ 细胞比例为 30%~80%,并含有大量 B 细胞和单核细胞等髓系细胞。而 $CD45^+$ 细胞比例超过 25% 标志着 Hu-BLT 模型构建成功。

模型特点 Hu-BLT 小鼠体内能检测到完整的 T 细胞、B 细胞、NK 细胞、单核细胞、DC、巨噬细胞等多种人免疫细胞,并可产生人源性的适应性免疫应答,是人源免疫系统重建最完善的小鼠模型。与其他模型比较,人 T 细胞在人胸腺中发育,并具有 HLA 限制性,能产生更好的移植效果。同时,该模型能产生人类黏膜免疫系统,因此可以应用于 HIV、EDV 等黏膜感染机制模型。但是该模型供体样本难以获得,而且由于人胸腺组织中的 T 细胞对小鼠的主要组织相容性复合体(major histocompatibility complex,MHC)仍然有高的亲和力,因此 Hu-BLT 模型可能在植入 20 周后出现 GVHD,但其 GVHD 症状明显轻于 Hu-PBMC 小鼠。且有研究报道,将 C57BL/6 小鼠的 Rag2、IL-2γc 和 CD47 基因三重敲除后的 KO-BLT 模型在植入人的免疫细胞后 45 周未发生 GVHD,且保持人免疫细胞的高度重建,显著优于现有的 BLT 模型。

（五）HIS 小鼠模型的应用

（1）病毒感染　HIS 小鼠作为唯一可被人类免疫缺陷病毒（HIV）感染的动物模型，可用于测试抗病毒化合物。此外，HIV 不仅可通过静脉途径感染该类小鼠模型，也可经阴道和直肠途径导致感染发生。在 Hu-PBL 小鼠模型中，HIV 感染被限制在短时间内，因为 $CD4^+T$ 细胞迅速耗尽，缺乏补充来源。在将未经治疗的 HIV 感染患者的 PBL 诱导转移到 NOD/SCID 小鼠后，观察到强烈的 HIV 特异性抗体反应。在 Hu-BLT 小鼠中，HIV 感染对于一些胸腺 $CD3^-CD4^+CD8^-T$ 细胞呈现先天性趋向。此外，Hu-PBL 小鼠被用于研究针对 SARS-CoV 的新型候选疫苗，以 SARS DNA 疫苗诱导特异于 SARS 抗原的人 CTL 和针对 SARS-CoV 的人中和抗体，证明血管紧张素转换酶 2 是 SARS-CoV 的功能受体。用人脐带造血干细胞或胎肝衍生的 $CD34^+$ 细胞移植的 NOD/SCID 小鼠在生理环境中实现登革热病毒感染的复制，发现其易感染登革热病毒，有典型的发热和血小板减少症状，并可用于评估登革热病毒的发病机制。此外，HIS 小鼠也已经用于 EBV、巨细胞病毒（CMV）和流感病毒等的病理机制和治疗研究。

（2）肿瘤治疗研究　恶性肿瘤可以无限制地生长，逃避人类免疫系统的监视。因此，理想的肿瘤模型是具有完整人类免疫系统的人源化小鼠，以实现在完整的人免疫微环境的背景下评估肿瘤免疫生物学的机制。HIS 小鼠可用于评估抑制人肿瘤生长的治疗方法，包括使用血管生成抑制剂、免疫细胞疗法、人源化抗体、传统的免疫抑制、免疫治疗方案和肿瘤生长抑制剂。同时在肿瘤免疫治疗[包括嵌合抗原受体 T 细胞（chimeric antigen receptor T cells，CAR-T）、免疫检查点抑制剂治疗以及与其他免疫疗法相结合的综合疗法等]研究中显示良好的应用前景。

（3）对移植物的免疫应答或耐受性　在接种人胸腺和肝组织或 PBMC 的 SCID 小鼠中移植同种异体 HLA 错配的胎胰腺会导致人单核细胞浸润胰腺和随后的排斥反应。Hu-PBMC-SCID 小鼠能应用于迟发型超敏反应（DTH）的模型构建，从肾移植受体分离出的适应性 $CD4^+CD25^+$ T 细胞介导人源化 SCID 小鼠中供体特异性 DTH 的抑制。

（4）疟疾　是由疟原虫感染引起的一种高致死率传染性疾病，由于感染人类的疟原虫对人类及猿类有高度特异性，有效的抗疟疾疫苗及药物的研发受到限制。应用 Hu-PBMC 模型可以建立疟原虫入血后的炎症模型，不过应用此模型的主要问题在于人来源的红细胞很难在小鼠体内维持一个高水平状态，红细胞会被小鼠巨噬细胞及 NK 细胞快速清除。应用 Hu-BLT 模型，通过给模型小鼠每天注射人红细胞，可以维持红细胞的一个高水平状态，从而可以成功建立疟原虫入血后的炎症模型，寄生虫可以在人源化小鼠体内生长繁殖，并可对抗疟疾药物发生反应，因此可以检测药物的治疗效果。

二、人源肿瘤组织异种移植（PDX）小鼠模型

将肿瘤患者的原代肿瘤移植于免疫缺陷小鼠建立的人源性肿瘤组织异种移植（PDX）模型较好地保持了原代肿瘤的微环境、分子和细胞特征、发育起源的表观遗传特征和异质性，不仅适用于多种肿瘤类型的药物筛选，作为新药开发的临床前模型，还广泛用于近几

年的新药研发，而且在肿瘤的个体化治疗研究中具有独特的优势。同时，由于传统的 PDX 模型缺乏人体免疫系统，无法针对特定患者的肿瘤细胞或组织开展免疫治疗研究。而新一代 PDX 模型——Hu-PDX（humanized patient derived tumor xenograft）模型是在 HIS 小鼠体内移植入特定患者的肿瘤组织，可模拟人体中肿瘤细胞与免疫系统之间的相互作用，在抗肿瘤免疫治疗研究方面具有非常重要的应用前景。

（一）常用的小鼠品系

目前常用于建立 PDX 模型的小鼠品系有 Nude、SCID、NOD/SCID、NSG 等。如需建立 Hu-PDX 模型，则最好选用 HIS 模型适用的免疫缺陷小鼠。

（二）PDX 小鼠模型

造模方法 将无菌切取的新鲜肿瘤组织（最好取肿瘤靠近边缘、坏死较少的部分）完全浸泡于 0℃带或不带血清、0.05% 青霉素及链霉素的 RPMI 1640 培养基中，立即带回实验室操作。无菌将肿瘤组织剪成 $1mm^3$ 的组织小块，并用上述培养基清洗 3 遍。主要移植部位有皮下移植、肾包膜移植、原位移植。

（1）皮下移植　取 4～6 周龄的免疫缺陷小鼠，于双侧腹股沟、后侧面或前肢腋下皮下开一个约 3mm 小口，并分离出一个小口袋状空间，将肿瘤小块组织种植于皮下，缝合皮肤剪口。皮下移植部位血供丰富，容易观察和方便定期测量肿瘤大小。但皮下移植肿瘤一般局限于皮下成团生长，很少出现转移和扩散，移植成功率较低，为 25% 左右。

（2）肾包膜移植　取 4～6 周龄的免疫缺陷小鼠，麻醉并暴露肾脏，将肿瘤小块种植于肾包膜下，缝合皮肤剪口。肾包膜由于血供丰富，组织相容性好，是较常用的移植方法，其成功率能达到 70% 以上，在结肠癌、肺癌、膀胱癌的移植中成功率可达 95% 以上。但肾包膜下移植对移植者的技术要求较高，且受体小鼠免疫缺陷，容易感染。此外，肾包膜下移植不能直接观察肿瘤的大小。

（3）原位移植　取 4～6 周龄的免疫缺陷小鼠，在麻醉状态下，将肿瘤组织小块进行原位移植。原位移植是最理想且更加贴近肿瘤微环境的移植方式，在肝癌、胰腺癌、前列腺癌、乳腺癌和神经胶质瘤的研究中均有报道。但其建模难度大，影响因素较多，成功率低。

模型溯源性评价 确认 PDX 模型遗传学和组织学特征与原发瘤的相似性至关重要，需要对模型进行溯源性评价。目前常用的溯源方法包括以下几种。

（1）组织形态学比较　通过组织学类型和 Lauren 分类等方法对移植肿瘤和原发肿瘤组织形态差异进行分析，判断一致性。通常将患者肿瘤组织和 PDX 模型肿瘤组织进行固定、切片、染色后观察判断瘤组织形态结构，同时也要对特异性的间质结构进行分析。

（2）测序分析　通过多个基因外显子和 RNA 测序，可以确定原发瘤的遗传特征是否在 PDX 模型生长和传代期间发生变化，分析 PDX 模型的碱基突变特征、等位基因频率和 RNA 表达水平等遗传特征是否与原发肿瘤一致。

（3）肿瘤特异性标志物的分析　人源性肿瘤特异性标志物的表达与某一类型肿瘤的发生密切相关，也是指导临床诊断和治疗策略的潜在分子靶点，如甲胎蛋白（alpha fetoprotein, AFP）, 癌胚抗原（carcinoembryonic antigen, CEA）, 前列腺特异性抗原（prostate-specific antigen，PSA）和糖链抗原 19-9（carbohydrate antigen 19-9，CA19-9）等。

（4）STR 分型检测　PDX 模型中普遍存在的问题是鼠源成分对人源基质的替代。一般认为经过 8～10 次传代以后，肿瘤组织的人源性不能保证。短片段重复序列（short tandem repeat，STR）广泛存在于哺乳动物的基因组中，多态性程度高，通常由 2～6 个碱基构成一个核心序列，重复数目的变化决定多态性。对于特定个体，染色体上某一位置的重复序列和重复次数是固定的。通过 STR 检测就可以明确区分个体的不同。因此，分别提取原发瘤和移植瘤的 DNA，通过 STR 分型比较两者遗传位点的相似性和稳定性，有利于 PDX 模型的溯源。

模型特点　临床患者的新鲜肿瘤标本首次移植到免疫缺陷小鼠通常需要 2～4 个月才能成功生长，激素依赖类型肿瘤用时会更长，如前列腺癌和乳腺癌，且移植成功率各不相同。通常 PDX 模型移植肿瘤传至第 3 代能够稳定生长，生长曲线一致性较高，潜伏期趋于稳定，成瘤时间不超过 12 周。此外，为了保证与原发肿瘤的一致性，PDX 模型传代次数应不超过 10 代。生长稳定的第 3 代至第 8 代模型适合实验研究。

模型影响因素　不同类型肿瘤的成瘤率不一样。免疫缺陷小鼠品系对移植成功率影响不大。移植肿瘤标本自身的特性及处理过程对移植的成功率影响较大。肿瘤标本自身特性包括肿瘤的恶性程度、肿瘤的类型、分化程度及肿瘤分级等，标本的新鲜度及标本离体后到移植之间的时间间隔是影响细胞活性的另一个重要因素。此外，移植位点也是影响移植成功率的重要因素之一。

应用范围

（1）个性化用药指导　用于药物敏感性筛选，为临床医师提供最佳用药指导方案。尤其对进程较慢的患者或手术预后有指导意义。

（2）药物筛选　为肿瘤治疗筛选新型药物提供一个较可靠的体内实验动物模型，可以帮助制药企业提高新药的临床通过率，缩短研发周期，减少研发费用。

（3）生物标志物研发　PDX 模型将临床样本规模快速扩大，进行多重组学检测，通过生物信息学分析识别不同的肿瘤诊断标志物及对应的药物靶标。

（三）Hu-PDX 小鼠模型

造模方法　Hu-PDX 模型肿瘤移植的时间和人源化的方法密切相关。如 Hu-PBMC 小鼠模型免疫重建维持时间较短，因此 Hu-PBMC-PDX 模型的构建通常是先移植患者的肿瘤组织，待肿瘤体积达到 120～180mm³ 时，对小鼠进行亚致死性辐照后，再经尾静脉注射人 PBMC。Hu-HSC 小鼠模型由于 GVHD 较弱，免疫重建维持时间为 10～12 周，所以 Hu-HSC-PDX 模型通常是先将人 CD34$^+$HSC 移植入经辐照处理的免疫缺陷小鼠体内，当小鼠体内人 CD3$^+$CD45$^+$细胞比例超过 15%（通常在移植后 12 周），再移植患者肿瘤组织。该模型构建成功的标志是在肿瘤组织中能够检测到人的免疫细胞和细胞因子等。

模型特点　这些模型给肿瘤细胞提供与人体更相似的生长微环境，可以从病理学、基因表达及突变、炎症和治疗反应等方面真实准确地模拟临床患者的表现，已应用于多种类型的肿瘤（如非小细胞肺癌、结直肠癌、肾癌、肝癌、三阴性乳腺癌、黑色素瘤等）研究中。并且，Hu-PDX 模型是肿瘤免疫治疗研究理想的肿瘤模型。

第二节　基因人源化动物模型

通过基因修饰的技术方法，将人相关基因直接替换小鼠相关基因建立的基因人源化小鼠模型已被广泛应用于人类基因功能研究、肿瘤免疫药物研发、感染性疾病建立以及药物临床前评估等生物医药领域研究。

一、基因人源化模型构建的基本原理

运用 DNA 定点同源重组的原理，将人源的基因部分片段（如重要结构域、编码区等）或者基因全长（如所有外显子和内含子、启动子区域、3′和 5′-UTR 等）定点整合到实验动物特定的基因位点，进而达到替换掉实验动物的该基因的目的。

二、常用的基因修饰方法

目前，常用于构建人源化小鼠模型的基因修饰技术方法主要有以下几种：①借助原核注射的方法将人基因导入小鼠体内，达到表达人基因的目的；②利用小鼠 ES 细胞系进行传统基因打靶的方法，达到用人基因定点替换小鼠基因或插入人基因的目的；③采用CRISPR/Cas9 基因组编辑技术，通过原核注射方式构建特殊目的的人源化小鼠模型。

三、免疫系统基因人源化小鼠模型

（一）抗体基因位点人源化小鼠

近年来在人源化抗体制备的快速发展中，利用基因修饰的方法构建可制备人抗体的人源化小鼠已经成为抗体药物研发的重要研究领域。其中最为成功的例子为美国某制药公司研发的 VelocImmune 小鼠。该人抗体人源化小鼠的制备策略是通过多轮基因打靶操作过程，分别用人抗体重链/轻链可变区替换小鼠同源区域获得。该人源化小鼠在受到相应抗原刺激后，可生产针对特异性抗原的含人抗体可变区部分，以及小鼠抗体恒定区的人源化抗体。研究表明，与其他体外 DNA 重组方法获得的人抗体比较，这类通过人源化小鼠筛选获得人抗体具有更加有效的亲和力与活性。

（二）HLA 基因人源化小鼠

细胞免疫系统在抗病原和抗肿瘤免疫中起重要作用，因此细胞免疫系统人源化小鼠在抗病毒与抗肿瘤过继免疫治疗、疫苗评估等领域亦蕴含着巨大的潜在应用价值。当肿瘤细胞与来自不同个体的造血细胞相遇时，人类白细胞抗原（human leukocyte antigen，HLA）的不匹配会引起严重的 GVHD 或反应缺失。Shultz 等报道，通过转入 HLA 匹配的人类造血干细胞来构建 HLA I 类（A2）转基因 NSG 小鼠，改进了 HLA 限定的细胞免疫反应，广

泛应用于各种疫苗的评估和细胞免疫治疗的研究。

（三）PD-1 人源化小鼠

肿瘤免疫疗法是当前肿瘤治疗领域中最具前景的研究方向之一，特别是 T 细胞免疫检查点抗体成为肿瘤治疗的主角，包括 PD-1、PD-L1 和 CTLA4 等。通过对免疫检查点相关的小鼠基因进行人源化修饰，构建能与抗 CTLA4 和 PD-1 人源化抗体相互作用的人源化小鼠，为这类抗体药物的临床前筛选与评估提供了有效的工具。

PD-1，即程序性死亡受体 1，是一种重要的免疫抑制分子，PD-1 抑制剂是目前非常活跃的一种肿瘤免疫治疗药物。但是，该疗法要求实验动物须具备正常的免疫系统，同时，表达人类免疫检查点分子。因此需要对动物的 PD-1 进行人源化，即将小鼠的 PD-1 基因换成人的对应部分，才可更精准地评价 PD-1 抗体药物在人体内的作用。PD-1 人源化小鼠的构建过程可简述为如下步骤。

1）构建包含人源 PD-1 基因胞外蛋白对应序列（包括第二个外显子的全部序列和第三个外显子的部分序列）的打靶载体。

2）将打靶载体转入小鼠 ES 细胞，经筛选标记筛选出正确整合的 ES 细胞。

3）将整合正确的 ES 细胞注射进八细胞期小鼠胚胎，得到嵌合体子代。

4）嵌合体子代与 C57BL/6N 进行杂交，经背景纯化最终得到纯合的 PD-1 人源化小鼠模型。

四、细胞因子基因人源化小鼠模型

尽管可以在重度免疫缺陷小鼠中重建人类造血免疫系统，但是小鼠体内缺乏人的生长因子，人源细胞在小鼠器官内的发育、细胞比例及功能处于不正常状态。由于黏附分子的差异，人源细胞和组织移植入小鼠体内后不能正确定位，如造血干细胞或白血病细胞移植后，进入小鼠骨髓的造血干细胞数量很少。为了解决这一问题，可在小鼠体内转入促进造血系统各种细胞发育和功能的细胞因子或受体，并对其进行时间和空间的调控，使小鼠体内造血系统微环境更接近人体。

五、药物代谢基因人源化小鼠模型

药物的吸收、分布、代谢以及消除影响药物在人体内的有效性和安全性，其中人体的几类蛋白扮演着重要角色，然而它们在人鼠之间却存在很大差异。如几个主要参与药物代谢的 CYP450 酶，其人鼠之间基因序列的相似性为 75% 左右，其中最重要的 CYP3A，人鼠间序列的相似性不足 70%。人鼠间 CYP450 酶的亚型分布也有较大差异；人 CYP2C 的亚型仅有 CYP2C8、CYP2C9、CYP2C18、CYP2C19 4 个亚型，但大鼠和小鼠中分别有 7 个和 9 个 CYP2C 亚型，并且不同物种间的同源受体可能对同一物质具有不同的敏感性。因此，在动物上进行这些关键基因人源化，建立基因结构、表达谱和调节方式与人类相似的动物模型，才是解决种属差异的有效途径之一。

目前国际上已有一些人类药物相关基因人源化小鼠，比如 CYP3A4 人源化小鼠、PXR-CAR 双基因人源化小鼠、AHR 人源化小鼠等。近几年来，由于 CRISPR/Cas9 基因组编辑技术的成熟，使大鼠的人源化成为可能。我国已经建立了一些药物代谢基因的大鼠模型，如 Abcb1、AHR 人源化大鼠模型。

参 考 文 献

Brehm MA，Shultz LD，Greiner DL. 2010. Humanized mouse models to study human diseases[J]. Curr Opin Endocrinol Diabetes Obes，17（2）：120-125.

Burova E，et al. 2017. Characterization of the anti-PD-1 antibody REGN2810 and its antitumor activity in human PD-1 Knock-In mice[J]. Mol. Cancer Ther，16：861-870.

Byrne AT，Alférez DG，Amant F，et al. 2017. Interrogating open issues in cancer precision medicine with patient-derived xenografts [J]. Nature Reviews Cancer，17：254-268.

Mandal S，Kang G，Prathipati PK，et al. 2018. Long-acting parenteral combination antiretroviral loaded nano-drug delivery system to treat chronic HIV-1 infection：a humanized mouse model study[J]. Antiviral Res，156（8）：85-91.

Meraz IM，Majidi M，Meng F，et al. 2019. An improved patient-derived xenograft humanized mouse model for evaluation of lung cancer immune responses[J]. Cancer Immunol Res，7（8）：1267-1279.

Shultz LD，Ishikawa F，Greiner DL. 2007. Humanized mice in translational biomedical research [J]. Nat Rev Immunol，7（2）：118-130.

Smith DJ，Lin LJ，Moon H，et al. 2016. Propagating humanized BLT mice for the study of human immunology and immunotherapy[J]. Stem Cells Dev，25（24）：1863-1873.

第十四章 中医证候动物模型

自 20 世纪 60 年代初肾阳虚证动物模型问世以来，中医证候动物模型经历了 60 多年的发展历程，逐步形成了独特的建模方法与检测评价系统，如独特的理论体系——辨证论治、独特的评价标准——证、病、症，独特的处置措施——中药、针灸、养生、康复，独特的观察指标——舌、脉、汗、神、色，独特的认识特色——审证求因、循证施治。

中医证候动物模型的创制兼以中医理论体系和实验动物学研究方法为指导，中医理论体系指导着中医证候动物模型的创制思路，并可作为模型评价与判定的理论依据，而实验动物学研究方法则更加具体地指导着动物模型创制的实施过程。因此，可以这样理解，中医证候动物模型的产生很大程度上是中医理论体系与实验动物学研究方法有机结合的成果。

从传统的中医临床研究到中医动物实验研究首先需要经历临床思维的科学化过程，包括实证化、客观化和规范化；以此为基础制订具有可操作性的实验计划，而实验计划的实施对象就是中医证候模型动物。因此，适宜的中医证候模型动物的开发与利用是达到预期实验研究目标、解决中医临床问题的重要载体和途径。

第一节　中医证候动物模型研究思路

一、中医证候动物模型的定义

中医证候动物模型是以中医学整体观念及辨证论治思想为指导，运用藏象学说和病因病机理论，综合物理、化学、生物等多种传统和现代应激手段与技术建立的具有人类病证模拟性表现的动物实验对象和相关材料。

在中医理论探索与临床基础研究中应用中医证候动物模型，不仅可以缩短实验周期，方便样本收集与结果统计分析，而且能够对中医证候相关指标改变进行深入缜密检测和系统总结，结合临床数据全方位认识疾病发生的分子基础。中医证候动物模型的应用对于不断继承、诠释、发展、创新中医药理论，揭示其科学内涵和实质，进而为人类健康服务具有重要意义；同时，也构成了中医药现代化和国际化进程的重要推动力。

二、中医证候动物模型造模思路

中医证候动物模型近年来已成为在中医临床基础研究中有广泛应用价值的重要实验手

段，其造模思路是伴随着其研究和应用过程逐步积累和形成的。第一个有记载的中医动物模型是唐代陈藏器《本草拾遗》中记载的猫、犬脚气病动物模型。之后历经千余年的探索和发展，20 世纪 60 年代由邝安堃教授建立了第一个中医证候动物模型——肾上腺皮质激素小鼠肾虚证动物模型。20 世纪 80 年代，对动物模型制备方法进行了系统总结提炼；1995年开始，中医证候动物模型已在中医理论的基础研究中广泛应用。多年来，共应用 300 多种方法创制了 60 多类中医证候动物模型，如脾虚证、肺虚证、肝郁证、血瘀证、寒证、热证等，已形成了中医证候动物模型研究的思路和体系。与此同时，关于中医证候动物模型的书籍也相继出版，如 1987 年成都中医学院中医实验研究组编著的《中医证候动物模型实验方法》、1993 年陈小野主编的《实用中医证候动物模型学》等，对中医证候动物模型的概念和造模思路与方法等进行了系统总结和论述。目前，中医证候动物模型的研究已走上稳步发展的轨道，在中药新药创制、中医证候本质研究、中医方药物质基础与作用机制及其毒副作用研究、中医非药物疗法的机制研究中都体现出重要的应用价值，其研究思路也在应用过程中借鉴现代医学技术手段得到了进一步的丰富和拓展。

中医证候动物模型制备的核心思路是将可能的致病原因与临床证候表现对应起来，如糖尿病大鼠可能出现阴虚火旺，疲劳可致气虚，自然衰老实验动物可被认定为肾虚。但很多情况下，病与证之间的对应关系会更加复杂和多样，需要根据具体的模型特点和要求进行具体分析和设计。

根据不同病、证的特点及其相互关系，病证结合动物模型一般有以下造模思路，各具特点和优势，但同时也会有一定的局限性，应根据具体实验内容和目的进行科学选择与设计。

1. 病即是证

制作疾病基础模型的同时即出现相应的证。如甲状腺功能亢进与阴虚、慢性溃疡性结肠炎与脾虚、子宫内膜异位症与血瘀、类风湿关节炎与痹证等。因为这一类造模方法没有中医因素的干预，所以使用上受到了一定程度的限制。

2. 不同造模方法造成同一疾病出现不同的证

应用不同造模方法制备某种疾病模型时模型动物表现出了不同证型，如用二肾一夹法形成的高血压模型属于肾阴虚型，而用肾上腺再生法形成的高血压模型则属于肾阳虚型。

3. 由病致证

先制作疾病基础模型，再用中医因素干预使模型出现相应的证，如在应用链脲佐菌素导致糖尿病的基础上，再予青皮、枳壳、附子等行气温热中药，利用上述中药耗气伤阴的特点制作中医气阴两虚证模型。

4. 由证致病

先用中医因素干预制作相关证型模型，以此为基础再制备疾病模型，如首先应用苦寒泻下加饥饱失常法制备脾虚证模型，再对动物接种肿瘤细胞建立脾虚型肿瘤动物模型。

综合来看，无论遵循何种思路，由于"证"的前提"病"有所限定，使许多繁杂的因素变得相对清晰，易于控制和评价；同时，增加了模型的变量，为研究提供了更加丰富的资源和信息。

三、中医证候动物模型的分类

目前，中医证候动物模型基本都是诱发性动物模型，即由物理因素、化学因素、生物因素或手术等引起，它的覆盖面包括八纲辨证、脏腑辨证、气血津液辨证、六经辨证、卫气营血辨证等。根据其诱发因素和造模机制的不同，主要包括中医病因动物模型、西医病理动物模型和病证结合动物模型。

1. 中医病因动物模型

中医病因动物模型是模拟中医病因，创制模型从病因、病机、症状和药物反证方面与中医理论较为吻合，包括单一因素模型和复合因素模型两种，如用猫吓鼠制作的恐伤肾致肾虚模型属于单一因素模型；采用苦寒泻下、饮食失节加劳倦过度法致脾气虚模型则为复合因素模型。但这类模型尚存在中医病因概念模糊、中医病因与疾病或证候因果关系不够明确、造模时应激干预可控性差等不足。

2. 西医病理动物模型

西医病理动物模型是应用化学、生物、物理等应激因子定性定量作用于实验动物创制的动物模型，如通过尾静脉注射醋酸铅、5-羟色胺后，灌胃内毒素脂多糖 E 创制肠热腑实动物模型；腹腔注射抗原液致敏，卵蛋白吸入诱喘创制寒哮动物模型等。这类模型在症状、体征和理化指标方面可靠性和稳定性较好，但在一定程度上存在与中医理论契合度低、模型的真实性难以定论等不足。

3. 病证结合动物模型

病证结合动物模型是通过临床调查，选择有密切联系的疾病和证候，分别或同时复制病、证特征用于实验研究的模型动物，如抑郁症肝郁脾虚证动物模型、帕金森病肾精亏虚证动物模型等。与中医病因动物模型、西医病理动物模型相比，病证结合动物模型具有明显优势，已成为目前中医药实验中的主流模型。特别是近年来中医证候动物模型评价领域的研究日益深入，已可以通过舌象、唇象、爪象、耳轮、尾尖、眼球、皮毛、体质量以及动物行为等一系列生物表征评价模型，在模型创制和评价的基础上，基于"方证相应"原理，对模型给予对证方药干预，进一步以模型某些表征和理化指标改善评价方药的干预效果。

目前病证结合动物模型造模对象主要是大小鼠，使用量最大，随着大小鼠四诊辨证信息采集与指标评价的日益标准化和客观化，病证结合动物模型渐趋成熟。但到目前为止，尽管病证结合动物模型已经广泛使用并且在中医药基础和临床前研究中做出了重要贡献，还难以断定这类模型已经成为探索中医药和中西医结合的理想动物模型。病证结合动物模型的进一步完善，还应依托技术手段和思维模式的进步、模型评价系统的规范化、模型制备因素的纯化及药物反证措施的补充等，以使其成为揭示中医证候本质，促进中医药现代化发展的重要推动力。

四、中医证候动物模型的制备

（一）制备原则

中医证候动物模型的制备应遵循动物模型制备的一般原则，即相似性、确定性、完整性、可重复性、规范性、实用性和可行性。其中值得特别关注的是相似性和确定性，但衡量是否达到这一要求要以中医证候相关指标的检测为基础。辨证论治是中医临床治疗中独特的理论体系，所以动物模型的证型考量是评定模型制备情况，运用模型动物进行中医临床基础实验研究的重要环节。

证候信息采集和辨证依据主要包括以下内容。

1）观察动物的体重、形体、气味、毛色、面色、神色、饮食、二便、活动度、呼吸等，并对爪、尾进行显微拍照和图像分析。

2）检测动物的体温、步态、心率、舌、脉、肌力等。

3）对病变器官、组织进行病理切片分析。

4）进行不同证型相关生化指标的检测，如血虚证检测外周血象及骨髓造血细胞功能，阴阳虚证检测肝、脾、肾组织各种酶活性及信号分子（如 cAMP、cGMP 水平等）。

5）应用基因组学、代谢组学等分子生物学技术进行基因水平和代谢水平变化的全面分析，揭示证与证、证与病、证与体质的差异及其相关性，对证的本质及药物的作用机制进行深入探究。

（二）制备方法

中医证候动物模型的制备方法应当以脏象学说和病因病机理论为依据，原则上既要符合中医的致病因素，又要符合临床自然发病的实际过程。目前中医证候动物模型的制备方法主要有以下 4 种。

1. 利用致病因素造模

如腹腔注射皮质酮制备中医肝郁证模型；肌内注射氢化可的松或腹腔注射苯甲酸雌二醇制备肾阳虚模型；静脉注射高分子右旋糖酐制备血瘀证模型；静脉注射大肠埃希菌内毒素制备中医温病模型等。

2. 通过改变动物的生理状况造模

如以甲状腺素造成甲状腺功能亢进，类似于中医的阴虚证候；以甲状腺切除造成其功能减退，类似中医的阳虚证候；以过度疲劳和频繁交配造成肾虚证候；多次少量放血制备肾虚模型；以束缚制动或夹尾方法引起愤怒，进而郁而不发，形成中医的肝郁证候。

3. 人工改变动物的生活环境造模

如人工建立风寒环境，制作中医寒邪致病模型；以增加温度和湿度模拟中医"长夏季节气候"，制作湿邪致病模型等。

4. 利用中药造模

如给予湿热药附子、肉桂、干姜等比例灌胃造成虚热证；给予过量寒凉药造成中医寒证模型；给予过量大黄造成脾虚证模型等。

中医证候动物模型的制作方法是多样化的，但总的来说，是以脏象学说和病因病机理论为准则，以尽量符合临床实际为宗旨，同时需要在实践中不断地验证、改进、充实和完善。

五、中医证候动物模型的质量考核与评价

中医证候动物模型评价研究已有 30 余年的历史，2012 年魏盛提出了中医证候动物模型评价三个方面的依据，即效度检验、信度估计和反应度考察。

（一）模型的效度检验

效度检验包括以下四个方面的内容：①表面效度，是指模型建立方法及评价指标是否包括了应该包括的内容，即模型的代表性和覆盖面的程度。②结构效度，即实验设计者所构想的造模与评价理论模型与测定结果吻合的程度。采用因子分析来评价结构效度，如果因子分析结果显示所提取的若干公因子所包含的内容具有设计者所预想的连带关系或逻辑关系，可认为该量表具有结构效度，同时具有内容效度。内容效度与结构效度有相关性，评价结构效度的量化指标通常也间接反映了内容效度。结构效度通常被认为是最强有力的效度评价。③效标关联效度，是指模型评价结果与经典公认"标准"指标结果一致的程度。常用的统计方法是计算两个测量结果之间的相关系数，如果相关系数处于 0.4～0.8，则结果比较理想。④区分效度，设计者所选定的模型评价指标应当能区分已知的不同组别动物的特征，分别检测正常对照组和造模组动物，采集不同指标数据进行比较，分析这两类动物数据差别是否有统计学意义，进而判断评价指标是否具有区分度。

（二）模型的信度估计

信度估计包括以下三个方面内容：①内部一致性，克龙巴赫 α 系数是衡量模型评价指标间内部一致性的代表参数，也是衡量模型信度的最有效指标。克龙巴赫 α 系数<0.3，不可信；0.3≤克龙巴赫 α 系数<0.4，勉强可信；0.4≤克龙巴赫 α 系数<0.5，可信；0.5≤克龙巴赫 α 系数<0.7，很可信；0.7≤克龙巴赫 α 系数<0.9，非常可信；克龙巴赫 α 系数>0.9，十分可信。②折半信度，是将上述指标随机均匀分成两半，然后计算其相关系数 r，依据 R = 2r/（1＋r）计算折半信度，一般要求折半信度大于 0.7。③复测信度，是用拟定的一组评价指标间隔一定时间再次测量模型动物整体变化，比较两次结果间差异。复测信度可通过计算两次数据间组内相关系数（ICC）及 Kappa 值获取。一般来说，ICC 或 Kappa 大于 0.75，则认为可信度很好；处于 0.5～0.75，则认为可信度一般，尚可接受；而小于 0.5，则认为可信度很差，测量方法或工具所得结果不可靠。

（三）模型的反应度考察

反应度常被视为效度的一个侧面。反应度又称敏感度，指内、外环境变化时，若被测

对象有所变化，则测量结果必须敏感地对此变化做出反应。设计者所选定的一组模型评价指标经分析具有一定的信度和效度，但如果不能检测出细微的、具有实际意义的、随时间推移而出现的变化，还不能算是一个有效的评价体系。通常总是利用现有知识推测若干不同条件下被测对象应当有变化，然后考察相应的测量结果，观察结果间是否具有差异。对动物模型评价而言，一般思路及方法是分别于施加干预措施前后对模型动物进行检测，采集干预前后的数据，如果干预措施起作用，则前后得分的差别应该有统计学意义。

当前，中医证候动物模型评价研究中，通过对动物模型进行"四诊"信息的采集，参照临床诊断、辨证的方法来辨识动物模型的证候是中医证候模型评价的主要手段。同时，将临床和基础研究中能够较客观地反映证候特征的客观指标、特异性指标，体现到动物模型评价中。中医药动物模型评价未来的重点方向应体现在：基于中医证型及西医疾病按照主次及交互作用全面考虑表观指标、生化指标和病理指标等因素，参考目前疾病诊疗的现状，并结合中医辨证治疗、标本兼治等相关理论进行综合评价。同时，可将基于临床中西医病证特点的评价方法与代谢组学检测或以药（方）测证进行结合，进一步完善评价体系；而中医药动物模型评价体系的完善与发展可以增加中医药相关理论的科学性、有效性和实用性，促进中医药研究的现代化进程。

第二节　常用中医证候动物模型

一、脏腑辨证证候动物模型

（一）脾系病证动物模型

脾系病证以虚证为主，故有"虚则太阴"之说。脾虚证由久病体弱、禀赋不足、饮食失调、劳倦内伤、肝气乘脾、过服寒凉食物等所致。由于脾与胃同居中焦，互为表里，其功能紧密结合，病变互相累及，其证候不能完全分开，临床常见脾气虚证、脾阴虚证、脾阳虚证、寒湿困脾证、食滞胃脘证等。脾虚证动物模型是较早制备和应用的中医证候动物模型之一。

1. 脾气虚证动物模型

🎯 **原理与方法**　脾气虚，即脾的脏腑之气不足，使脾的受纳腐熟、运化功能减退的病理状态。本证多由饮食所伤，或过服克伐之剂，或情志不和、思虑太过，或禀赋素虚，或劳倦过度，或久病失养、损伤脾气所致。可采用以下 2 种方式造模。

（1）小承气汤灌胃+力竭游泳+隔日断食复合因素造模法　雄性大鼠予小承气汤配方颗粒每日上午灌胃，每日下午将动物负载自身体质量 10%的物体放入水池中游泳至力竭，即鼻尖完全没入水面以下 5s 以上，判断为力竭状态；隔日上午撤去饲料 24h 后再添加饲料。可通过一般情况观察、症状量化积分测定、旷场实验和血清 D-木糖含量检测等来确定是否成模。

（2）利血平皮下注射造模法　健康雄性 SD 大鼠，以乙酸溶解利血平配成利血平乙酸溶液，生理盐水稀释后，颈部皮下注射给药。可通过一般情况观察、症状量化积分测定、旷场实验和血清 D-木糖含量检测等来确定是否成模。

　　模型特点　该类模型制备方法较为成熟，与临床脾气虚患者所表现出的症状吻合，且重复性好，稳定性强，易于操作，故实验研究中多采用此种造模方法。

　　2. 脾阳虚证动物模型

　　原理与方法　脾阳虚，主要是温煦与推动运化的功能减退，而出现虚寒与运化无权的病理状态。因脾阳虚患者均有脾气虚见证，故本证多由脾气虚发展而来。此外，过食寒凉之品损伤脾阳，或命门火衰对脾的温煦不够，亦可导致脾阳虚。可采用两个阶段造模。第一阶段，按文献方法复制脾气虚证模型（饮食失节+劳倦型），即模型组大鼠15d 内，先饱食 1d，再禁食 2d，均不禁水，共 5 个循环；同时每日游泳至力竭。第二阶段，复制脾阳虚证模型（苦寒泻下型），即每日灌服番泻叶水浸剂，早、晚各 1 次，连续 7d。可通过代谢评价，体质量、肛温、进食/水量、大便含水率测定，行为学[自发活动开场实验（又称旷场实验）、抓力测定]检测等来确定是否成模。

　　模型特点　通过模拟中医病因病机理论采用性凉药物的泻下作用致大鼠脾阳虚衰进行造模，符合临床患者的发病过程，造模过程简单易行，且易于评价，但尚存在一定的主观性。

　　3. 病证结合脾系病证模型

　　以类风湿关节炎脾虚证病证结合动物模型为例。给予大鼠利血平腹腔注射，14d 后进行胶原诱导性关节炎模型制备。取适量牛Ⅱ型胶原溶液逐滴加入至等容积的弗氏不完全佐剂中，牛Ⅱ型胶原冰浴中用匀浆器充分乳化，以滴入水中不扩散为度，取乳化后的混合物，于尾根部皮下注射 7d 后，同部位加强免疫一次。Ⅱ型胶原免疫 18d 后，从每组筛选出 20 只关节炎指数 1 分大鼠，即剔除未发病的大鼠，连续观察 4 周，对比观察复加脾虚证候因素后胶原诱导性关节炎大鼠的关节肿胀及相关指标的改变情况。可通过一般状态观察，关节炎指数（参照 5 级评分法评价），关节肿胀度，关节切片与关节损坏分析以及血浆抗Ⅱ型胶原抗体、白细胞介素-6（IL-6）、白细胞介素-10（IL-10）、干扰素 γ（IFN-γ）、外周血 T 淋巴细胞亚群、脾淋巴细胞增殖检测，回肠病理学分析等来确定是否成模。

　　（二）肾系病证动物模型

　　肾无有余之证，唯有不足之证，临床常见肾阳虚证、肾阴虚证、肾精虚证等。肾虚证动物模型是建立较早的中医证候动物模型，仅次于脾虚证，位居第二位，是脏腑虚证、阴阳虚证动物模型的代表。

　　1. 肾阴虚证动物模型

　　原理与方法　肾阴虚是指由于肾阴亏损，失于滋养，虚热内生所表现的证候。本证多由禀赋不足，或久病伤肾，或房事过度，或热病伤阴，或服用温燥劫阴之品等所致。

　　（1）甲亢肾阴虚证模型　大鼠予甲状腺素片混悬液每天上午灌胃。可通过一般状态观察、大鼠体征（肛温、皮肤含水量、体质量、饮水量、尿量）测定等来确定是否成模。

（2）肾上腺皮质功能亢进肾阴虚证模型　将氢化可的松注射液每天下午给予小鼠灌胃。末次给药后禁食 24h，于实验第 10d 麻醉后心脏取血采血，分离血清及血浆；取血后立即摘取甲状腺，放置于冻存管中保存待测。可通过症状观察，体质量测定，环磷酸腺苷（cAMP）、环磷酸鸟苷（cGMP）、促甲状腺激素（TSH）、三碘甲状腺原氨酸（T_3）、甲状腺素（T_4）含量检测，甲状腺组织形态学观察等来确定是否成模。

模型特点　以上两种造模方法中，甲亢肾阴虚证模型是目前研究中最常用的方法，实验简便且现象指标均容易观察，唯一不足的是造模周期长，一般为 21d。肾上腺皮质功能亢进肾阴虚证模型与甲亢模型相比，最大的优势是造模周期短，此方法一般 4～7d 即可造模成功，适用于对实验时间有要求的研究项目，是现阶段较为公认且造模周期较短的模型。

2. 肾阳虚证动物模型

原理与方法　肾阳虚是指由于肾阳虚衰，其温煦、生殖、气化功能下降所表现的证候。本证多因体阳虚，或久病伤阳，或房劳过度等所致。给予大鼠腺嘌呤灌胃 4 周，末次给药后次日上午腹腔注射麻醉，心脏取血，随后冰上迅速分离大鼠肾脏，并立即将肾脏置于 -80℃ 冰箱中保存备用。血液样本离心 10min，取上清液；收集 24h 尿液，离心取上清液；分离下丘脑及肾髓质，称量，加入 9 倍体积 PBS 缓冲液匀浆，取上清液，置离心管中于 -80℃ 冰箱中保存备用。可通过一般状态观察，下丘脑-垂体-肾上腺轴（HPA 轴）、下丘脑-垂体-甲状腺轴（HPT 轴）分析，水通道蛋白指标检测，肾脏组织病理学观察等来确定是否成模。

模型特点　腺嘌呤法复制肾阳虚多尿模型大鼠是比较公认和成熟的方法，造模成功后可出现尿量明显增多，体温下降，蜷缩拱背，体毛脱落等典型肾阳虚症状。其机制是大量的腺嘌呤代谢产物在体内积聚，引起肾脏病理改变，导致肾功能受损，并使机体糖、脂、蛋白质等物质代谢受抑制，能量代谢受到影响，从而出现一系列肾阳虚的表现。

3. 病证结合肾系病证动物模型

以阿尔茨海默病肾虚证病证结合动物模型为例。采用雄性 SD 大鼠腹腔注射 D-半乳糖导致亚急性衰老模拟中医肾虚证，D-半乳糖连续注射 6 周。第 3 周开始同时进行阿尔茨海默病模型制备，采用双侧海马 CA1 区注射 $A\beta_{25\sim35}$ 方法：大鼠麻醉后固定到脑立体定位仪上，找到前囟点，参照大鼠脑立体定位图谱，用牙科钻钻开颅骨，左右各一，以微量进样器垂直进针，将 $A\beta_{25\sim35}$ 注射到 CA1 区。可通过一般状态观察、行为学（Morris 水迷宫实验）检测、血液生化[包括血清超氧化物歧化酶（SOD）、总抗氧化能力（T-AOC）、脂质过氧化物酶（LPO）]检测、海马区组织形态学及凋亡情况分析来确定是否成模。

（三）肝系病证动物模型

肝系证候以实证较为常见。肝系病证多由情志郁结，郁怒伤肝，或肝郁化火，生血不足，失血太多，或肝肾阴虚，不能制约肝阳及感受湿热之邪等所致。临床常见肝郁证、肝郁脾虚证、肝气上逆证等。

1. 肝郁证动物模型

原理与方法　肝郁是肝的疏泄功能异常，气机郁滞所导致的病理症状，多由情志不遂，或突然遭受精神刺激，或病邪侵扰，致肝失疏泄、条达所致。因此以孤养和慢性不可预见性温和刺激进行建模。采用雌性 ICR 小鼠孤养和慢性不可预见性温和刺激程序造模，即每只小鼠单独饲养于一个笼子中，并进行以下刺激：禁食 24h；禁水 24h；空瓶 1h；鼠笼 45°倾斜 7h；光照过夜；潮湿垫料（100g 垫料中加 200ml 水）24h；8℃水温强迫游泳 0.5h；束缚 3h；异物干扰（如 1 片塑料）24h。每日随机使用一种刺激方法，并且不能连续使用同一种方法刺激，连续进行 3 周。可通过一般情况观察、体质量测定、悬尾实验、额叶皮质与海马质量测定、脑内单胺类神经递质[包括额叶皮质、海马中多巴胺（DA）、5-羟色胺（5-HT）]含量检测等来确定是否成模。

模型特点　该模型所采用的应激因子温和，可排除躯体应激对实验动物的伤害及对实验结果的干扰，符合动物伦理学及动物实验的一般要求，造模方式及实验结果得到了国内外同行的广泛接受与认可。

2. 病证结合肝系病证动物模型

（1）经前烦躁症肝气逆证动物模型　采用居住入侵法制备。操作如下：于下午光线暗淡时，将鼠笼由架子上移至观察桌上，笼内大鼠成组饲养，实验前移除其余大鼠，15min 适应期后，一只切除卵巢雌性入侵大鼠（与居住大鼠大小相同）被放入，观测者记录攻击行为不同方面得分，包括攻击时间、撕咬、攀压、攀压时间和竖毛等。混合攻击行为得分计算公式如下：混合攻击行为得分=攻击次数+0.2×攻击时间+撕咬次数+0.2×攀压时间+竖毛次数。模型评价方式为：在非接受期，是否出现愤怒及攻击行为（模拟临床经前烦躁易怒，无端发火），可采用攻击行为测试、旷场实验、高架十字迷宫实验等进行评价；疼痛敏感性提高（模拟经前头及小腹胀痛），可采用光热甩尾法进行评价；乳头区肿胀或增大（模拟乳房胀痛），可采用大鼠乳头高度、乳腺组织形态学观察进行评价；社交行为及学习记忆改变（模拟工作学习社交能力下降），可采用社交实验、Morris 水迷宫、Y 迷宫、物体识别实验进行评价。在接受期，则可通过上述病证表现是否"减轻或消失"来确定是否成模。

（2）经前烦躁症肝气郁证动物模型　采用强迫游泳法制备。操作如下：所有动物分别被放入含有深水的有机玻璃圆筒中，15min 后转移至 30℃干燥环境（预实验），24h 后大鼠被再次放入有机玻璃圆筒内（正式实验），其间用摄像机记录，完成一只大鼠后换水，清洁圆筒。由不知道动物所接受处理的实验者观察分析录像资料，记录悬浮不动时间、频率和潜伏期。动物被认为是悬浮不动（即水面漂浮）时仅做必要运动以保持鼻孔位于水面之上。模型评价方式为：在非接受期，是否出现抑郁样行为（模拟经前情绪低落、郁郁寡欢及遇事为难和退缩），可采用悬浮不动行为测试、旷场实验、糖水偏好实验进行评价；进食量改变（模拟食欲减低、不欲饮食），可采用日均食量消耗进行评价；潮气量变化（模拟胸闷善太息），可采用小动物呼吸功能测试进行评价；社交行为及学习记忆改变（模拟工作学习社交能力下降），可采用社交实验、Morris 水迷宫、Y 迷宫、物体识别实验进行评价。在接受期，则可通过上述病证表现是否"减轻或消失"来确定是否成模。

（四）心系病证动物模型

心系病证可分为虚实两类，临床常见心气虚证、心血虚证、心阳虚证等。

1. 心气虚证动物模型

原理与方法 心气虚是由于心气不足，鼓动乏力所表现的证候。本证多由久病体虚，先天禀赋不足，年老脏气虚衰，或暴病伤正所致。因此以惊劳、饥饿、损耗心气结合心肌缺血法建模。给予小鼠如下应激：饥饿，动物标准喂养持续 24d；惊劳，动物每天强迫负载游泳，持续 24d；损耗心气，实验 20d 后，每日灌服普萘洛尔溶液，连续用药 4d；心肌缺血：腹腔注射垂体后叶激素，第 23d 开始持续 2d。可通过小鼠一般情况观察，呼吸频率、饮水量、体表温度、体质量和强迫负载游泳耐受时间测定，心电图、脉图、心功能包括收缩时间比例（PEP/LVET）、射血分数（EF）、每搏输出量（SV）、每分输出量（CO）和心肌收缩强度指数（LI）分析，超氧化物歧化酶（SOD）、丙二醛（MDA）、乳酸脱氢酶（LDH）、肌酸激酶（CK）等生化指标检测来确定是否成模。

模型特点 根据《素问·刺志论》"谷盛气盛，谷虚气虚"及《灵枢·五味》"谷不入半日则气衰，一日则气少矣"的论述，造模过程中采用控食的方法。通过控食，可有效地控制动物的体重增长，并消耗储存的能量，达到气虚的目的。此外，还根据《素问·举痛论》"劳则喘息汗出，外内皆越，故气耗矣"这一论述，运用强迫负载游泳的方法使动物进行力竭运动。在动物出现明显虚证的情况下，适时地应用大剂量普萘洛尔，以促进造模成功。因为普萘洛尔对心脏具有负性效应，可抑制交感神经对心脏的兴奋性刺激，心功能受抑制的状况下使用普萘洛尔能使心功能进一步下降，使心气进一步被耗损，同时将气虚定位于心，使之符合中医理论的心气虚证动物模型。

2. 病证结合心系病证动物模型

以慢性心力衰竭心阳虚证动物模型为例。大鼠腹腔注射麻醉，固定于动物台上，打开腹腔，找到腹主动脉，于肾动脉上方将针头与腹主动脉共同结扎，造成腹主动脉管腔环形缩窄，随后拔出针头，复制腹主动脉狭窄诱导性心力衰竭模型大鼠。腹主动脉结扎后两周，每天于冰柜中冷刺激 2h，连续刺激 3 周。其模型评价主要通过症状与体征分级量化表：以阳虚表现为主症，心的症状为次症，其中阳虚体现为动物皮温降低、竖毛、毛无光泽、拱背、形寒肢冷；心的症状和体征为眼眯、闭目、两目失神、倦怠、反应迟钝、坐卧不安。主症必备，合并次症中 2 项以上可诊断。另外，还可依据呼吸频率、体温、心率、血清脑钠肽（BNP）指标检测来确定是否成模。

（五）肺系病证动物模型

肺失宣发与肺失肃降均可影响水道的通调和血气的运行，导致临床常见的肺气虚证、肺阴虚证等。

1. 肺气虚证动物模型

原理与方法 肺气虚，又称肺气不足，是肺气虚弱，卫表不固，宣降无力的病理表现。多因肺失宣肃，日久不愈，伤及肺气，或因劳伤过度，耗伤肺气，或因久病耗气，肺气亦伤，或因脾虚运化无力，气之化源不足，肺气亦虚所致。将小鼠置于熏箱内烟熏，每天烟熏 2 次。使小鼠饮用冷水，并将小鼠置于水中游泳。可通过一般体征观察，体质量测定，病理（肺脏大体病变情况以及肺脏指数、脾脏指数和胸腺指数）检测，中性红吞噬试验，体外 B 细胞抗体分泌检测，淋巴细胞增殖能力分析，白细胞介素-2（IL-2）、干扰素 γ（IFN-γ）、白细胞介素-6（IL-6）、白细胞介素-4（IL-4）、白细胞介素-10（IL-10）、肿瘤坏死因子-α（TNF-α）和一氧化氮（NO）以及肺匀浆分泌型免疫球蛋白 A（sIgA）、分泌型免疫球蛋白 M（sIgM）含量检测等来确定是否成模。

模型特点 该模型制备方法成熟，其诱导的肺气虚证与临床患者症状一致，且模型制备简单，操作性强，但其评价指标等缺乏统一标准。

2. 病证结合肺系病证动物模型

以变应性鼻炎肺气虚证动物模型为例。造模大鼠先后置于烟室中，烟室上方开一方形通气孔。用刨花、锯末放于烟室中点燃烟熏，每日 1 次，每天固定时间烟熏，共持续 28d。烟熏结束后第 2d 制备变应性鼻炎动物模型。造模分成基础致敏（腹腔注射）及强化致敏（鼻部刺激）2 个阶段。基础致敏：卵清蛋白+氢氧化铝粉剂+生理盐水，混合均匀后形成混悬液，腹腔注射，隔天 1 次，共计 7 次；强化致敏：含卵清蛋白的生理盐水，每日 1 次双侧鼻腔滴入，共 14d。可通过一般情况及鼻部症状观察，血清白细胞介素-17（IL-17）、白细胞介素-23（IL-23）水平测定，鼻腔黏膜与肺组织病理分析等来确定是否成模。

二、气血津液辨证证候动物模型

（一）气病证候动物模型

气的失常主要包括两个方面：一是全身或局部气的减少，而导致脏腑组织功能减退的虚弱证候，称为气虚；二是气的运动失常或气的升降出入失去平衡协调，称为气机失调。

1. 气虚证动物模型

原理与方法 气虚，是指气的量不足及随之而来的气的功能减退。引起气虚的原因主要有先天禀赋不足，或后天失于调养，导致肺、脾、肾的功能失调，影响气的生成；过度劳累而耗气太多；久病，或汗、吐、下过度，或失血等，使气耗损过多。可用泻下法来建模：将大黄水煎剂抽滤浓缩，给小鼠灌胃，连续 7d 以上，其他方面按常规饲养进行。可通过一般状态观察（包括小鼠精神状态、呼吸、饮食饮水量、皮毛色泽等）、体质量测定、小鼠焦虑程度（旷场实验）等来确定是否成模。

模型特点 泻下法为常用的气虚造模方法，但所用泻下药物大黄、番泻叶等性苦寒，不能排除脾阳虚的可能，需叠加其他检测方法予以评价。

2. 气机失调证动物模型

原理与方法 气机失调是指气的升降出入失常而引起的气滞、气逆、气陷、气闭、气脱等病理变化。参照 Carter 提出的慢性多相性应激法进行改良，建立慢性心理应激气机失调证动物模型。①限制实验：将大鼠放入大小适度、空底的塑料桶内，使身体不受挤压，但运动受限（以大鼠不能回转身为度），放在栅板上，光线暗。限制刺激每日夜间不定时进行 1 次，持续 3 周。②拥挤实验：使用标准大鼠饲养笼，将参与应激的多只大鼠放在同一笼子里，拥挤刺激贯穿于实验全过程。③旋转实验：用老式电唱机改装成旋转器，将大鼠装入塑料筒内（以大鼠可以回转身为度），并置于旋转平台上随机择时进行旋转刺激，持续 3 周。可通过一般状态（包括大鼠毛发、粪便、体质量、对刺激的反应性、活动度等）观察，行为学（旷场实验记录运动总路程、直立及修饰次数）检测，3min 内悬尾不动时间、大鼠抬头次数、挣扎幅度及抑郁状态等观察和分析来确定是否成模。

模型特点 该模型制备中，慢性心理应激（限制活动等）可诱导大鼠气机失调证病理改变，并以气滞、气逆为主。经受束缚、拥挤、旋转应激后，大鼠可出现相应的情志和行为改变，刺激因素温和，易于施行。

3. 病证结合气病证候动物模型

以慢性阻塞性肺炎气虚证动物模型为例。采用气管滴注脂多糖合并烟熏建模，于当日、第 14d 气管内注入脂多糖，从第 1d 起（第 14d 除外），上、下午分别将造模大鼠置于烟熏箱内被动熏香烟，连续 12 周。可通过一般状态观察，证候评价，行为学（抓力测试、旷场实验）检测，肺功能测定（体积描记仪检测大鼠吸气总气道阻力和动态顺应性）等来确定是否成模。

（二）血病证候动物模型

血的失常主要包括两个方面：一是血生成不足或耗损太过，致血的濡养功能减弱而引起的血虚；二是血液运行失常而出现的血瘀、出血等病理变化，如血瘀证等。

1. 血虚证动物模型

原理与方法 血虚证是由血液耗损过度或生成不足所致。血液耗损过度的病机主要表现为各种急慢性出血、外伤性失血、内伤七情导致的思虑过度，暗耗阴血以及外感六淫中的火、热、燥邪耗伤血中津液、毒药损伤血脉等；血液生成不足的病机主要涉及饮食不节或疲劳过度导致脾胃虚损，致使血液化生无源，久病虚弱或脾肾亏虚致使不能有效生血、外伤致瘀而新血不生等。

（1）综合失血法 自造模之日起，隔日从眼底静脉丛放血，隔日重复 1 次，直至造模成功；控制饮食：饮食量控制在每日 50g/kg，自由饮水；疲倦：小鼠每天在温水池中游泳2 次，每次时间不定，以将下沉于水为限，持续 15~20d。可通过一般状态观察，外周血象、骨髓象变化检测，造血干细胞生长发育与分化调节因子[包括促红细胞生成素（EPO）、白细胞介素家族分子（IL-1、IL-2、IL-3、IL-4、IL-5、IL-6、IL-7 等）、粒细胞集落刺激因子（G-CSF）、单核细胞集落刺激因子（M-CSF）、巨核细胞刺激因子（Meg-CSF）、血小板生成素（TPO）]的表达和功能检测等来确定是否成模。

（2）环磷酰胺法 小鼠腹腔注射环磷酰胺，连续 4d。确定模型成功的方法同上（综合失血法）。

模型特点 综合失血法基于饥饿疲劳法再结合失血法造模，它既有物质性血液损耗，又有造血功能减弱及整体功能虚弱的表现。失血方法简易便于操作，但是也存在一定问题，如放血量不容易控制，且个体间差异较大。环磷酰胺造模法是利用该化学药物可以抑制骨髓造血功能的效应以复制血虚证，该方法制作的模型以造血功能抑制为主，表现出脾肾亏虚无力化生血液的虚证，类似于对河流源头进行阻断导致下游水资源短缺。由于在造血源头上予以损坏，因此，最终复制的证候模型争议较大。

2. 血瘀证动物模型

🎯 **原理与方法**　血瘀，是指血液的循行迟缓，流行不畅，甚则血液停滞的病理状态。血瘀的原因主要有 5 种：一是气滞，气为血帅，血随气行，故气行则血行，气滞则血瘀；二是气虚，气虚则推动无力，故血行迟缓，形成血瘀；三是血寒，寒性凝滞，血凝而不流，形成血瘀；四是血热，邪热入血，煎熬血液，使血稠而难流，故成血瘀；五是外伤。以上五种原因，均可形成血瘀，甚则血液瘀结而成瘀血。造模应用大鼠皮下注射盐酸肾上腺素注射液，令大鼠于冷水中游泳，取出擦干背毛，2h 后再次皮下注射等量的盐酸肾上腺素注射液。可通过一般状态观察，血液流变学、凝血四项检测等来确定是否成模。

⚡ **模型特点**　该模型操作简单，重复性强，效果较为显著，符合西医对瘀滞类疾病的病理认识，能被广大学者接受和认可。

3. 病证结合血病证候动物模型

以便秘血虚证动物模型为例。于造模第 1d、第 4d、第 7d、第 10d 给予小鼠皮下注射乙酰苯肼（APH），第 10～14d 腹腔注射环磷酰胺（CTX），同时灌胃复方地芬诺酯混悬液，造模连续 28d。可通过一般状态观察，体质量测定，血常规分析，首粒黑便排出时间（TFBF）和小肠推进率（SIPR）、粪便含水量（FWC）和结肠含水量（CWC）检测，结肠组织形态和黏液分泌状况观察和分析等来确定是否成模。

（三）津液病证候动物模型

津液是体内一切正常水液的总称。津液的化生、输布和排泄是维持人体生命不可缺少的代谢活动。津液病证，一般可概括为津液不足和水液停聚两个方面。

1. 津液不足证动物模型

🎯 **原理与方法**　是指由于津液亏少，失去其濡润滋养作用所出现的以燥化为特征的证候。多由燥热灼伤津液，或因汗、吐、下及失血等所致。以限制饮水法制备津亏肠燥模型为例。大鼠适应性喂养 1 周后，连续 5d 测量饮水量及大便量，计算出每日平均正常饮水量和大便量，然后开始造模。大鼠每日进水总量为每日正常平均饮水量的 1/3。给水方法采用灌胃操作，每天每隔 4h 分 4 次给水。可通过大便质地及排便通畅程度、肠道传输功能、大鼠首粒黑便排出时间、排黑便粒数、粪便含水率等检测和分析来确定是否成模。

⚡ **模型特点**　该模型制备简易，重复性及可操作性强，诱导的症状评价方式客观，符合中医津亏肠燥理论。

2. 水液停聚证动物模型

🎯 **原理与方法**　水液停聚证是指水液输布、排泄失常所引起的痰饮水肿等病证。凡外感六淫、内伤脏腑皆可导致本证发生。以阳虚水肿证动物模型为例。大鼠于造模第 1d 及第 8d 上午通过尾静脉注射多柔比星溶液，同时，每天腹腔注射氢化可的松，连续注射 14d。

可通过一般状态观察，体质量测定，尿量及尿蛋白、血清尿素氮（BUN）、血清肌酐（Scr）含量检测等来确定是否成模。

    模型特点　该模型重复性、稳定性高，依从性强，所复制的动物模型可真实客观地反映中医证候特征，在实验研究中应用广泛。

三、八纲辨证证候动物模型

    八纲辨证是根据四诊取得的材料进行综合分析，以探求疾病的性质、病变部位、病势的轻重、机体反应的强弱、正邪双方力量的对比等情况，归纳为阴、阳、表、里、寒、热、虚、实八类证候，是中医辨证的基本方法。疾病的表现尽管极其复杂，但基本都可以归纳于八纲之中，疾病总的类别，有阴证、阳证两大类；病位的深浅，可分在表在里；阴阳的偏颇，阳盛或阴虚则为热证，阳虚或阴盛则为寒证；邪正的盛衰，邪气盛为实证，正气衰则为虚证。

（一）阴证阳证动物模型

    阴阳是八纲的总纲，一般表、实、热证属于阳证，里、虚、寒证属于阴证。阴证和阳证的临床表现、病因病机、治疗等已述于表里、寒热、虚实六纲之中。但临床上阴证多指里证的虚寒证，阳证多指里证的实热证。

1. 阴证（虚寒证）动物模型

    原理与方法　阴证是体内阳气虚衰、阴气偏盛的证候。一般而言，阴证必见寒象，以身畏寒、不发热、肢冷、精神萎靡、脉沉无力或迟等为主症。由脏腑器官功能低下，机体反应衰减而形成，多见于年老体弱，或久病，呈现一派虚寒的表现。造模采用生石膏、龙胆、黄柏和知母，制成水煎剂，给予大鼠每日灌胃 1 次，连续 14d。可通过一般状态观察，体温（肛温、趾温）测定，寒热趋向（寒热趋向测定仪）测定，血浆乳酸、三酰甘油及丙酮酸含量检测等来确定是否成模。

    模型特点　该模型以苦寒药物诱导"虚""寒"之阴证，重复性及可操作性强，但药物构建动物模型的方式缺少了导致临床发病及中医证候形成的其他因素，动物模型存在不典型性。

2. 阳证动物模型

    原理与方法　阳证是体内阳气亢盛，正气未衰的证候。一般而言，阳证必见热象，以身发热、恶热、肢暖、烦躁口渴、脉数有力等为主症。由脏腑器官功能亢进而形成，多见于体壮者，新病、初病呈现一派实热的表现。造模采用大鼠禁食后，背部皮下注射 2，4-二硝基苯酚生理盐水溶液。可通过一般状态观察、肛温、寒热趋向、自主活动分析，血糖、血浆乳酸、丙酮酸、三酰甘油、血浆三碘甲状腺原氨酸（T_3）、甲状腺素（T_4）、促甲状腺激素（TSH）、促甲状腺激素释放激素（TRH）水平检测等来确定是否成模。

    模型特点　该模型以 2，4-二硝基苯酚生理盐水溶液为诱导剂，可模拟临床患者实热征象，动物实验中引用频率较高，模型制备成熟稳定。

（二）表证里证动物模型

1. 表证动物模型

原理与方法　表证是病位浅在肌肤的证候，具有起病急、病程短、病位浅和病情轻的特点，常见于外感热病的初期。以风寒表证为例。造模时将大鼠置于恒温恒湿的环境中饲养观察 1 周，剔除不健康大鼠，然后将大鼠移置于全不锈钢笼中（透风），每 5 只 1 笼，调节电风扇的距离和转速，使大鼠感受的风力为 5～6 级，在温度不变的环境中饲养，动物自由进食，造模时间 6d。可通过一般状态观察，耳郭微循环、微血管管径、流速、血液流变学（全血高切、低切）、血细胞比容、血浆比黏度、红细胞电泳时间及电泳率、红细胞聚集指数检测等来确定是否成模。

模型特点　该模型诱导大鼠出现恶风寒、拱背毛松、喷嚏、流涕、摄食减少、饮水量增多、体温升高、体质量降低、血压略升高等类似风寒表证的表现，疏风解表类药物可以减轻上述模型大鼠症状，模型稳定，重复性好。

2. 里证动物模型

原理与方法　里证是病位深于里（脏腑、气血、骨髓等）的证候。里证要辨别里寒、里热、里虚、里实。以寒积里实证为例。造模时大鼠每天上午灌胃冷水，6h 后，灌胃给予高岭土混悬液，空白组每天同一时间灌胃相应体积蒸馏水，连续 7d。可通过大鼠一般状态观察，尾部温度测定，排便实验，大鼠首粒排黑便时间和 6h 内排黑便粒数统计，胃动素、P 物质、血管活性肠肽、环磷酸腺苷、环磷酸鸟苷等寒积里实证相关生物指标含量检测来确定是否成模。

模型特点　采用冷水加高岭土灌胃方法建立 SD 大鼠寒积里实证模型，在一定程度上模拟了中医临床寒积里实证的症状特点。模型的生物学特征、客观指标的检测经过多次重复实验结果一致，且具有复制简单、实用、经济等特点。

（三）寒证热证动物模型

1. 寒证动物模型

原理与方法　寒证是感阴寒之邪（如寒邪、湿邪）或阳虚阴盛、脏腑阳气虚弱、功能活动衰减所表现的证候。造模时于第 1 周、第 2 周给予大鼠冷水混合液灌胃，第 3 周起给予冷水灌胃加上冷水泡浴刺激，每日 1 次，连续 5 周。可通过一般状态观察，摄食量、饮水量、体质量测定，肛温，大肠长度，大便形状、质地及颜色分析，大肠组织病理损伤评分，肠组织 ATP、琥珀酸脱氢酶、乳酸脱氢酶活性检测等来确定是否成模。

模型特点　冷暴露对大鼠的能量代谢有重要影响，以寒证的病因因素作为应激源构建大鼠寒湿证动物模型，可模拟寒证的发病条件及机制，在动物实验研究中应用广泛。

2. 热证动物模型

原理与方法　热证是感受阳热之邪（如风邪、热邪、火邪等）或阳盛阴虚、脏腑阳气亢盛和阴液亏损、功能活动亢进所表现的证候。于第 1 周、第 2 周分别给予大鼠乙醇溶液灌胃，第 3 周起给予乙醇溶液并加辣椒素灌胃。之后，辣椒素浓度每隔 2d 增加 0.1mg/ml，直至增加至 0.9mg/ml，每日 1 次，连续 5 周。确定模型成功的方法同上（寒证动物模型）。

模型特点　热证模型根据"嗜食辛辣的饮食习惯"的病因制备。该造模方法不仅可以为后期进行药理、病证结合等研究提供稳定的证候模型，而且简单、易行、高效、经济。

（四）虚证实证动物模型

1. 虚证动物模型

原理与方法　虚证的形成，或因体质素弱（先天、后天不足），或因久病伤正，或因出血、失精、大汗，或因外邪侵袭损伤正气等而致"精气夺则虚"。造模时给予小鼠地塞米松灌胃，用药持续时间 7d。可通过一般状态观察，躯体不同部位红外温度检测，旷场实验，对小鼠四肢抓力、腋温等表征信息进行量化辨证等来确定是否成模。

模型特点　不同剂量地塞米松均造成小鼠躯体体表温度下降，并且随给药剂量增加而显著，中医阳虚见证亦显著。关于地塞米松的免疫抑制模型研究较多，但地塞米松用药剂量差异很大，需根据实验目的探索地塞米松造成小鼠虚证的最佳剂量和给药时间。

2. 实证动物模型

原理与方法　实证的形成，或是由患者体质素壮，因外邪侵袭而暴病，或是因脏腑气血功能障碍而导致体内的某些病理产物生成，发生气滞血瘀、痰饮水湿凝聚、虫积、食滞等。以食积胃肠积热动物模型为例：大鼠不给予常规饲料，每次灌胃高热量饲料 5ml，早、中、晚每日 3 次，自由饮水。造模持续 7d。可通过一般状态观察，体质量测定，进食量系数、饮水量变化系数、排便量系数、排便时间、粪便含水量检测，结肠组织病理分析，食积胃肠积热判定结果（从大鼠的表征诊断食积胃肠积热）等来确定是否成模。该模型需同时具备如下标准：①饮食量降低、腹围增大、体质量增加缓慢，2 项或以上；②大便间隔长、大便粒数减少、大便含水量降低、粪便中检出淀粉颗粒和脂肪球、大便不成形、大便黄臭，2 项或以上；③眵多黄浊、肛门污秽、小便色黄，2 项或以上；或舌（爪、尾、吻、耳）偏红、舌红点、目赤、齿龈红肿、小便色赤、肛门红肿（2 项或以上）。

模型特点　该模型诱导的有余、结实、亢盛的实证证候与临床实证患者症状一致，病理表现相似，且模型复制方法简单、易行、高效。

四、其他证候动物模型

（一）高脂血症脾虚痰浊证动物模型

每日喂饲 3% 体质量的高脂饲料，每周按巴马小型猪体质量更改 1 次饲料量，分 2 次喂饲，自由饮水，共喂饲 24 周。单笼饲养：除跑步训练及测量指标外，小型猪均处于固定单笼环境中，活动空间受限，除进食饮水外，大多数时间处于卧位状态。跑步过劳：于每日对小型猪进行跑步干预，起始速度从跑步机的最小速度起；第 1 周对小型猪进行适应性跑步训练，视其情况逐步增大速度，跑步持续时间达到 15min 左右；第 1 周进行适应性跑步后，于第 2 周进入实验阶段，第 5 周停止跑步；跑步过程中，一定速度进入稳定跑步状态后，若稳定跑步状态的持续时间大于 30s，可增加 0.3km/h（或视情况增加 0.3km/h 的倍数），直至小型猪可以耐受的速度为止，若不能进入稳态跑步或能进入稳态跑步但不能维持 30s，则根据实际情况适当减速；最终至小型猪不能继续跑动，趴地喘息则停止跑步。可通过形体指标（体长、臀宽、腹围、体质量）和生命指征（耳温、肛温、血压、心率和呼吸）测定，胆固醇（TC）、三酰甘油（TG）、低密度脂蛋白胆固醇（LDL-C）、高密度脂蛋白胆固醇（HDL-C）、氧化修饰低密度脂蛋白（ox-LDL）含量检测，行为学指标（打哈欠、咬物品、咬同伴、空咀嚼、拱物、拱同伴、刨、摆尾、借物抓痒、后蹄抓痒、快速摇头、跪、打滚、骑、跳跃、排便频次、闻物体、闻同伴、站立、卧、走、坐、攻击同伴、避让的持续时间）分析，等待喂食行为、皮毛光泽、口鼻颜色、粪便划痕和粪便性状等脾虚痰浊证相关症状指标检测来确定是否成模。

（二）心肾不交型失眠动物模型

将出生 2d 的乳鼠第 3d 开始与母鼠每天分离 180min，至第 21d 离乳；第 22～35d，每天对乳鼠随机给予刺激：四肢束缚、冷水游泳、禁食、禁水、夹尾、明暗颠倒、电击足底、鼠笼倾斜 45°、潮湿垫料等 10 种刺激随机不连续地进行，每天 1 种，每种刺激平均出现 1～2 次，使动物不能预料刺激的发生；第 35～37d，每天上午腹腔注射对氯苯丙氨酸（PCPA）液。可通过一般行为学分析，自主活动 3min 内站立次数测定，血象、心率和收缩压检测，血浆促肾上腺皮质激素（ACTH）、促食欲素（orexin）、促肾上腺皮质激素释放激素（CRH）水平检测等来确定是否成模。

参 考 文 献

陈民利，苗明三. 2020. 实验动物学[M]. 北京：中国中医药出版社.

陈小野. 1993. 实用中医证候动物模型学[M]. 北京：北京医科大学、中国协和医科大学联合出版社.

杜力军，赵玉男. 2012. 实验动物与实验动物模型[M]. 北京：中国医药科技出版社.

李绍芝，朱文锋，黄献平，等. 2000. 心气虚证动物模型的研制[J]. 中国中医基础医学杂志，6（7）：46-52.

刘恩岐. 2014. 人类疾病动物模型[M]. 北京：人民卫生出版社.

苗明三，彭孟凡，刘思哲，等. 2022. 基于文献分析的中医药动物模型评价方法介绍[J]. 中国比较医学杂志，32（1）：132-140.

彭成. 2008. 中医药动物实验方法[M]. 北京：人民卫生出版社.

彭丹虹，王燕萍，刘晓琪，等. 2017. 中医病证结合动物模型评价体系的现状分析[J]. 中华中医药学刊，35（8）：2027-2030.DOI：10.13193/j.issn.1673-7717.2017.08.026.

童骏峰，徐志伟，杨元宵，等. 2015. 腺嘌呤与氢化可的松所致大鼠肾阳虚证模型比较研究[J]. 中华中医药杂志，30（11）：3901-3904.

魏盛，孙鹏，张惠云. 2012. 证候动物模型质量考核的思路与方法[J]. 中华中医药杂志，27（10）：2607-2610.

钟宇晨，匡海学，王秋红. 2020. 酒炙前后当归多糖对血瘀证大鼠的作用研究及机制探讨[J]. 中药新药与临床药理，31（5）：495-501.